Anatomie und Physiologie

22. Auflage

Joseph Bücker

Anatomie und Physiologie

Lehrbuch für ärztliches Hilfspersonal

22., durchgesehene Auflage
101 zum Teil farbige Abbildungen

1985
Georg Thieme Verlag Stuttgart · New York

Prof. Dr. med. J. BÜCKER,
2000 Hamburg 65, Bergstedter Markt 9

1. Auflage 1939
2. Auflage 1941
3. Auflage 1942
4. Auflage 1944
5. Auflage 1947
6. Auflage 1949
7. Auflage 1952
8. Auflage 1954
9. Auflage 1956
10. Auflage 1958
11. Auflage 1959
12. Auflage 1961
13. Auflage 1963
14. Auflage 1965
15. Auflage 1966
16. Auflage 1968
17. Auflage 1971
18. Auflage 1974
19. Auflage 1977
20. Auflage 1981
21. Auflage 1983

CIP-Kurztitelaufnahme der Deutschen Bibliothek

Bücker, Joseph:
Anatomie und Physiologie : Lehrbuch für ärztl. Hilfspersonal / Joseph Bücker. – 22., durchges. Aufl. – Stuttgart ; New York : Thieme, 1985.

Wichtiger Hinweis: Medizin als Wissenschaft ist ständig im Fluß. Forschung und klinische Erfahrung erweitern unsere Kenntnisse, insbesondere was Behandlung und medikamentöse Therapie anbelangt. Soweit in diesem Werk eine Dosierung oder eine Applikation erwähnt wird, darf der Leser zwar darauf vertrauen, daß Autoren, Herausgeber und Verlag größte Mühe darauf verwandt haben, daß diese Angabe genau dem **Wissensstand bei Fertigstellung des Werkes** entspricht. Dennoch ist jeder Benutzer aufgefordert, die Beipackzettel der verwendeten Präparate zu prüfen, um in eigener Verantwortung festzustellen, ob die dort gegebene Empfehlung für Dosierungen oder die Beachtung von Kontraindikationen gegenüber der Angabe in diesem Buch abweicht. Das gilt besonders bei selten verwendeten oder neu auf den Markt gebrachten Präparaten und bei denjenigen, die vom Bundesgesundheitsamt (BGA) in ihrer Anwendbarkeit eingeschränkt worden sind.

Satz und Druck: Druckhaus Dörr, Inhaber Adam Götz, D-7140 Ludwigsburg

ISBN 3-13-313622-4

1 2 3 4 5 6

Vorwort zur zweiundzwanzigsten Auflage

Die 22. Auflage hat eine Erweiterung einzelner Kapitel erfahren. Stärker hervorgehoben wurde die Bedeutung der Regelkreise, wobei der für die Aufrechterhaltung des konstanten Blutdruckes ausführlich dargestellt wurde. Das Kapitel Enzyme wurde wegen der großen klinischen Bedeutung erweitert dargestellt, das gleiche gilt für die Hormone, wobei die Gewebshormone in einem Sonderkapitel abgehandelt wurden. Zur Verbesserung der Übersichtlichkeit des dargebotenen Stoffes wurden die Kohlenwasserstoffverbindungen vor dem Kapitel Nahrung abgehandelt. Das Register wurde völlig neu bearbeitet, wobei physiologische Begriffe stärker berücksichtigt wurden.

Hamburg, im Juli 1985 JOSEPH BÜCKER

Aus dem Vorwort zur ersten Auflage

Der Mangel eines Lehrbuches der Anatomie und Physiologie für technische Assistentinnen, Röntgenassistentinnen, Schwestern u. a. veranlaßte mich, meine Aufzeichnungen und Erfahrungen aus den Lehrgängen für ärztliches Hilfspersonal in vorliegender Buchform zusammenzustellen.

Die bisher vorliegenden Lehrbücher dieser Art waren entweder zu einseitig oder aber zu allgemein laienhaft gehalten. Es war daher das Ziel der Darstellung, die verschiedensten Arbeitsgebiete des ärztlichen Hilfspersonals zu berücksichtigen und in knapper, aber ausreichend exakter Form die notwendigen Grundkenntnisse in Anatomie und Physiologie zu vermitteln. Allgemeine Fragen über Zellaufbau, Zellteilung und Gewebe sind dem speziellen Teil vorausgeschickt. Die beiden Gebiete Anatomie und Physiologie sind wegen ihrer sehr engen Beziehungen zusammen abgehandelt. Lateinische Bezeichnungen, deren Kenntnis uns unentbehrlich scheint, sind zusammen mit den deutschen erwähnt. Zahlreiche Abbildungen und schematische Zeichnungen sollen das Verständnis des Stoffes erleichtern.

Hamburg, im September 1939 JOSEPH BÜCKER

Inhaltsverzeichnis

Orientierungsbezeichnungen

Medianebene	=	Ebene, die den Körper in eine rechte und linke Hälfte teilt
Sagittalebene	=	Ebene parallel zur Medianebene
Frontalebene	=	Ebene, die parallel zur Stirn verläuft. Sie steht senkrecht zur Sagittalebene, trennt den Körper in einen vorderen und hinteren Teil
Horizontalebene	=	Ebene parallel zur Erdoberfläche, trennt den Körper in einen oberen und unteren Teil
Proximal	=	alle Punkte, die rumpfnah liegen, im Gegensatz dazu:
Distal	=	alle Punkte, die rumpffern liegen
Dorsal	=	rückwärts
Ventral	=	bauchwärts
Kranial	=	kopfwärts
Kaudal	=	steißwärts
Medial	=	innen, zur Mitte
Lateral	=	außen
Median	=	in der Mitte
Anterior	=	der vordere
Posterior	=	der hintere
Superior	=	der obere
Inferior	=	der untere

A.	= Arteria	= Arterie	= Schlagader	(Aa.	= Arteriae	= Arterien)
V.	= Vena	= Vene	= Blutader	(Vv.	= Venae	= Blutadern)
M.	= Musculus	= Muskel	(Mm.	= Musculi	= Muskeln)	
N.	= Nervus	= Nerv	(Nn.	= Nervi	= Nerven)	

Einleitung

Anatomie und Physiologie sind zwei eng zueinander gehörende Zweige der medizinischen Wissenschaft, die das körperliche Erscheinungsbild, die Formen der Lebewesen, insbesondere des Menschen, und den Ablauf der Lebensvorgänge und Funktionen zu erklären und zu lehren versuchen. Dabei beschränkt sich die Lehre von den Formen (Morphologie) nicht nur auf das Erscheinungsbild des erwachsenen Individuums, sondern sie untersucht auch die Entwicklungsgeschichte (Embryologie) und stellt vergleichende Untersuchungen zur Tierwelt an (vergleichende Anatomie).

Die Heilkunst – die Tätigkeit des Arztes und seiner Helfer – verlangt die Kenntnis des menschlichen Körpers und seiner Funktionen. Schon im Altertum war man bestrebt, durch die Kunst der Sektion, des Aufschneidens, einen Einblick in die Beschaffenheit des Organismus zu gewinnen. Die Möglichkeiten dazu waren jedoch noch eng begrenzt, da die Erforschung feingeweblicher Strukturen (Histologie) dem bloßen Auge versagt ist. Erst die Erfindung der Lupe und des Mikroskops gestatteten eine tiefere Einsicht.

Die topographische Anatomie lehrt die Kenntnis der Organformen und der räumlichen Beziehungen der Organe zueinander. Die Aufgabe der Physiologie ist die Erforschung und Lehre der Lebensfunktionen; chemische und physikalische Untersuchungsmethoden wurden in ihren Dienst gestellt. Der Aufschwung der Naturwissenschaften und der Technik im 19. und 20. Jahrhundert ist auch der medizinischen Wissenschaft zugute gekommen. Der Einbau naturwissenschaftlicher Gesetze und Erfahrungen und die Übernahme entsprechender Forschungsmethoden haben eine Deutung vieler Lebensfunktionen erst möglich gemacht.

Die enge Bindung und die gegenseitige Beziehung zwischen den formalen Organstrukturen und den chemisch-physikalischen Reaktionen sind für die Lebensvorgänge charakteristisch, wobei noch besondere Eigentümlichkeiten des Lebenden hinzukommen, die nicht einfach mit den Gesetzen der Naturwissenschaft in Einklang zu bringen sind.

Der zellige Aufbau des Organismus

Der Organismus ist aus einer ungemein großen Zahl kleiner Bausteine, den Zellen, zusammengesetzt. Die Zellen sind fähig, sich zu ernähren, zu wachsen, auf Reize zu antworten und sich fortzupflanzen.

Die Zelle ist der kleinste Baustein, in dem sich die Lebensvorgänge abspielen. Die Zellen sind entsprechend ihren verschiedenen Aufgaben eingerichtet; so ist die Zelle der bedeckenden Haut ganz auf die Schutzfunktion (Verhornung), die Leberzelle ganz auf die Stoffwechselfunktion (Labor) eingerichtet.

Die Randschichten der Zelle sind besonders eiweiß- und lipoidreich und von einer Polysaccharidschicht überzogen; so übernehmen diese Schichten die Funktion einer halbdurchlässigen Zellmembran.

Die Zelle besteht aus dem Zytoplasma und aus dem Zellkern. Das Zytoplasma stellt eine kolloidale Lösung dar (in der sich viele spezielle Zellgebilde — die sog. Zellorganellen — befinden).

Das Zytoplasma besteht aus Wasser, Eiweißkörpern und Salzen. Hinzu kommen noch die jeweiligen Stoffwechselprodukte. Im Zytoplasma hat man einen strukturellen Aufbau festgestellt. Viele spezielle Zellgebilde, die Zellorganellen, lassen sich so differenzieren. Dazu gehört das Zentroplasma mit den beiden Zentralkörperchen, die eine wesentliche Bedeutung bei den Lebensvorgängen und bei der Vermehrung der Zellen haben. Es gehören weiter dazu die Mitochondrien, stäbchenförmige Gebilde. In ihnen sind die Enzyme für den Zitronensäurezyklus und für die Phosphorylierungsprozesse enthalten. Die Mitochondrien sind die Energiezentren der Zelle. In ihnen wird z. B. Zucker oxydiert (verbrannt). Die freiwerdende Energie wird in einem phosphorhaltigen Stoff, dem Adenosintriphosphat (ATP), gespeichert.

Mit dieser gespeicherten Energie werden dann die vielfachen Funktionen der Zelle, wie der Auf-, Ab- und Umbau chemischer Verbindungen oder der Transport von Substanzen von Zelle zu Zelle durch die Zellwand, betrieben.

Weiterhin gehört zu den Zellorganellen der Golgische Zellapparat. Ihm wird der Aufbau von Sekreten zugeordnet. Ferner findet sich das endoplasmatische Retikulum. Es ist ein reich verzweigtes Gang-, Spalt- und Hohlraumsystem, das vereinzelt oder auch gehäuft mit feinen Körnchen, den Ribosomen, besetzt ist, in denen der Eiweißaufbau vor sich geht. Dann finden sich noch die Lysosomen. Sie enthalten Enzyme, mit denen große Moleküle abgebaut werden können.

Eine zentrale Bedeutung hat der Zellkern. Seine Gestalt kann kugel-, ei- oder diskusförmig sein; vielfach finden sich auch völlig unregelmäßige — stäbchenartige, gelappte oder buchtige — Kernformen. Auch mehrere oder gar viele Zellkerne kommen in einer Zelle vor (Riesenzellen).

Der Kern besteht aus der Membran, dem Kernchromatin, dem Kernsaft und den Kernkörperchen (Abb. 1). Die Eiweißstoffe des Kerns, das Chromatin, sind ein wesentlicher Bestandteil der Chromosomen, die bei der Teilung (Vermehrung) der Zellen auftreten.

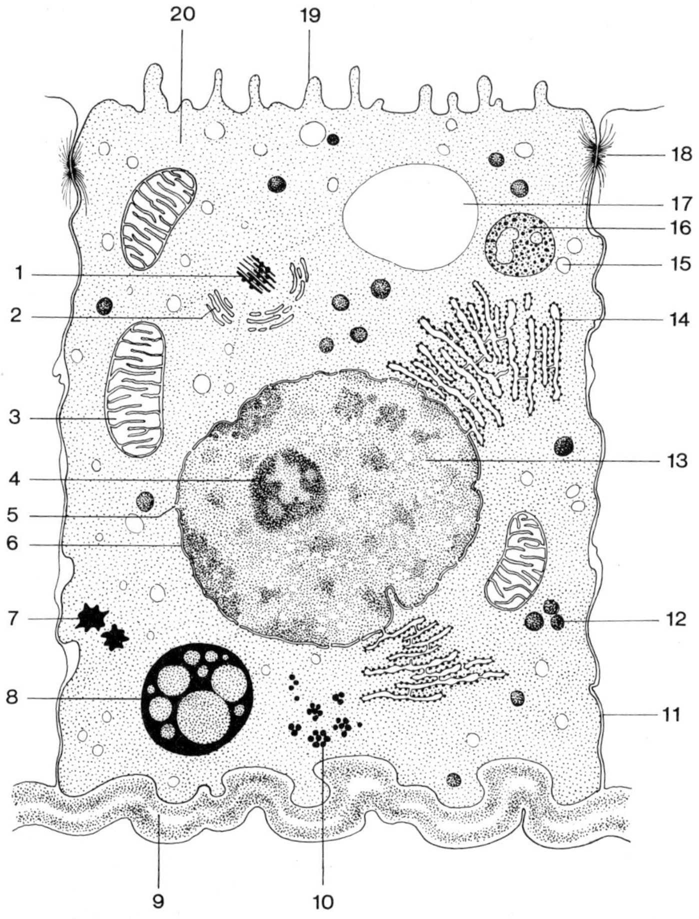

Abb. 1. Vereinfachte Darstellung einer Zelle nach elektronenmikroskopischen Befunden. 1. Zentrosom. 2. Lamellensysteme des Golgischen Feldes. 3. Mitochondrium. 4. Kernkörperchen (Nucleolus). 5. Kernpore. 6. Kernmembran. 7. Lipoidtröpfchen. 8. Pigmentkorn. 9. Basalmembran. 10. Glykogenkörnchen. 11. Zellmembran. 12. Granula. 13. Zellkern (Nucleus). 14. Reticulum, mit Ribosomen besetzt. 15. Kleine Vakuole. 16. Lysosom. 17. Große Vakuole. 18. Haftpunkte benachbarter Zellen. 19. Ausstülpungen der Zelloberfläche. 20. Zytoplasma (aus FALLER, A.: Der Körper des Menschen, 8. Aufl. Thieme, Stuttgart 1978)

Die Entwicklung und das Wachstum eines Organismus gehen mit der Vermehrung der Zellen durch Teilung einher, wobei die beiden Teile zur Größe der Mutterzelle heranwachsen (Abb. 2).

Wir unterscheiden zwei Arten der Teilung:

1. Die Mitose, auch indirekte Teilung genannt, ist ein verwickelter und komplizierter Vorgang, bei dem eine gleichmäßige Verteilung der Zellsubstanz der Mutterzelle resultiert, was besonders für die Aufteilung der Erbsubstanz Bedeutung hat.
2. Bei der Amitose oder der direkten Teilung geht eine einfache Durchschnürung des Zelleibes und des Zellkernes vor sich, die nicht selten zu ungleich großen Tochterzellen führt.

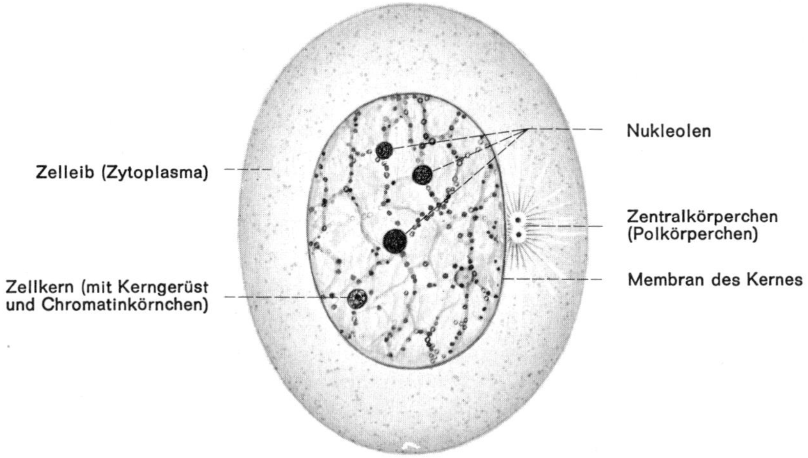

Abb. 2 a. Aufbau einer Zelle vor Beginn der Teilung

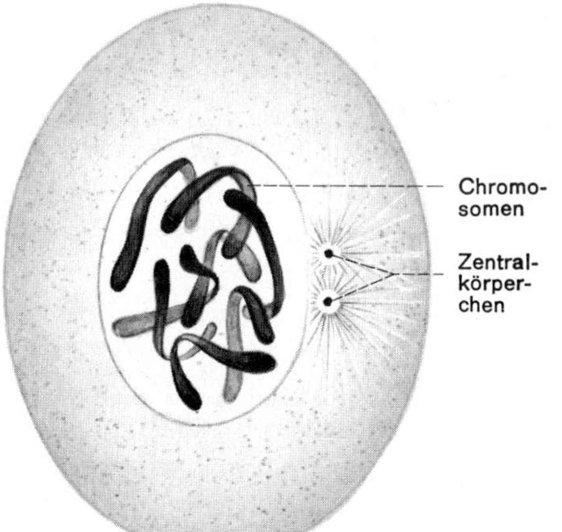

Abb. 2 b. Umwandlung bestimmter Teile des Zellkernes in Chromosomen. Die Zentralkörperchen rücken auseinander

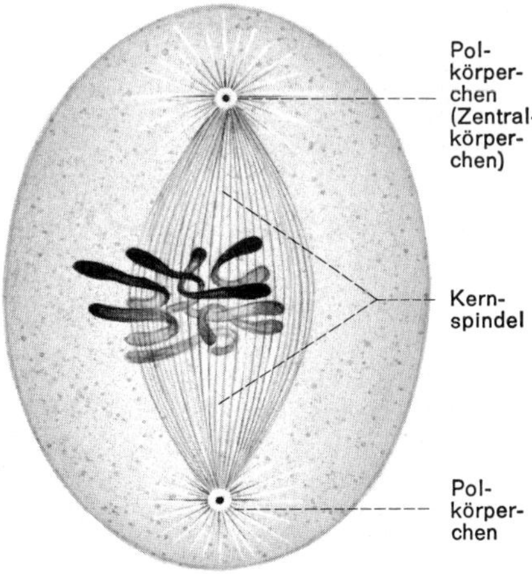

Abb. 2 c. Bildung der Kernspindel. Die Zentralkörperchen sind an die Pole der Zelle gerückt (Polkörperchen)

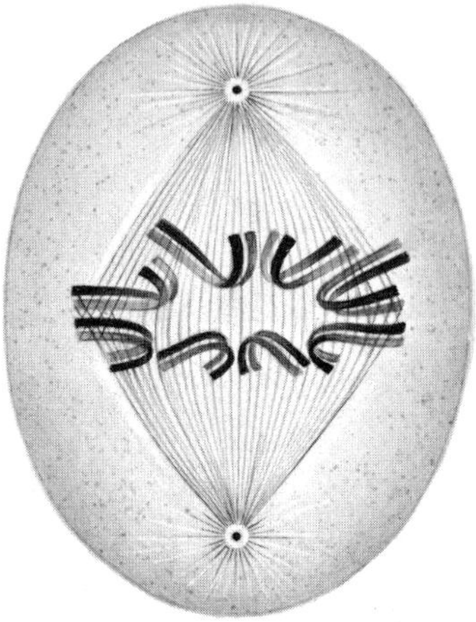

Abb. 2 d. Längsteilung der Chromosomen. Anordnung in der Äquatorialebene

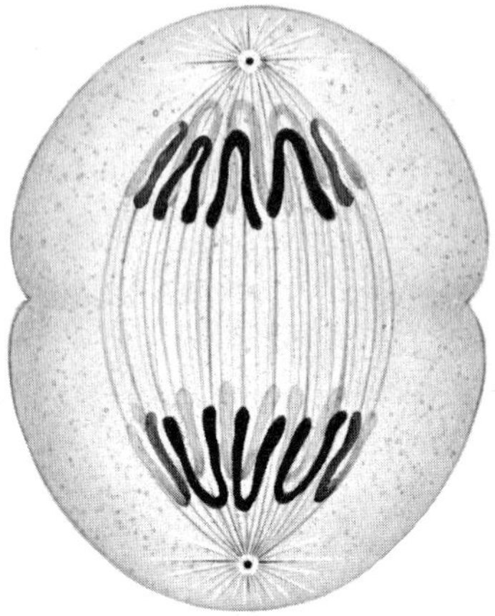

Abb. 2 e. Auseinanderweichen der Chromosomen polwärts. Beginnende Einschnürung des Zelleibes in der Mitte

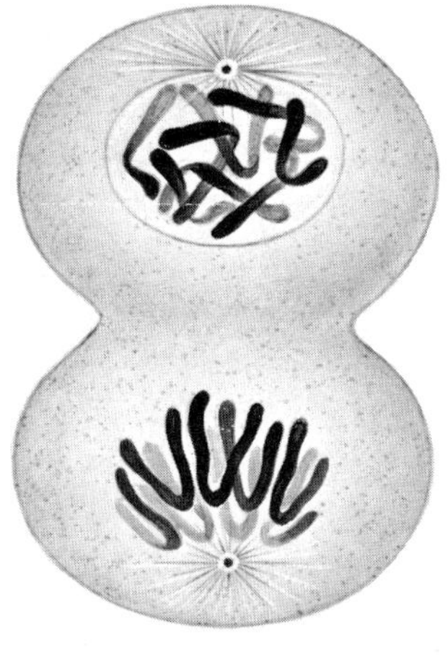

Abb. 2 f.

Weitere Durchschnürung des Zelleibes. In der oberen Tochterzelle ist der Übergang der Chromosomen zum ruhenden Zellkern dargestellt

In ihren einzelnen Phasen sieht die Mitose etwa folgendermaßen aus:

Der Zellkern lockert sich auf. In ihm werden zahlreiche feine, fadenförmige, stark färbbare, gebogene Teilchen sichtbar, die Chromosomen. Die Chromosomen des Zellkernes bestehen aus den Desoxyribonukleinsäuremolekülen. Jede Zelle des menschlichen Körpers hat die gleiche Art von Chromosomen. Sie sind die Träger der Erbeigenschaften der Zelle. Die Zahl der Chromosomen ist für jede Tierart konstant; beim Menschen beträgt sie 46. Die beiden Pol- bzw. Zentralkörperchen der Zelle sind inzwischen auseinandergerückt und gelangen an die Pole der Zelle. Nun ordnen sich die Chromosomen quer durch den Raum des zerfallenden Kernes in einer Ebene (Äquatorialebene) an. Von den beiden Polkörperchen strahlen beiderseits Protoplasmafäden zur Äquatorialebene aus (Kernspindel). Nun erfolgt eine Längsteilung der Chromosomen, so daß die doppelte Anzahl der Chromosomen entsteht. Längs der Kernspindel wandert nun jeder Chromosomensatz polwärts. Auf diese Weise wird eine genaue Halbierung der Kernsubstanz erreicht. Nachdem die Chromosomen weitgehend polwärts gerückt sind, tritt in der Mitte des Zelleibes eine Einschnürung auf, die schließlich zur völligen Durchschnürung und Trennung der beiden neuen Zellen voneinander führt. Aus den Tochterchromosomen bildet sich je ein ruhender Zellkern; jede Tochterzelle wächst zur Größe der ehemaligen Mutterzelle aus.

Die 46 Chromosomen des Zellkernes bestehen aus 22 Paaren. Jedes einzelne Paar hat 2 völlig gleiche Chromosomen. Wir sprechen von 22 autosomen Paaren; das 23. Chromosomenpaar ist das Geschlechtschromosomenpaar. Hier sprechen wir von Heterochromosomen.

Beim weiblichen Geschlecht sind die beiden Geschlechtschromosomen gleich. Sie werden mit den Buchstaben XX bezeichnet. Beim männlichen Geschlecht sind zwei verschiedene Geschlechtschromosomen vorhanden, und zwar ein X- und ein Y-Chromosom (s. S. 225).

Bei der Zellteilung ist jede Tochterzelle in der gleichen Weise ausgestattet wie die Mutterzellen.

Als Sonderform der Zellteilung kann die sog. Reduktions- oder Reifeteilung, die zur Bildung der Keimzellen führt, genannt werden. Es handelt sich hierbei um zwei aufeinanderfolgende Kernteilungen. Bei einer dieser Teilungen entsteht eine Zelle mit halbem Chromosomensatz. Bei der Befruchtung wird der Chromosomensatz durch die Keimzelle des Partners wieder ergänzt, so daß das neuentstehende Lebewesen wieder den vollen Chromosomensatz hat.

Die Keimzellen, die Ei- und Samenzellen, besitzen also nur den halben Chromosomensatz, der bei der Fortpflanzung durch den halben Chromosomensatz des anderen Elternteiles wieder zum vollen Satz vervollständigt wird. Die Erbanlagen, die Gene im Chromosomensatz, sind in den Desoxyribonukleinsäuremolekülen der Zellkerne festgelegt. Jedes Gen ist aus einem mütterlichen Anteil (Allel) und aus einem väterlichen Anteil zusammengefügt; je ein Allel von der Mutter und vom Vater bilden ein Gen.

Die Hauptbestandteile des Zytoplasmas machen die Nukleoproteide aus. Es handelt sich dabei um Verbindungen von Eiweißkörpern mit Nukleinsäuren. In einer Körperzelle, die die Aufgabe hat, das Zelleiweiß in einer hochspezialisierten Form immer wieder aufzubauen, nehmen die Nukleinsäuren der Zelle und des Zellkernes eine Schlüsselstellung ein. Die erbliche Information einer Zelle, also die Anweisung, wie die Zelle aufgebaut werden soll, ist ausschließlich in der Desoxyribonukleinsäure (DNS) des Zellkernes enthalten. Sie ist Plan und Architekt zugleich für den Eiweißaufbau. Sie ist auch Träger der Erbanlagen.

Die Nukleinsäuren sind große Moleküle, sog. Makromoleküle, die sich aus zahlreichen Nukleotiden zusammensetzen. Die Bausteine der Nukleotide (Abb. 3) bestehen

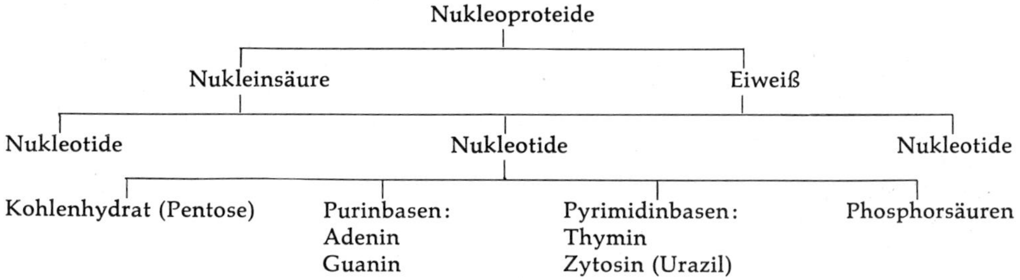

Abb. 3. Bausteine der Nukleotide

1. aus einem zuckerartigen Stoff, einer Pentose, und zwar aus der Ribose oder der 2-Desoxyribose,

2. aus einer Base der Purin- bzw. Pyrimidinreihe (in den Nukleinsäuren der Pyrimidinreihe enthält die Ribose anstatt eines OH ein H; daher die Bezeichnung Desoxyribose),
3. aus einem anorganischen Phosphat.

Nach der Art der Pentose unterscheidet man

1. die Desoxyribonukleinsäure (DNS) in den Zellkernen und
2. die Ribonukleinsäure (RNS) im Zytoplasma.

In den Molekülen der DNS sind die Erbanlagen (Gene) in Form eines festen Planes fixiert, nach dem sich die Zellen, insbesondere auch bei der Teilung und Vermehrung, zu richten haben, wenn es darum geht, die speziellen Erbanlagen an die Tochterzellen weiterzugeben.

Ein Molekül der DNS besteht aus zwei Nukleinsäureketten, die nach Art einer Strickleiter mit wendeltreppenartig gewundenem Verlauf aufgebaut sind. Man spricht von einer Helixstruktur. Die Holme dieser Leiter werden abwechselnd aufeinanderfolgend von einer Pentose (Ribose oder 2-Desoxyribose) und einem Phosphat gebildet. Die Sprossen dieser Leiter bestehen aus je zwei Basen, die über Wasserstoffbrücken miteinander verbunden sind. Dabei steht der Base Adenin der einen Seite die Base Thymin der anderen Seite gegenüber oder der Base Guanin die Base Zytosin. In der DNS ist jeweils die Base Adenin mit der Base Thymin und die Base Zytosin mit der Base Guanin gekoppelt. In der RNS ist an die Stelle von Thymin das Urazil getreten.

Bei der Zellvermehrung trennen sich die beiden Holme der Helix mit ihrem Basenanteil voneinander und jede Hälfte vervollständigt sich wieder zu der ursprünglichen Form. Jeder Strang dient so also als Muster für eine neue Helix, die dann aus einem alten und einem neu aufgebauten Teil besteht.

Das einzelne Individuum hat in der Reihenfolge der Basen seinen festgelegten Bauplan. Die DNS ist die Substanz für die Erbanlagen in den Chromosomen. Die Gene bzw. die Erbfaktoren in den Chromosomen sind als bestimmte, begrenzte Gruppen oder Einheiten innerhalb der DNS-Moleküle anzusprechen.

In der Basenfolge ist die spezifische Art der Eiweißsubstanz festgelegt. Aus der ungeheuer großen Vielfalt der möglichen Basenfolgen geht die Mannigfaltigkeit und Vielfalt der Lebewesen hervor.

Die Gewebe

Innerhalb der Zelle und zwischen den Zellen, im Zwischengewebe, findet sich viel Wasser. Das Wasser macht etwa 60% des Körpergewichts aus. Ein menschlicher Körper von 70 kg Gewicht enthält 42 l Wasser. Die größte Wassermenge liegt in den Zellen, eine kleinere Menge in der Zwischenzellenregion und die kleinste Menge in den Blut- und Lymphgefäßen.

Wir unterscheiden nach der Verteilung drei Wasserräume:

1. das Wasser in der Zelle, das intrazelluläre Wasser;
2. das Wasser zwischen den Zellen,
   das interzelluläre bzw. interstitielle Wasser;
3. das Wasser in den Gefäßen, das intravasale Wasser.

Innerhalb dieser drei großen Wasserräume und im Stoffaustausch zwischen den Räumen spielen sich die Stoffwechsel- und Lebensvorgänge ab. Zur Erhaltung des Wachstums des Lebens müssen die einzelnen Substanzen — Eiweiß, Kohlenhydrate, Fette — nicht nur ab- und aufgebaut werden, sondern zusammen mit Salzen (Elektrolyten) in den Räumen bewahrt, aber auch zwischen den Räumen verschoben und ausgetauscht werden. Eine der vielen Voraussetzungen dazu ist der notwendige Wassergehalt. Der Wassergehalt der Zellen bzw. der Gewebe ist sehr unterschiedlich. So enthalten besonders Zellen mit lebhaftem Stoffwechsel viel Wasser (Leber, Niere, Drüsen), andere Gewebe, wie der Knorpel oder der Knochen, sind dagegen relativ wasserarm.

So wie innerhalb des Zytoplasmas der Zelle Differenzierungsprodukte wie Zentralkörperchen, Mitochondrien oder auch Stoffwechselprodukte mit ganz bestimmten Funktionen in Form von kleinen Fäden oder Kügelchen entstehen, werden auch außerhalb des Zelleibes Substanzen abgeschieden, die wir als Zwischensubstanz (Interzellularsubstanz) bezeichnen. Wie beim Mauerwerk der Mörtel als Bindemittel zwischen den Steinen liegt, befindet sich zwischen den Zellen die Zwischensubstanz, die nicht nur die Zellen aneinanderkittet, sondern auch die besonderen Eigenschaften eines Gewebes bedingt.

Mannigfache Bildungen (z. B. Fasern) können auftreten. So ist die Festigkeit des Knorpels und des Knochens im wesentlichen auf die besondere Art der Zwischensubstanz zurückzuführen.

Die Zellen, welche die einzelnen Organe aufbauen, zeigen in ihrer Größe und Form mancherlei Unterschiede. Mal sind sie zylindrisch geformt, bald kugel- oder spindelförmig mit kurzen oder längeren Fortsätzen, bald erscheinen sie langgestreckt und faserartig.

Treten Zellen von gleicher Bauart und gleicher Funktion mit ihrer Zwischensubstanz zu einem Verband zusammen, so sprechen wir von einem Gewebe.

Im menschlichen Körper unterscheiden wir vier Gewebe:

Das Epithel- und Drüsengewebe	Das Muskelgewebe
Das Binde- und Stützgewebe	Das Nervengewebe

Im Gegensatz zum Gewebe, das aus gleichgearteten Zellen besteht, sprechen wir von einem Organ, wenn verschiedene Gewebe zu einer Einheit mit bestimmten Verrichtungen und Aufgaben zusammengetreten sind. So formen Muskelfasern, Bindegewebe, Gefäße und Nerven das Organ „Muskel"; Drüsenepithelkanälchen, Bindegewebe, Gefäße und Nerven bilden das Organ „Niere" usw.

In bezug auf ihre Arbeitsleistung und Aufgaben können nun mehrere Organe zu einem *System* zusammengeschaltet sein. Wir sprechen dann von Organsystemen. So bildet die Lunge zusammen mit Nase, Kehlkopf, Luftröhre und Bronchien das Atmungssystem; Niere mit Harnleiter, Blase und Harnröhre das Harnsystem; die Knochen bilden mit den Gelenken und Bändern das Skeletsystem (passiver Bewegungsapparat).

Das Epithelgewebe

Unter Epithelgewebe versteht man ein flächenhaft ausgebildetes Gewebe, das aus Zellen verschiedener Formen besteht, die durch Kittsubstanz oder kleine Fortsätze verbunden sind und so eine zusammenhängende, die Oberfläche eines Organs abschließende Schicht bilden. Man unterscheidet das Epithelgewebe der Haut (Epidermis), das Epithelgewebe der den Körper durchziehenden Kanäle: Verdauungs-, Atmungs-, Harnsystem (Schleimhaut), die auskleidende Schicht der Brust- und Bauchhöhle sowie das zarte Innenhäutchen der Blutgefäße (Endothel).

Nach der Form der Zellen und nach der Art der Zusammenfügung — einschichtig, mehr-, vielschichtig — wird das Gewebe eingeteilt:

1. Das Plattenepithel (Pflasterepithel). Einschichtig findet es sich in den Lungenbläschen, in den serösen Häuten der großen Körperhöhlen, in den Blutgefäßen. Es besteht aus vieleckigen oder auch unregelmäßigen, sehr flachen, schuppenförmigen Zellen. In mehreren oder vielen Schichten übereinander, wobei die tieferliegenden Zellen eine mehr rundliche kubische Form zeigen, kleidet es die Mundhöhle, die Speiseröhre, den Rand der Stimmbänder, die Scheide u. a. aus. Als Epidermis bildet es einen Teil der Körperhaut. Eine Verhornung des Epithels kann auftreten (Schutz vor Verletzungen und Austrocknung) (Abb. 4).

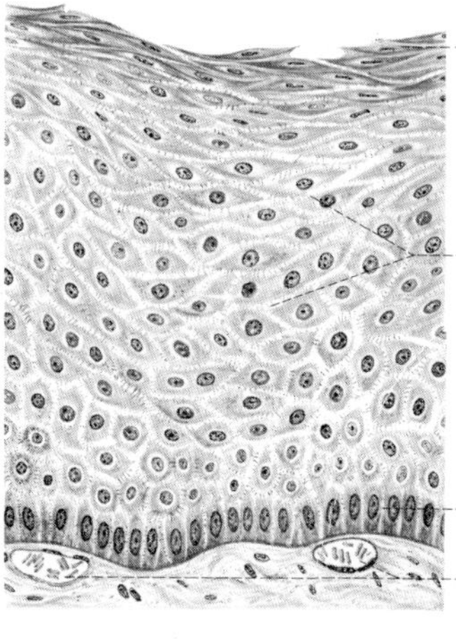

Abb. 4. Mehrschichtiges Plattenepithelgewebe (menschliche Haut) (nach STÖHR-V. MÖLLENDORFF)

2. Das Zylinderepithel. Es besteht aus langen, schlanken, prismatisch-zylindrischen Zellen. Im Magen-Darm-Kanal und in einigen Drüsenausführungsgängen ist es einschichtig. Andere Drüsenausführungsgänge und auch die männliche Harnröhre besitzen ein mehrschichtiges Zylinderepithel.

3. Das Flimmerepithel. Auf der freien Oberfläche der Zellen, die durch einen dichteren Saum markiert sein kann, können feine Härchen sitzen, die durch gezielte Schlagbewegungen Substanzen auf der Oberfläche fortschaffen. Als einschichtiges Gewebe findet es sich im Eileiter und in den kleinen Bronchien, als mehrschichtiges in den großen Luftwegen und in der Nase.

4. Das Übergangsepithel. Es ist ein mehrschichtiges, dem Plattenepithel ähnliches Gewebe, bei dem die obersten Zellen von mehr kubischer, die tieferliegenden Zellen von

einer schlankeren, grazileren Form sind. Es findet sich in den ableitenden Harnwegen (Harnleiter, Harnblase). Die Form der Zellen und ihre Schichtung können durch die wechselnde funktionelle Dehnung der Wandung des betreffenden Organs abgewandelt werden: Bei stark gedehnter Blase platten sich die Zellen ab, die zahlreichen Schichten des Kontraktionszustandes lagern sich zu einigen wenigen Schichten um.

Form und Anordnung der Zellen werden jeweils durch die besondere Organfunktion bedingt. Neben der Aufgabe des Schutzes hat das Epithel die Fähigkeit der Resorption, der Speicherung, der Wärmeregulation, der Vermittlung von Sinneseindrücken und der Absonderung von Sekreten aus den Anhangsgebilden, den *Drüsen*. Durch Pigmenteinlagerungen wird der Lichtdurchtritt beschränkt; die Verhornung vermehrt den Schutz.

Die Drüsen

Die Drüsen, die in ihren mannigfachen Formen in früher fötaler Entwicklungszeit aus den Epithelien entstehen, sind Organe, die ganz bestimmte Stoffe, die Sekrete, aufbauen und absondern. Es handelt sich bei den Sekreten vorwiegend um Flüssigkeiten (Speichel, Magen-Darm-Saft). Eine Drüse kann aus nur einer Zelle bestehen, wie die Becherzellen in der Magen-Darm-Schleimhaut; meistens aber handelt es sich um eine Anhäufung von zahlreichen Drüsenzellen zu einer großen Drüse. Dabei tritt gewöhnlich eine Verlagerung der Drüse unter die Epitheloberfläche ein. Infolge der versenkten Lage ist zur Beförderung des Sekretes auf die Oberfläche ein besonderes Ausführungsgangsystem notwendig, das je nach Beschaffenheit und Menge des Sekretes eine unterschiedliche Weite

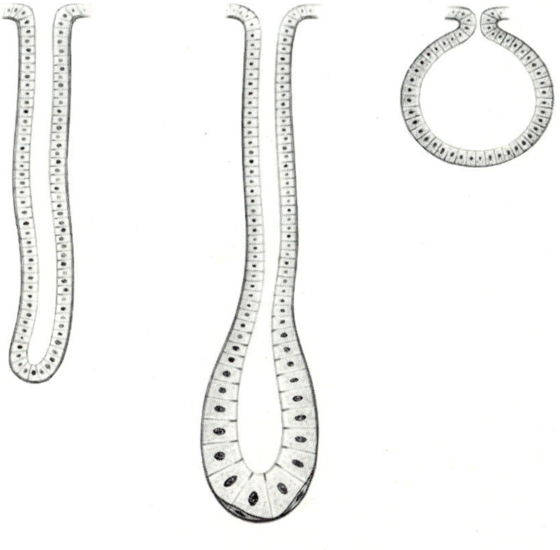

Abb. 5. Schematischer Bau einer tubulösen, tubuloazinösen und einer alveolären Drüse

hat. Dieses vielfach verzweigte Gangsystem wird von den das Sekret sezernierenden Zellen umgeben. Nur der letzte Abschnitt des Gangsystems (Ausführungsgang) ist häufig von nicht sezernierenden Zellen begleitet. Durch den Ausführungsgang gelangt das Sekret auf die freie Oberfläche: das Sekret der Schweiß- und Talgdrüsen auf die Haut, das Sekret der Verdauungsdrüsen in die Mundhöhle oder in den Magen-Darm-Kanal.

Der Form nach unterscheiden wir die schlauchförmigen (tubulösen), die traubenförmigen (tubuloalveolären), die beerenförmigen (tubuloazinösen) und noch verschiedene Übergangsformen. Bei den tubulösen und den tubuloazinösen Drüsen ist das Gangsystem bis zur Endkammer schlauchförmig, nur sind bei den tubuloazinösen die Zellen, die das Endstück des Ganges umstehen, größer, so daß dieses kugelig wie eine Beere erscheint. Bei den alveolären dagegen sind die Endkammern traubig erweitert. Neben diesen (schematisch geordneten) Grundformen finden sich Übergangsformen verschiedenster Art (Abb. 5).

Die Drüsen können als einfache schlauchförmige oder traubige Gebilde auftreten; finden sich noch Seitensprossen oder Seitenkammern, sprechen wir von verästelten Drüsen, bei weitgehender Verzweigung der Seitensprossen von zusammengesetzten Drüsen.

Zu den einfachen schlauchförmigen Drüsen zählen wir eine Gruppe von Magendrüsen und Darmdrüsen. Die serösen Zungendrüsen sind zusammengesetzte tubulöse Drüsen. Die Milchdrüse ist eine tubuloalveoläre, die Ohrspeicheldrüse eine tubuloazinöse Drüse.

Nach der Art der Sekretion unterscheiden wir:

1. Ekkrine Sekretion. Die Drüsenzellen scheiden ein dünnflüssiges Sekret ab. Die Drüsenzelle bleibt dabei voll erhalten. Hierzu gehören die Drüsen des Magen-Darm-Kanals, die Speicheldrüsen und die Schweißdrüsen.
2. Apokrine Sekretion. Ein Teil des Zellplasmas verwandelt sich in Sekret: Milchdrüsen und ein Teil der Schweißdrüsen.
3. Holokrine Sekretion. Die ganze Zelle wird in Sekret umgewandelt und abgestoßen: Talgdrüsen.

Vielfach sind die großen Drüsen von einer Bindegewebshülle (s.u.) umgeben. Von dieser Hülle dringen Scheidewände in das Drüseninnere, wodurch kleine Bezirke, Drüsenläppchen, abgegrenzt werden. In diesen Bindegewebsschichten liegen Blutgefäße und Nerven. Von hier aus verlaufen sie zum eigentlichen sezernierenden Drüsenepithel.

Die innersekretorischen Drüsen (Schilddrüse, Nebenniere u.a.) haben keinen Ausführungsgang. Das Produkt ihrer Zellen, die Inkrete oder Hormone, geben sie direkt ins Blut ab.

Es gibt auch Drüsen, die sowohl Sekrete als auch Inkrete bilden. Die Bauchspeicheldrüse z. B. sondert über einen Ausführungsgang Verdauungssäfte in den Darm ab, während die in den Inselzellen der Drüse gebildeten Hormone direkt ins Blut gehen.

Das Binde- und Stützgewebe

Das Bindegewebe ist im Körper weit verbreitet. Es liegt innerhalb der Gewebe und Organe und in Lücken zwischen den Organen. Entsprechend den gestellten Anforderungen finden sich Bindegewebe, bei denen Zellen, fixe und freibewegliche, ganz im

Vordergrund stehen; andere, bei denen die Zwischensubstanz (Fasern) den Vorrang einnimmt. Unter Zwischensubstanz verstehen wir beim gesamten Stützgewebe die zwischen den Zellen liegenden Substanzen.

Zu der ersten Gruppe zählen wir das embryonale Bindegewebe und das retikuläre Bindegewebe. Das retikuläre Gewebe ist ein schwammartiges Gewebe des Knochenmarks und der lymphatischen Organe. Seine Zellen, die Retikulumzellen, bilden neben feinen Fasern frei bewegliche Zellen, die roten und weißen Blutzellen, die Plasmazellen und die Monozyten.

Auch am Stoffwechsel nimmt das Bindegewebe teil. Nährstoffe werden aus dem Blut durch das Bindegewebe zu den zu ernährenden Zellen gebracht; andererseits gelangen Stoffwechselprodukte aus den Zellen zum Abtransport durch das Bindegewebe in das Blut- und Lymphsystem. Auch als Wasser- und Fettspeicher hat das Bindegewebe große Bedeutung, und schließlich ist es bei der Abwehr von Krankheitskeimen und bei der Wundheilung durch Bildung von Narbengewebe beteiligt.

An Stellen, wo die Binde- und Stützfunktionen des Gewebes im Vordergrund stehen oder wo es darauf ankommt, Druck-Zug-Festigkeit oder Elastizität zu erreichen, treten die Zellen zugunsten von Fasersystemen zurück. Die Binde- und Stützgewebszellen zeigen mit Ausnahme der Knorpelzellen eine reiche Verästelung, so daß die einzelnen Zellen mit ihren Fortsätzen gleich einem Netzwerk zusammenhängen. Die besonders reich und verschieden entwickelte *Zwischensubstanz*, die von der Bindegewebszelle gebildet wird, gibt dem Binde- und Stützgewebe die verschiedensten Verwendungsmöglichkeiten. Die Zwischensubstanz besteht aus einer strukturlosen Masse und aus Fasern. Bündel aus leimgebenden (kollagenen) Fasern sind die Träger der Zug- und Biegefestigkeit; Netze aus elastischen Fasern bedingen die Elastizität. Nach der Art der Zwischensubstanz gehören hierher:

1. **Das einfache lockere Bindegewebe,** das im wesentlichen Zwischenräume zwischen den einzelnen Organen auszufüllen hat oder als Stützgerüst den Organen Festigkeit verleiht. Es ist reich an Fasern. Seine Zellen, die Fibrozyten, haben einen großen ellipsenförmigen Kern (Abb. 6, 7). Das Protoplasma besitzt zackige und lange feine Ausziehungen, die Verbindungen zu den Nachbarzellen herstellen. Zu den *freien Zellen des Gewebes rechnen wir: Die Histiozyten,* Zellen mit einem kleinen Kern; der Zelleib besitzt wenige kurze Fortsätze; sie vermögen Zelltrümmer und Fremdkörper in sich aufzunehmen (Freßzellen). Die *Plasmazellen* haben einen großen Zelleib und einen kugeligen Radkern. Die *Mastzellen* zeichnen sich durch große Granula im Protoplasma aus.

2. **Das straffe Bindegewebe.** Es baut, fast ganz aus zugfesten, leimgebenden Fasern bestehend, Sehnen und Bänder auf.

3. **Das Knorpelgewebe** besteht aus den charakteristischen Knorpelzellen und einer stark entwickelten Interzellularsubstanz (Chondrin und Fasern). Die Knorpelzellen sind groß und rund. Vielfach liegen 2 Zellen eng beieinander. Mechanisch zeichnet es sich durch seine hohe Elastizität und Druckfestigkeit aus, es vermag z.B. beim Gehen und Springen den Druck federnd auszugleichen. Wir finden den Knorpel als Überzug der Knochen an den Gelenkenden, als Knorpelspangen an der Luftröhre und den Bronchien; zur Vervollständigung des Skeletes stellt er die Verbindung zwischen Rippen und Brustbein her; gleicht als Gelenkscheiben, gemischt mit straffem Bindegewebe, unebene Gelenke aus; dient zum Aufbau des Ohres und der Nase. Die aus Knorpel und straffem

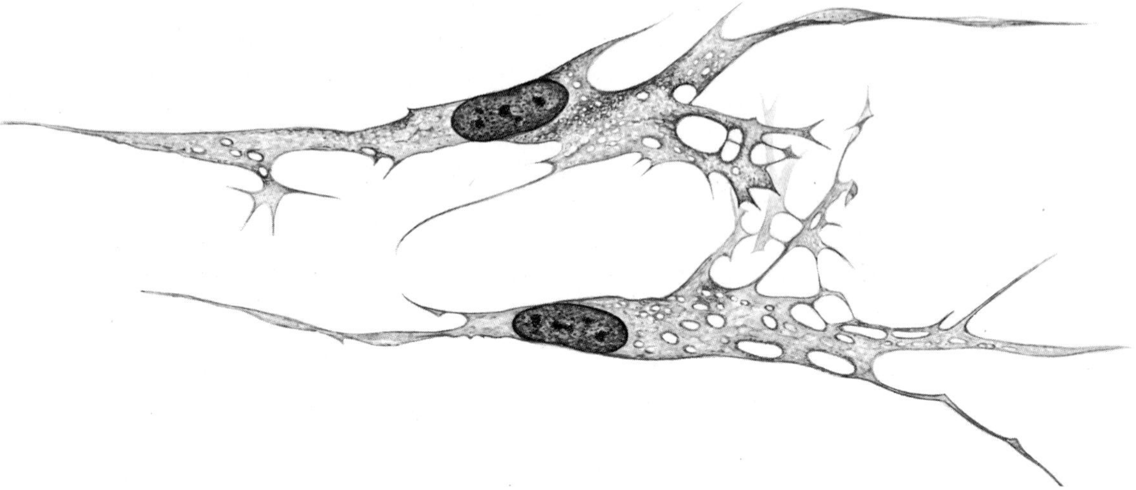

Abb. 6. Zwei isolierte Bindegewebszellen ohne Zwischensubstanz (Interzellularsubstanz) (nach STÖHR-v. MÖLLENDORF)

Bindegewebe bestehenden Zwischenwirbelscheiben bilden einen elastischen Ausgleich bei Bewegungen der Wirbelsäule. Der Knorpel bildet in der Embryonal- und Entwicklungszeit die meisten Skeletteile, er wird an diesen Stellen in verwickelter Weise langsam durch Knochen ersetzt.

4. **Das Knochengewebe.** Der Entstehung nach unterscheidet man den Bindegewebsknochen und den Ersatzknochen. Die Bindegewebsknochen — zu ihnen gehören die Knochenschalen des Schädels und ein großer Teil der Gesichtsknochen — werden ohne knorpelige Vorstufen gebildet. Die Ersatzknochen, zu denen alle übrigen Knochen des Skeletes gehören, sind knorpelig vorgebildet. Im Laufe der Entwicklung wird der Knorpel durch Knochengewebe ersetzt.

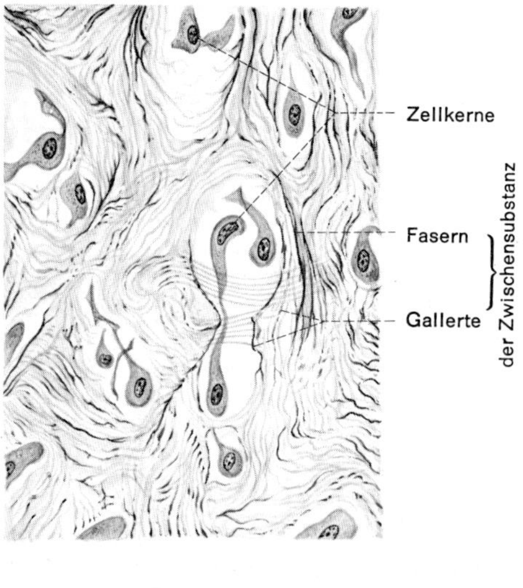

Abb 7. Bindegewebe mit Zwischensubstanz (nach STÖHR-v. MÖLLENDORF)

Das Knochengewebe besteht aus den Knochenzellen — auch Knochenkörperchen genannt —, aus der Grundsubstanz und den Knochenfasern. Die amorphe Grundsubstanz besteht aus Mukopolysacchariden, zu denen als wichtiger Bestandteil die Chondroitinschwefelsäure gehört. In der Grundsubstanz liegen die Knochenfasern, die aus Kollagen, einem kristallinen Eiweißkörper, aufgebaut sind. Die Knochenzellen, die Grundsubstanz und die Fasern bilden zusammen den organischen Anteil des Knochengewebes, die Knochenmatrix. Die Grundsubstanz ist mit Knochensalzen durchsetzt, diese bestehen im wesentlichen aus Kalzium und Phosphor [Hydroxyapatit $= 3\,Ca_3(PO_4)_2 \cdot Ca(OH)_2$]. Daneben finden sich Magnesium, Natrium, Kalium, Chloride, Fluorid und Karbonate in geringen Mengen. Das Knochensalz ist der anorganische Anteil des Knochengewebes. Durch die Einlagerung der Knochensalze erhält der Knochen seine außerordentliche Festigkeit. Wie beim Bindegewebe kann auch beim Knochengewebe die Gesamtheit der zwischen den Knochenzellen liegenden Substanzen (Grundsubstanz, Fasern, Salze) als Zwischensubstanz bezeichnet werden.

Bei der mikroskopischen Betrachtung des Knochens zeigt sich, daß der Knochen aus geordneten Lamellensystemen aufgebaut ist. Teilweise sind diese Knochenlamellen zirkulär oder spiralig um einen Gefäßkanal angeordnet; wir finden dann im zentral liegenden Gefäßkanal (Haverssches Kanälchen) eine Vene und eine Arterie; schichtweise ist das Kanälchen von den Knochenlamellen umgeben. Zwischen den Knochenlamellen liegen kleine Hohlräume, die Knochenkörperchen oder Knochenlücken, mit den darin eingelagerten Knochenzellen. Diese Knochenzellen schicken durch die Knochenlamellen feine Ausläufer und nehmen so Verbindung miteinander auf. Die Knochenzellen (Osteozyten) entsprechen den Fibrozyten des einfachen Bindegewebes. Wahrscheinlich überwachen die Osteozyten den Umsatz der Proteine und Mukopolysaccharide des Knochens (Abb. 8, 9).

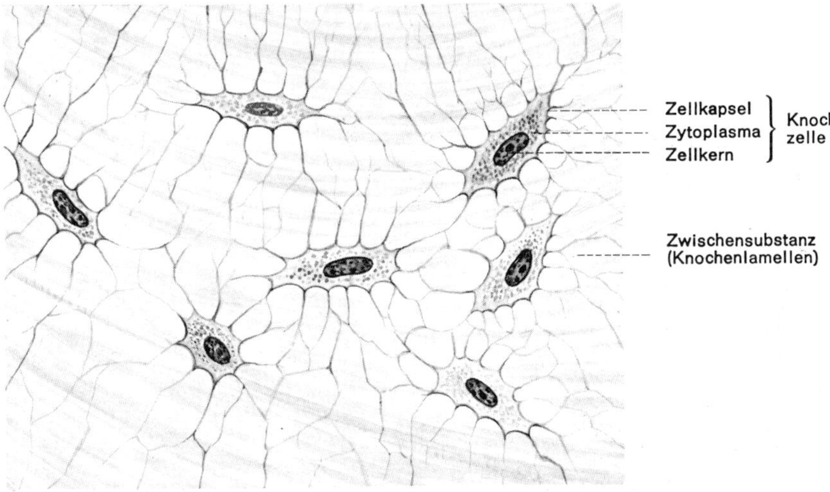

Abb. 8. Knochengewebe. In der stark hervortretenden Zwischensubstanz liegen in den Knochenhöhlen die Knochenzellen (Osteozyten), die durch feine Ausläufer miteinander verbunden sind (nach STÖHR-V. MÖLLENDORF)

Neben den Haversschen Lamellensystemen finden wir noch die Grundlamellen an den inneren und äußeren Knochenflächen und die zwischen ihnen liegenden Schaltlamellen. Diese Lamellensysteme sind nicht zirkulär um einen Gefäßkanal angeordnet.

Die Lamellensysteme sind besonders schön in der festen Knochensubstanz (Substantia compacta) ausgebildet, wo Haverssche und Grundlamellen vorherrschen. In den Knochenbälkchen der schwammartigen Knochensubstanz (Substantia spongiosa) haben die Lamellensysteme weniger Bedeutung, insbesondere fehlen die Haversschen Systeme. Die spongiöse Knochensubstanz besteht aus denselben Elementen wie der kompakte Knochen, aber sie ist in Bälkchen (Trabekel) angeordnet, zwischen denen das Knochenmark (s. S. 22) liegt.

Zu den Zellen des Knochens gehören:

1. die Osteozyten, die zwischen den Knochenlamellen liegen;
2. die Osteoblasten, kleine kubische Zellen, die die Knochenmatrix aufbauen;
3. die Osteoklasten, vielkernige Riesenzellen, sie bauen Knochensubstanz ab.

Auch der ausgebildete, gesunde Knochen unterliegt einem ständigen Umbau, er wird ab- und wieder aufgebaut. Das Knochengewebe ist in bezug auf den Kalk- und Mineralstoffwechsel des Körpers ein hochaktives Gewebe.

Aus knochenähnlicher Substanz sind die Zähne aufgebaut (Zahnbein = Dentin).

Auch das *Fettgewebe,* das *lymphoide* Gewebe und das *Pigmentgewebe* gehören zur Gruppe der Bindegewebe. Der Zelleib der kugeligen Fettzellen besteht weitgehend aus Fett, peripher ist es von einem schmalen Zytoplasmasaum umgeben, der auch den Zellkern enthält. Lockeres Bindegewebe ergibt den Zusammenhalt der Zellen. Vorkommen des Fettgewebes: Unterhaut, Mesenterium (Bauchhöhle), Organlücken.

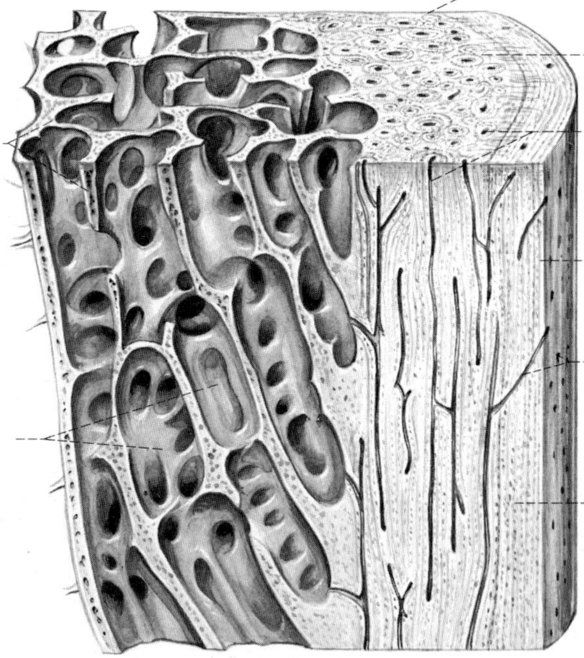

Abb. 9 Schema des Knochenbaues (nach TOLDT-HOCHSTETTER)

Das *lymphoide Gewebe,* auch lymphoretikuläres Gewebe genannt, besitzt ein schwammartiges Bindegewebsgerüst mit zahlreichen eingelagerten Lymphozyten. Wir finden es in der Milz, in den Lymphknoten und in den Tonsillen sowie in der Darmschleimhaut.

Unter *retikuloendothelialem System* verstehen wir Bindegewebszellen, die sich durch ein besonders starkes Speicherungsvermögen für Fremdkörper auszeichnen. Derartige Zellen finden sich in der Milz, im lymphatischen Gewebe, in den Haargefäßen der Leber (v. Kupffersche Sternzellen), im Knochenmark usw.

Das Muskelgewebe

Die besonderen Eigenschaften des Stützgewebes werden von der Zwischensubstanz, d. h. von den Differenzierungsprodukten, die außerhalb der eigentlichen Zelle liegen, bestimmt. Beim Muskelgewebe dagegen sind es Differenzierungsprodukte innerhalb der Zelle selbst, die dem Muskelgewebe die Fähigkeit verleihen, sich zu verkürzen (Kontraktilität). Das Muskelgewebe besteht aus zahlreichen Muskelfasern bzw. Muskelzellen.

Im Myoplasma der langgestreckten und spindelförmigen Muskelzellen liegen außer mehreren Zellkernen feine, fadenförmige Gebilde, Myofibrillen genannt, welche die Fähigkeit haben, sich zusammenzuziehen. Myofibrillen lassen dunkle und helle Bänder als Linien erkennen, die durch die Anordnung von Aktin- bzw. Myosinmolekülen bedingt sind. Bindegewebe faßt die einzelnen Muskelfasern zu funktionellen Einheiten, den Muskelbündeln, zusammen. Viele Bündel treten zum Muskel zusammen, der wiederum von einer bindegewebigen Hülle, der Faszie, umgeben ist. Im Bindegewebe zwischen den Muskelbündeln verlaufen die Nerven und Blutgefäße des Muskels. Muskel- und Nervengewebe als höhere Gewebsformen bedürfen zu ihrem funktionellen Zusammenhalt und zu ihrer Ernährung des Bindegewebes.

Nach ihrer Feinstruktur unterscheiden wir die quergestreiften Muskeln, die glatten Muskeln und die Herzmuskulatur.
Die *quergestreifte Muskelzelle* läßt bei schwacher mikroskopischer Vergrößerung eine Querstreifung der Fibrillen erkennen, die dadurch zustande kommt, daß dunkle Abschnitte mit hellen Abschnitten – entsprechend den dichten Myosin- und den zarten Aktinmolekülen – wechselnd aufeinanderfolgen. Die dunklen und hellen Felder liegen bei allen Fibrillen in gleicher Höhe, so entsteht das Bild einer quergestreiften Muskelzelle. Bei stärkerer mikroskopischer Vergrößerung lassen sich innerhalb dieser Abschnitte weitere Querstreifen erkennen.

Die quergestreifte Muskelzelle besitzt zahlreiche randständige Kerne von länglicher Form.

Die quergestreiften Muskeln bilden den aktiven Bewegungsapparat, also die Skeletmuskulatur. Sie sind dem Willen unterworfen. Der Form nach kann man sie einteilen in schmale lange, breite flache und

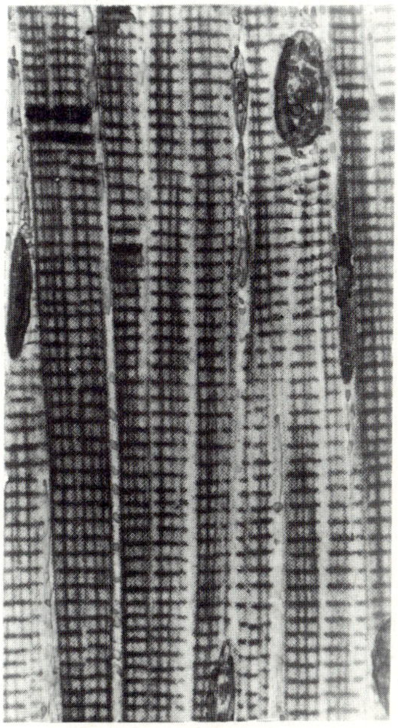

Abb. 10 Muskelgewebe des Herzens. Muskelzellen mit feinen quergestreiften Fibrillen, große zentral liegende Zellkerne. Zwischen den Muskelzellen liegt Bindegewebe mit feinen Blutgefäßen

ringförmige Muskeln. Gewöhnlich setzen die Muskeln nicht unmittelbar am Knochen an, sondern kurze oder auch sehr lange Sehnen verbinden die Muskeln mit den Knochen. Nach der Art ihrer Tätigkeit unterscheiden wir Beugemuskeln (Flexoren), Streckmuskeln (Extensoren), Anziehmuskeln (Adduktoren), Abziehmuskeln (Abduktoren) und Rollmuskeln (Rotatoren).

Die *glatte Muskelzelle* weist keine Querstreifung ihrer Fibrillen auf. Die Zelle ist lang, spindelig. In ihrem Myoplasma liegen die Fibrillen. Im Zentrum der Zelle finden wir einen Zellkern. In längeren Muskelzellen finden sich zuweilen 2 bis 3 Kerne. Die glatten Muskelzellen bilden die flächenhaft ausgebreitete Muskulatur der inneren Organe, die unserem Willen nicht unterworfen ist (Muskulatur des Magen-Darm-Kanals, der Blase, der Blutgefäße usw.).

Die Herzmuskelzellen bestehen aus Fasern, deren Fibrillen quergestreift sind, wie bei der Skeletmuskulatur. Jedoch ist hier der Zellkern zentral gelegen, und die Fasern sind netzartig untereinander verbunden (Synzytium), während beim Skeletmuskel die Fasern einzeln oder in Gruppen voneinander getrennt sind (Abb. 10).

Das Nervengewebe

Das Nervengewebe setzt sich zusammen aus:

dem Neuron oder der Nervenzelle (Ganglienzelle),
der Neuroglia oder den Stützzellen.

Die **Nervenzelle** zeigt eine starke Differenzierung innerhalb des Zytoplasmas. Es lassen sich feine fadenförmige, stäbchenartige, schollige Strukturen nachweisen. Die zarten Neurofibrillen durchziehen den Zelleib und die Fortsätze der Zelle. Dem gefärbten Zellleib geben die Nisslschen Schollen ein geflecktes Aussehen. Die Zelle, die einen großen blasigen Kern besitzt, kann zahlreiche Fortsätze haben. Man unterscheidet die kurzen Protoplasmafortsätze, die Dendriten, und den langen Nervenfortsatz, den Neurit, auch Axon genannt (Abb. 11). Die Dendriten leiten die von anderen Nervenzellen kommenden Reize zum Zellkörper, während der Neurit die erhaltene Information der Zelle zum Erfolgsorgan oder zu anderen Nervenzellen ableitet.

Eine Besonderheit des Neuriten ist die ihn umgebende Hülle (Markscheide), die aus Myelin, einem Gemisch aus Eiweiß und Lipiden, besteht. Diese Markscheide wird von den Schwannschen Zellen gebildet. Der Gehalt an Myelin kann bei den peripheren Nerven sehr verschieden sein. Bei bestimmten Fasern kann das Myelin mehr oder weniger fehlen. Besitzt ein Neurit eine dicke Markscheide, so sprechen wir von markhaltigen Fasern; sie machen die „weiße Substanz" des zentralen Nervensystems aus. Bei nur geringer oder fehlender Myelinumhüllung sprechen wir von marklosen oder grauen Fasern; sie kommen hauptsächlich im autonomen Nervensystem vor.

Die Verbindung der einzelnen Neurone untereinander ist nicht kontinuierlich. Die Neuriten bilden mit den Dendriten oder mit den Zellmembranen anderer Neurone die Synapsen. Unter Synapsen versteht man die endständigen kolbigen Erweiterungen

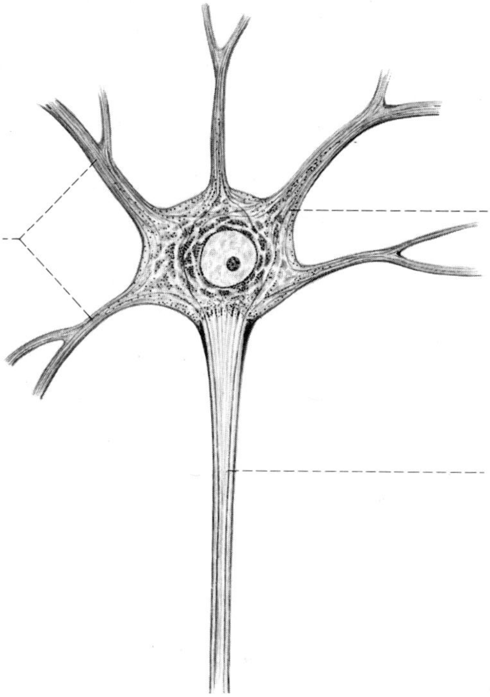

Abb. 11. Isolierte Nervenzelle mit Neurit und Dendriten. Im Zelleib der große Zellkern, Neurofibrillen und Nisslsche Körperchen

der Neuriten. Der feinen Membran dieser kolbigen Verdickung — sie wird präsynaptische Membran genannt — liegt durch einen sehr feinen Spaltraum getrennt wieder eine zarte Membran an — sei es die eines Dendriten oder einer Nervenzelle —, die als subsynaptische oder postsynaptische Membran bezeichnet wird. Es besteht also kein fester, durchgehender Zellverband, sondern eine Unterbrechung durch einen feinen Spaltraum.

In den Synapsenköpfchen liegen kleine Bläschen. Man nennt sie Vesikel. Sie enthalten einen Reizüberträgerstoff (Transmitter). Kommt ein Aktionspotential des Neuriten an, so öffnen sich die Poren der präsynaptischen Membran und die Reizüberträgersubstanz, z. B. das Azetylcholin, tritt in den Spalt der Synapsen und erreicht die subsynaptische Membran.

In dieser Membran finden sich Auffangorgane, die sog. Rezeptoren, für die Überträgersubstanz. Die Aufnahme dieser Überträgersubstanz in den Rezeptoren veranlaßt nun eine Öffnung der Wandporen der postsynaptischen Membran, und es strömen nun Na^+-Ionen in großer Zahl zur Innenfläche der subsynaptischen Membran und zu den darauffolgenden Zellverbänden, wobei sich wieder ein Aktionspotential aufbaut. Der wesentliche Vorgang an den Synapsen, die in unendlich großer Zahl an den Membranen einer Nervenzelle vorhanden sind, ist also die Übertragung des elektrischen

Reizes über eine chemische Brücke des Transmitters wieder zur weiteren elektrischen Reizbildung in dem angeschlossenen Dendriten oder Neuriten. Diese Synapsen sind wichtigste Schaltstellen im Nervensystem, in denen die Erregungsreize umgeformt, weitergeleitet, aber auch gehemmt und abgebaut werden können.

Der chemische Überträgerstoff ist für die meisten synaptischen Übergänge das Azetylcholin. Nur für die postsynaptische Reizübertragung der sympathischen Nervenfasern (s. S. 256) ist das Noradrenalin der Reizüberträgerstoff. Das Noradrenalin wird vorwiegend im Nebennierenmark gebildet. Es entsteht aber auch in den kolbigen Anschwellungen der sympathischen Nerven und wird auch dort gespeichert. Hat der Reizüberträgerstoff, das Azetylcholin, an der subsynaptischen Membran seine Aufgabe erfüllt, wird er durch ein Enzym, die Azetylcholinesterase, in Essigsäure und Cholin gespalten und dadurch unwirksam. Ein neu eintreffender Nervenreiz kann nun wieder in der gleichen Weise weitergeleitet werden; das alles geht in kürzesten Zeiten vor sich, in einigen Millisekunden.

Entsprechend wirkt auch der Reizüberträgerstoff der sympathischen Nervenfasern, das Noradrenalin, hier wird die Wirkung durch das Enzym Monoaminooxidase jeweils beendet.

Während die Nervenfortsätze im wesentlichen der Reizleitung dienen, besteht die Aufgabe der Nervenzelle in der Erhaltung der Zellstrukturen und der Erregbarkeit der Membranen unter Bereitstellung der dazu notwendigen Energien. Zusammen mit den Synapsen obliegt ihnen die Verarbeitung, die Umschaltung und Weiterleitung von Reizen, die aus der Peripherie oder der Außenwelt zum Zentrum oder umgekehrt fließen. In den Nervenzellen werden die Tast-, Druck-, Schmerz- und Temperaturempfindungen verarbeitet; Muskel-, Drüsen- und Stoffwechselfunktionen ausgelöst. In den Nervenzellen des Gehirns spielen sich u.a. die Denk- und Empfindungsvorgänge ab.

Die **Neuroglia** ist das Stützgewebe des Nervensystems. Zu ihr gehören erstens die Ependymzellen – sie kleiden nach Art des Epithels die Hirnhöhlen (Ventrikel) und den Zentralkanal des Rückenmarkes aus –, zweitens die Gliazellen – sie unterscheiden sich durch ihre Größe und die Art und Zahl ihrer Fortsätze.

Die großen Zellen der Makroglia haben Sternform (Astrozyten). Nach der Länge ihrer Fortsätze werden sie in Lang- und Kurzstrahler unterteilt. Zu den kleinen Zellen der Mikroglia zählen wir die Oligodendrogliazellen und die sehr kleinen Hortegaschen Zellen.

Bei den peripheren Nerven finden wir außerdem das einfache Bindegewebe als Stützsubstanz.

Der Bewegungsapparat

Die Knochen

Die Knochen bilden unter Mitwirkung von Knorpelteilen das Skelet, das Größe und Form des Körpers im wesentlichen bestimmt. Die Knochen dienen den Muskeln als Hebelarme und lassen sich so durch den *aktiven* Bewegungsapparat (Muskulatur) passiv bewegen. Als knöcherne Kapsel schützen sie Gehirn und Rückenmark und umgeben panzerartig als Brustkorb Herz und Lunge. Diese Aufgabe kann der Knochen durch seine außerordentliche Festigkeit erfüllen, die trotz des relativ geringen Materialaufwandes erreicht wird. Der Knochen ist kein massives Organ. Die Knochensubstanz ist aus zahlreichen Knochenbälkchen, die mehr oder weniger dicht stehen, geformt. Dabei weisen die Knochenbälkchen eine geordnete architektonische Konstruktion auf, entsprechend den Druck- und Zugkräften, denen der Knochen durch Statik und Muskelzug unterliegt.

Der Knochen ist von einer derben bindegewebigen Haut, der Knochen- oder Beinhaut (Periost), überzogen. Sie führt Nerven und Blutgefäße, die durch sehr viele nadelfeine Kanälchen in das Innere des Knochens ziehen. Diese aus dem Periost stammenden Blutgefäße ernähren den Knochen. Das Knochenmark dagegen wird von Gefäßen versorgt, die durch eine größere Öffnung im Knochen, Foramen nutricium, direkt in das Mark ziehen (s. unten). Das Periost bildet einen Überzug der Knochen und läßt nur die von Knorpel überzogenen Gelenkenden frei. Es ist zugleich Bildungsstätte für neues Knochengewebe beim Dickenwachstum und bei Verletzungen (Kallusbildung). Eine entsprechende Haut, welche die Innenräume des Knochens auskleidet, wird Endost genannt. *Der Form nach unterscheiden wir:*

1. Röhrenknochen oder lange Knochen
2. Platte oder breite Knochen
3. Kurze Knochen
4. Unregelmäßig geformte Knochen

Röhrenknochen finden wir an den Gliedmaßen (*Extremitäten*) als Ober- und Unterschenkel- und Ober- und Unterarmknochen. Die Röhrenknochen enthalten eine Höhle, die Markhöhle, in der das Knochenmark liegt, das beim Kinde rot, beim Erwachsenen gelb (Fettmark) aussieht (s. u.).

Die Markhöhle befindet sich im Mittelteil (Diaphyse) des Röhrenknochens. Das sie umgebende Knochengewebe besteht aus einer besonders festen und dicken Substanz, der Substantia compacta. Zu den beiden Enden des Knochens hin wird die Substantia compacta allmählich dünner. An die Stelle der Markhöhle tritt hier ein fein verflochtenes, schwammartiges Knochengewebe, die Substantia spongiosa. Diese feinen Knochenbälkchen sind, den einwirkenden Zug- und Druckkräften entsprechend, wie die Pfeiler und Gewölbe in der Architektur angeordnet (s. Abb. 36). Es schließt sich das kolbig verdickte

Ende des Knochens, die Epiphyse, an, welche die Gelenkfläche trägt. Zwischen der Dia- und Epiphyse finden wir im jugendlichen Alter eine Knorpelplatte, die Epiphysenscheibe, von der das Längenwachstum des Knochens ausgeht.

Zu den **platten Knochen** zählen wir die Knochen der Schädelkapsel, die Beckenknochen und die Schulterblätter. Sie bestehen aus einer engmaschigen Spongiosasubstanz (hier Diploe genannt), die von einer schmalen festen Substanz als Rindenschicht (Corticalis) umgeben ist. Die Rindenschicht wird beim Schädelknochen Lamina (dünne Platte, Tafel) genannt. Die Schädelknochen besitzen außen und innen eine Knochenhaut, die innere wird auch als harte Hirnhaut, Dura mater encephali, bezeichnet.

Kurze Knochen sind z. B. die Hand- und Fußwurzelknochen, die vorwiegend aus Substantia spongiosa bestehen. Die Rindenschicht (Corticalis) ist hier sehr schmal.

Zu den **unregelmäßig geformten Knochen** gehören insbesondere die Knochen des Gesichtsschädels, von denen einige durch teilweisen Schwund der Knochensubstanz entstandene Räume haben, die mit Luft gefüllt (pneumatisiert) sind, z. B. Oberkieferbein mit Oberkieferhöhle, Stirnbein mit Stirnhöhle, Keilbein mit Keilbeinhöhle, Siebbein mit Siebbeinhöhlen. Alle diese Räume sind als sog. Nebenhöhlen dem Nasenraum angeschlossen. Der Warzenfortsatz mit seinen luftgefüllten Hohlräumen ist mit dem Mittelohr verbunden.

In den Hohlräumen der Knochen, sowohl in der Substantia spongiosa als auch in den Markhöhlen, findet sich das Knochenmark. Es besteht aus retikulärem Bindegewebe, das zahlreiche Zellen enthält: Retikulumzellen, Fibrozyten, Fettzellen, Blutzellen und ihre Vorstufen u.a. Das Knochenmark ist Bildungsstätte der roten und eines Teiles der weißen Blutkörperchen. Neben diesen kommen hier die entsprechenden Vorstufen der Blutkörperchen vor.

Dieses rot aussehende Knochenmark haben wir im Kindesalter in allen Knochen; beim Erwachsenen bildet sich in den Markhöhlen der Röhrenknochen durch Fetteinlagerung das gelbe Knochenmark.

Die Knochenverbindungen (Haften und Gelenke)

Im frühen Embryonalleben sind die das Skeletsystem aufbauenden Knorpel durch Bindegewebe in einer kontinuierlichen Verbindung. Wenn es nun bei der weiteren Entwicklung zu größerer Bewegungsfreiheit des betreffenden Körperteiles kommt, entwickelt sich in dieser bindegewebigen Verbindung ein Spaltraum, die Gelenkhöhle. Als Rest der bindegewebigen Verbindung bleibt die Gelenkkapsel übrig. Auch innerhalb des Gelenkraumes können Reste der ursprünglichen kontinuierlichen Verbindung als quere Gelenkscheiben (Discus) oder als halbmondförmige Ringe (Meniscus) erhalten bleiben. Diese finden wir besonders an den Gelenken, deren Gelenkflächen sich nicht genau geometrisch entsprechen. Solche Unebenheiten können durch Gelenkscheiben oder Ringe ausgeglichen werden; ihre Form ist vererbungsbedingt, sie wird zwar durch die funktionelle Tätigkeit des einzelnen, z. B. beim Beruf und Sport, verschieden ausmodelliert, bedingt jedoch u. a. die charakteristische Haltung und den Gang.

Die einzelnen Skeletknochen sind durch Haften oder Gelenke miteinander verbunden (Synarthrosen und Diarthrosen).

A. **Haften** (Synarthrosen), auch falsche Gelenke genannt, gestatten keine oder nur sehr geringe Beweglichkeit der miteinander verbundenen Knochen. Sie unterscheiden sich ihrem Haftmaterial gemäß in

1. *Bandhaft* (Syndesmose). Sie ist bindegewebig, kann wie die Zwischenknochenhaut (Membrana interossea) zwischen den beiden Knochen der Unterschenkel und Unterarme breit entwickelt sein.

2. *Knorpelhaft* (Synchondrose), verbindet z. B. in Form des Rippenknorpels die Rippenknochen mit dem Brustbein; ferner finden wir Synchondrosen als Symphysenscheibe zwischen den beiden Schambeinen, als Bandscheiben zwischen den Wirbelkörpern (Abb. 13).

3. *Knochenhaft* (Synostose), geht aus der bindegewebigen oder knorpligen Haft durch Verknöcherung (Ossifikation) hervor. Das typische Beispiel ist die knöcherne Verbindung der Schädelknochen (Abb. 19, 22).

B. **Gelenke** (Diarthrosen) sind im Gegensatz zu den Haften Verbindungen zwischen zwei Knochen, die eine ausgiebige Beweglichkeit der Knochen gegeneinander gestatten.

Das Gelenk selbst besteht aus:

1. Den *Gelenkflächen* der Knochen, die mit Knorpel überzogen sind. Je nach der Art der auszuführenden Bewegung haben die Gelenkflächen die verschiedensten Formen. Es können halbkugelige, konkave Gelenkflächen bestehen, die wir dann als Gelenkpfanne bezeichnen, während die dazugehörige Gelenkfläche, der Gelenkkopf, eine entsprechend kugelige Gestalt hat. Als weitere Form kennen wir die Rolle mit der entsprechend geformten, gekehlten Pfanne. Auch kommen völlig unregelmäßige Gelenkflächen wie z. B. an den Hand- und Fußwurzelknochen vor.

2. Der *Gelenkkapsel*, einer bindegewebigen Haut, die das Gelenk nach außen abschließt. Die Kapsel hat zwei Schichten, die äußere feste, bindegewebige Schicht, die in die Knochenhaut übergeht, und eine innere zarte Schicht, die wir als Synovia bezeichnen. In die Kapsel sind feste Bindegewebsfasern eingefügt, *Bänder* oder Ligamenta genannt, die zur Verstärkung der Kapsel, Führung und Hemmung der Bewegungen dienen. Die innere Schicht der Gelenkkapsel ist reich an Gefäßen und Nerven und sondert die Synovialflüssigkeit ab, eine Gelenkschmiere, die ein reibungsloses Gleiten der Gelenkflächen gewährleistet. Die Innenhaut kann Ausstülpungen besitzen, die als Recessus bezeichnet werden.

3. Dem *Gelenkraum*. Er ist eigentlich nur ein Spaltraum, denn der äußere Luftdruck, der auf den menschlichen Körper einwirkt, und der Zug der elastischen Muskulatur pressen die Gelenkflächen eng aufeinander.

Nach der Art der ausgeführten Bewegungen unterscheiden wir:

1. *Das einachsige Gelenk,* auch Scharniergelenk bezeichnet. Es läßt nur Bewegungen in einer Ebene zu. Hierher gehören Finger-, Zehengelenke und das Oberarm-Ellenbogen-Gelenk.

2. *Das zweiachsige Gelenk,* Sattel- oder Eigelenk genannt. Es läßt Bewegungen in zwei Ebenen zu; z. B. das Daumengrundgelenk und das Handgelenk.

3. *Das vielachsige Gelenk,* das Bewegungen in den verschiedensten Ebenen ermöglicht. Dazu rechnen wir das Kugelgelenk (Schulter- und Hüftgelenk).

Außerdem kennen wir noch die *zusammengesetzten* Gelenke, die Gelenkkombinationen.

Die Sehnen, Binden und Bänder

Die Sehne (Tendo) besteht aus parallel gelagerten, zugfesten, leimgebenden Fasern, welche die unmittelbare Fortsetzung der Muskelfaserfibrillen und des Muskelbindegewebes sind und den Muskel mit dem Knochen verbinden, indem sie in die Knochenhaut und bis zu einem gewissen Grade auch in den Knochen einstrahlen. Breite Sehnen wie die der Bauchmuskeln werden als Aponeurosen bezeichnet. Auch die Bänder (Ligamentum)* und Binden (Fascia) bestehen wesentlich aus zugfesten Bindegewebsbündeln. Die Bänder verbinden Knochen untereinander und verstärken die Gelenkkapseln. Große Gelenke, wie besonders das Kniegelenk, werden durch die Anordnung mächtiger Verstärkungsbänder „geführt" (Abb. 53). Die Binden dagegen umhüllen einzelne Muskeln und zusammenarbeitende Muskelgruppen, bilden Gleitscheiden der Muskeln, denen sie zur Führung dienen. Die größten Binden sind die breite Oberschenkelbinde und die Lenden-Rücken-Binde (Fascia thoracolumbalis) (Abb. 44, 52).

* Die lateinischen anatomischen Begriffe erscheinen in diesem Buch im allgemeinen im Singular, ohne Rücksicht darauf, wie der Numerus ihrer deutschen Entsprechung ist.

Das Stützsystem

A. **Der Stamm**

1. Rumpf = Truncus (Wirbelsäule, Rippen, Brustbein)
2. Schädel = Cranium

B. **Die Gliedmaßen** = Extremitäten

1. Obere Gliedmaßen:			2. Untere Gliedmaßen:		
Schultergürtel			Beckengürtel		
Oberarm	=	Brachium	Oberschenkel	=	Femur
Unterarm	=	Antebrachium	Unterschenkel	=	Crus
Hand	=	Manus	Fuß	=	Pes

Der Stamm

Die Wirbelsäule (Columna vertebralis)

ist die Achse des menschlichen Körpers. Sie trägt den Kopf, die Rippen und die oberen Extremitäten und birgt, im Wirbelkanal geschützt, das Rückenmark. In ihrer doppelt gebogenen S-Form mit eingeschalteten druckelastischen Zwischenwirbelscheiben stellt sie eine federnde Achse dar, die imstande ist, Erschütterungen des Körpers gut auszugleichen. Sie setzt sich zusammen aus 33—34 *Wirbeln* (Vertebrae) und 23 *Zwischenwirbelscheiben* (Disci intervertebrales). Es entfallen auf die Halswirbelsäule 7, auf die Brustwirbelsäule 12, auf die Lenden- und Kreuzwirbelsäule je 5 und auf das Steißbein 4—5 Wirbel (Abb. 12, 13).

Der einzelne Wirbel besteht aus dem *Wirbelkörper*, der vorn liegt und vorwiegend aus spongiöser Substanz besteht. An beiden Seiten hinten, und zwar im oberen Anteil des Wirbelkörpers, setzen die *Wirbelbögen* an, die sich zum Dornfortsatz vereinigen. Unter dem schmal am Wirbelkörper ansetzenden Wirbelbogen liegt ein tiefer Einschnitt, der mit dem Bogen des darunter folgenden Wirbelkörpers das Zwischenwirbelloch bildet (Foramen intervertebrale), Ein- und Austrittsstelle der Rückenmarksnerven. Der Wirbelbogen ist größtenteils aus kompakter Knochensubstanz aufgebaut. Die Gesamtheit der Wirbelbögen bildet den Wirbelkanal, in dem das Rückenmark liegt. Der Wirbelbogen trägt beiderseits direkt nach Abgang vom Wirbelkörper mehrere Fortsätze, und zwar nach oben und unten die *Gelenkfortsätze* (Processus articularis superior und inferior); seitlich ragt je ein Fortsatz heraus, der als *Querfortsatz* (Processus transversus) bezeichnet wird.

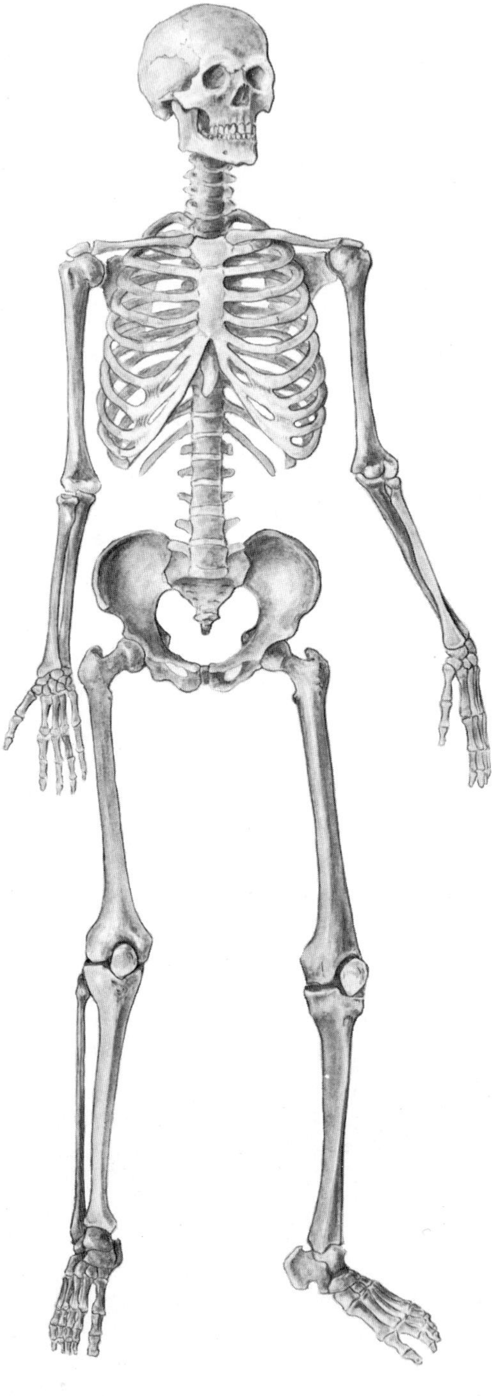

Abb. 12. Das Skelet

Die oberen und unteren Gelenkfortsätze tragen kleine Gelenkflächen, die mit dem nächsthöher oder -tiefer gelegenen Gelenkfortsatz des angrenzenden Wirbels die kleinen Wirbelgelenke bilden.

Beginnend vom 2. Wirbel abwärts, sind zwischen die Wirbelkörper der Hals-, Brust- und Lendenwirbelsäule die *Zwischenwirbelscheiben* (Bandscheiben) eingeschaltet, 23 an der Zahl. Kreuz- und Steißbein weisen keine Bandscheiben auf. Diese Zwischenwirbelscheiben bestehen aus einem faserreichen Knorpelgewebe (Anulus fibrosus); in ihrer Mitte ist ein weicher gallertartiger Kern (Nucleus pulposus) eingelagert, der außerordentlich prallelastisch ist. Durch seine Elastizität verstärkt er die Beweglichkeit der Wirbelsäule. Im Alter wird dieser Kern wasserärmer und büßt dadurch einen Teil seiner Elastizität ein. Die Bewegungsmöglichkeiten zwischen zwei Wirbelkörpern sind nur gering, da die Verbindung zwischen Bandscheibe und Wirbelkörper straff ist und die kleinen Gelenke nur eine geringe Bewegung zulassen. Trotzdem wird durch Zusammenwirken dieser vielen geringen Einzelbewegungen die Wirbelsäule zu einem gut beweglichen Organ. Besonders im Bereich der Lenden- und der Halswirbelsäule sind ausgiebige Streck-, Beuge- und Drehbewegungen möglich.

Zur Erhöhung der Festigkeit ist die ganze Wirbelsäule der Länge nach vorn und hinten von langen straffen Bändern eingefaßt. Daneben finden sich noch zahlreiche kleine Bandverbindungen, die von einem Wirbel zum anderen ziehen und ebenfalls zur Festigung dienen.

Die Halswirbel

zeigen insofern eine Besonderheit, als die beiden ersten, entsprechend ihren Aufgaben, eine besondere Gestalt aufweisen. Der erste, als Träger des Kopfes, wird *Atlas* genannt. Er besitzt keinen eigentlichen Körper, sondern stellt einen weiten Knochenring (Arcus) dar. An beiden Seiten trägt der Knochenring an Stelle der Gelenkfortsätze eine Verdickung (Massa lateralis) mit Gelenkflächen, auf denen mit entsprechenden Gelenkflächen der Schädel ruht. Der weite Knochenring ist durch ein frontal gestelltes Band (Lig. transversum atlantis) in 2 Abteilungen aufgeteilt, und zwar in eine kleine vordere, in die der Zahn des 2. Wirbels hineinragt, und in eine große hintere, die das Rückenmark aufnimmt (Abb. 14).

Der 2. Wirbel, auch Axis genannt, besitzt als Besonderheit den Zahn (Dens). Es ist ein nach oben gerichteter, zapfenförmiger Fortsatz des Wirbelkörpers, der in die vordere Abteilung des Atlasringes hineinragt (Abb. 15).

Zwischen Schädel und Atlas finden die *Nickbewegungen* und zwischen Atlas und Axis die *Drehbewegungen* des Kopfes statt.

Die übrigen Halswirbel zeigen den typischen Aufbau. Bemerkenswert erscheint noch der stark hervorspringende Dornfortsatz des 7. Halswirbels, der als einziger von den Halswirbeln unter der Haut zu fühlen ist (Abb. 16).

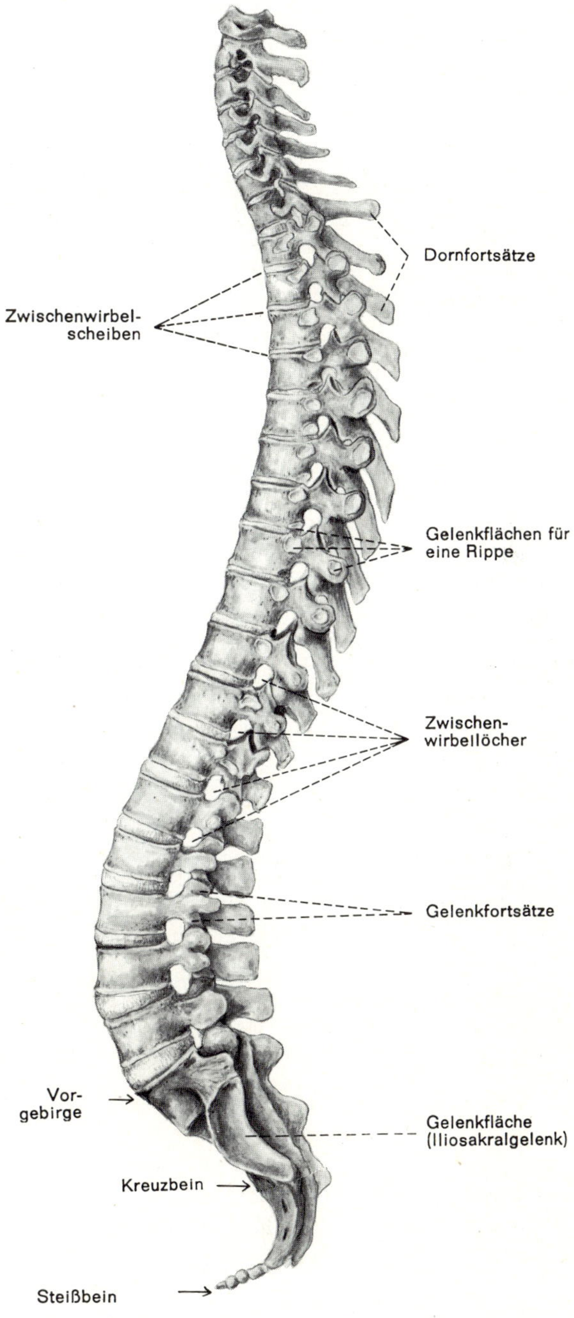

Abb. 13. Die Wirbelsäule (Profilansicht)

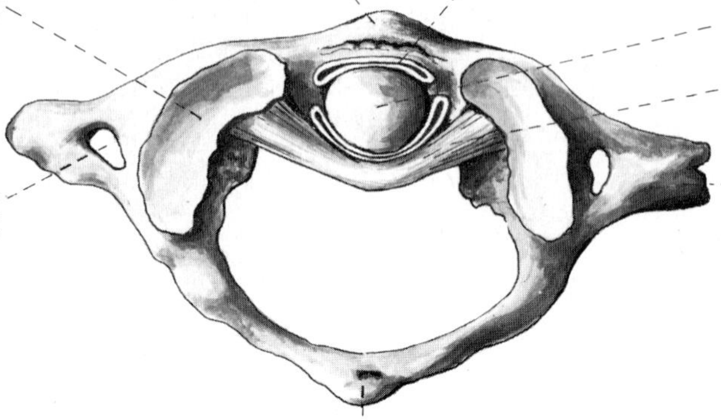

Abb. 14. Der 1. Halswirbel (Atlas), von oben gesehen. Man sieht auch das Gelenk zwischen dem 1. Halswirbel und dem Zahn des 2. Halswirbels

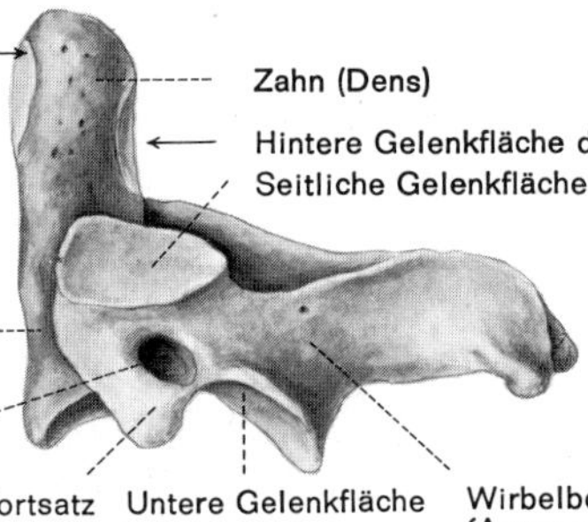

Abb. 15. Der 2. Halswirbel (Axis), von der Seite gesehen

Die übrigen Dornfortsätze sind kurz und z. T. gegabelt. An den Querfortsätzen aller Halswirbel ist ein Loch vorhanden, durch welches eine Schlagader, die Arteria vertebralis, und eine Blutader, die Vena vertebralis, zur Versorgung des Gehirns verlaufen. Die obere Fläche der Querfortsätze des 3. bis 7. Wirbels ist seicht gefurcht, hier verlaufen Nerven.

Die oberen Abschlußplatten der Wirbelkörper sind am seitlichen Rand leicht aufgebogen. Dieser nach aufwärts gerichtete Wirbelkörperrand wird als Processus uncinatus bezeichnet.

Die Brustwirbel

Von den 12 Brustwirbeln ist zu erwähnen, daß die Wirbelkörper absteigend an Größe und Festigkeit zunehmen, wobei der Wirbelkanal enger wird (Dünnerwerden des Rükkenmarkes durch dauernde Nervenabgabe zur Peripherie). Jeder Wirbel trägt ein Rippenpaar, das gelenkig mit ihm verbunden ist (Heben und Senken der Rippen bei der Atmung haben eine Gelenkverbindung zur Voraussetzung). Im Bereich der Brustwirbel-

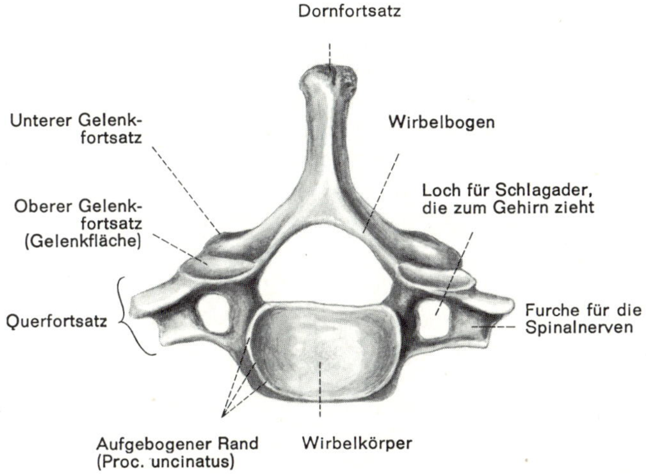

Abb. 16. Der 7. Halswirbel, von oben gesehen

säule sind, entsprechend der Stellung der Gelenkfortsätze, geringe Bewegungen um die Längsachse und nach vorn und hinten möglich. Diese relative Unbeweglichkeit der Brustwirbelsäule kommt der Stabilität des Brustkorbes zugute (Abb. 17).

Die Lendenwirbel

Die 5 Lendenwirbel zeigen, entsprechend der zunehmenden Belastung, eine weitere Größenzunahme. Die Zahl der Lendenwirbel kann wechseln; gelegentlich werden 6 gezählt. Auch kann es vorkommen, daß ein Querfortsatz des letzten Lendenwirbels mit dem Kreuzbein verschmilzt; wir sprechen dann von lumbosakralen Übergangswirbeln. Die Stellung der Gelenkfortsätze ist so, daß ausgiebige Bewegungen nach vorn und hinten, also Beugen und Strecken des Rumpfes, erfolgen können.

Das Kreuzbein (Os sacrum)

Die 5 Kreuzwirbel sind zu einem einheitlichen Knochen, dem Kreuzbein, verwachsen, das dem Beckenring besondere Festigkeit verleiht. Seitlich vorn trägt das Kreuzbein zwei Gelenkflächen zur Verbindung mit den Darmbeinen. Der winklige Übergang der Lendenwirbelsäule zum Kreuzbein wird als Vorgebirge, Promontorium, bezeichnet (Abb. 13 und 34).

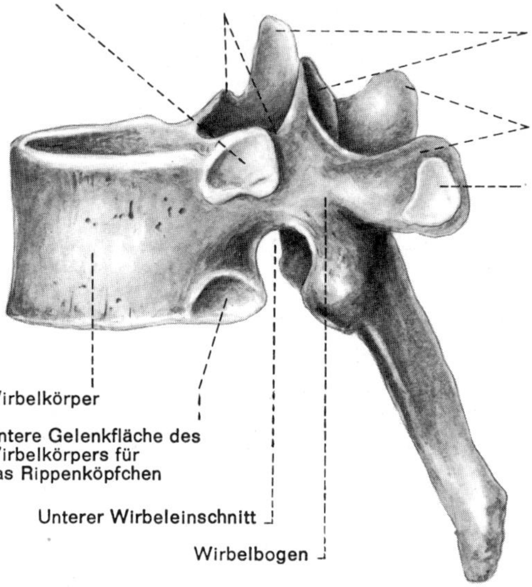

Abb. 17. Ein Brustwirbel, von der Seite gesehen

Das Steißbein (Os coccygis)

Dem Kreuzbein schließen sich noch 3—4 Steißwirbel an, die meist mehr oder weniger knöchern miteinander verwachsen sind und so das Steißbein bilden.

Die Rippen (Costae)

Die Rippen stellen lange, schmale, reifenartig gebogene Knochen dar, die von der Wirbelsäule nach vorn in Richtung zum Brustbein ziehen. Zusammen mit der Wirbelsäule, dem Brustbein, mit Muskeln und Bändern bilden sie einen großen Hohlraum, die Brusthöhle.

Die Zahl der Rippenpaare beträgt beim Menschen 12. Es können sich sowohl kranial wie kaudal weitere Rippen ausbilden; wir sprechen dann von Hals- bzw. Lendenrippen.

Von den 12 Rippenpaaren stehen die oberen 7 durch knorpelige Zwischenstücke, Rippenknorpel, mit dem Brustbein direkt in Verbindung (Costae verae). Die unteren

Rippen legen sich mit ihren Knorpeln, die miteinander verwachsen, aneinander (Costae spuriae). Sie bilden dabei den gut tastbaren Rippenbogen (Arcus costalis). Die letzten beiden Rippen erreichen das Brustbein nicht, sie enden frei in der seitlichen Bauchmuskulatur. Auch die 10. Rippe endet häufig frei (Abb. 18).

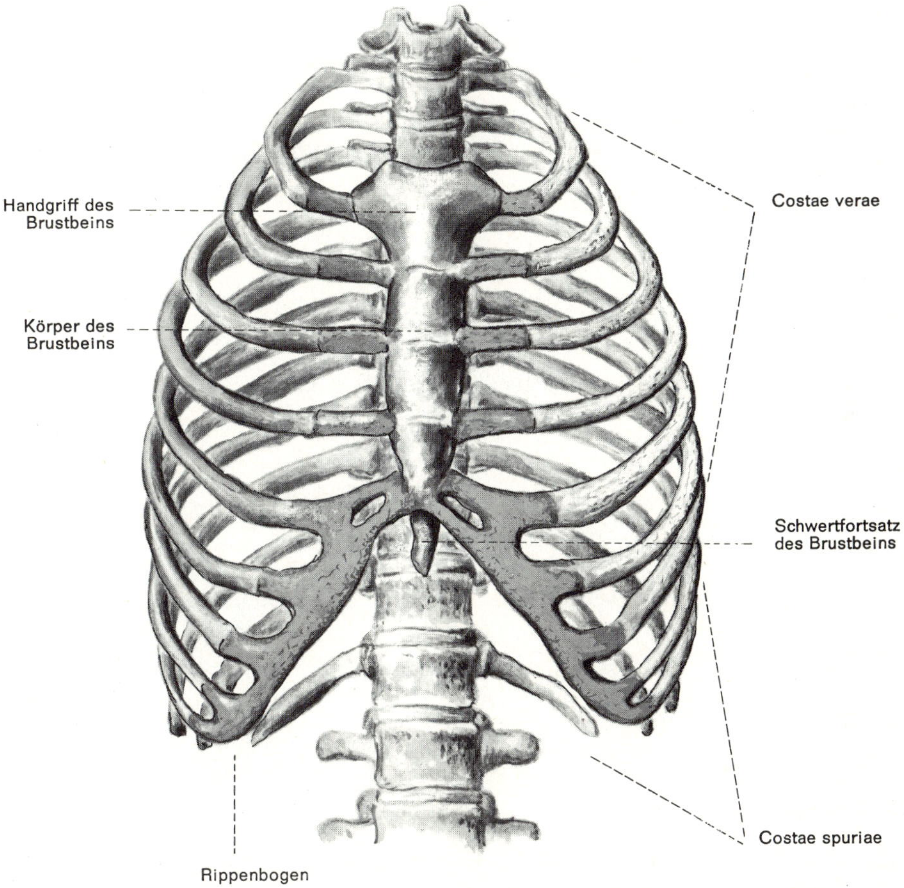

Abb. 18. Der knöcherne Brustkorb (Ansicht von vorn)

Die Rippen, die gelenkig mit der Wirbelsäule verbunden sind, steigen von hinten oben nach vorn unten schräg ab. Die *Zwischenrippenräume* (Interkostalräume) sind durch Muskulatur und Bänder überbrückt. Bei der Einatmung werden die Rippen gehoben, dabei erweitern sich die Zwischenrippenräume. Zusammen mit der Senkung des Zwerchfells wird dadurch eine Erweiterung des Brustraumes erreicht. Brustwirbelsäule, Rippen und Brustbein bilden den *Brustkorb (Thorax)*, in dem Lunge und Herz geschützt liegen. Die obere Öffnung des Thorax (Apertura thoracis superior) ist bedeutend kleiner als die untere (Apertura thoracis inferior); hier wird die Brusthöhle durch das Zwerchfell von der Bauchhöhle abgegrenzt.

Das Brustbein (Sternum)

ist ein platter, etwa 18 cm langer, spongiosareicher Knochen, der aus 3 Teilen besteht, die knorpelig bzw. im Alter knöchern verbunden sind.

Handgriff	=	Manubrium
Körper	=	Corpus
Schwertfortsatz	=	Processus xiphoideus

Das Brustbein ist knorpelig, z. T. durch Gelenke mit den Rippen verbunden. Der Handgriff hat beiderseits eine Gelenkverbindung mit dem Schlüsselbein.

Der Schädel

Die Knochen des Schädels können wir zu 2 Gruppen zusammenfassen:

1. Die Knochen des Hirnschädels
2. Die Knochen des Gesichtsschädels

A. **Der Hirnschädel**

Er besteht aus:

Hinterhauptbein	=	Os occipitale	Scheitelbein	=	Os parietale (2)
Keilbein	=	Os sphenoidale	Stirnbein	=	Os frontale
Schläfenbein	=	Os temporale (2)			

B. **Der Gesichtsschädel**

Er besteht aus:

Nase	Siebbein	=	Os ethmoidale (ist auch am Bau der Schädelbasis beteiligt)
	Nasenbein	=	Os nasale (2)
	Tränenbein	=	Os lacrimale (2)
	Pflugscharbein	=	Vomer
Kiefer	Oberkiefer	=	Maxilla (2)
	Jochbein	=	Os zygomaticum (2)
	Gaumenbein	=	Os palatinum
	Unterkiefer	=	Mandibula
	Zungenbein	=	Os hyoideum
Gehörknöchelchen	Hammer		s. Mittelohr S. 267
	Amboß		
	Steigbügel		

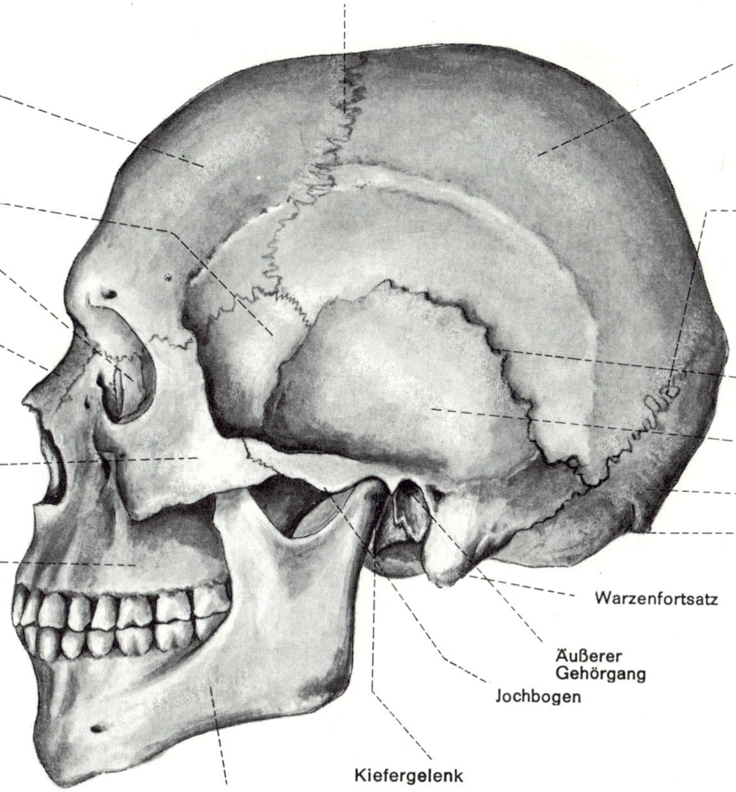

Abb. 19. Der Schädel, von der Seite gesehen

Der Hirnschädel

Die Knochen des *Gehirnschädels* sind zu einer länglichen Kapsel zusammengefügt, deren Wölbung als *Schädeldach* und deren Grundplatte als *Schädelbasis* bezeichnet wird. Auf der Schädelbasis ruht das Gehirn. Sie läßt drei Gruben erkennen, die von vorn nach hinten treppenförmig absteigen:

Die **vordere Schädelgrube** wird vom Stirn- und Siebbein und den kleinen Flügeln des Keilbeines gebildet; sie trägt das Stirnhirn und das Riechhirn. Von der folgenden mittleren Grube wird sie durch die scharfen Kanten der kleinen Keilbeinflügel abgegrenzt (Abb. 19–22).

Die **mittlere Schädelgrube** wird vom Keil- und Schläfenbein gebildet; in ihr ruhen die Schläfenlappen des Gehirns. Die Grenze zur hinteren Schädelgrube stellt die Pyramide des Schläfenbeins dar.

Die **hintere Schädelgrube** wird vom Hinterhauptbein gebildet; sie trägt das Kleinhirn und die Brücke.

Die Linien, in denen die einzelnen Schädelknochen zusammentreffen, bezeichnen wir als *Nähte* (Sutura): Pfeilnaht, Kranznaht, Lambdanaht und Schuppennaht.

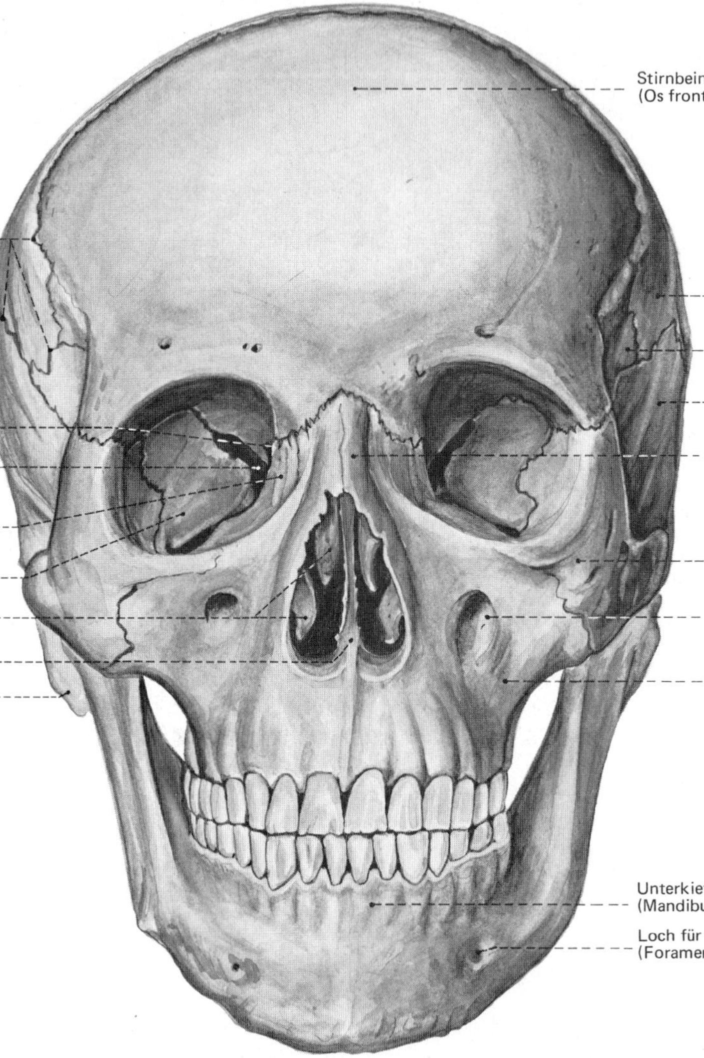

Abb. 20. Der Schädel, von vorn gesehen

Die Innenfläche des Hirnschädels zeigt flache Eindrücke der Hirnwindungen (Impressiones digitatae); daneben sehen wir schmale Furchen, die den Eindrücken der Blutgefäße entsprechen. Am Schläfenbein und Hinterhauptbein sind die Eindrücke der venösen Blutleiter besonders groß ausgebildet (Sulcus sinus sigmoidei, Sulcus sinus transversi, Sulcus sagittalis) (siehe Abb. 21, 64).

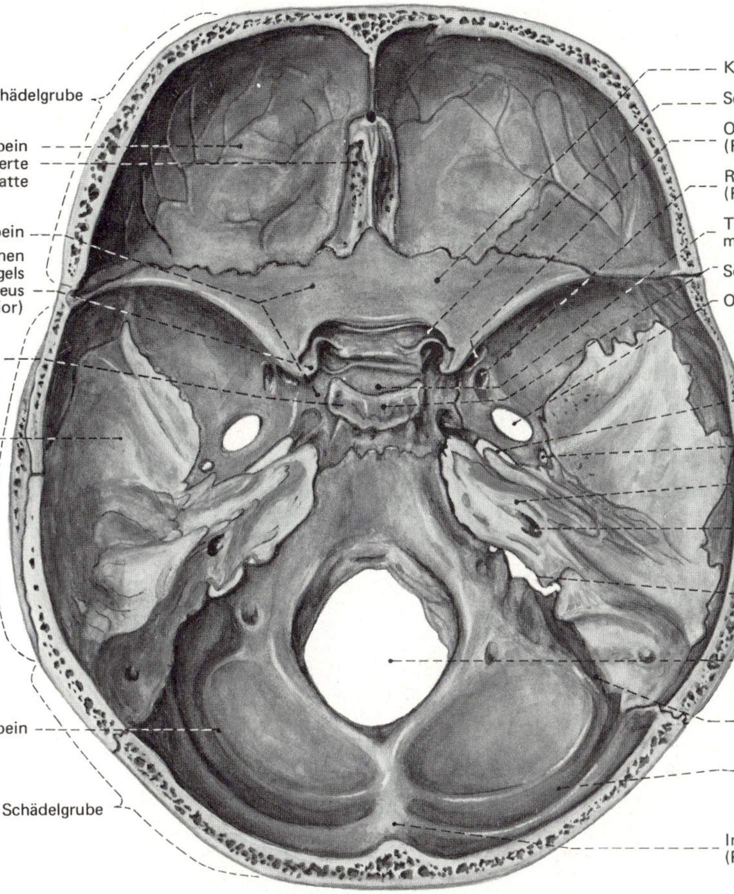

Abb. 21. Die innere Schädelbasis mit der vorderen, mittleren und hinteren Schädelgrube

Das Hinterhauptbein (Os occipitale)

besteht aus dem basalen Teil, auch Körper genannt, der, an der Schädelbasis gelegen, nach vorn an das Keilbein grenzt. Vom Körper ziehen nach hinten die seitlichen Teile, die das große *Hinterhauptloch* (Foramen magnum) umfassen. Nach außen unten tragen sie die Gelenkkörper zur Verbindung mit dem Atlas. In der Nähe der Gelenkflächen finden sich zwei kleine Löcher (Canalis hypoglossi) zum Durchtritt von Nerven.

Im Bereich der Schädelbasis grenzt das Hinterhauptbein seitlich an das Schläfenbein. Die Knochen bilden dabei eine Lücke (Foramen jugulare) zum Durchtritt der Drosselvene (Vena jugularis). Nach hinten oben wölbt sich das Hinterhauptbein schalenförmig

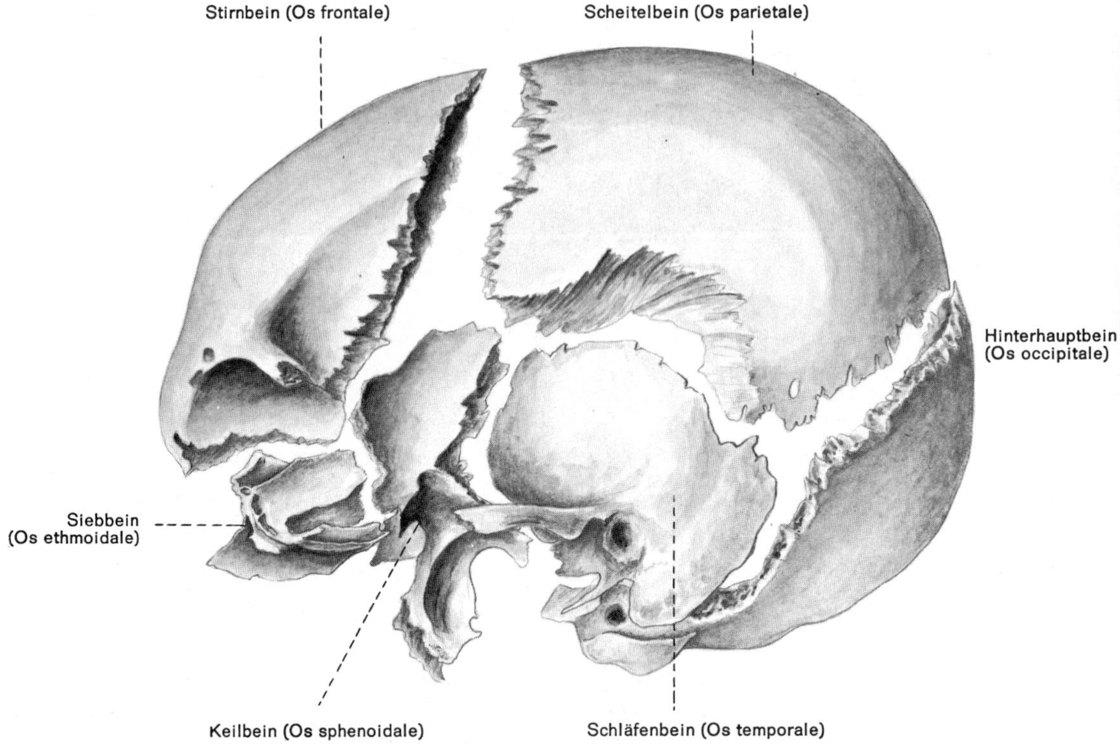

Abb. 22. Die einzelnen Knochen des Hirnschädels (nach TOLDT-HOCHSTETTER)

zum Schädeldach. Im Bereich des Schädeldaches grenzt es an die beiden Scheitelbeine und bildet mit ihnen die stark ineinander verzahnte *Lambdanaht*.

Die Innenfläche der *Hinterhauptschuppe* zeigt zwei senkrecht aufeinanderstehende Leisten, die die Schuppe in 4 Felder teilen. Im Schnittpunkt der Leisten findet sich ein Höcker (Protuberantia occipitalis interna). Entsprechend den Leisten verlaufen die Rinnen für die großen Blutleiter (Sinus sagittalis superior und inferior und Sinus transversus).

Die Außenfläche der Schuppe zeigt mehrere rauhe Linien zum Ansatz der Nackenmuskulatur und in der Mitte einen Höcker, Protuberantia occipitalis externa, der durch die Haut gefühlt werden kann. Vor dem Hinterhauptbein, *an der Schädelbasis,* liegt

Das Keilbein (Os sphenoidale)

Es besteht aus:

1. dem Keilbeinkörper (Corpus),
2. den zwei kleinen Keilbeinflügeln (Ala minor),
3. den zwei großen Keilbeinflügeln (Ala major) mit den zwei Gaumenflügelfortsätzen (Processus pterygoideus).

Der Keilbeinkörper weist oben eine tiefe Eindellung, den *Türkensattel* (Sella turcica), auf; in ihm ruht in einer ovalen Grube (Fossa hypophyseos = Fossa hypophysialis) der *Hirnanhang*, die *Hypophyse*. Vor dem Türkensattel liegt eine seichte Furche (Sulcus nervi optici), in der die Sehnervenkreuzung (Chiasma opticum) gelegen ist. Nach hinten biegt sich der Türkensattel scharf auf zur Sattellehne (Dorsum sellae), die seitlich zwei kleine Höcker trägt (Processus clinoideus posterior) (Abb. 23). Die hintere Fläche der Sattellehne verläuft abschüssig und bildet den oberen Teil des Hügels (Clivus), dessen unterer Teil vom Hinterhauptbein gebildet wird.

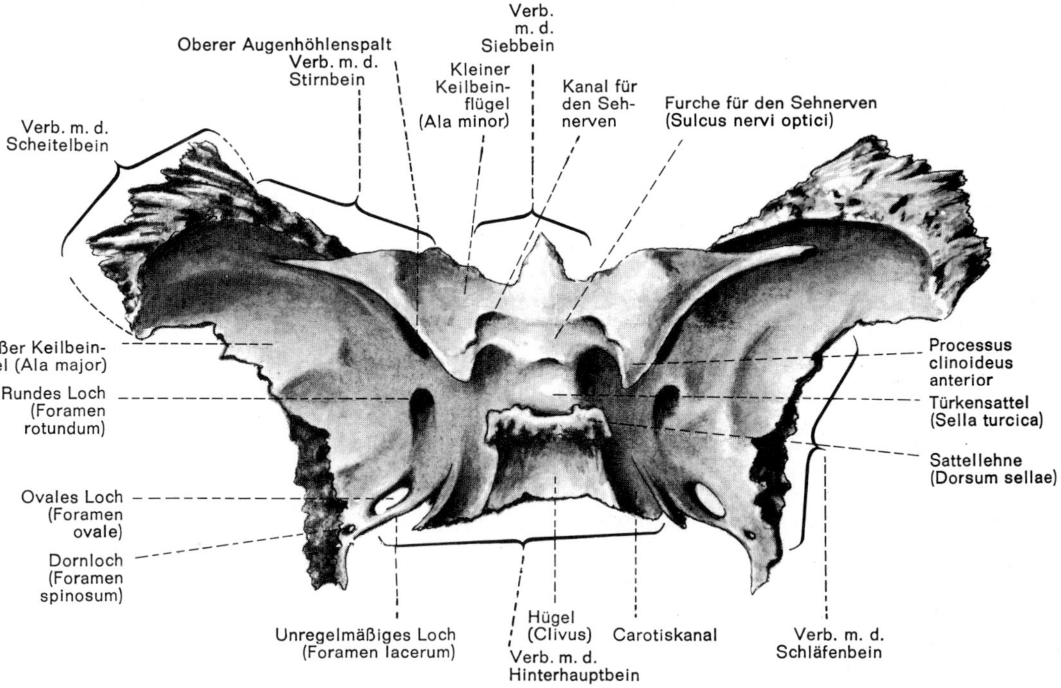

Abb. 23. Das Keilbein (Os sphenoidale), von oben gesehen

Der Körper des Keilbeines enthält unter dem Türkensattel eine lufthaltige Höhle, die Keilbeinhöhle, die durch eine sagittal gestellte Wand in eine rechte und eine linke Abteilung getrennt ist. Die Keilbeinhöhle steht mit der Nasenhöhle in Verbindung (Abb. 25). Seitlich am Keilbeinkörper liegt eine von hinten nach vorn ansteigende Furche, welche die Kopfschlagader aufnimmt (Carotiskanal).

Die kleinen Keilbeinflügel setzen seitlich vorn am Keilbeinkörper an. Sie umschließen je einen Kanal (Canalis opticus), durch den der Sehnerv zum Auge zieht. Nach hinten laufen die kleinen Keilbeinflügel in einen Fortsatz aus (Processus clinoideus anterior). Nach vorn stoßen die kleinen Flügel an den basalen Teil des Stirnbeines. Von den Seitenflächen des Keilbeinkörpers ziehen nach lateral die großen Keilbeinflügel. Zwischen dem großen und dem kleinen Flügel findet sich der obere Augenhöhlenspalt (Fissura orbitalis superior) für Blutgefäße und Nerven des Auges.

Die großen Keilbeinflügel werden vorn vom Stirnbein, seitlich vom Scheitel- und Schläfenbein begrenzt. Sie sind an der seitlichen Schädeldachbildung beteiligt.

Die großen Flügel weisen 3 Löcher (Foramen) auf, durch die Gefäße und Nerven ziehen. Es sind:

1. Das *runde* Loch (Foramen rotundum; 2. Trigeminusast)
2. Das *ovale* Loch (Foramen ovale; 3. Trigeminusast)
3. Das Dornloch (Foramen spinosum; Art. meningea media)

Beim Zusammentreffen des großen Keilbeinflügels mit der Pyramide des Schläfenbeins bleibt eine große unregelmäßige Lücke zwischen den Knochen, das *unregelmäßig* geformte Loch (Foramen lacerum = zerrissenes L., Abb. 21).

Nach unten entspringen von den großen Keilbeinflügeln die Gaumenflügelfortsätze (Processus pterygoideus), die der Schlundmuskulatur zum Ansatz dienen (Abb. 22).

Das Schläfenbein (Os temporale)

Zwischen Hinterhauptbein, Keilbein und Scheitelbein ligt das Schläfenbein (Abb. 21, 22, 98). Es bildet einen Teil der Schädelbasis. Durch die seitlich aufsteigende Schläfenbeinschuppe ist es an der Schädeldachbildung beteiligt.

Das Schläfenbein besteht aus dem

1. Felsenteil	=	Pars petrosa	} Schädelbasis
2. Paukenteil	=	Pars tympanica	
3. Schuppenteil	=	Pars squamosa → Schädeldach	

Der Felsenteil, in dem das Gehör- und Gleichgewichtsorgan liegt, hat die Form einer liegenden vierseitigen Pyramide. Die Spitze der Pyramide ist dem Keilbeinkörper zugewandt, sie trifft die Medianebene des Körpers in einem Winkel von etwa 45 °. Die Basis der Pyramide findet ihre Fortsetzung im Warzenteil, von dem ein Vorsprung, der Warzenfortsatz (Processus mastoideus), hinter dem Ohr deutlich hervortritt (Abb. 19).

Die vordere obere Fläche der Pyramide bildet einen Teil der mittleren Schädelgrube. Diese Pyramidenfläche senkt sich leicht nach vorn. An ihrer Spitze findet sich eine flache Mulde, in der das Ganglion (Nervenknoten) des 5. Hirnnerven liegt. Zum großen Keilbeinflügel hin bleibt ein größeres Loch, das Foramen lacerum, bestehen. Etwa in der Mitte dieser seitlich-vorderen Pyramidenfläche liegt eine bucklige Erhebung, die Eminentia arcuata, unter der sich der vertikale Bogengang befindet (s. Gleichgewichtsorgan).

An der medialen Pyramidenfläche, die einen Teil der hinteren Schädelgrube bildet, finden wir vorn den Eingang (Porus) zum inneren Gehörgang (Meatus acusticus internus). Weiter nach hinten, im Warzenteil, verläuft eine S-förmige Furche (Sulcus sinus sigmoidei) für einen großen Hirnblutleiter. In der Tiefe des inneren Gehörganges beginnt ein Kanal, in dem der Gesichtsnerv (Nervus facialis) verläuft. Dieser zieht gewunden durch die Pyramide, die er an ihrer Unterfläche wieder verläßt. Der Kanal bzw. der Nerv verläuft stellenweise in unmittelbarer Nähe des Innenohres.

Sieht man auf die Spitze der Pyramide, so erkennt man einen weiten Kanal, der nach kurzem Verlauf nach unten abbiegt und an der Unterfläche der Pyramide endet. Hier, an der Unterfläche der Pyramide, tritt die Schlagader des Kopfes (Arteria carotis interna) in den Kanal ein und verläßt ihn an der Pyramidenspitze. Sie verläuft dann in einer Furche des Keilbeinkörpers nach vorn und aufwärts und teilt sich dann alsbald in die Hauptgefäße des Gehirns auf.

Etwa parallel zum horizontalen Teil des Carotiskanals verläuft in der lateralen Wand der Pyramide ein Kanal, der zur Paukenhöhle führt. Der Kanal ist in der Längsrichtung unterteilt. Die eine Abteilung stellt die Verbindung zwischen Pauken- und Rachenhöhle her, Ohrtrompete (Tuba Eustachii = T. auditiva) (Abb. 98).

Nach hinten geht die Pyramide in den **Warzenfortsatz** über. Dieser besteht aus zahlreichen lufthaltigen Zellen. Über eine größere derartige Zelle, das Antrum mastoideum, führt eine direkte Verbindung zur Paukenhöhle.

An der Unterfläche der Pyramide liegt dorsal vom bereits erwähnten Eingang zum Carotiskanal der Griffelfortsatz (Processus styloideus), an dem Muskeln ansetzen (Abbildung 98).

Der Paukenteil. Er umfaßt die Paukenhöhle und einen Teil des äußeren Gehörganges. Der Gehörgang ist ein trichterförmig verjüngter Gang, der von der Paukenhöhle durch das Trommelfell abgegrenzt wird. Die Paukenhöhle ist ein unregelmäßig gestalteter Raum, in dem die Gehörknöchelchen liegen. Sie hat eine freie Verbindung zu den Warzenfortsatzzellen und zur Rachenhöhle (Tuba auditiva). In der medialen Wand der Paukenhöhle liegen zwei kleine, durch Membranen verschlossene Löcher, die zum Innenohr führen, in dem Schnecke und Bogengänge liegen.

Der Schuppenteil nimmt mit seiner nach außen gewölbten Schläfenbeinschuppe die Verbindung mit dem Scheitelbein und mit dem Keilbein (Ala major) auf. Er bildet so die Schläfengrube, einen Teil der seitlichen Schädelwand.

Außen, an der Basis der Schuppe, liegt horizontal eine Leiste, die nach vorn in den Jochbogenfortsatz (Processus zygomaticus) übergeht (Abb. 19). Unter dem Fortsatz befindet sich die muldenförmige Kiefergelenkfläche; davor sitzt der Gelenkhöcker, das Tuberculum articulare.

Etwas dorsal vom Jochbogenursprung beginnt der nach medial verlaufende äußere Gehörgang (Meatus acusticus externus).

Im Bereich des Warzenteiles verbindet sich das Felsenbein mit dem Hinterhauptbein. In unmittelbarer Nähe und innerhalb der Naht liegen Knochenöffnungen für Gefäße und Nerven.

Das Scheitelbein (Os parietale)

An die Schuppe des Schläfenbeines legt sich nach oben ein schalenförmiger Knochen an, das Scheitelbein. Es reicht bis zur Medianlinie des Schädels und ist mit dem Scheitelbein der anderen Seite durch die Pfeilnaht (Sutura sagittalis) verbunden. Nach hinten wird die Grenze gegen das Hinterhauptbein durch die *Lambdanaht* gebildet. Nach vorn stößt es an das Stirnbein in der *Kranznaht* (Sutura coronalis). Die Naht zwischen *Schläfenbein* und Scheitelbein heißt *Schuppennaht* (Sutura squamosa) (Abb. 19, 21). An der Innenfläche sieht man Eindrücke der Gehirnwindungen und der Gefäße. Außerdem zeigt die Innenfläche kleine Gruben (Pacchionische Grübchen).

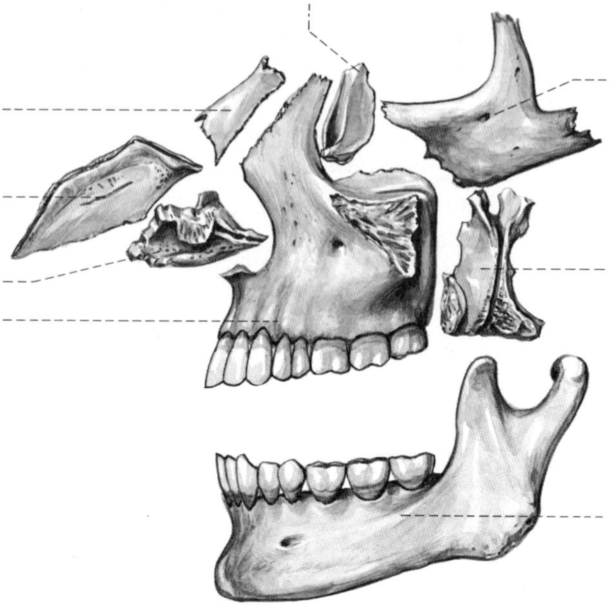

Abb 24. Die einzelnen Knochen des Gesichtsschädels (nach TOLDT-HOCHSTETTER)

Das Stirnbein (Os frontale)

bildet den vorderen Anteil der Schädelbasis. Nach vorn steigt das Stirnbein steil auf und findet mit seiner Stirnschuppe (Squama frontalis) Anschluß ans Scheitelbein.

Die Stirnbeinschuppe zeigt außen 2 kleine Höcker (Tuber frontale), darunter 2 Knochenwülste (Arcus superciliaris). Der untere vordere Rand des Stirnbeines bildet den oberen Augenhöhlenrand (Margo supraorbitalis), der lateral in den Jochbeinfortsatz (Processus zygomaticus — Verbindung mit dem Jochbein), medial in den Nasenfortsatz ausläuft. Hinter dem Nasenfortsatz liegen die Stirnhöhlen (Sinus frontalis), von Schleimhaut ausgekleidete Nebenräume der Nasenhöhle (Abb. 25).

Der Gesichtsschädel

Das Siebbein (Os ethmoidale)

ist ein unregelmäßig, fast kubisch geformter Knochen mit zahlreichen kleinen Hohlräumen (Siebbeinzellen). Es schiebt sich mit seiner durchlöcherten Platte (Lamina cribrosa) in die Mitte der vorderen Schädelgrube als Teil der Schädelbasis ein. Die durchlöcherte Platte weist zahlreiche kleine Öffnungen auf, durch welche die Riechnerven zur *Nasenhöhle* gelangen (Abb. 21).

Von der Mitte der durchlöcherten Platte zieht nach abwärts eine sagittal gestellte Knochenplatte (Lamina perpendicularis). Sie springt nach oben kammartig (Crista galli) in die Schädelhöhle vor und bildet nach unten einen Teil der knöchernen **Nasenscheidewand.** Sie grenzt hinten an den Keilbeinkörper, unten an das **Pflugscharbein** (Vomer), das als sagittal gestellte Knochenplatte zwischen den beiden Nasenhöhlen liegt und sich oben mit

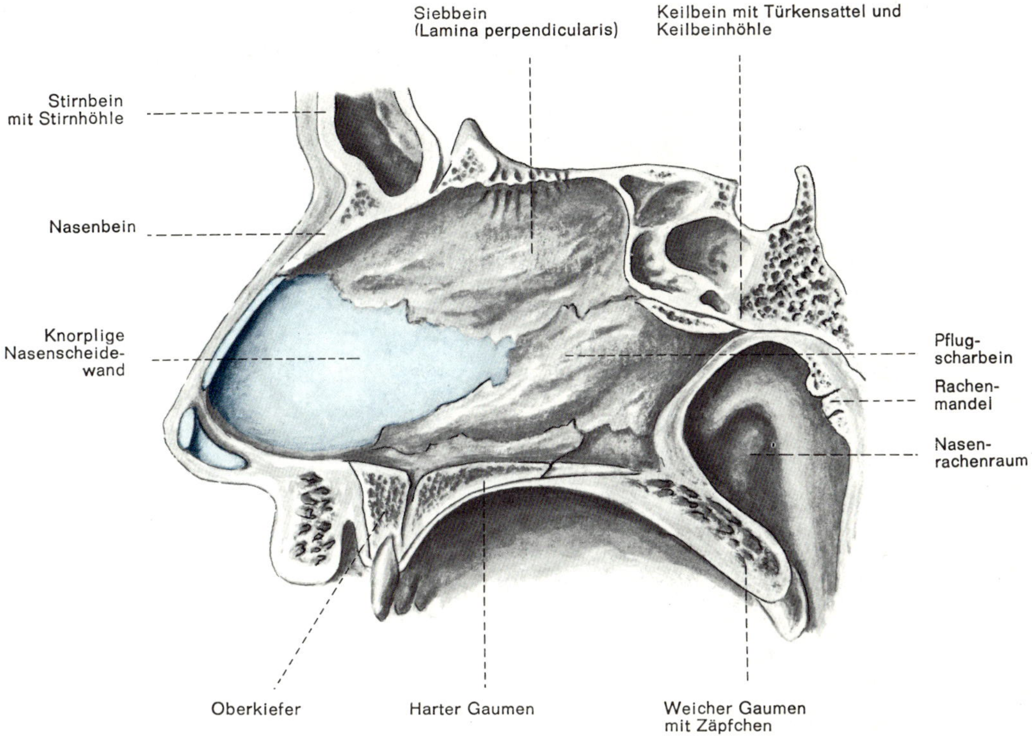

Abb. 25. Die Nasenscheidewand nach Entfernung der Schleimhaut

zwei kleinen Flügeln dem Keilbeinkörper anlegt. Vorn in den Winkel zwischen Lamina perpendicularis und Pflugscharbein schiebt sich die knorplige Nasenscheidewand. Dadurch wird die Nasenhöhle in eine rechte und linke Hälfte geteilt (Abb. 24, 25).

Seitlich von der Lamina perpendicularis befinden sich die beiden Siebbeinlabyrinthe. Sie bestehen aus zahlreichen kleinen lufthaltigen Räumen, den Siebbeinzellen. Von den Siebbeinlabyrinthen springen die oberen und mittleren Nasenmuscheln in die Nasenhöhle vor. Die seitliche Wand des Labyrinthes ist papierdünn (Lamina orbitalis), sie bildet einen Teil der medialen Augenhöhlenwand.

Nach unten wird die **Nasenhöhle** von der Mundhöhle durch das Gaumenbein, das zusammen mit den Gaumenfortsätzen des Oberkiefers den harten Gaumen bildet, abgeschlossen. Der harte Gaumen reicht nach hinten jedoch nicht bis zur Rachenwand, sondern läßt eine Verbindung zwischen Mundhöhle und Nasenhöhle durch den Rachenraum offen. Durch den weichen Gaumen (Gaumensegel, Muskelplatte mit Zäpfchen [Uvula]), der nach hinten die Fortsetzung des harten Gaumens bildet, können die beiden Räume jedoch völlig voneinander getrennt werden, wie es beim Schlucken geschieht; dabei legt sich der weiche Gaumen fest gegen die hintere Rachenwand (Abb. 25).

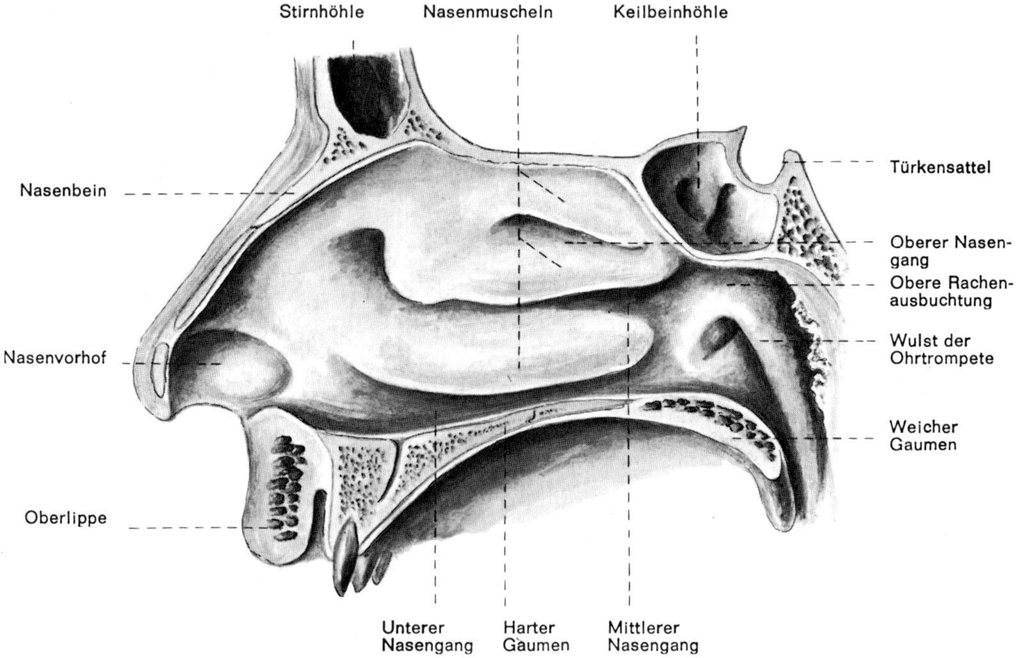

Abb. 26. Die seitliche Wand der Nasenhöhle, von innen gesehen

Die knöcherne Seitenwand der Nasenhöhle wird unten vom Oberkiefer, oben von einem Teil des Siebbeins (Labyrinth) und vom Tränenbein gebildet. Die beiden letzten Knochen formen dabei gleichzeitig einen Teil der medialen Augenhöhlenwand. Das Dach der Nasenhöhle bilden vorn die durchlöcherte Platte des Siebbeins und hinten der Keilbeinkörper (Abb. 26).

Am Aufbau der **Augenhöhle** sind zahlreiche Knochen beteiligt. Die mediale Wand besteht aus einem Fortsatz des Stirnbeins, dem Oberkieferfortsatz, dem Tränenbein und der dünnen Wand des Siebbeinlabyrinthes (Lamina orbitalis). Nach oben hin wird die Augenhöhle vom Stirnbein und den kleinen Flügeln des Keilbeines begrenzt. Seitlich schließt sich der große Keilbeinflügel an, darauf folgt das Jochbein. Der Boden der Augenhöhle besteht aus dem Oberkieferbein und einem Fortsatz des Gaumenbeines (Processus orbitalis).

Zwischen dem Oberkieferbein und dem großen Keilbeinflügel liegt ein langer schmaler Spalt (Fissura orbitalis inferior), der sich zur Flügel-Gaumen-Grube öffnet.

Die Fissura orbitalis superior (oberer Augenhöhlenspalt) stellt einen Spalt zwischen dem großen und dem kleinen Keilbeinflügel dar (Abb. 20, 23).

Der Oberkiefer (Maxilla)

besteht aus dem Körper (Corpus maxillae) und 4 Fortsätzen:

1. Stirnfortsatz = Processus frontalis
2. Jochfortsatz = Processus zygomaticus
3. Zahnfortsatz = Processus alveolaris
4. Gaumenfortsatz = Processus palatinus

Der Oberkieferkörper bildet den größten Teil des Knochens. Er enthält eine große lufthaltige Höhle, die *Oberkieferhöhle,* die mit dem Nasenraum in Verbindung steht. Vorn medial findet sich am Oberkieferkörper ein tiefer Einschnitt (Incisura nasalis), der die knöcherne Umrandung des Naseneinganges (Apertura piriformis) bildet. An die Incisura nasalis schließt sich nach oben der **Stirnfortsatz** an, der den inneren bogenförmigen Rand der Augenhöhle darstellt. Als lateraler Rand der Augenhöhle folgt der Jochbeinkörper, auf den der **Jochfortsatz** des Oberkiefers zustrebt. Nach unten zieht vom Oberkieferkör-

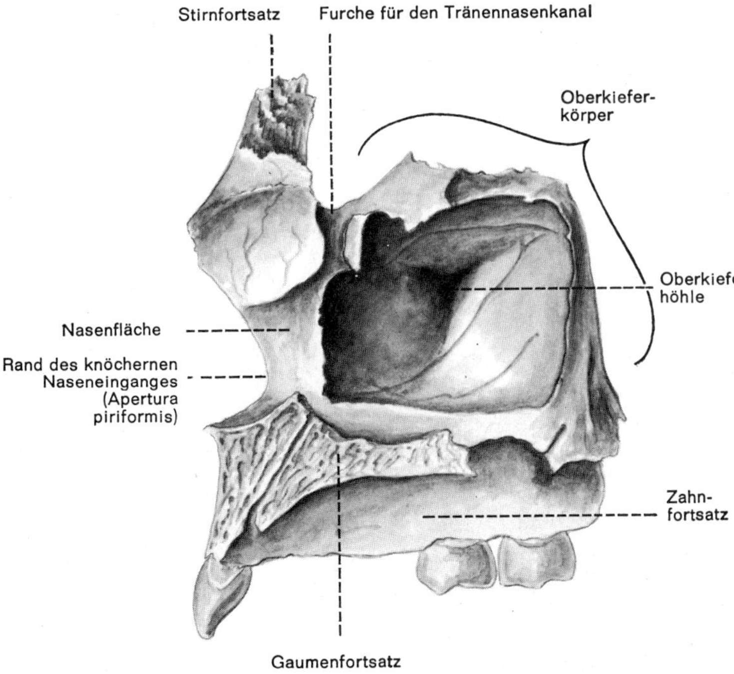

Abb. 27. Das Oberkieferbein (Maxilla), von innen gesehen. (Kieferhöhle durch Abtragung der Innenwand breit eröffnet)

per der **Zahnfortsatz,** der die Zahnfächer (Alveolen) trägt. Zur Nasenhöhle hin entspringt vom Körper des Oberkiefers der **Gaumenfortsatz,** der am Gaumenbein Anschluß findet und mit ihm zusammen das Dach der Mundhöhle, den harten Gaumen, bildet (Abb. 27).

Die Innenfläche des Oberkieferkörpers ist die seitliche untere Begrenzung der Nasenhöhle. Sie trägt die untere Nasenmuschel.

Die **Nasenhöhle** wird also oben und seitlich vom Siebbein gebildet, an das sich nach unten seitlich der Oberkieferkörper anlegt, während der Boden vom Gaumenbein und dem Gaumenfortsatz des Oberkiefers gebildet wird. Die *Nasenscheidewand* besteht aus der Lamina perpendicularis des Siebbeines, dem Pflugscharbein und vorn aus der knorpligen Nasenscheidewand. Nach hinten unten besteht freie Verbindung zur Rachenhöhle. Die Öffnung zur Rachenhöhle heißt Choane.

Das Jochbein (Os zygomaticum)

ist ein Knochen, der sich mit mehreren Fortsätzen zwischen Oberkieferknochen und Schläfenbein schiebt. Er bildet mit seinem Körper den Backenknochen; sein oberer Fortsatz findet Anschluß an das Stirnbein und Keilbein und baut die laterale Wand der Augenhöhle auf. Sein Schläfenfortsatz (Processus temporalis) bildet zusammen mit dem Jochfortsatz des Schläfenbeines den *Jochbogen,* eine Knochenbrücke, welche die Schläfengrube (Lager für die Kaumuskulatur) überspannt und Muskeln zum Ansatz dient (siehe Abb. 19, 24).

Der Unterkiefer (Mandibula)

besteht aus dem Körper und den beiden lateralen Ästen (Ramus mandibulae). Der Unterkieferkörper trägt die Zähne. Mit seinem Kinnhöcker formt er das Kinn. Seitlich hinten steigen die beiden Äste ziemlich steil an und bilden mit dem Körper den Kieferwinkel (Angulus mandibulae). Nach oben hin gabelt sich der aufsteigende Ast in zwei Fortsätze,

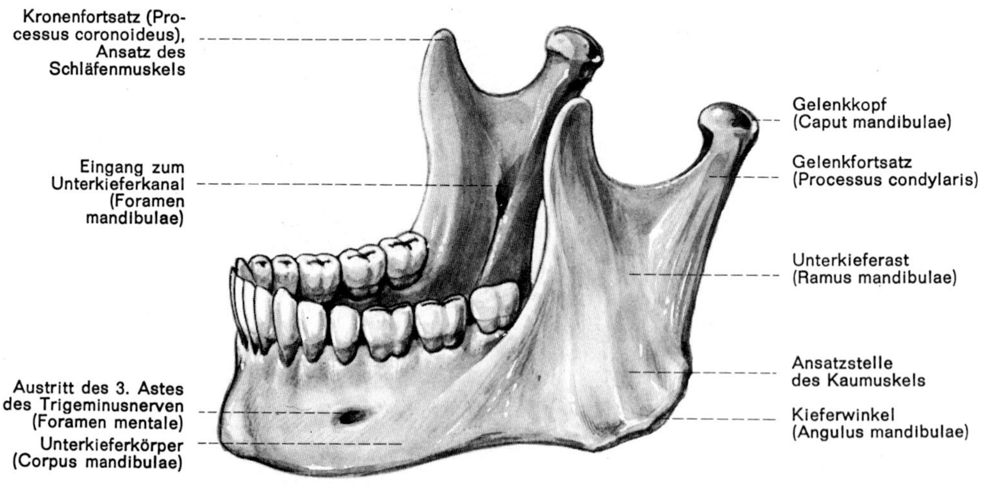

Abb. 28. Der Unterkiefer (Mandibula), von der Seite gesehen

den *Gelenkfortsatz* (Processus condylaris) und den *Kronenfortsatz* (Processus coronoideus), Ansatz für den Schläfenmuskel (M. temporalis) (Abb. 28).

Die Innenfläche des aufsteigenden Astes weist ein Loch (Foramen mandibulae) auf, den Eingang für den Nerven- und Gefäßkanal der Zähne.

Das Zungenbein (Os hyoideum)

hat die Form eines Hufeisens. Es liegt an der Grenze zwischen Hals und Mundboden. Es ist einerseits mit dem Mundboden und dem Griffelfortsatz des Schläfenbeines und damit mit der Schädelbasis, andererseits mit dem Kehlkopf durch Muskulatur verbunden. Wir unterscheiden am Zungenbein die beiden großen und die beiden kleinen Hörner (siehe Abbildung 65).

Der Schädel des Neugeborenen

Die großen schalenförmigen Knochen des Hirnschädels sind beim Neugeborenen durch Bindegewebe miteinander verbunden. Das ermöglicht eine Verschieblichkeit der Knochen gegeneinander und eine Verformung des Kopfes. So kann der Kopf während der Geburt den Raumverhältnissen im mütterlichen Becken angepaßt werden.

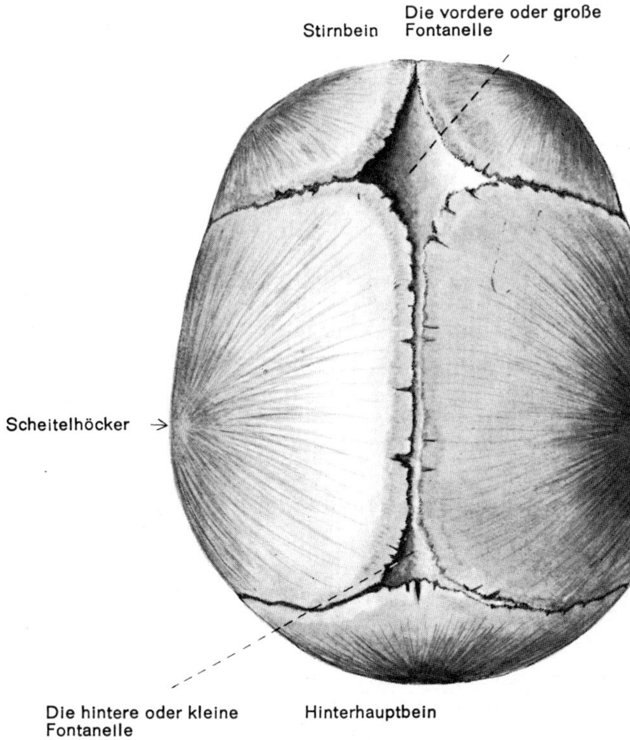

Abb. 29. Der Schädel eines Neugeborenen, von oben gesehen

An den Stellen, an denen die großen Schädelnähte zusammentreffen, finden sich noch Knochenlücken, die *Fontanellen,* die durch eine straffe Membran verschlossen sind.

An der Stelle, an der die Pfeilnaht (Sutura sagittalis) die Kranznaht (Sutura coronalis) trifft, findet sich die große viereckige Stirnfontanelle. Am Schnittpunkt der Pfeil- und Lambdanaht liegt die kleinere dreieckige Hinterhauptfontanelle. Die Fontanellen schließen sich knöchern im Laufe des 1. und 2. Lebensjahres (Abb. 29).

Die oberen Gliedmaßen

bestehen aus:

Schultergürtel:
- Schulterblatt (Scapula)
- Schlüsselbein (Clavicula)

Oberarmknochen (Humerus)

Unterarmknochen:
- Elle (Ulna)
- Speiche (Radius)

Handknochen:
- Handwurzelknochen (Carpus)
  - Kahnbein (Os scaphoideum), Mondbein (Os lunatum), Dreieckbein (Os triquetrum), Erbsenbein (Os pisiforme) } proximale Reihe
    - Kahnbein (Os scaphoideum)
    - Mondbein (Os lunatum)
    - Dreieckbein (Os triquetrum)
    - Erbsenbein (Os pisiforme)
  - distale Reihe:
    - Großes Vieleckbein (Os trapezium)
    - Kleines Vieleckbein (Os trapezoideum)
    - Kopfbein (Os capitatum)
    - Hakenbein (Os hamatum)
- Mittelhandknochen (Metacarpus I—V)
- Finger (Digiti)

Der Schultergürtel

besteht aus den beiden Schulterblättern und den Schlüsselbeinen. Im Gegensatz zum Beckengürtel, der zu einem festen Ring zusammengefügt ist, liegt der Schultergürtel dem Brustkorb nur lose auf und ist mit dem Rumpfskelet, abgesehen von Muskeln und Bändern, nur durch die Gelenke zwischen dem medialen Schlüsselbeinende und dem Handgriff des Brustbeines fest verbunden. Dadurch wird eine ausgiebige Bewegungsfreiheit der oberen Gliedmaßen gewährleistet.

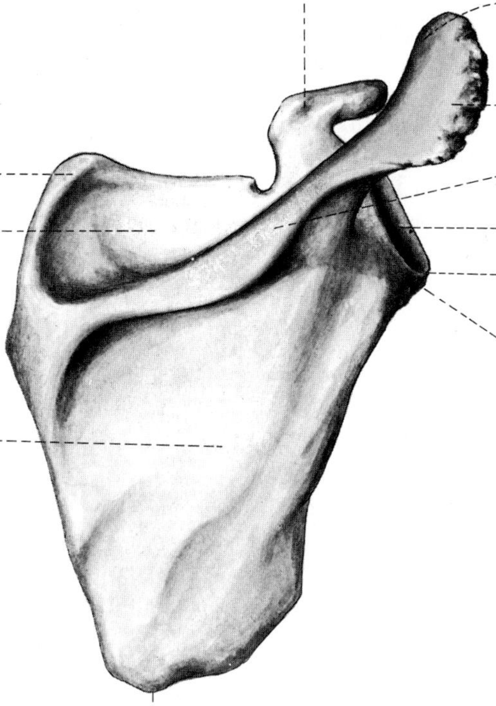

Abb. 30. Das rechte Schulterblatt (Scapula), von hinten gesehen

Das Schulterblatt (Scapula)

ist ein platter, dreieckiger Knochen, der hinten dem Brustkorb etwa von der 2. bis 7. Rippe aufliegt. Die mediale Seite des Schulterblattes liegt parallel zur Wirbelsäule. Sie bildet mit der oberen kürzesten Kante den oberen Winkel (Angulus superior), unten mit der schräg nach außen aufsteigenden Kante den unteren Winkel (Angulus inferior). Die obere und die seitlich aufsteigende Kante bilden den äußeren Winkel (Angulus lateralis), der die Gelenkpfanne (Cavitas glenoidalis) für den Oberarm trägt. Die Gelenkpfanne ist eine flache, konkave Fläche, die dem Oberarmkopf allseitige Bewegungen erlaubt.

Die dorsale Fläche des Schulterblattes wird durch eine vorspringende Knochenleiste, die Schultergräte (Spina scapulae), in 2 Gruben unterteilt, die Obergrätengrube (Fossa supraspinata) und die Untergrätengrube (Fossa infraspinata). Die Schultergräte endigt lateral als *Schulterhöhe* (Acromion). Sie steht hier gelenkig mit dem Schlüsselbein in Verbindung (Abb. 30).

Von der oberen Kante des Schulterblattes ausgehend, über der Gelenkpfanne, liegt der *Rabenschnabelfortsatz* (Processus coracoideus), der fingerförmig gebogen nach vorn zeigt. Er dient Muskeln und Bändern als Ansatz. Schulterhöhe und Rabenschnabelfortsatz umgeben schützend das Schultergelenk von oben und seitlich vorn.

Das Schlüsselbein (Clavicula)

stellt einen S-förmig gebogenen Knochen dar, der mit der Schulterhöhe und dem Brustbein gelenkig verbunden ist. Der Knochen springt unter der Haut deutlich vor; er bildet äußerlich die Grenze zwischen Hals und Brust. Das laterale und mediale Gelenk des Schlüsselbeines haben zum Ausgleich der Gelenkflächen Gelenkscheiben (Discus).

Der Oberarmknochen (Humerus)

ist ein Röhrenknochen, der aus einem langen Mittelstück, dem Schaft, und zwei verdickten Endstücken, die Gelenkflächen tragen, besteht. Das proximale Ende des Humerus nimmt der Oberarmkopf ein. Er stellt eine Halbkugel dar, die durch eine Furche, den Oberarmhals (Collum anatomicum), vom Schaft getrennt ist. Die Achsen des Oberarmkopfes und des Schaftes stehen in einem zum Körper offenen, stumpfen Winkel von etwa 130 ° zueinander.

Distal, also jenseits der Furche, finden sich zwei Höcker:

Der große Höcker (Tuberculum majus)
Der kleine Höcker (Tuberculum minus)

Der große Höcker sieht nach der Seite, der kleine nach vorn. An beiden setzen Muskeln an. Getrennt werden die beiden Höcker durch eine Furche (Sulcus intertubercularis), in der die lange Sehne des Oberarmbeugers (Musculus biceps) verläuft. Unterhalb der Höcker verjüngt sich der Oberarmknochen zum Mittelstück, der Diaphyse. Dieser Übergang wird auch als „chirurgischer Hals“ bezeichnet, weil an dieser Stelle häufig Knochenbrüche vorkommen (Abb. 31).

Das Mittelstück (Diaphyse) ist im Querschnitt etwa rund. An der Außenfläche trägt es eine Rauhigkeit, an welcher der Deltamuskel ansetzt. Zum distalen Gelenkende hin flacht sich der Schaft etwas ab und bildet:

1. Seitlich starke Austreibungen, den äußeren und inneren *Gelenkknorren* (Epicondylus lateralis und medialis); sie dienen den Unterarmmuskeln zum Ansatz.
2. Die beiden *Gelenkflächen* für die beiden Unterarmknochen.

Der innere Gelenkknorren, an dem die Beugemuskeln des Unterarmes ansetzen, ist stärker entwickelt als der äußere. An seiner Rückseite besitzt er eine seichte Furche (Sulcus nervi ulnaris), in welcher der Ellennerv verläuft.

Die mediale Gelenkfläche hat die Form einer Garnrolle (Trochlea). Sie ist für die Pfanne der Elle bestimmt.

Die laterale Gelenkfläche, das Köpfchen (Capitulum humeri), stellt die Gelenkverbindung mit der Speiche her. Über dem Köpfchen auf der Beugeseite des Oberarmknochens findet sich eine flache Grube (Fossa radialis) für die Speiche; oberhalb der

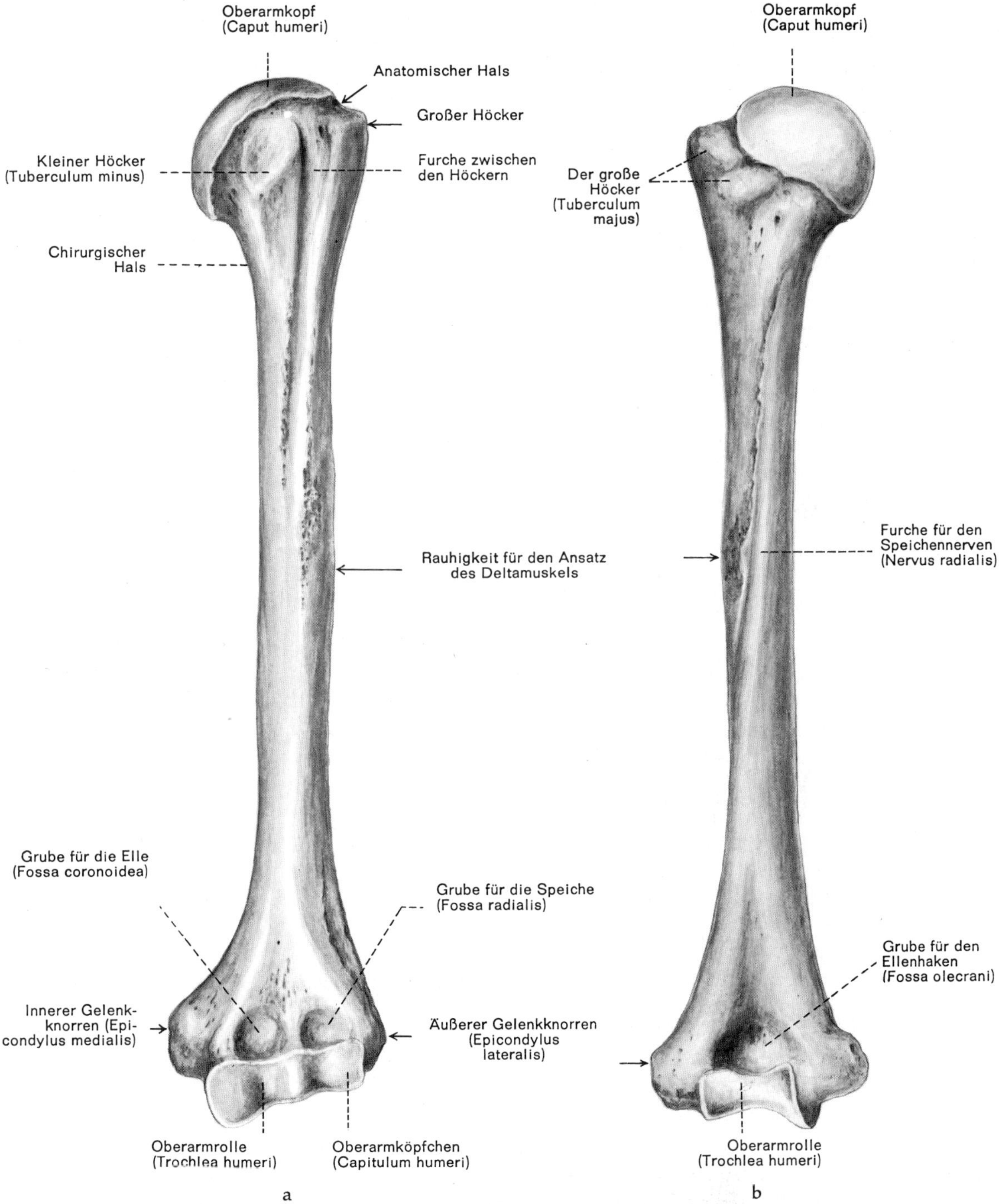

Abb. 31. Das linke Oberarmbein (Humerus), a) von vorn, b) von hinten gesehen

Rolle liegt eine ähnliche Grube (Fossa coronoidea) für den Kronenfortsatz der Elle bei Beugung des Armes.

Auf der Streckseite des Oberarmknochens oberhalb der Rolle findet sich eine große tiefe Grube, die Fossa olecrani, die bei Streckung des Armes den Ellenhaken aufnimmt.

Die Unterarmknochen

Die Elle (Ulna)

ist ein dreiseitiger langer Knochen; sie liegt an der Kleinfingerseite. Das proximale Ende der Elle hat zwei Fortsätze, hinten den Ellenhaken (Olecranon) und vorn den Kronenfortsatz (Proc. coronoideus) mit den beiden Gelenkflächen für die Rolle des Oberarmes und für das Speichenköpfchen (Abb. 32).

Das distale Ende der Elle trägt eine Gelenkfläche zur Verbindung mit den Handwurzelknochen (Dreieck- und Mondbein); zur Speiche hin hat die Elle ein Köpfchen (Caput ulnae), das als Gelenkfläche zur Speiche dient. Lateral läuft die Elle im Griffelfortsatz (Processus styloideus ulnae) aus.

Die Speiche (Radius),

an der Daumenseite gelegen, ist im Gegensatz zur Elle proximal schmal und dünn; distal, zum Handgelenk hin, verdickt sie sich. Sie trägt proximal das Köpfchen (Caput radii), das sowohl gegen den Oberarmknochen als auch gegen die Elle Bewegungen zuläßt. Das distale Ende der Speiche hat eine zweigeteilte Gelenkfläche zur Verbindung mit dem Kahn- und Mondbein der Hand. Zur Elle hin hat es eine entsprechende Gelenkfläche; lateral endigt die Speiche im Griffelfortsatz (Processus styloideus radii).

Die Handknochen

An der Hand (Manus) unterscheiden wir:

Die Handwurzelknochen (Carpus), 8 an der Zahl. Sie sind in 2 Reihen angeordnet.

Proximal liegen, vom Daumen zur Kleinfingerseite gesehen:

Kahnbein, Mondbein, Dreieckbein, Erbsenbein.

Die ersten drei sind an der Bildung des Handgelenkes beteiligt.

Distal in der zweiten Reihe liegen:

Das große Vieleckbein, das kleine Vieleckbein, das Kopfbein, das Hakenbein (Abb. 33).

Untereinander sind die Handwurzelknochen gelenkig verbunden. Die Gelenkflächen sind unregelmäßig gestaltet; eine größere Bewegungsfreiheit der einzelnen Knochen gegeneinander besteht nicht. Auf die Handwurzelknochen folgen:

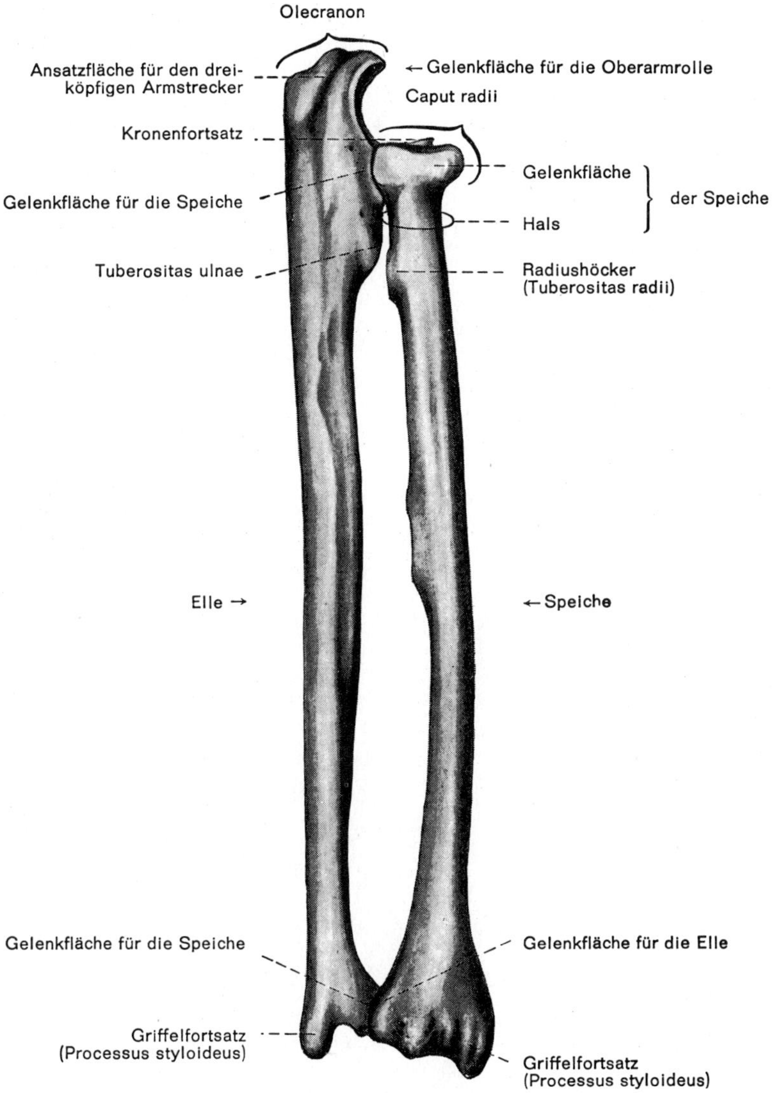

Abb. 32. Rechte Elle und Speiche in Supinationsstellung. Dorsale Fläche

Die Mittelhandknochen (Metacarpus).

Es sind Röhrenknochen, die zusammen mit den Handwurzelknochen ein Gewölbe bilden. Die länglichen Zwischenräume (Spatia interossea metacarpi) werden von kleinen Muskeln ausgefüllt (Mm. interossei). Auf die Mittelhandknochen folgen:

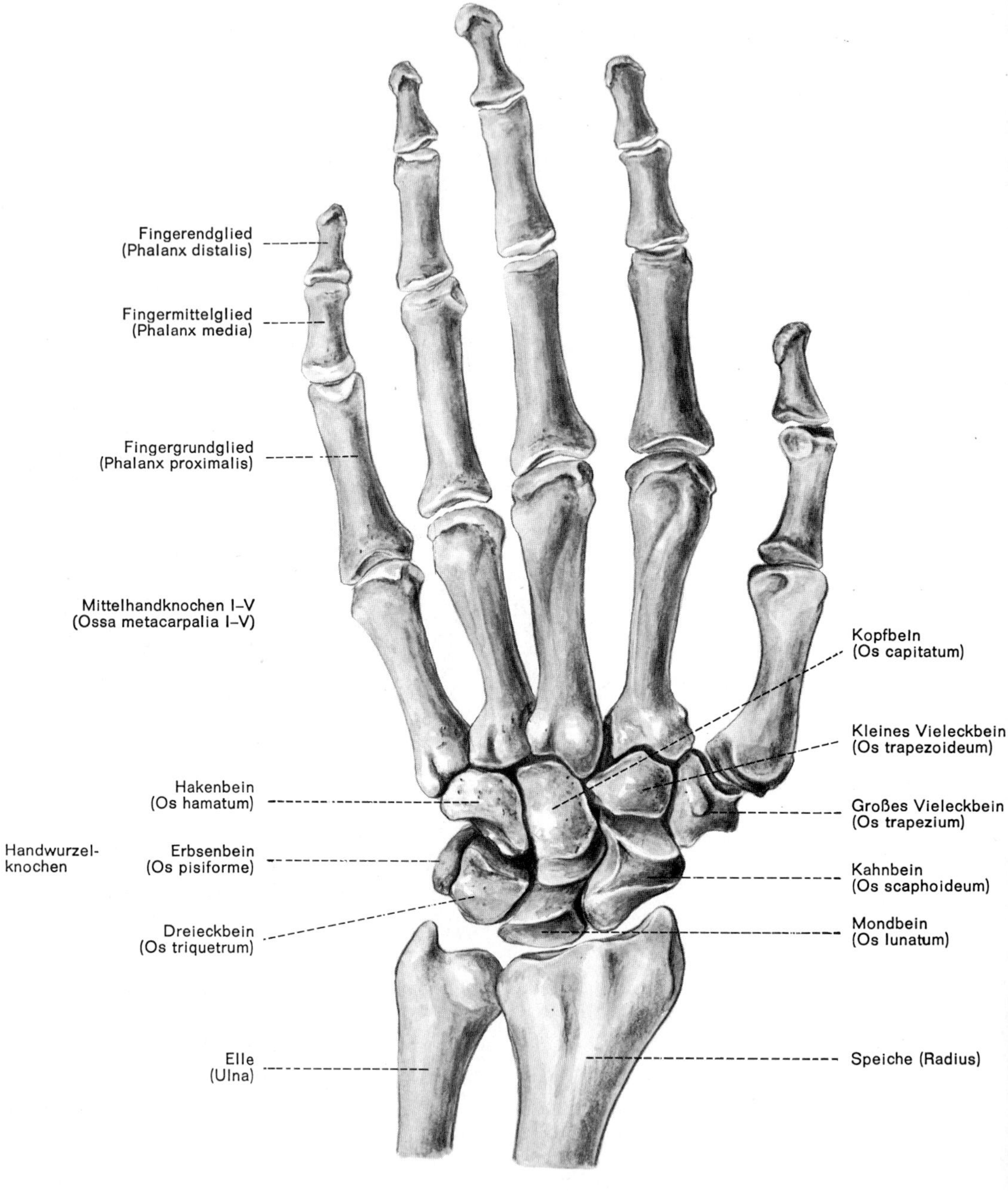

Abb. 33. Die Knochen der linken Hand (Handrücken)

Die Finger (Digiti), die vom zweiten bis fünften je 3 Glieder aufweisen (Phalanx I, II, III). Nur der Daumen hat 2 Glieder.

Eingelagert in Sehnen der Fingermuskulatur liegen kleine linsenförmige Knöchelchen, die Sesambeine.

Die Gelenke und Bänder der oberen Gliedmaßen

Bewegungen des Schultergürtels und Oberarmes werden durch drei Gelenke geführt:

Brustbein-Schlüsselbein-Gelenk
Schulterhöhe-Schlüsselbein-Gelenk
Schultergelenk

Die vornehmliche Aufgabe der beiden ersten Gelenke besteht darin, eine ausgiebige Bewegung und Stellungsänderung des Schulterblattes zu ermöglichen; dadurch wird die Bewegungsbreite des Schultergelenkes wesentlich erweitert. So geht z. B. das Heben des Armes bis zur Horizontalen im Schultergelenk vor sich; soll die Bewegung bis zur Vertikalen durchgeführt werden, so erfolgt sie durch Stellungsänderung des Schulterblattes, wobei der Oberarmkopf im Gelenk fixiert ist. Der untere Schulterblattwinkel wandert dabei nach lateral. Durch diese Drehung des Schulterblattes wird der Arm mitgenommen und bis zur Vertikalen erhoben.

Senken und Heben, Vor- und Rückwärtsbringen der Schultern werden in den beiden Gelenken ausgeführt.

Das Schultergelenk stellt ein Kugelgelenk dar. Die knöcherne Gelenkpfanne ist sehr flach, sie wird aber durch einen faserknorpeligen Randwulst vertieft und verbreitert. Zusammen mit den beiden vorgenannten Gelenken gibt das Schultergelenk dem Arm eine außergewöhnliche Bewegungsfreiheit.

An der Gelenkkapsel fällt besonders ein straffer Faserzug auf, der den herabhängenden Arm passiv in der Pfanne hält, das Ligamentum coracohumerale.

Das Ellenbogengelenk vereinigt in sich 3 Gelenke. Die beiden Unterarmknochen bilden mit dem Oberarmknochen je ein selbständiges Gelenk; außerdem liegt innerhalb der gemeinsamen Gelenkkapsel das proximale Ellen-Speichen-Gelenk. Während zwischen den ersten beiden Gelenken Beugung und Streckung des Unterarmes gegen den Oberarm erfolgt, wird im proximalen und zugleich auch im distalen Ellen-Speichen-Gelenk die Drehbewegung des Unterarmes ausgeführt.

Dabei bewegt sich die Speiche um die Elle. In Supinationsstellung (Innenfläche der Hand nach oben) liegen beide Knochen nebeneinander, während in Pronationsstellung (Innenfläche der Hand nach unten) die Speiche im oberen Drittel die Elle kreuzt. In der Gelenkkapsel des Ellenbogengelenkes sind an beiden Seiten Verstärkungsbänder ausgebildet.

Außer durch die beiden Ellen-Speichen-Gelenke sind die beiden Unterarmknochen in ihrer ganzen Länge durch eine bindegewebige Membran (Membrana interossea) verbunden. Sie verhindert Verlagerungen der Knochen gegeneinander und dient Muskeln zum Ansatz.

Das Handgelenk ist ein Eigelenk, das ausgiebige Bewegungen zuläßt. Die Gelenkpfanne wird von der Speiche gebildet, den Gelenkkopf stellt die proximale Reihe der Handwurzelknochen dar. Die Elle ist durch eine knorplige Gelenkscheibe vom eigentlichen Gelenk getrennt.

Die Handwurzel-Mittelhand-Gelenke sind straffe Gelenke, die nur geringe Bewegungen zulassen. Eine Ausnahme bildet das Sattelgelenk des 1. Mittelhandknochens, das dem Daumen weitgehende Bewegungsfreiheit verschafft, so daß er den Fingern gegenübergestellt werden kann und die Hand erst zum Greiforgan macht.

Die Fingergelenke lassen nach Art der Scharniergelenke Bewegungen in einer Ebene zu (Beugung und Streckung). Nur in den Grundgelenken der Finger sind auch seitliche Bewegungen möglich.

Die unteren Gliedmaßen

bestehen aus:

Beckengürtel

- Kreuzbein (Os sacrum)
- Hüftbein (Os coxae)
  - Darmbein (Os ilium)
  - Sitzbein (Os ischii)
  - Schambein (Os pubis)

Oberschenkelknochen (Femur) mit Kniescheibe (Patella)

Unterschenkelknochen

- Schienbein (Tibia)
- Wadenbein (Fibula)

Fußknochen

- Fußwurzelknochen (Tarsus)
  - Sprungbein (Talus)
  - Fersenbein (Calcaneus)
  - Kahnbein (Os naviculare)
  - Würfelbein (Os cuboideum)
  - 3 Keilbeine (Os cuneiforme I, II, III)
- Mittelfußknochen (Metatarsus)
  - 5 Mittelfußknochen
- Zehen (Digiti)
  - Die erste Zehe hat 2, die übrigen Zehen haben 3 Glieder.

Der Beckengürtel

Im Gegensatz zum Schultergürtel, der dem Brustkorb nur mit einer Gelenkverbindung aufliegt und hinten zwischen den Schulterblättern offen ist, fügt sich der Beckengürtel als geschlossener Ring fest in das Rumpfskelet ein. Er ist so in der Lage, die Last des Rumpfes sicher auf die Beine zu übertragen. Das Kreuzbein, als Teil der Wirbelsäule, ist

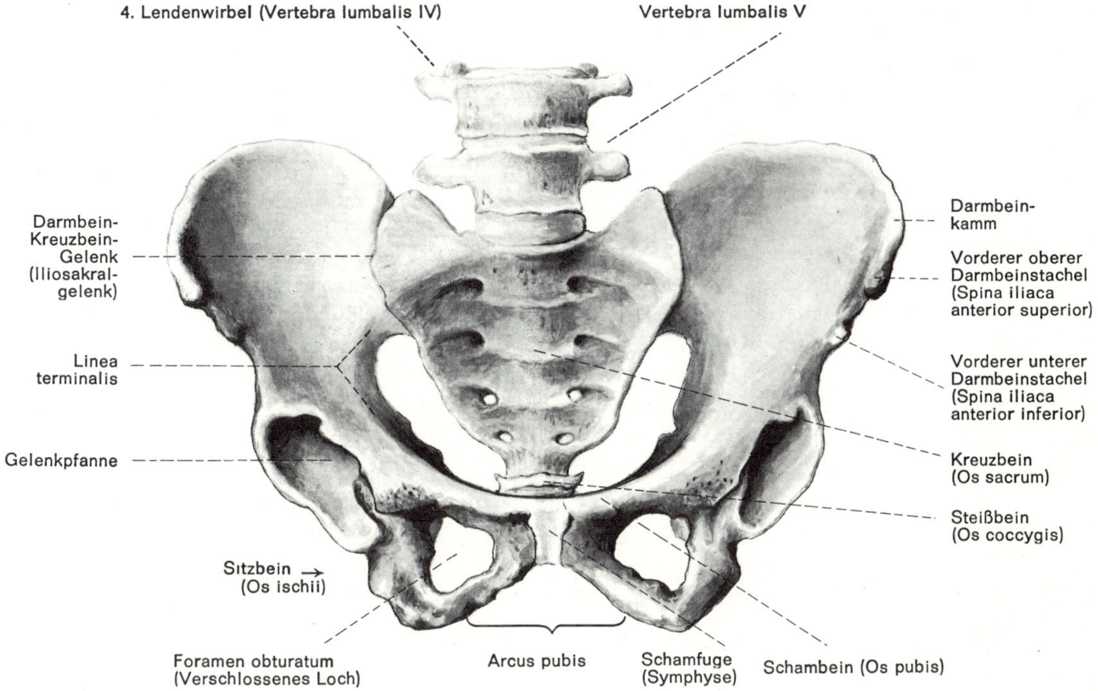

Abb. 34. Das Becken

in diesen Knochenring mit zwei Gelenken eingefügt, die nur eine geringe Bewegung gestatten (siehe über Kreuzbein S. 30). Das Hüftbein besteht aus drei Knochen, die in der Entwicklungszeit im Bereich des Hüftgelenkes zusammenwachsen (Abb. 34).

Das Darmbein (Os ilium)

ist der größte Knochen des Hüftbeines. Es besteht aus einem schaufelförmigen Teil (Ala ossis ilii), auf dem die Darmschlingen ruhen, und einem dickeren, plumpen Körper (Corpus ossis ilii), der, nach unten ziehend, zusammen mit Scham- und Sitzbeinkörper die Hüftgelenkpfanne (Acetabulum) bildet (Abb. 35).

Der obere Rand des Darmbeines (Darmbeinkamm) trägt drei Leisten, die den Bauchmuskeln zum Ansatz dienen. Vorn und hinten endigt der Darmbeinkamm mit einem Stachel (Spina iliaca anterior superior und Spina iliaca posterior superior), darunter liegen, durch einen Einschnitt getrennt, noch zwei ähnliche Vorsprünge: vorn als Spina iliaca anterior inferior und hinten als Spina iliaca posterior inferior bezeichnet.

An der Innenseite, im hinteren Teil der Darmbeinschaufel, liegt eine große, unregelmäßige Gelenkfläche, die mit einer entsprechenden Fläche des Kreuzbeines das Iliosakralgelenk bildet. Es ist ein straffes Gelenk, das nur geringfügige Bewegungen zuläßt.

An der Außenseite der Darmbeinschaufel setzen die großen Gesäßmuskeln an. Hier finden sich mehrere erhabene Linien, welche die Ansatzfelder der Gesäßmuskeln umgrenzen.

Das Sitzbein (Os ischii)

Das Sitzbein bildet mit seinem Körper (Corpus ossis ischii) auch einen Teil der Hüftgelenkpfanne. Vom Sitzbeinkörper zieht nach hinten unten ein Knochenast, der an dem rauhen Sitzbeinhöcker (Tuber ischiadicum) in einen nach vorn ansteigenden Ast umbiegt. Dieser vereinigt sich mit einem Knochenast des Schambeines; dabei wird eine größere ovale Knochenlücke (Foramen obturatum) gebildet, die durch eine bindegewebige Membran (Membrana obturatoria) verschlossen ist. Oberhalb des Sitzbeinhöckers springt der Sitzbeinstachel (Spina ischiadica) vor. Durch ihn wird der hintere Rand des Sitzbeins unterteilt in den oberen großen Einschnitt (Incisura ischiadica major) und den unteren kleineren Einschnitt (Incisura ischiadica minor). Durch Bandverbindungen, die vom Sitzbein zum Kreuz- und Steißbein ziehen, werden diese Einschnitte zu Löchern (Foramen) abgerundet (Durchtritt der Nerven).

Das Schambein (Os pubis)

Auch das Schambein ist mit seinem Körper (Corpus ossis pubis) an der Bildung der Gelenkpfanne beteiligt. Vom Körper zieht ein dreikantiger Knochenast nach vorn und medial, der mit dem entsprechenden Ast der anderen Beckenhälfte durch eine Knorpelhaft (Symphyse) verbunden ist und, abwärts ziehend, sich mit dem Sitzbeinast vereinigt. Die beiden Schambeinäste bilden einen nach unten offenen Winkel (Angulus pubis = Angulus subpubicus) bzw. einen Bogen (Arcus pubis).

Das Becken bildet mit seinen Muskeln und Bändern einen festen Abschluß der Bauchhöhle nach unten. Als Ganzes betrachtet, unterscheiden wir an ihm (siehe Abb. 34):

1. **Das große Becken:** Es umfaßt den Raum, den die Beckenschaufeln umschließen. Es trägt den größten Teil der Darmschlingen.
2. **Das kleine Becken:** Seine Wände werden gebildet vom Kreuz- und Steißbein, von den Scham- und Sitzbeinen und den dazwischen gelegenen Muskel- und Sehnenplatten. Die Grenze nach oben zum großen Becken bildet die Linea terminalis (Abb. 34), die den Beckeneingang (Apertura pelvis) umgrenzt. Nach unten findet das kleine Becken seinen Abschluß im Beckenboden, der aus Muskel- und Sehnenplatten besteht. Die bindegewebig-muskulöse Weichteilbrücke zwischen After und äußeren Geschlechtsteilen wird Damm genannt.

   Die Weite des kleinen Beckens wird durch verschiedene Durchmesser angegeben, die als Diameter oder Conjugata bezeichnet werden. Der Abstand zwischen dem Promontorium und der Symphysenhinterfläche, die Conjugata vera, ist der kleinste von allen Beckendurchmessern. Eine große Bedeutung hat dieser Durchmesser für den Durchtritt des kindlichen Kopfes bei der Geburt.

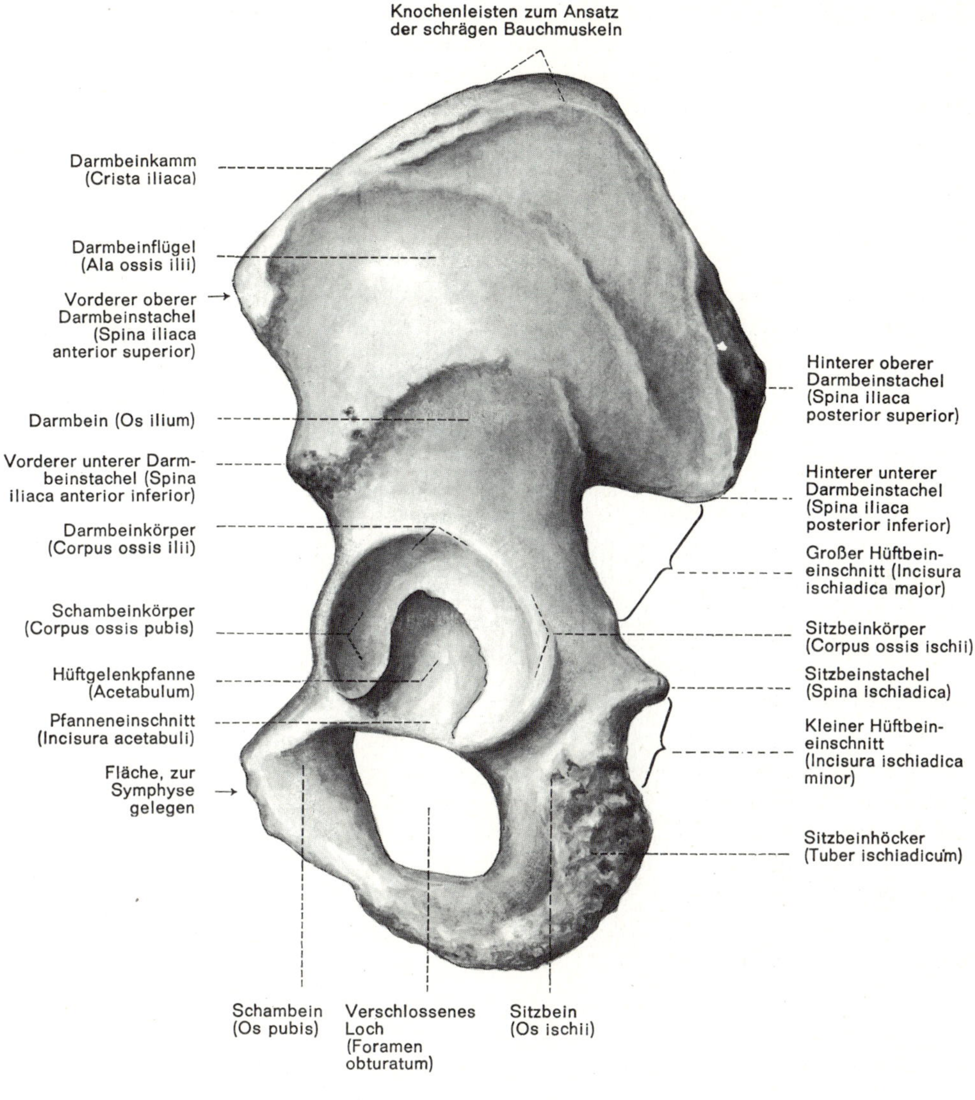

Abb. 35. Das linke Hüftbein (Os coxae), von der Seite gesehen

Der Oberschenkelknochen

Das Oberschenkelbein (Femur)

ist der größte Knochen des menschlichen Körpers. Er zeigt einen ähnlichen Aufbau wie der Oberarmknochen und zeichnet sich besonders durch die architektonische Anordnung der Knochenbälkchen an beiden Enden aus. Entsprechend den Druck- und Zugwirkungen sind die Knochenbälkchen nach Art eines Gewölbebaues angeordnet (Abb. 36).

Das proximale Ende des Oberschenkels wird von dem Oberschenkelkopf eingenommen, der eine kugelige Gestalt hat. In der Mitte der Gelenkfläche des Kopfes liegt eine kleine Grube, die Fovea capitis, zum Ansatz des Pfannenbandes (Band innerhalb der Gelenkhöhle). Den Übergang zum Schaft bildet der Schenkelhals, der in einem Winkel von etwa 130° den Schaft trifft. Der Schenkelhals ist bedeutend länger als der Oberarmhals (Abb. 37).

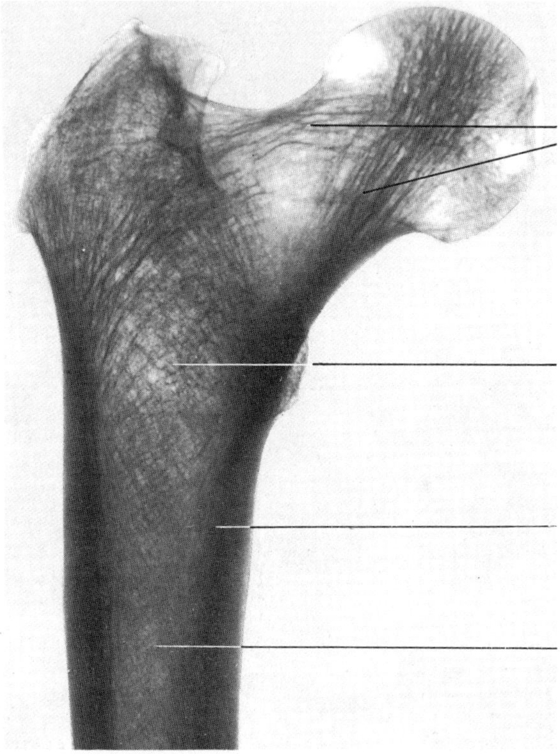

Abb. 36. Röntgenbild eines Oberschenkelknochens (oberes Drittel). Verlauf und Anordnung der Knochenbälkchen. Gewölbekonstruktion

Seitlich vom Oberschenkelkopf liegt der große Rollhügel (Trochanter major). Nach innen unterhalb vom Schenkelhals liegt der kleine Rollhügel (Trochanter minor). Hinten verläuft von Rollhügel zu Rollhügel eine stumpfe Kante (Crista intertrochanterica), vorn eine weniger erhabene Leiste (Linea intertrochanterica). An seiner Rückseite trägt der Schenkelschaft eine Leiste (Linea aspera). Sie besteht aus zwei nebeneinanderliegenden rauhen Erhabenheiten, die distal auseinanderweichen. Sie enden in den kleinen Gelenkknorren (Epicondylus medialis und lateralis) und umschließen dabei ein dreiseitiges Feld, das Planum popliteum (Facies poplitea), das den Grund der Kniekehle bildet. Das distale Ende des Oberschenkelknochens ist stark aufgetrieben und trägt die großen Ober-

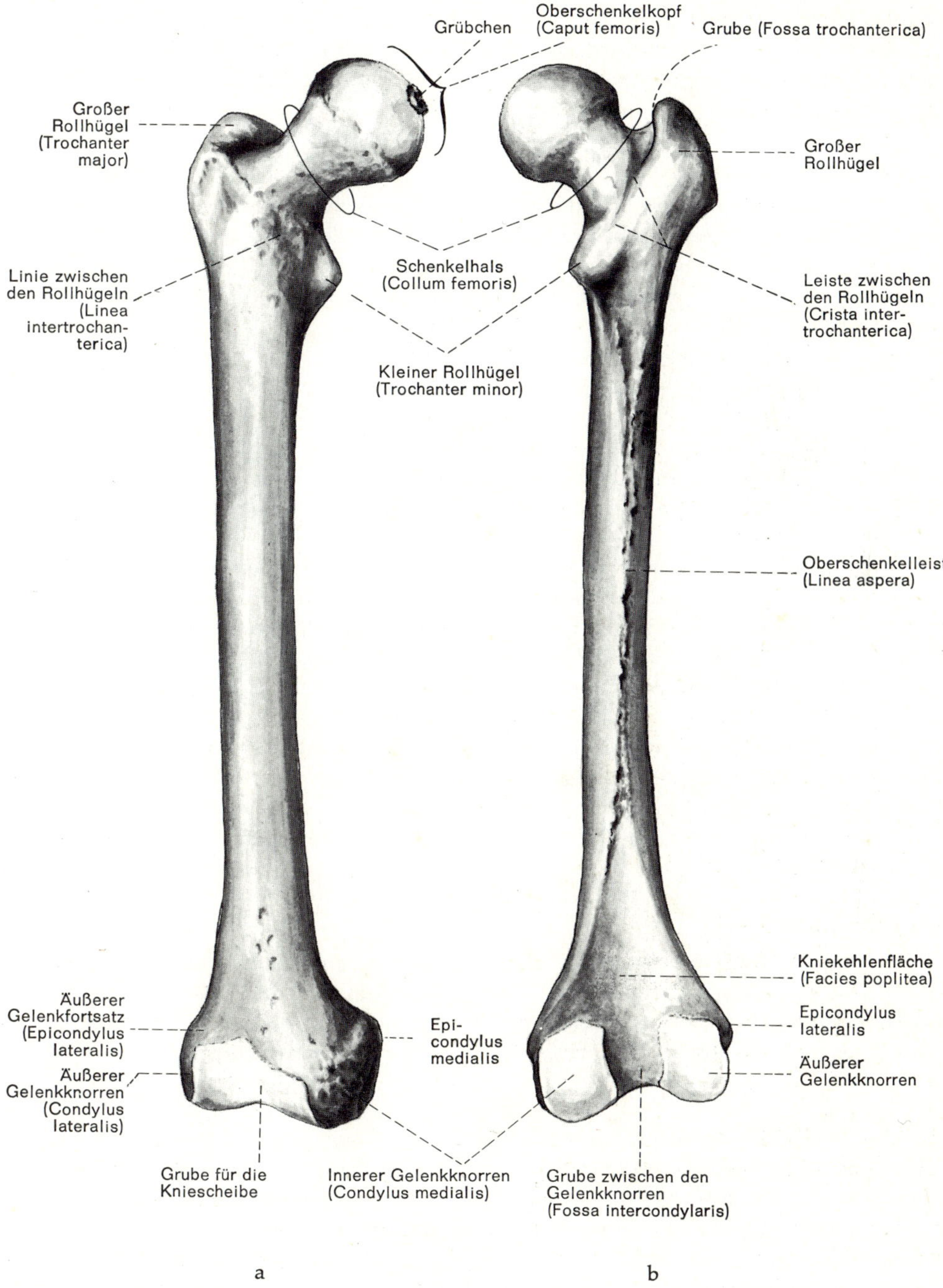

Abb. 37. Das rechte Oberschenkelbein (Femur), a) von vorn, b) von hinten gesehen

schenkelknorren (Condylus medialis und lateralis). Nach hinten wölben sich diese Knorren stark vor und lassen eine Grube, die Fossa intercondylaris, zwischen sich. Die Kondylen sind mit Knorpel überzogen und bilden die Gelenkflächen des Kniegelenkes am Oberschenkel.

Die Kniescheibe (Patella),

die vor dem Kniegelenk liegt, ist eine runde Knochenplatte mit einem Durchmesser von etwa 4 cm. Sie stellt ein Sesambein dar, das in die Sehne des vierköpfigen Oberschenkelmuskels eingelagert ist. Die Sehne dieses Muskels setzt an einer Rauhigkeit des Schienbeines an; sie wird in ihrem letzten Abschnitt als Kniescheibenband (Ligamentum patellae) bezeichnet.

Die Unterschenkelknochen

Das Schienbein (Tibia)

Von den beiden Unterschenkelknochen ist das Schienbein besonders stark entwickelt. Es ist allein an der Bildung des Kniegelenkes beteiligt, während am Fußgelenk auch das Wadenbein beteiligt ist.

Das proximale Schienbeinende verbreitert sich kolbig zu den beiden Schienbeinknorren (Condylus medialis und Condylus lateralis). Diese tragen Gelenkflächen, die in der Mitte durch eine Erhabenheit (Eminentia intercondylaris) getrennt sind (Ansatz der Kreuzbänder = Bänder innerhalb der Gelenkhöhle) (Abb. 38).

Unterhalb des äußeren Schienbeinknorrens liegt die Gelenkfläche für das Köpfchen des Wadenbeines.

Das Mittelstück des Schienbeines ist ein dreikantiger Knochen. Die vordere Kante ist deutlich unter der Haut zu fühlen; im oberen Drittel der vorderen Kante sitzt eine Rauhigkeit (Tuberositas tibiae = Ansatzstelle des Ligamentum patellae).

Das distale Ende der Tibia läuft medial in einen Zapfen, den inneren Fußknöchel (Malleolus medialis), aus.

Das Wadenbein (Fibula)

ist ein langer, dünner Knochen, der distal das Schienbein überragt und den äußeren Knöchel bildet (Malleolus lateralis). Zusammen mit dem Schienbein formt es die Gabel des Fußgelenkes. Das proximale Ende des Wadenbeines ist zu dem Köpfchen (Caput) verdickt, das sich außerhalb der Kniegelenkkapsel dem Schienbein anlegt.

Die Fußknochen

Der Fuß (Pes) zeigt als Stützorgan gegenüber der Hand als Greiforgan wesentliche Unterschiede. Einmal treten die Fußwurzel- und Mittelfußknochen durch besondere Größe im Vergleich zu den Zehen hervor; weiterhin wird das schon an der Hand angedeutete Gewölbe weiter ausgebaut, und schließlich läßt die Stellung der großen Zehe keine Greifbewegung mehr zu.

Die *Fußwurzelknochen*, 7 an der Zahl, sind durch zahlreiche Gelenke miteinander verbunden. Mit den *Mittelfußknochen* bilden sie das Fußgewölbe. Die Fußknochen sind so ineinandergefügt, daß an der Fußsohlenseite ein Längs- und ein Quergewölbe bestehen.

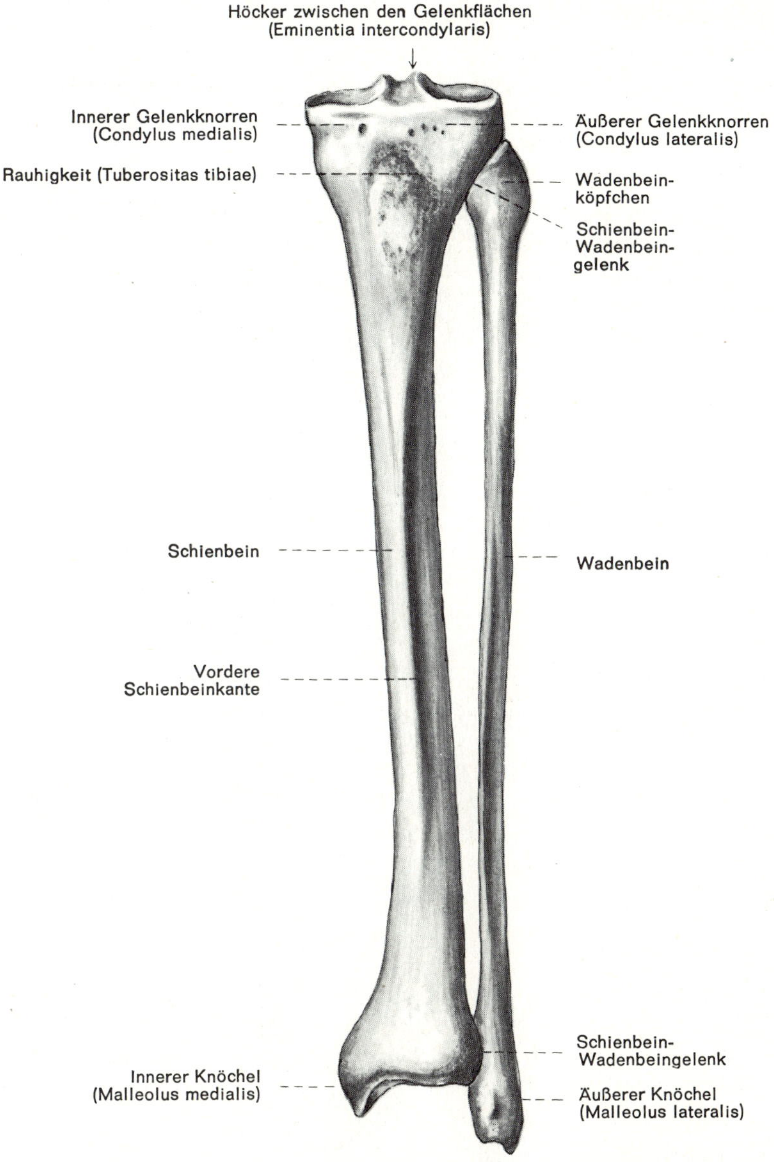

Abb. 38. Das linke Schienbein und Wadenbein, von vorn gesehen

Die Fußsohle berührt nicht in ganzer Fläche den Boden. Die Stützpunkte der Knochen sind das Fersenbein und die Köpfchen des 1. und 5. Mittelfußknochens. Zusammen mit den Weichteilen des äußeren Fußsohlenrandes, der Ferse und der Zehenenden zeigt der Fußabdruck ein Längsgewölbe und ein Quergewölbe. Das Quergewölbe liegt zwischen den Auflagepunkten des 1. und 5. Mittelfußknochens.

Die Zehen zeigen die gleiche Gliederzahl wie die Finger der Hand. Die drei Glieder der 5. Zehe können teilweise miteinander verknöchern.

Gelenke und Bänder der unteren Gliedmaßen

Das *Hüftgelenk* ist ein Kugelgelenk. Der Rand der Gelenkpfanne ist durch einen knorpeligen Randwulst, der an einer Stelle einen Einschnitt zeigt (Incisura acetabuli), erhöht. Dadurch wird mehr als die Hälfte des kugeligen Schenkelkopfes in die Pfanne

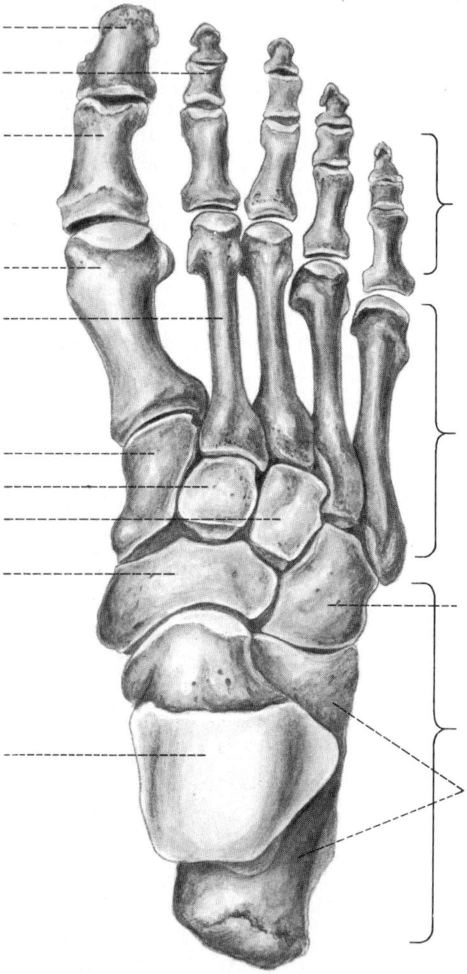

Abb. 39. Die Knochen des Fußes (Fußrücken)

einbezogen. Zwischen den Gelenkflächen liegt ein Band (Lig. capitis femoris), das am Einschnitt des Pfannenrandes (Incisura acetabuli) entspringt und an der Kopfgrube (Fovea capitis) ansetzt.

In die enge Gelenkkapsel des Hüftgelenkes sind mehrere Verstärkungsbänder eingewebt, von denen besonders das Ligamentum iliofemorale durch seine Stärke auffällt.

Es ist das dickste und stärkste Band des menschlichen Körpers, hemmt Bewegungen im Gelenk nach hinten und vermag auch als passive Stütze das Becken bei aufrechter Körperstellung in seiner Lage zu halten.

Das *Kniegelenk* ist das größte Gelenk des menschlichen Körpers. Dem Hauptbewegungsmodus nach bezeichnen wir es als Scharniergelenk, das Beugen und Strecken ermöglicht. Daneben erlaubt das gebeugte Knie noch kreisförmige Bewegungen des Unterschenkels (Abb. 40).

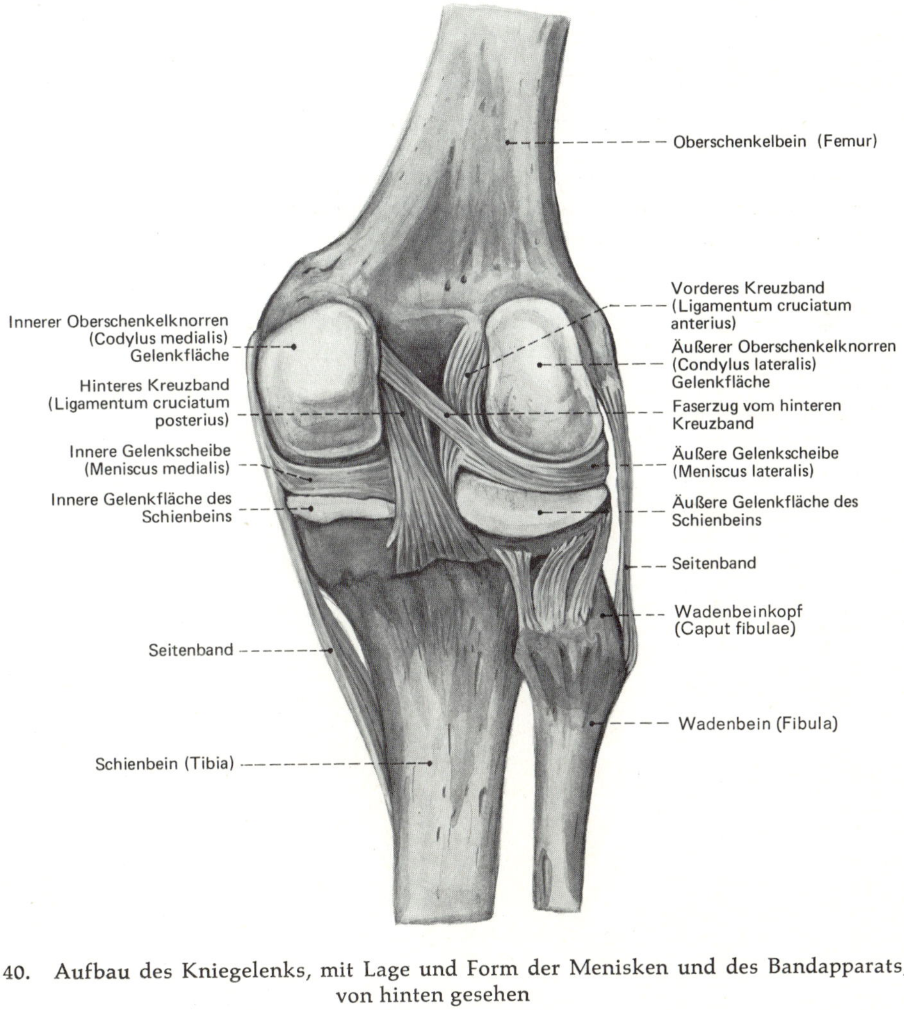

Abb. 40. Aufbau des Kniegelenks, mit Lage und Form der Menisken und des Bandapparats, von hinten gesehen

Die beiden Gelenkflächen der Kondylen des Oberschenkelknochens und des Schienbeins werden durch halbmondförmige Scheiben (Meniscus) voneinander getrennt. Sie gleichen die Inkongruenz der Gelenkflächen aus und bilden gleichsam zwei funktionell aufeinander abgestimmte Gelenke, ein oberes und ein unteres Gelenk, wodurch die

Bewegungsbreite des Kniegelenks erweitert wird. Zahlreiche straffe Bänder verstärken das Kniegelenk. Vorn über die Gelenkkapsel zieht das Kniescheibenband (Ligamentum patellae), medial und lateral finden sich die Seitenbänder, hinten das Kniekehlenband (Ligamentum popliteum), in das gelegentlich ein Sesambein eingeschaltet ist. Innerhalb des Gelenkes liegen die beiden Kreuzbänder (Ligg. cruciata genus). Das vordere Kreuzband zieht von der Vorderfläche der Eminentia intercondylaris zur Innenfläche des seitlichen Condylus des Oberschenkels. Das hintere Kreuzband zieht von der Hinterfläche der Eminentia intercondylaris zur Innenfläche des inneren Condylus des Oberschenkels.

Schien- und Wadenbein sind außer durch das *Schienbein-Wadenbein-Gelenk* noch durch eine bindegewebige Haut, die Membrana interossea, verbunden.

Die großen Fußgelenke: Das *obere Sprunggelenk*
Das *untere Sprunggelenk*

Den Gelenkkopf des *oberen Sprunggelenkes* bildet das Sprungbein. Die Pfanne, die Gabelform hat, wird von den beiden Unterschenkelknochen gebildet. Bewegungen erfolgen nach Art eines Scharniergelenkes (Abb. 40).

Das *untere Sprunggelenk* setzt sich aus 2 Gelenken zusammen: a) das Sprungbein-Fersenbein-Gelenk, b) das Sprungbein-Fersenbein-Kahnbein-Gelenk.

Alle Fußgelenke sind durch starke Bänder gesichert.

Die Muskeln

Bau und Funktion der Muskulatur

Die Muskulatur stellt den aktiven Bewegungsapparat des Körpers dar. Nach dem mikroskopischen Bild unterscheiden wir die quergestreifte Muskulatur, die glatte Muskulatur und die Herzmuskulatur.

Die **Skeletmuskulatur,** welche die Hauptmenge der Muskulatur ausmacht, ist quergestreift. Sie setzt sich aus zahlreichen einzelnen Muskeln zusammen.

Jeder Muskel besteht aus einer großen Anzahl Muskelfasern, die eine Länge bis zu 10 cm haben können. Diese Muskelfasern stellen feine schlauchartige Gebilde dar. Eine zarte Hülle umschließt Zellkerne und das Myoplasma, in dem die Fibrillen liegen, die sich auf Reize hin zusammenziehen (Abb. 10).

Die einzelnen Muskelfasern werden durch lockeres Bindegewebe, das Nerven und Blutgefäße führt, zusammengefaßt, so daß kleine Bündel entstehen, die den Muskelquerschnitt gefeldert erscheinen lassen. Das lockere Bindegewebe steht mit einer Bindegewebshülle, die den ganzen Muskel umgibt, in Verbindung. Mehrere einheitlich zusammenarbeitende Muskelgruppen können noch durch derbe Bindegewebshüllen eingescheidet werden (Faszien).

Der Muskel setzt gewöhnlich nicht selbst am Knochen an, sondern geht an seinen Enden in die Sehnen über, die meistens am Periost ansetzen; an manchen Stellen sind die Sehnenfasern im Knochen eingelassen (Sharpeysche Fasern). Daneben gibt es noch Muskeln, die an Gelenkkapseln oder an der Haut ansetzen.

Sehnen, die auf längerer Strecke auf knöcherner Unterlage liegen, sind häufig von **Sehnenscheiden** (Vagina tendinum) umgeben. Es sind mit einer — der Gelenkschmiere ähnlichen — Flüssigkeit ausgefüllte Schläuche, in denen die Sehnen, ohne zu scheuern, leicht gleiten (Hand- und Fußrücken). Einen weiteren Schutz für die Sehnen stellen die **Schleimbeutel** (Bursa synovialis) dar. Sie bewahren die Sehnen beim Gleiten über Knochenvorsprüngen vor Schädigungen.

Von den wichtigsten Muskelformen seien erwähnt: der spindelförmige, der einfach gefiederte, der doppelt gefiederte, der ringförmige, der zwei-, drei- und vierköpfige, der breite und der zweibauchige Muskel.

An den langen Skeletmuskeln unterscheiden wir den Muskelbauch und die Enden — Ansatz und Ursprung (Ursprung = rumpfnaher oder kopfnaher Teil).

Vom zentralen Nervensystem (s. S. 241, 248) verlaufen Bewegungsnerven zu jedem Muskel (Innervation), außerdem besitzt der Muskel Empfindungsnerven.

Der Reizübergang vom Nerv zum Muskel geht in den sog. Endplatten (Synapsen) vor sich. Hier erfolgt die Reizübertragung auf chemische Art. Das elektrische Signal der Nervenzelle setzt aus kleinen Bläschen an den Nervenenden einen Reizübertragungsstoff frei, der durch die Zellwände der Endplatten diffundiert und an dem angeschlossenen Organ wieder ein elektrisches Signal, das hier zur Muskelkontraktion führt, auslöst. Die Synapsen stellen so Schaltstellen für den Reiz dar. Zu den aus den Bläschen freiwerdenden Übertragungsstoffen gehören das Azetylcholin, das Noradrenalin und das Dopamin. Durch derartige Stoffe besteht die Möglichkeit, den Reiz weiterzuleiten oder auch zu hemmen und zu unterdrücken (s. S. 19).

Zwischen der Muskulatur und ihrer Nervenversorgung besteht ein bestimmtes Verhältnis, das man als Segmentverhältnis bezeichnen kann. Die Muskulatur, die in früher Embryonalzeit in Form von kleinen Abschnitten, Segmenten, längs der späteren Wirbelsäule angelegt wird, behält zu dem Nerven bzw. zu Teilen des Rückenmarkes ihre feste Beziehung, auch wenn sie sich bei der weiteren Entwicklung von ihrem Ursprungsort entfernt hat.

Da von denselben Rückenmarksegmenten unter Beteiligung des autonomen Nervensystems außer der Muskulatur auch Haut, Knochen, innere Organe usw. versorgt werden, bestehen Wechselbeziehungen, z. B. zwischen einem bestimmten Muskel und einem Organ, das dem gleichen Rückenmarksegment angeschlossen ist. Auch aus klinischen Erfahrungen weiß man, daß über das Nervensystem wechselseitige Beziehungen zwischen entfernt voneinander liegenden Organen bestehen.

Es wird angenommen, daß nicht nur normale, sondern auch krankhafte Lebensvorgänge eines Organes über das dazugehörende Rückenmarksegment entsprechende Vorgänge in anderen Organen hervorrufen. Andererseits wird versucht, ein erkranktes Organ dadurch zu beeinflussen, daß man ein „segmentales Organ" behandelt. So wird durch Massage der Muskulatur (Segmentmassage) angestrebt, Krankheiten eines entsprechenden Organes günstig zu beeinflussen. Der Segmentbezug der Muskulatur zum Rückenmark hat daher eine klinische Bedeutung erlangt (der Segmentbezug wird bei der Beschreibung der Muskulatur angegeben) (s. a. S. 252).

Es ist die Aufgabe der Skeletmuskulatur, Körperbewegungen durchzuführen, wobei die einzelnen Teile des Knochengerüstes in sinnvoller Weise gegeneinander bewegt werden. Die Bewegungen der Knochen werden durch die Verkürzungen der Muskeln ausgeführt, denen ein Erregungsreiz vom Zentralnervensystem zugeleitet wird.

Eine eingehende Kenntnis über die Art und Weise, wie ein Muskel auf einen Erregungsreiz reagiert, hat man durch experimentelle Studien mit Muskelpräparaten gewonnen (Schenkelmuskel des Frosches). Erregt man ein derartiges Muskelpräparat — gewöhnlich durch einen elektrischen Strom —, so treten Muskelzuckungen, d. h. Verkürzungen des Muskels, auf, die in Form einer graphischen Kurve aufgeschrieben und ausgewertet werden können. Bei diesen Untersuchungen können näher bestimmt werden: die Dauer der Zuckung, die Hubhöhe des Muskels, die Muskelkraft, die Ermüdung des Muskels usw.

Trifft bei diesen experimentellen Untersuchungen ein Erregungsreiz den Muskel, so tritt nach einer sehr kurzen Zeit eine Verkürzung des Muskels ein; nach Ablauf der Erregung folgt eine Erschlaffung, d. h., der Muskel kehrt in etwa wieder in die Ausgangsstellung zurück. Im Leben spielt eine derartig kurze Muskelzuckung wie im Experiment nur eine ganz untergeordnete Rolle. Bei den Muskelkontraktionen zur Bewegung der Knochen handelt es sich vielmehr um Dauerverkürzungen. Es fließen dem Muskel dabei dauernd zahlreiche, schnell aufeinanderfolgende Reize zu. Der Muskel findet gleichsam nicht mehr die Zeit, in die Ausgangsstellung zurückzukehren, er verharrt in einer dauernden Verkürzung. Es haben sich dabei zahlreiche einzelne, schnell aufeinanderfolgende

Kontraktionen zu einer vergrößerten, langsamen Dauerkontraktion summiert. Diese Art der Muskelkontraktion nennt man **Tetanus** oder tetanische Kontraktion. Im Tetanus befindet sich der Muskel scheinbar in einer Ruhelage. Daß er aber in dieser Lage nur durch dauernd zufließende Erregungsimpulse und dadurch summierte Kontraktionen gehalten wird, zeigen die vom Muskel ableitbaren Aktionsströme, die noch die Einzelimpulse erkennen lassen (s. u.).

Die **glatte Muskulatur** ist die Muskulatur der inneren Organe und der Blutgefäße. Sie ist flächenhaft ausgebildet und tritt nicht wie die Skeletmuskulatur in Form einzelner Muskeln auf. In mehreren Schichten übereinander gelagert, bildet sie einen Teil der Wand des Magen-Darm-Kanals, die Wände der Hohlorgane, wie Blase und Gebärmutter; weiterhin finden wir die glatte Muskulatur in den Wänden der Bronchien und der Blutgefäße. Die glatte Muskulatur verharrt in einer Dauerverkürzung bzw. in einem dauernden Spannungszustand eigener Art. Diesen Spannungszustand, den wir als **Tonus** bezeichnen, kann man etwa mit einem gespannten elastischen Band vergleichen. Dieser Spannungszustand ist gleichsam ein Ruhezustand der glatten Muskulatur. So befindet sich z. B. die glatte Muskulatur der Blutgefäße in einem dauernden Spannungszustand, der eine konstante Weite der Blutgefäße garantiert, ohne daß dabei am glatten Muskel Ermüdungserscheinungen auftreten. Auch findet sich bei der tonischen Daueranspannung der glatten Muskulatur im Gegensatz zur quergestreiften Skeletmuskulatur kein erhöhter Stoffumsatz.

Bei Reizung der glatten Muskulatur kann sich der Spannungszustand, der Tonus, erhöhen oder erniedrigen, dabei tritt bei der Kontraktion eine langsam verlaufende, wellenförmige Bewegung mit langsam steigender Kraft auf (peristaltische Bewegungen). Während der Tonusänderung, sei es Steigerung oder Entspannung, lassen sich Aktionsströme nachweisen. Nach Einnahme eines bestimmten Dauerzustandes schwinden sie dann wieder weitgehend.

Der *Tonus* der glatten Muskulatur ist also gleichsam ein Dauerkontraktionszustand, der für den Körper eine Ruhelage der Muskulatur bedeutet, ohne gesteigerte Stoffwechselvorgänge.

Der *Tetanus* der quergestreiften Skeletmuskulatur ist ein vorübergehender Kontraktionszustand mit hochaktiven Stoffwechselvorgängen.

An der quergestreiften Muskelzelle und an der Herzmuskelzelle spielen sich dauernd elektrische Vorgänge ab. Die Muskelzelle antwortet auf einen Reiz mit einer Änderung ihrer elektrischen Membraneigenschaften. Untersucht man mittels sehr feiner Ableitungselektroden den elektrischen Spannungszustand einer Muskelzelle in der Ruhe und bei der Erregung, so lassen sich sehr feine elektrische Ströme nachweisen.

Fließen elektrisch geladene Teilchen durch einen Draht oder eine Flüssigkeit, so sprechen wir von einem elektrischen Strom. Verbinden wir bei einer elektrischen Batterie den positiven und den negativen Pol unter Zwischenschaltung einer Glühbirne, so leuchtet die Glühbirne durch den durchfließenden Strom auf, solange ein Spannungsgefälle zwischen den Polen besteht. Auch in den Geweben des Körpers befinden sich elektrisch geladene Teilchen, die Ionen, wie die positiven Natrium- und

Kaliumionen oder die negativen Chlorionen. Die Zellwände bilden nun ein mehr oder weniger großes Hindernis für den freien Durchtritt der Ionen, so daß sich hier ein elektrisches Spannungsgefälle aufbauen kann.

Innerhalb und außerhalb der Zellen, durch die Zellwand getrennt, haben wir eine ungleiche Ionenverteilung. Außerhalb der Zellen finden sich viele Natrium- und Chloridionen, innerhalb der Zellen nur wenige. Bei den Kaliumionen hingegen ist es umgekehrt. In der Zelle sind Kaliumionen in großer Zahl, außerhalb der Zelle nur in geringer Zahl vorhanden.

Die Ionen sind bestrebt, durch die Poren der Zellwand zu diffundieren, um so einen Ausgleich zwischen innen und außen zu schaffen. Kalium-(K^+-)Ionen können die Zellwand leicht passieren. Natrium- und Chloridionen können das nicht oder doch nur bei ganz besonderen Zuständen der Zellwand. Die Zelle ist nun in der Lage, durch einen aktiven Transportvorgang eingedrungene Natrium- oder Chloridionen wieder herauszubefördern oder Kaliumionen in die Zelle einzuschleusen. Man spricht von einer Ionenpumpe.

Durch diesen Ionentransport, der einen ausgeglichenen Ruhezustand erstrebt, entsteht ein elektrisches Potential, das sog. Ruhepotential, das etwa —80 Millivolt (mV) beträgt. An der Außenwand der Zellmembran liegt in der Ruhe eine positive Ladung, an der Innenwand eine negative. Trifft nun ein Erregungsreiz die Zelle, dann ändert sich die Durchlässigkeit der Zellmembran. Natriumionen können nun die Zellwand besser durchdringen. Dadurch wird die negative Ladung an der Innenfläche der Zellmembran herabgesetzt (Depolarisation). Bei zunehmender Reizstärke kommt es zu einem wachsenden, überstürzten Einstrom von Natriumionen in die Zelle, so daß die Innenfläche schließlich bis zu 40 mV einer positiven elektrischen Ladung zeigt, während jetzt an der Außenwand eine negative elektrische Ladung liegt. Bei einer so hohen positiven Spannung an der Innenfläche wird der weitere Einstrom von Natriumionen abgeblockt, und nun setzt wieder der Rücktransport der Natriumionen durch die Ionenpumpe ein, um die Ausgangslage wieder zu erreichen (Repolarisation). Die übrigen Ionen, Kalium und Chlorid, verhalten sich entsprechend. Der gesamte Vorgang wird als Aktionspotential bezeichnet. Der elektrische Impuls breitet sich fortschreitend von Zelle zu Zelle aus, was nach Freisetzung von Kalziumionen bei der Muskelzelle Kontraktion, bei der Nervenfaser Weiterleitung des Reizes bedeutet.

Die Aktin- und die Myosinfibrillen sind so zueinander angeordnet, daß sie sich bei der Kontraktion des Muskels ineinanderschieben können, wodurch die Verkürzung zustandekommt. Ausgelöst wird dieser Vorgang durch freiwerdende Kalziumionen infolge des an der Muskelfasermembran ablaufenden elektrischen Aktionspotentials.

Die im Muskel entstehenden elektrischen „Aktionsströme“ können sichtbar gemacht werden. Man kann sie in Form einer Kurve aufzeichnen und auswerten. Ein solches Elektromyogramm (EMG) wird bei der Diagnostik bestimmter Muskelerkrankungen mit Erfolg eingesetzt.

Die **Aufgabe der Skeletmuskulatur** ist es, einerseits Bewegungen von Teilen des Knochengerüstes zu bewirken und andererseits bestimmte Körperhaltungen während der Bewegung oder auch in der Ruhe zu garantieren, wobei Gelenke, Bänder und Sehnen in den Funktionsablauf einbezogen werden.

Bewegungen kommen durch das aufeinander abgestimmte Zusammenarbeiten mehrerer Muskeln zustande, die durch das Zentralnervensystem gesteuert werden. Einzelne Muskeln führen dabei vorwiegend die *Bewegung*, andere gleichzeitig die *Haltung* eines Körperteils durch Fixierung der Gelenke aus (Bewegungs- und Halteaufgabe).

Bei der Aktivierung der Muskulatur zu dieser Tätigkeit bildet sich zuerst im Muskel ein *Spannungszustand* aus. Falls sich an den Spannungszustand keine Bewegung anschließt, z. B. beim Kaudruck mit geschlossenen Zahnreihen oder beim Arm in Tragestellung, entsteht lediglich eine *Muskelkraft*. Auch bei Einnahme einer bestimmten Körperhaltung, sei es im Stehen oder Liegen oder bei der Feststellung der Gelenke, wird durch die Spannung der Muskulatur eine Kraft entwickelt, die nur unter Verbrauch von Energie aufrechterhalten werden kann (Ermüdung bei Einhaltung einer bestimmten Körper- oder Gliederlage über längere Zeit). Wir sprechen bei dieser Kraftentwicklung ohne Verkürzung (Bewegung) auch von der Haltefunktion der Muskulatur (isometrische Kontraktion).

Kommt es gleichzeitig oder im Anschluß an den Spannungszustand der Muskulatur zu einer Bewegung, so liegt eine *Arbeitsleistung* des Muskels vor. Als Beispiel sei das Heben eines Gewichtes angeführt. Zunächst muß die Spannung der Muskulatur gesteigert werden, so daß eine Kraft entsteht, die gleich der Schwere des Gewichtes ist, dann erst setzt die Verkürzung des Muskels ein und damit bei Muskelspannung die Bewegung des Gewichtes (isotonische Kontraktion). Es wird also eine Kraft über einen Weg entwickelt, d. h., es wird Arbeit geleistet (Arbeit = Kraft × Weg).

Auf die Verkürzung eines Muskels erfolgt eine Bewegung der Knochen gemäß den Hebelgesetzen; dabei sind Richtung, Ausmaß und Kraft der Bewegung u. a. vom Ansatzpunkt des Muskels und der jeweiligen Gelenkstellung abhängig. Ein Muskel, der, vom Oberarm kommend, das Ellenbogengelenk überzieht und an der Beugeseite des Unterarmes ansetzt, ruft bei der Verkürzung eine Beugung des Ellenbogens hervor. Setzt der Muskel dagegen an der Streckseite des Unterarmes – distal von der Ellenbogengelenkachse – an, so bewirkt er eine Streckung (einarmiger Hebel). Eine Streckung des Ellenbogens tritt aber auch ein, wenn der sich verkürzende Muskel am Olecranon ansetzt, also proximal von der Ellenbogengelenkachse (zweiarmiger Hebel). Im ersten Fall der Streckbewegung liegt eine einarmige Hebelwirkung vor und im zweiten Fall eine zweiarmige Hebelwirkung. Der lange Hebelarm wäre im zweiten Fall der Teil des Unterarmes distal der Drehachse des Gelenkes und der kurze Hebelarm der proximal von der Gelenkachse gelegene Knochenteil, das Olecranon.

Beim einarmigen Hebel erfolgt die Bewegung in Richtung des Muskelzuges, beim zweiarmigen Hebel ist die Richtung der Bewegung entgegengesetzt der Richtung des Muskelzuges. Der Bewegungsausschlag ist bei gleicher Verkürzung des Muskels verschieden groß, je nachdem der Muskel in Gelenknähe oder entfernt vom Gelenk ansetzt. Als Beispiel sei wieder die Beugung des Ellenbogens erwähnt. Ein Beugemuskel, z. B. vom Oberarm kommend, überzieht das Ellenbogengelenk und setzt unmittelbar distal vom Gelenk am Unterarm an, ein zweiter, sonst gleicher Muskel setzt in der Nähe des Handgelenkes an. Verkürzen sich nun beide Muskeln um die gleiche Strecke, so resultiert im ersten Fall beim gelenknahen Ansatz eine große Bewegung und im zweiten Fall eine kleine Bewegung. Die Kraftentfaltung verhält sich dabei umgekehrt. Der große Bewegungsausschlag des gelenknahen Muskels erfolgt mit geringer Kraft, und der kleine Bewegungsausschlag erfolgt mit großer Kraft. Das Ergebnis beider Bewegungen, die geleistete Arbeit (Kraft × Weg), wäre aber in beiden Fällen gleich.

Die Kraftentfaltung eines Muskels ist abhängig von der Zahl der Muskelfasern und der Länge des Muskels. Dicke kurze Muskeln entwickeln große Kräfte (Kaumuskeln), während lange Muskeln große Bewegungsausschläge bewirken.

Die Arbeitsleistung eines Muskels kann durch häufig wiederholte Übungen (Training beim Sport) vermehrt werden. Es kommt dabei zu einer Zunahme der Muskelmasse, die einzelnen Muskelfasern werden dicker.

Bei den Körperbewegungen treten in den meisten Fällen nicht einzelne Muskeln, sondern zahlreiche in Funktion. Das gilt sowohl für die Bewegungs- als auch für die Haltefunktion. Bei den großen geordneten Bewegungen des Körpers bei körperlicher Arbeit, beim Gehen, Laufen oder beim Aufrechtstehen, Sitzen oder Liegen wechseln die einzelnen Funktionen des Haltens und Bewegens äußerst schnell. Beim Gehen tritt ein dauernder Wechsel zwischen dem die Last des Körpers tragenden Bein und dem vorschwingenden Bein ein, wobei der Schwerpunkt des Körpers dauernd angehoben, nach vorn und abwechselnd nach beiden Seiten verlagert werden muß. Soll das Standbein, auf dem der Körper beim Gehen momentan ruht, nach vorn gebracht werden, so ist eine Streckung des ganzen Beines und Abrollung des Fußes auf die Zehen erforderlich. Im Vorwärtsschwingen ist dann die Beugung im Knie- und Hüftgelenk erforderlich. Gestreckt wird es dann mit der Ferse vor dem anderen Bein, das inzwischen zum Standbein geworden ist, aufgesetzt. Das Standbein geht dann wieder aus einer leichten Kniebeugung zur Streckung mit Anheben der Ferse über, um das Vorschwingen seinerseits zu wiederholen.

Die Funktionsmöglichkeiten eines Muskels werden durch die jeweilige Stellung der Glieder beeinflußt. So sind Kreiselbewegungen des Unterschenkels im Kniegelenk nur bei gebeugtem Knie möglich; eine vollständige Streckung des Kniegelenkes wird bei extrem gebeugtem Hüftgelenk (Oberschenkel liegt dem Bauch an) unmöglich. Der Grund hierfür: Die langen Beuger des Unterschenkels, die vom Sitzbeinhöcker entspringen, sind beim extrem gebeugten Hüftgelenk zu kurz, um die völlige Streckung im Knie zuzulassen. Sie halten das Knie in leichter Beugestellung.

Beim Aufrechtstehen ist zuerst eine Feststellung des gesamten Körpers, also eine Fixierung von Kopf, Rumpf und unteren Gliedmaßen, zu bewirken. Dann ist eine Gleichgewichtslage herbeizuführen, wobei die Schwerpunktlinie des Körpers innerhalb der von den Füßen umschriebenen Standfläche liegt. Zur Aufrechterhaltung eines stabilen Gleichgewichtes müssen große Muskelgruppen dauernd in Aktion sein (Kopf-, Nacken-, Rückenmuskulatur, Muskulatur an der Streckseite des Oberschenkels sowie die Muskulatur der Wade). Unterstützt werden diese Muskelgruppen durch die großen Bänder der Hüft- und Kniegelenke. Eine weitgehende Entspannung der Muskulatur kann nur im Liegen erreicht werden.

Der **Stoffwechsel** des arbeitenden Muskels ist gegenüber dem des ruhenden Muskels um ein Vielfaches erhöht. Den Ausdruck dafür sehen wir in der vermehrten Wärmebildung und dem steigenden Sauerstoffbedarf. Die Blutgefäße werden bald nach Beginn der Arbeitstätigkeit erweitert, die Durchblutung des Muskels wird vermehrt.

Der Muskel bildet seine Energie aus

1. dem Glykogen bzw. der Glukose,
2. den Adenosintriphosphorsäuren und
3. den Kreatinphosphorsäuren.

Diese Stoffe werden in verwickelter Weise unter Mitwirkung von Enzymen um- und abgebaut. Zum Teil erfolgt dabei ein Abbau bis zu den Endprodukten Wasser (H_2O) und Kohlendioxid (CO_2).* Zum anderen Teil setzt von einer bestimmten Abbaustufe an ein Wiederaufbau zu den Ausgangsstoffen ein.

Der Abbau der Kohlenhydrate geht in zwei Phasen vor sich. Die erste Phase, die *anaerobe* Phase, ohne Sauerstoffverbrauch, verläuft von der Glukose zur Brenztraubensäure, wobei die dabei freiwerdende Energie eine Muskelkontraktion bewirkt.

Eine beherrschende Rolle spielt bei diesem Prozeß die energiereiche Adenosintriphosphorsäure (ATP); sie setzt den Abbau der Glukose in Gang und steuert den chemischen Prozeß. Die Adenosintriphosphorsäure geht dabei unter Freisetzung von Energie in die energieärmere Adenosindiphosphorsäure (ADP) über.

Ein Teil der Brenztraubensäure wird in Milchsäure überführt:

$$CH_3 \cdot CO \cdot COOH + 2\,H^+ \longrightarrow CH_3 \cdot CHOH \cdot COOH$$

Die Milchsäure ist ein vorläufiges Endprodukt, die sich nach der ersten Phase im Muskel ansammelt.

In der anschließenden zweiten *aeroben* Phase wird unter Sauerstoffverbrauch die Brenztraubensäure unter Mitwirkung zahlreicher Enzyme stufenweise zu den Endprodukten Kohlendioxid und Wasser verbrannt. Das in der ersten Phase entstandene Adenosindiphosphat wird sogleich wieder in das energiereichere Adenosintriphosphat zurückverwandelt. Die dazu notwendige Energie wird durch Spaltung des Kreatinphosphats und durch die Verbrennung der Brenztraubensäure gewonnen. Durch diesen fortlaufenden Wiederaufbau des Adenosintriphosphats steht eine Energiequelle für kurzfristige Muskelhöchstleistungen zur Verfügung, z. B. für Kurzstreckenläufe bis zu einer Dauer von 20 Sek. Für länger dauernde Muskelleistungen wird die aus dem weiteren Abbau der Brenztraubensäure gewonnene Energie verwandt. Der Abbau verläuft in einem sehr verwickelten Prozeß, dem sog. Zitronensäurezyklus, der über zahlreiche Zwischenstufen mit Hilfe eines ganzen Enzymsystems zu den energielosen Endprodukten Wasser und Kohlendioxid führt.

Kurzfristige Höchstleistungen werden also anaerob (ohne Sauerstoffverbrauch) in der ersten Phase, die über Adenosintriphosphat zu Adenosindiphosphat führt, geleistet. Bei Dauerleistungen kann die notwendige Energiegewinnung nur über den aeroben Glykogenstoffwechsel ablaufen. Das zeitweilig liegengebliebene Zwischenprodukt, die Milchsäure, wird teils im Zitronensäurezyklus abgebaut, teils aber auch wieder in den Reservestoff Glykogen zurückverwandelt (s. S. 203). Der Glykogenbestand des Muskels nimmt bei fortlaufender Arbeitsleistung jedoch dauernd ab. Aus der Leber wird aber dem arbeitenden Muskel fortwährend Glykogen nachgeliefert. Der Bestand an Phosphorsäureüberträgern bleibt weitgehend konstant.

Bei harter Muskelarbeit steigt der Sauerstoffbedarf schnell an bis zum 500fachen des Ruhewertes; ebenso steigen die anfallenden Stoffwechselprodukte, insbesondere das Kohlendioxid, stark an. Für diese Arbeitsleistung muß das Herz-Kreislauf-System und das Atemsystem seine Leistung erheblich steigern. Durch eine verstärkte Herzarbeit wird mehr Blut herangeführt, die Blutgefäße der Muskulatur müssen weit gestellt werden, und das Volumen der Atemluft

---

* In der Umgangssprache wird das Kohlendioxid vielfach als Kohlensäure bezeichnet. Gelöstes CO_2 reagiert mit Wasser: $CO_2 + H_2O \rightarrow H_2CO_3$ (Kohlensäure).

muß vergrößert werden. Die Werte für das Atemvolumen können dabei von der Ruhe bis zur maximalen Leistung von etwa 6 l/min (0,1 l/s) auf 100 l/min (1,67 l/s) ansteigen.

Von großer Bedeutung bei den Phosphorylierungsprozessen ist ein Hormon der Nebennierenrinde, das Desoxykortikosteron.

Vollbringt ein Muskel eine länger dauernde Tätigkeit, so treten Ermüdungserscheinungen mit nachlassender Arbeitsleistung auf, die schließlich ganz zum Erliegen kommen kann. Nach einer genügend langen Ruhepause erholt sich der Muskel. Eine Anhäufung von Stoffwechselprodukten, wie Kohlendioxid, Milchsäure, Kreatin u. a., wird für die Ermüdung verantwortlich gemacht. Durch Heranführung von Sauerstoff, unterstützt durch tiefes Einatmen oder z. B. Massage und Entspannungsübungen nach sportlichen Leistungen, werden die Stoffe oxydiert; damit setzt die Erholung ein.

Nach Eintritt des Todes werden die Muskeln steif und starr, sie verlieren ihre Kontraktilität. Diese *Totenstarre* tritt langsam, 1/2—7 Stunden nach dem Tode, ein; sie beginnt an der glatten Muskulatur und am Herzen, ergreift dann das Zwerchfell, die Kopf-, Nacken- und Rumpfmuskulatur und schließlich die Muskulatur der oberen und zuletzt die der unteren Gliedmaßen. Die Lösung der Totenstarre (nach 1—6 Tagen) geht in der gleichen Reihenfolge vor sich. Eine eindeutige Klärung der Ursachen der Totenstarre ist bisher nicht gelungen. Man vermutet, daß die Erstarrung durch eine Quellung der Muskeleiweißkörper bewirkt wird, die Lösung der Starre durch eine Entquellung. Mit der Lösung der Totenstarre setzt unter Einwirkung von Mikroorganismen die Fäulnis ein.

Betrachtet man die Muskeln im einzelnen im Hinblick auf ihre Funktion, ihre Form, auf ihren Ursprung und Ansatz, auf ihre Mitwirkung bei der Gestaltung der Gesamtform und des Oberflächenreliefs des Körpers, so wird man sich vor Augen halten müssen, daß es immer Gruppen von Muskeln sind, die in sinnvoller Weise zusammenarbeiten. Dabei treten die fließenden, geschmeidigen Bewegungen fast momentan mit dem Reizzufluß ein. Es ist ein fließendes Spiel von Haltefunktionen, Bewegungen und Gegenbewegungen, die mit höchster Geschwindigkeit, langsam oder zögernd, unter wechselnden Kraftanstrengungen ablaufen. Das alles wird veranlaßt und kontrolliert vom Zentralnervensystem. Die Muskulatur arbeitet äußerst ökonomisch mit einem Wirkungsgrad, den unsere Maschinen nicht erreichen. Das Verständnis dieser höchst komplexen Bewegungsvorgänge setzt die systematische Kenntnis der einzelnen Muskeln voraus.

Eingeteilt werden die Muskeln des menschlichen Körpers in:

A. Stammuskulatur:

1. Brustmuskulatur, 2. Bauchmuskulatur, 3. Rückenmuskulatur,

4. Kopfmuskulatur, 5. Halsmuskulatur

B. Gliedmaßenmuskulatur:

1. Muskulatur der oberen Extremität, 2. Muskulatur der unteren Extremität

Die Muskulatur des Stammes

Die Brustmuskulatur (Abb. 41, 42)

I. *Oberflächliche Muskeln,* die zu den oberen Gliedmaßen ziehen.

1. Großer Brustmuskel (M. pectoralis major). Er nimmt seinen Ursprung vom Schlüsselbein, vom Brustbein und von der Bauchfaszie (Rectusscheide; s. Bauchmuskulatur). Er setzt am Oberarm an einer Leiste unterhalb des großen Höckers an.

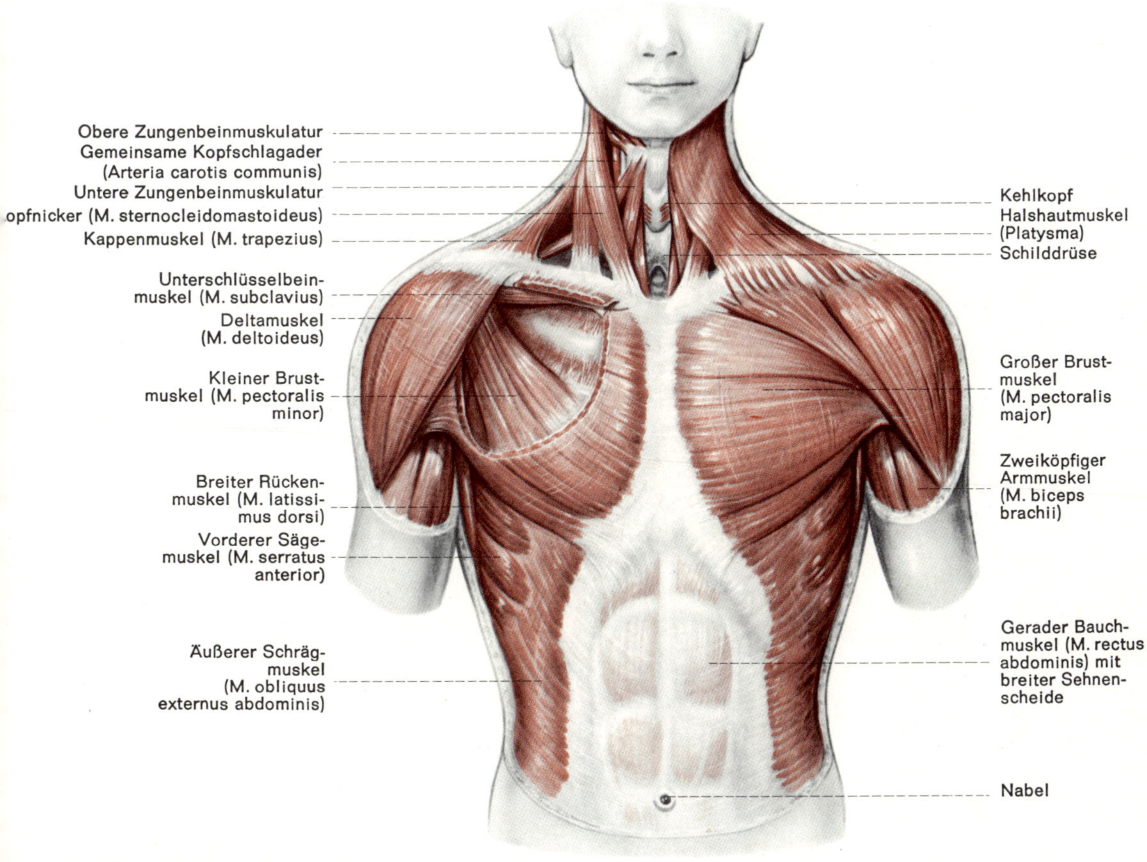

Abb 41. Muskeln des Halses und der Brust von vorn. Rechts wurde der Halshautmuskel entfernt und ein Fenster in den großen Brustmuskel geschnitten

Aufgabe: Er führt den Arm an den Körper (Adduktion) und rollt ihn nach innen (Innenrotation).

Innervation: Nn. thoracici ventrales. Segment: Zervikal V—VII (s. Nervensystem).

2. Kleiner Brustmuskel (M. pectoralis minor). Er wird vom großen Brustmuskel bedeckt; er entspringt von der 3. bis 4. Rippe und zieht zum Rabenschnabelfortsatz des Schulterblattes (Processus coracoideus).

Aufgabe: Er zieht den Schultergürtel nach vorn und unten, oder bei fixiertem Schultergürtel hebt er zusammen mit dem großen Brustmuskel den Brustkorb zur Unterstützung der Atmung.

Innervation: Nn. thoracici ventrales. Segment: Zervikal VII—VIII.

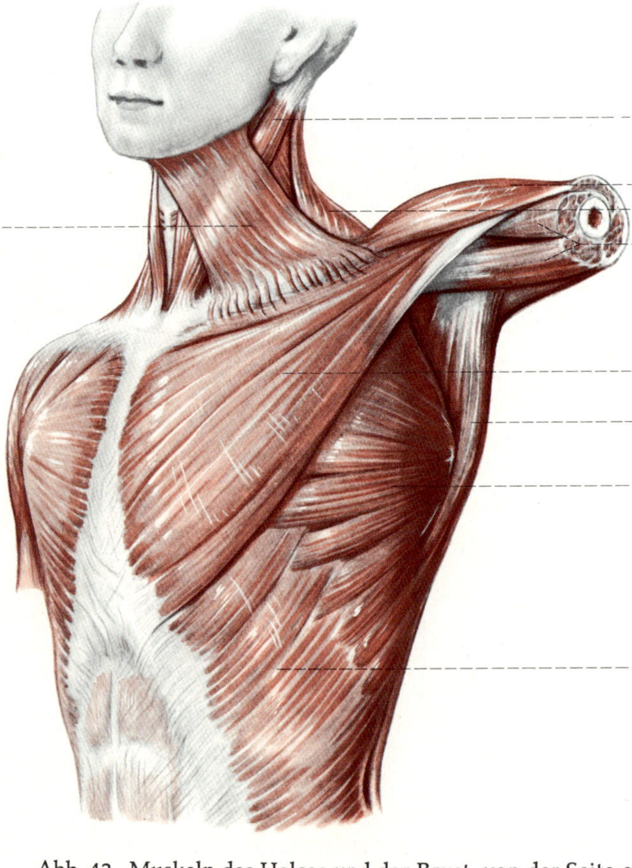

Abb. 42 Muskeln des Halses und der Brust, von der Seite gesehen

3. Der vordere Sägemuskel (M. serratus anterior). Er entspringt an der Seitenfläche des Brustkorbes von den oberen 9 Rippen und setzt an der medialen Kante des Schulterblattes an.

   Aufgabe: Vorwärtsziehen des Schulterblattes und Drehen des unteren Schulterblattwinkels nach außen.

   Innervation: N. thoracicus longus. Segment: Zervikal V—VII.

4. Unterschlüsselbeinmuskel (M. subclavius). Er kommt von der 1. Rippe, zieht seitwärts zur Unterfläche des Schlüsselbeines, das er im Brustbeingelenk fixiert und nach vorn unten bewegt; kann auch als Rippenheber wirken.

II. *Tiefe Brustmuskeln.*

1. Rippenheber (Mm.* levatores costarum breves et longi).	} Einatmer
2. Äußere Zwischenrippenmuskeln (Mm. intercostales externi).	} Einatmer
3. Innere Zwischenrippenmuskeln (Mm. intercostales interni).	Ausatmer

Innervation: Interkostalnerven. Segment: Thorakal I—XI.

III. *Zwerchfell* (Diaphragma), eine nach aufwärts gewölbte muskulöse Scheidewand zwischen Brust- und Bauchhöhle (Abb. 60). Vorn und seitlich entspringt es von den inneren Flächen der knorpligen Rippenanteile der 7.—11. Rippen; hinten setzt es an den ersten 3 Lendenwirbelkörpern und an den 12. Rippen an. Der mittlere Teil der Platte ist sehnig (Centrum tendineum). Die sehnige Platte besitzt ein Loch für die untere Hohlvene. Der muskulöse Teil hat in der Nähe der Wirbelsäule mehrere schlitzförmige Öffnungen.

a) Aortenschlitz (Hiatus aorticus): für die Aorta, den großen Milchbrustgang (Ductus thoracicus) und ein Nervengeflecht.

b) Speiseröhrenschlitz: für die Speiseröhre und die Vagusnerven. Neben diesen beiden größeren Spalten finden sich noch zwei schmale Lücken zwischen den Muskelzügen des Zwerchfells, die Nerven und Gefäße durchtreten lassen.

   Aufgabe: Bei der Einatmung wird die Brusthöhle erweitert durch Heben der Rippen und Abflachung der Zwerchfellwölbung (Kontraktion); bei der Ausatmung folgt das erschlaffte Zwerchfell der elastischen Lunge und steigt höher, während die Rippen sich senken. Dadurch wird die Brusthöhle kleiner.

Innervation des Zwerchfelles: N. phrenicus. Segment: Zervikal III—V.

* Mm. = Mehrzahl von Muskel. Nn. = Mehrzahl von Nerv.

Die Bauchmuskulatur

I. Die vordere Muskelgruppe.

1. Gerader Bauchmuskel (M. rectus abdominis). Er zieht beiderseits von der Außenfläche der Knorpel der 5. bis 7. Rippe abwärts und setzt mit seiner Sehne am Schambein an (Abb. 43).

   Aufgabe: Annäherung des Brustkorbes an das Becken. Unterstützung der Bauchpresse.

   Innervation: Interkostalnerven. Segment: Thorakal VII—XII.

2. Pyramidenmuskel (M. pyramidalis). Er zieht vom oberen Rande der Symphyse nach aufwärts und endigt in der Linea alba.

   Aufgabe: Spannt die Linea alba.

   Innervation: Interkostalnerven, Lumbalnerv I. Segment: Thorakal XII.

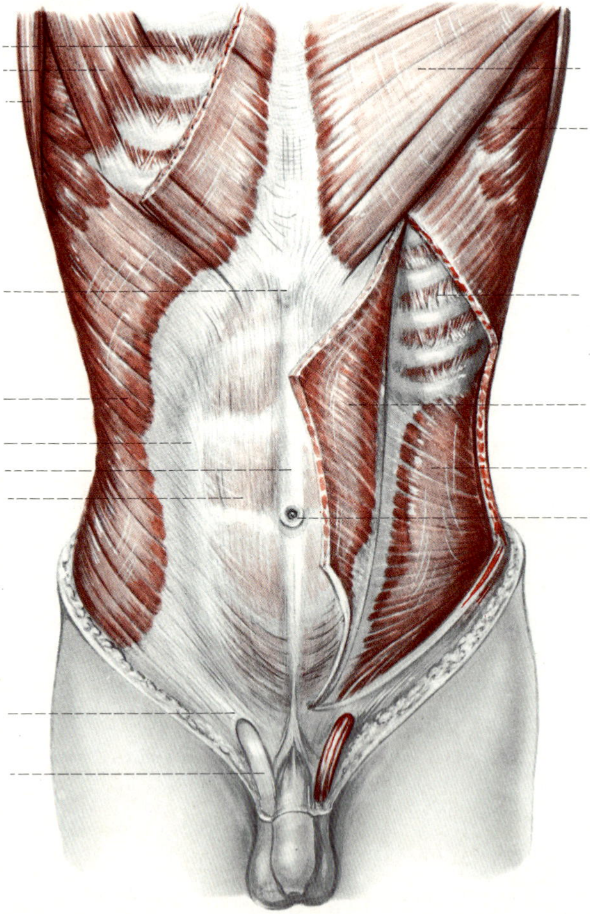

Abb. 43. Die oberflächlichen Bauchmuskeln. Links wurde der äußere Schrägmuskel durchschnitten und zurückgeklappt; rechts wurde ein Teil des großen Brustmuskels entfernt

II. Die seitliche Muskelgruppe.

1. Der schräge äußere Bauchmuskel (M. obliquus externus abdominis).
2. Der schräge innere Bauchmuskel (M. obliquus internus abdominis).
3. Der quere Bauchmuskel (M. transversus abdominis).

Die 3 Muskeln entspringen von den Beckenkämmen und den unteren Rippen, sie enden nach vorn medial gemeinsam in einer breiten sehnigen Platte, die den M. rectus abdominis mit einer Scheide (Rectusscheide) umgibt, so daß dieser Muskel gleichsam in einem Sehnenfach liegt. In der Körpermitte zwischen Schwertfortsatz und Symphyse wird dieser Sehnenteil als „weiße Linie" (Linea alba) bezeichnet.

Die breite flächenhafte Sehne des schrägen äußeren Bauchmuskels (M. obliquus externus abdominis) setzt unten seitlich am vorderen Darmbeinstachel (Spina iliaca anterior superior) an. Von hier aus zieht die Sehne mit einem verdickten Band, dem Leistenband (Lig. inguinale), zum oberen Rand der Symphyse (Abb. 70).

Oberhalb des Leistenbandes in Symphysennähe findet sich in der Sehne des schrägen Bauchmuskels eine ovale Lücke, der Leistenring, der den Eingang zum Leistenkanal darstellt. Der Leistenkanal durchsetzt in schrägem Verlauf in Richtung zur Bauchhöhle die Bauchmuskulatur (Abb. 43).

Im Leistenkanal verlaufen beim Mann aus der Bauchhöhle in den Hodensack Samenleiter mit Gefäßen und Nerven, bei der Frau liegen hier Aufhängebänder für die Gebärmutter (rundes Mutterband).

Tritt Bauchinhalt (Darmschlingen) durch den Leistenkanal aus der Bauchhöhle aus, so sprechen wir von einem *Leistenbruch.*

Unter dem Leistenband ziehen die Gefäße aus der Bauchhöhle zum Oberschenkel. Tritt hier Bauchinhalt neben den Gefäßen aus, so sprechen wir von einem *Schenkelbruch.*

Aufgabe: 1–3 Bauchpresse. Bei einseitiger Wirkung → Drehbewegung des Rumpfes.

Innervation: Untere Interkostalnerven und Äste aus dem Plexus lumbalis. Segment: Thorakal V bis Lumbal I.

III. Die hintere Muskelgruppe.

Der viereckige Lendenmuskel (M. quadratus lumborum). Er schließt hinten neben der Wirbelsäule die schmale Lücke zwischen Rippen und Beckenkamm. Seinen Ursprung nimmt er von den unteren Rippen und den Querfortsätzen der Lendenwirbelsäule. Am Darmbeinkamm setzt er an.

Aufgabe: Abwärtsziehen der letzten Rippen, Beugung der Lendenwirbelsäule zur Seite.

Innervation: 12. Interkostalnerv und Äste aus dem Plexus lumbalis.

Die Rückenmuskulatur

I. Die oberflächlichen Rückenmuskeln (Abb. 44).

Es sind z. T. breite, flächenhafte Muskeln, die in 3 *Schichten* übereinanderliegen. Die beiden oberen Schichten treten mit den oberen Gliedmaßen in Verbindung. Die 3. Schicht zieht zu den Rippen.

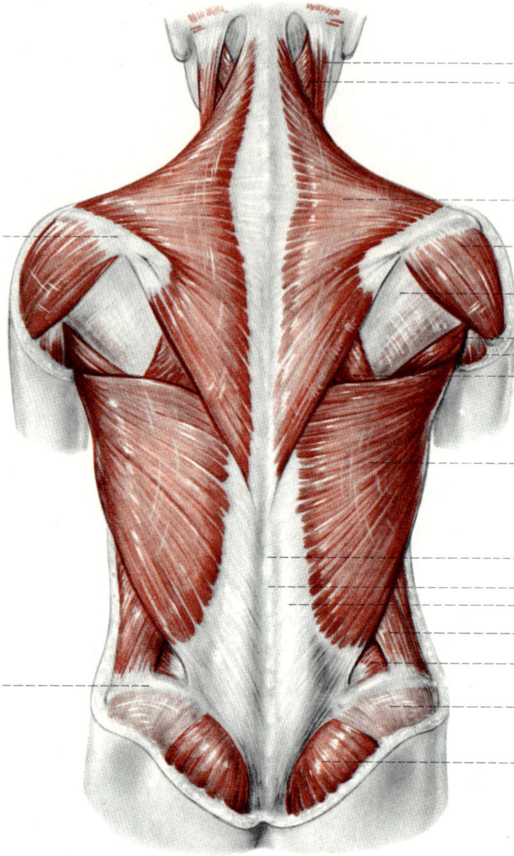

Abb. 44. Die oberflächlichen Rückenmuskeln

1. Schicht:

a) Kappenmuskel (M. trapezius). Entspringt von sämtlichen Dornfortsätzen der Hals- und Brustwirbel sowie vom Hinterhauptbein und setzt am lateralen Teil des Schlüsselbeins, an der Schulterhöhe und der Schulterblattgräte an.

   Aufgabe: Zieht das Schulterblatt nach hinten und medianwärts.

   Innervation: N. accessorius und Plexus cervicalis. Segment: Zervikal II—IV.

b) Der breite Rückenmuskel (M. latissimus dorsi). Entspringt von den Dornfortsätzen der unteren Brustwirbelkörper, aller Lendenwirbelkörper und vom hinteren Beckenkamm. Er setzt am Oberarm unterhalb des kleinen Höckers an.

   Aufgabe: Einwärtsrollen des Armes, Bewegung des Armes nach hinten, abwärts und medianwärts.

   Innervation: N. thoracodorsalis. Segment: Zervikal VI—VIII.

2. Schicht:

a) Der kleine Rautenmuskel (M. rhomboideus minor)
b) Der große Rautenmuskel (M. rhomboideus major)
c) Der Schulterblattheber (M. levator scapulae)

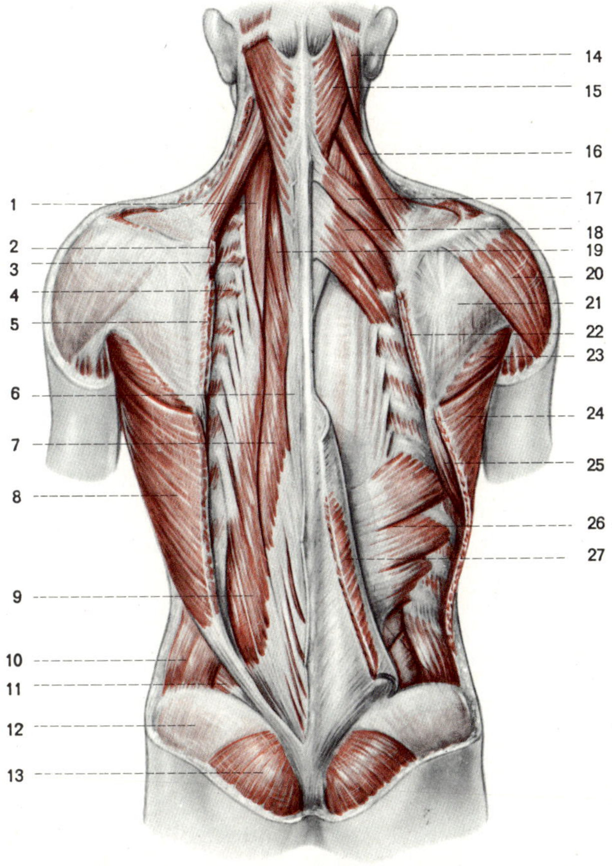

1 Riemenmuskel des Halses (M. splenius cervicis)
2 Kleiner Rautenmuskel (M. rhomboideus minor)
3 } Oberer hinterer Sägemuskel
4 } (M. serratus posterior superior)
5 Großer Rautenmuskel (M. rhomboideus major)
6 Dornmuskel (M. spinalis)
7 Langmuskel des Rückens (M. longissimus)
8 Breiter Rückenmuskel (M. latissimus dorsi)
9 Rückenstrecker (M. iliocostalis)
10 Äußerer Schrägmuskel (M. obliquus externus abdominis)
11 Innerer Schrägmuskel (M. obliquus internus abdominis)
12 Mittlerer Gesäßmuskel (M. glutaeus medius)
13 Großer Gesäßmuskel (M. glutaeus maximus)
14 Kopfnicker (M. sternocleidomastoideus)
15 Riemenmuskel des Kopfes (M. splenius capitis)
16 Schulterblattheber (M. levator scapulae)
17 Kleiner Rautenmuskel (M. rhomboideus minor)
18 Oberer hinterer Sägemuskel (M. serratus posterior superior)
19 Halbdornmuskel (M. semispinalis)
20 Deltamuskel (M. deltoideus)
21 Faszie (Fascia infraspinata)
22 Großer Rautenmuskel (M. rhomboideus major)
23 Großer Rundmuskel (M. teres major)
24 Breiter Rückenmuskel (M. latissimus dorsi)
25 Vorderer Sägemuskel (M. serratus anterior)
26 Unterer hinterer Sägemuskel (M. serratus posterior inferior)
27 Breiter Rückenmuskel (M. latissimus dorsi)

Abb. 45. Die tieferen Rückenmuskeln. Außer dem Kappenmuskel und dem breiten Rückenmuskel wurde rechts der große Rautenmuskel am Schulterblattrand abgeschnitten; links sind der kleine und der große Rautenmuskel sowie der darunterliegende obere hintere Sägemuskel entfernt worden

Ursprung der 3 Muskeln sind die Dornfortsätze der unteren Hals- und oberen Brustwirbelkörper. Ansatz: Medialer Rand des Schulterblattes.

Aufgabe: Das Schulterblatt wird nach medial oben gezogen.

Innervation: N. dorsalis scapulae, Nn. cervicales III—V. Segment: Zervikal V.

3. Schicht:

a) Der hintere obere Sägemuskel (M. serratus posterior superior).

Ursprung: Untere Hals- und obere Brustwirbeldornfortsätze.
Ansatz: 2. bis 5. Rippe.
Aufgabe: Hebt die oberen Rippen.

Innervation: Thorakalnerv I—IV. Segment: Thorakal I—IV.

b) Der hintere untere Sägemuskel (M. serratus posterior inferior).

Ursprung: Dornfortsätze der Lendenwirbelsäule. Ansatz: 9. bis 12. Rippe.
Aufgabe: Herabziehen der unteren Rippen.

Innervation: Thorakalnerv IX—XII. Segment: Thorakal IX—XII.

II. Die tiefen Rückenmuskeln.

Hierher gehören die Riemenmuskeln des Kopfes und Halses (M. splenius capitis, cervicis) und die langen Rückenstreckmuskeln. Sie liegen in mehreren Schichten übereinander. Ihre Aufgabe ist es, die Streckung und Rückwärtsbewegung der Wirbelsäule und des Kopfes auszuführen. Unter den langen Rückenmuskeln liegen:

Die kurzen Rückenmuskeln. Sie verlaufen von Wirbel zu Wirbel zwischen deren Fortsätzen. Sie werden im wesentlichen zu Drehbewegungen herangezogen (Abb. 45).

Die Halsmuskulatur

I. Vordere Halsmuskeln (Abb. 41).

1. Der Halshautmuskel (Platysma). Er liegt unter der Haut des vorderen Halses; er stellt eine dünne, breite Muskelhaut dar.

   Innervation: N. facialis.

2. Der Kopfnicker (M. sternocleidomastoideus). Er entspringt in 2 Abteilungen vom Schlüsselbein und vom Brustbein und setzt am Warzenfortsatz des Schläfenbeins an.

   Aufgabe: Beugung und Drehung des Kopfes.

   Innervation: N. accessorius. Segment: Zervikal II—III.

3. Untere Zungenbeinmuskulatur. Sie besteht aus mehreren Muskeln, die vom Zungenbein zum Kehlkopf und teilweise weiter abwärts bis zum Schlüsselbein ziehen.

   Aufgabe: Bewegung des Zungenbeines und des Kehlkopfes.

II. Hintere Halsmuskeln.

Sie liegen direkt vor der Wirbelsäule. Von den vorderen Halsmuskeln werden sie durch die Speiseröhre, die Luftwege und durch die großen Gefäße getrennt.

1. Die Rippenhalter (Mm. scaleni). Sie bilden die seitliche Gruppe.
   Aufgabe: Rippenheben.

2. Lange Hals- und Kopfmuskeln (M. longus colli und capitis). Sie bilden die mittlere Muskelgruppe.
   Aufgabe: Beugung von Kopf und Hals.

Die Kopfmuskulatur

I. Die Muskeln des Schädeldaches.

Die Schädeldachmuskulatur besteht aus den Stirn-, Hinterhaupt- und Schläfen-Scheitel-Muskeln, die durch eine breite Zwischensehne (Galea aponeurotica) miteinander verbunden sind (Abb. 46).

II. Die Gesichtsmuskulatur.

Sie besteht aus zahlreichen Muskeln: Die Muskulatur des Auges und des Mundes (M. orbicularis oculi und M. orbicularis oris), die mimische Muskulatur, die dem

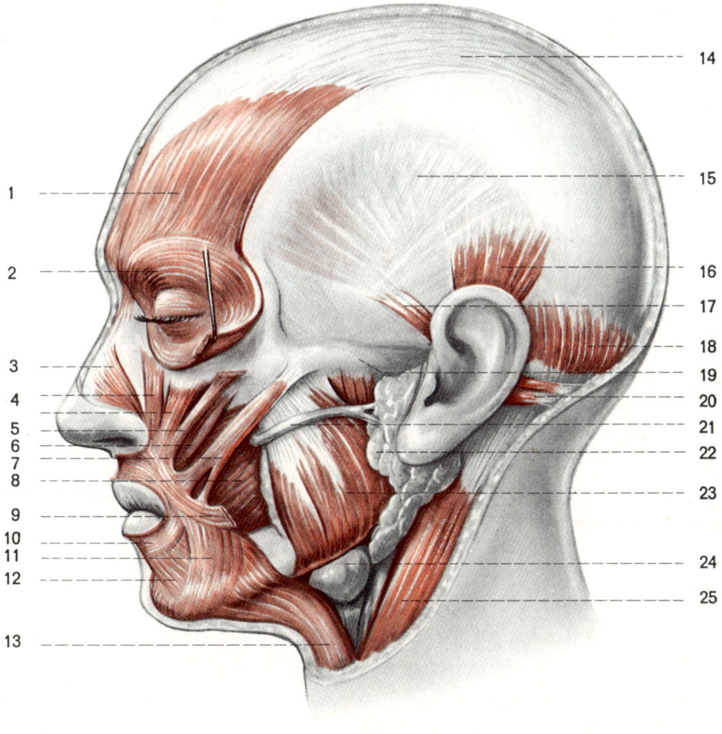

Abb. 46. Die Kopfmuskulatur

1 Stirnmuskel
2 Augenringmuskel (M. orbicularis oculi)
3 Nasenmuskel (M. nasalis)
4 Nasenflügel- und Lippenheber
5 Muskelbündel vom Augenringmuskel zur Lippe
6 Mundwinkelheber (M. levator anguli oris)
7 Großer Jochbeinmuskel (M. zygomaticus major)
8 Backenmuskel (M. buccinator)
9 Lachmuskel (M. risorius)
10 Lippenmuskel (M. orbicularis oris)
11 Mundwinkelsenker (M. depressor anguli oris)
12 Lippensenker (M. depressor labii inferioris)
13 Halshautmuskel (Platysma)
14 Sehnenhaube (Galea aponeurotica)
15 Schläfenfaszie (Fascia temporalis)
16 Ohrmuskeln (Mm. auriculares)
17 Ohrmuskeln (Mm. auriculares)
18 Hinterhauptmuskel
19 Jochbogen (Arcus zygomaticus)
20 Ohrmuskeln (Mm. auriculares)
21 Ausführungsgang der Ohrspeicheldrüse
22 Ohrspeicheldrüse (Glandula parotis)
23 Kaumuskel (M. masseter)
24 Unterkieferdrüse (Glandula submandibularis)
25 Kopfnicker (M. sternocleidomastoideus)

Gesicht Ausdrucksmöglichkeiten gibt, z. B. der Lachmuskel (M. risorius), der Jochbeinmuskel (M. zygomaticus) u. a.

Innervation: N. facialis.

III. Die Kiefermuskulatur.

1. Der große Kaumuskel (M. masseter). Ursprung: Jochbein. Ansatz: Kieferwinkel.
2. Der Schläfenmuskel (M. temporalis). Ursprung: Schläfengrube und Jochbein. Ansatz: Processus coronoideus des Unterkiefers.
3. Gaumenflügelmuskel, äußerer und innerer (M. pterygoideus lateralis und medialis).
4. Die Zungenmuskulatur.
   Innervation: N. hypoglossus.

Aufgabe der Kiefermuskulatur: Der Kauakt.

IV. Obere Zungenbeinmuskulatur.

Die Muskulatur der Gliedmaßen

Muskeln der oberen Extremität

I. Schultermuskeln, die zum Oberarm ziehen (Abb. 47, 48).

1. Der Deltamuskel (M. deltoideus). Er entspringt von der Schulterhöhe und vom Schlüsselbein und setzt an einer Rauhigkeit am oberen Drittel des Oberarmes an.
   Aufgabe: Hebt den Arm bis zur Horizontalen.
   Innervation: N. axillaris. Segment: Zervikal V—VI.
2. Obergrätenmuskel (M. supraspinatus). Untergrätenmuskel (M. infraspinatus). Kleiner Rundmuskel (M. teres minor). Die 3 Muskeln entspringen von der Außenfläche des Schulterblattes und setzen am Oberarm (Tuberculum majus) an.
   Aufgabe: Sie rollen den Arm nach außen und führen ihn an den Körper (Adduktion).
   Innervation: N. suprascapularis, N. axillaris. Segment: Zervikal V.
3. Großer Rundmuskel (M. teres major). Er kommt vom unteren Winkel des Schulterblattes und zieht zum Oberarm (Tuberculum minus).
   Aufgabe: Rollt den Arm nach innen, zieht ihn dorsalwärts und medianwärts.
   Innervation: N. subscapularis. Segment: Zervikal VI.
4. Unterschulterblattmuskel (M. subscapularis). Er entspringt an der Unterfläche des Schulterblattes und setzt am kleinen Höcker (Tuberculum minus) des Oberarmes an.
   Aufgabe: Rollt den Arm nach innen und adduziert ihn.
   Innervation: N. subscapularis. Segment: Zervikal V—VI.
5. Der Hakenarmmuskel (M. coracobrachialis). Er zieht vom Rabenschnabelfortsatz des Schulterblattes zu einer Rauhigkeit in der Mitte des Oberarmknochens.
   Aufgabe: Er führt den abduzierten Arm nach vorn und medial.
   Innervation: N. musculocutaneus. Segment: Zervikal VI—VII.

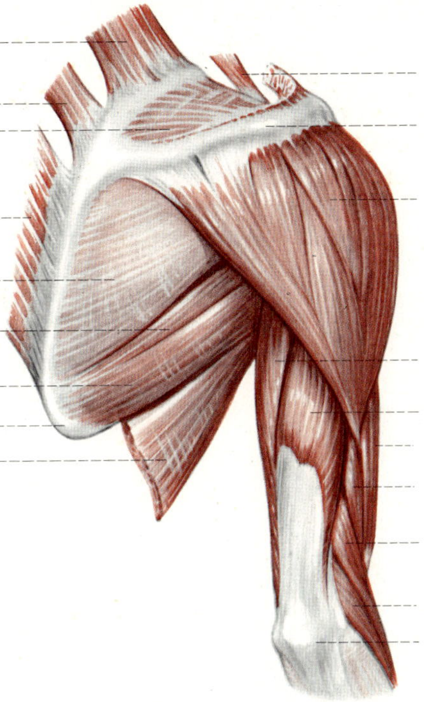

Abb. 47. Die Schulter- und Oberarmmuskeln, von hinten gesehen

II. Muskeln des Oberarmes, die am Vorderarm ansetzen.

1. Der Armstrecker (M. triceps brachii). Zwei seiner Köpfe entspringen an der Rückseite des Oberarmknochens, der dritte, lange Kopf kommt vom unteren Rand der Schultergelenkpfanne. Die gemeinsame Ansatzstelle ist der große Ellenhaken (Olecranon).
   Aufgabe: Streckt den Unterarm und führt den Oberarm vom Körper weg (Abduktion).
   Innervation: N. radialis. Segment: Zervikal VI—VIII.
2. Der zweiköpfige Armmuskel (M. biceps brachii). Er liegt auf der Vorderseite des Armes. Der kurze Kopf entspringt am Rabenschnabelfortsatz, der lange Kopf an einer Rauhigkeit oberhalb der Schultergelenkpfanne. Die Sehne des langen Kopfes zieht durch das Schultergelenk. Die gemeinsame Sehne der beiden Muskelköpfe setzt an einer Erhabenheit der Speiche (Tuberositas radii) an.
   Aufgabe: Beugung und Supination des Unterarmes.
   Innervation: N. musculocutaneus. Segment: Zervikal V—VI.
3. Der Armbeuger (M. brachialis). Er kommt von der Vorderfläche des Oberarmknochens und endigt an einer Rauhigkeit der Elle (Tuberositas ulnae).
   Aufgabe: Beugung des Unterarmes.
   N. musculocutaneus. Segment: Zervikal V—VI.

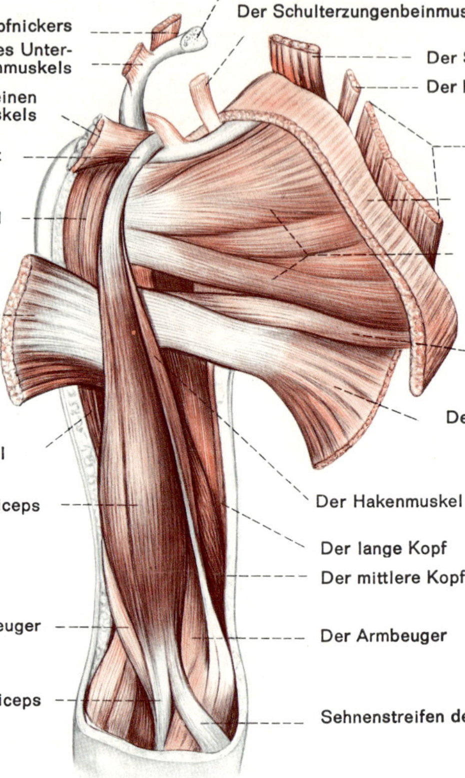

Abb. 48. Die Schulter- und Oberarmmuskeln, von vorn gesehen

III. Muskeln des Unterarmes (Abb. 49, 50).

1. Die Beuger (Flexoren). Sie liegen in 2 Schichten übereinander. Sie entspringen am medialen Oberarmknorren (Epicondylus medialis) und an der Vorderfläche von Speiche und Elle. Mit langen Sehnen setzen sie an der Hand und den Fingern an
   Aufgabe: Beugung der Hand und der Finger.
2. Die Innenroller (Pronatoren).
   Aufgabe: Rollen Unterarm und Hand nach innen (Handfläche nach unten).
3. Die Strecker (Extensoren). Entspringen am lateralen Oberarmknorren (Epicondylus lateralis) und ziehen mit langen Sehnen zum Hand- und Fingerrücken. Sie liegen wie die Beuger ebenfalls in mehreren Schichten übereinander (Streckseite).
   Aufgabe: Streckung der Hand und der Finger.
4. Die Außenroller (Supinatoren).
   Aufgabe: Sie rollen Hand und Unterarm nach außen (Handfläche nach oben).

Innervation: 1—4 Plexus brachialis.

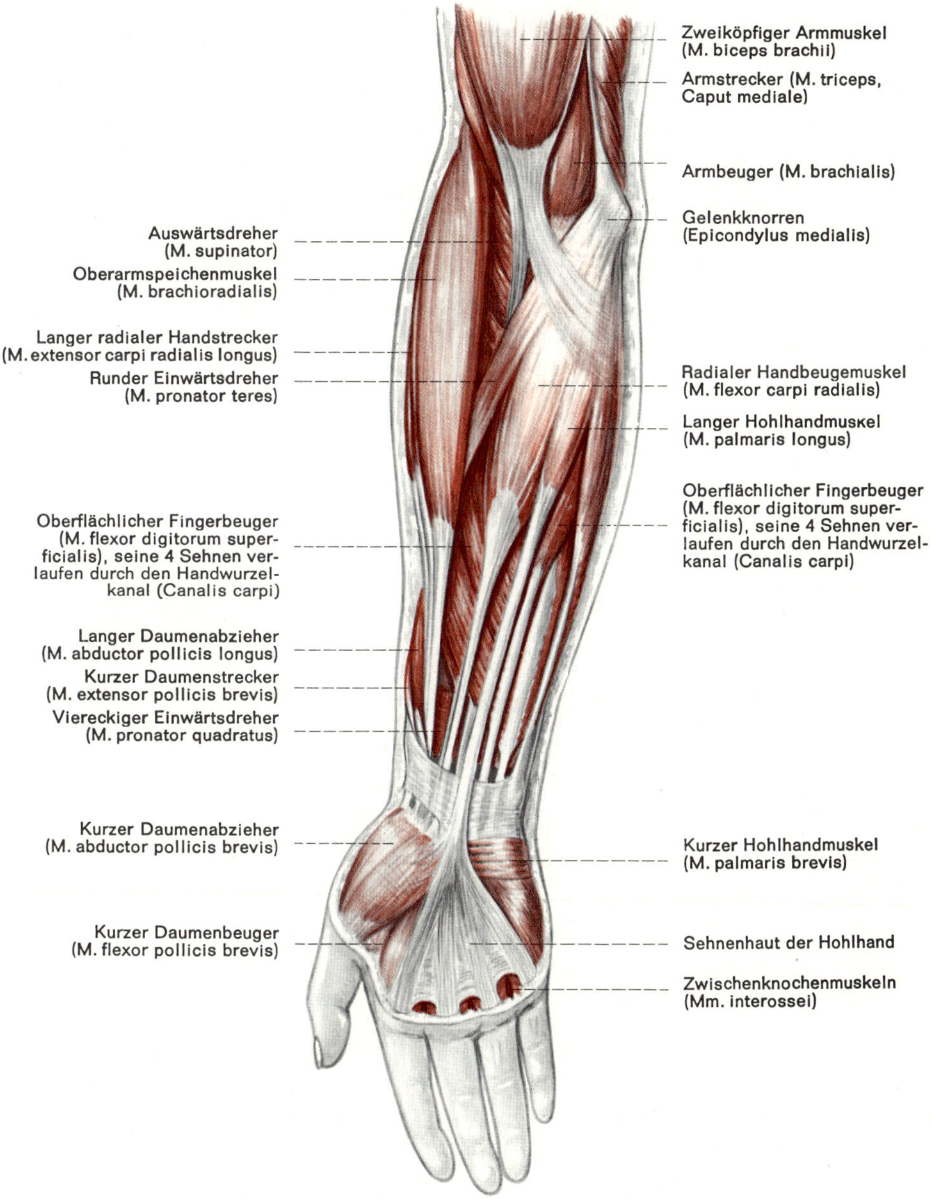

Abb. 49. Die oberflächlichen Unterarmmuskeln der Beugeseite

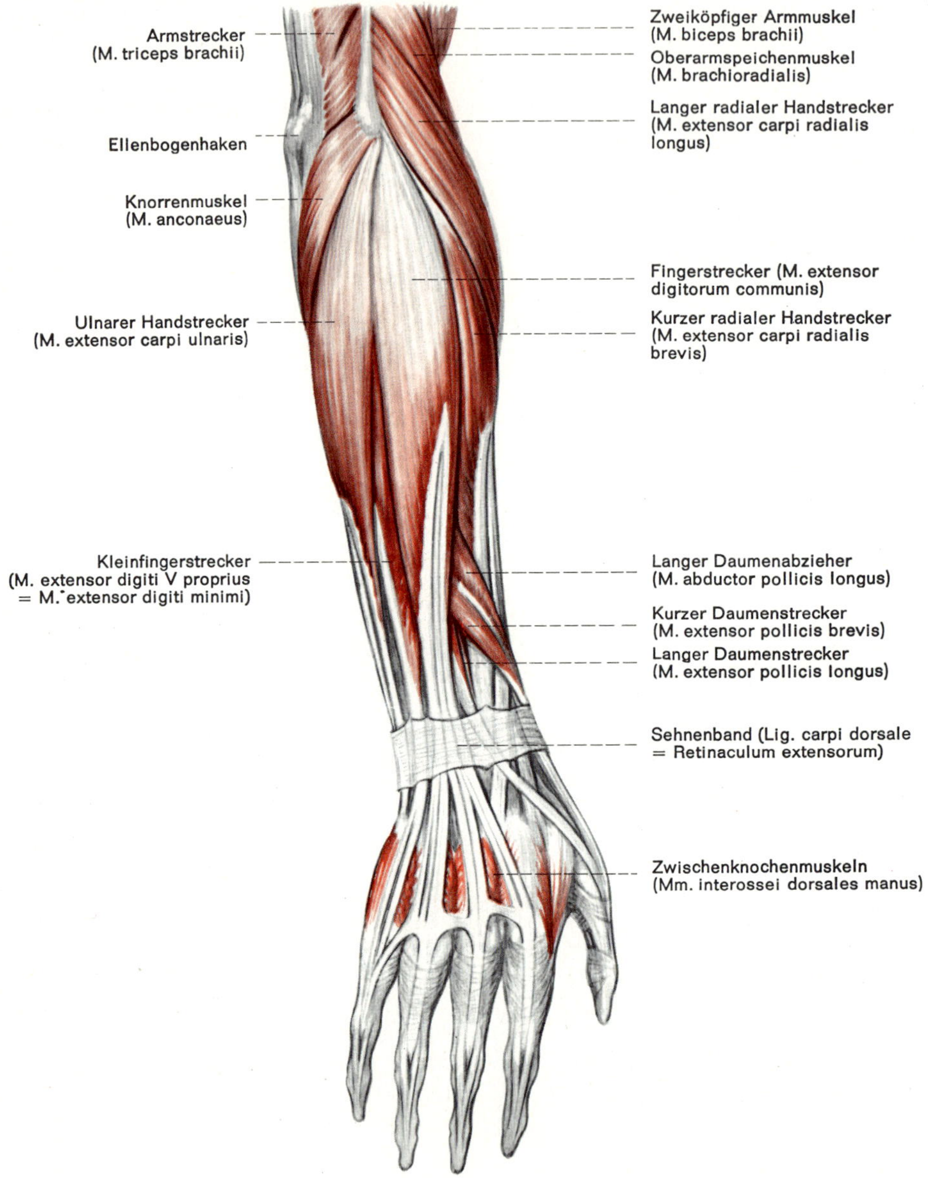

Abb. 50. Die oberflächlichen Unterarmmuskeln der Streckseite

IV. Die Muskeln der Hand.

1. Die Zwischenknochenmuskeln (Mm. interossei). Sie liegen zwischen den Mittelhandknochen in einer dorsalen und in einer volaren Reihe.
   Sie spreizen die Finger.
2. Die Muskeln des Daumens und des kleinen Fingers bilden den Daumen- und Kleinfingerballen. Besonders hervorzuheben ist der M. opponens des Daumens, der u. a. den Daumen in die Greifstellung bringt.

Muskeln der unteren Extremität

I. Hüftmuskeln.

1. Vordere oder innere Gruppe:
   Der Hüftlendenmuskel (M. iliopsoas). Er besteht aus 2 Muskeln, die von der Lendenwirbelsäule und von der Innenfläche des Darmbeines entspringen. Sie setzen gemeinsam am kleinen Rollhügel (Trochanter minor) an.
   Aufgabe: Beugen das Hüftgelenk und rollen das Bein nach außen.
   Innervation: N. femoralis und Plexus lumbalis. Segment: Lumbal I—IV.

2. Seitliche Gruppe:
   Der Sehnenspanner (M. tensor fasciae latae). Er entspringt vom vorderen Darmbeinstachel (Spina iliaca anterior superior) und läuft seitlich abwärts zu der breiten Oberschenkelsehne (Fascia lata), welche die Muskeln des Oberschenkels als straffe Hülle umgibt.
   Aufgabe: Er spannt das Sehnenblatt und beugt den Oberschenkel.
   Innervation: N. glutaeus superior.

3. Hintere Gruppe:
   1. Schicht:
   Der große Gesäßmuskel (M. glutaeus maximus).

   2. Schicht:
   Der mittlere Gesäßmuskel (M. glutaeus medius).

   3. Schicht:
   Der kleine Gesäßmuskel (M. glutaeus minimus).
   Der birnförmige Muskel (M. piriformis).
   Der innere Verschlußmuskel (M. obturatorius internus).
   Die Zwillingsmuskeln (Mm. gemelli).

   4. Schicht:
   Der äußere Verschlußmuskel (M. obturatorius externus).
   Der viereckige Schenkelmuskel (M. quadratus femoris).

Die Muskeln der hinteren Gruppe liegen in 4 Schichten übereinander, sie bilden zusammen die Gesäßmuskulatur. Sie entspringen fast alle von der Außenfläche des Darm-, Sitz- und Kreuzbeines. Hinzu kommt noch als Ursprungsfläche die Mem-

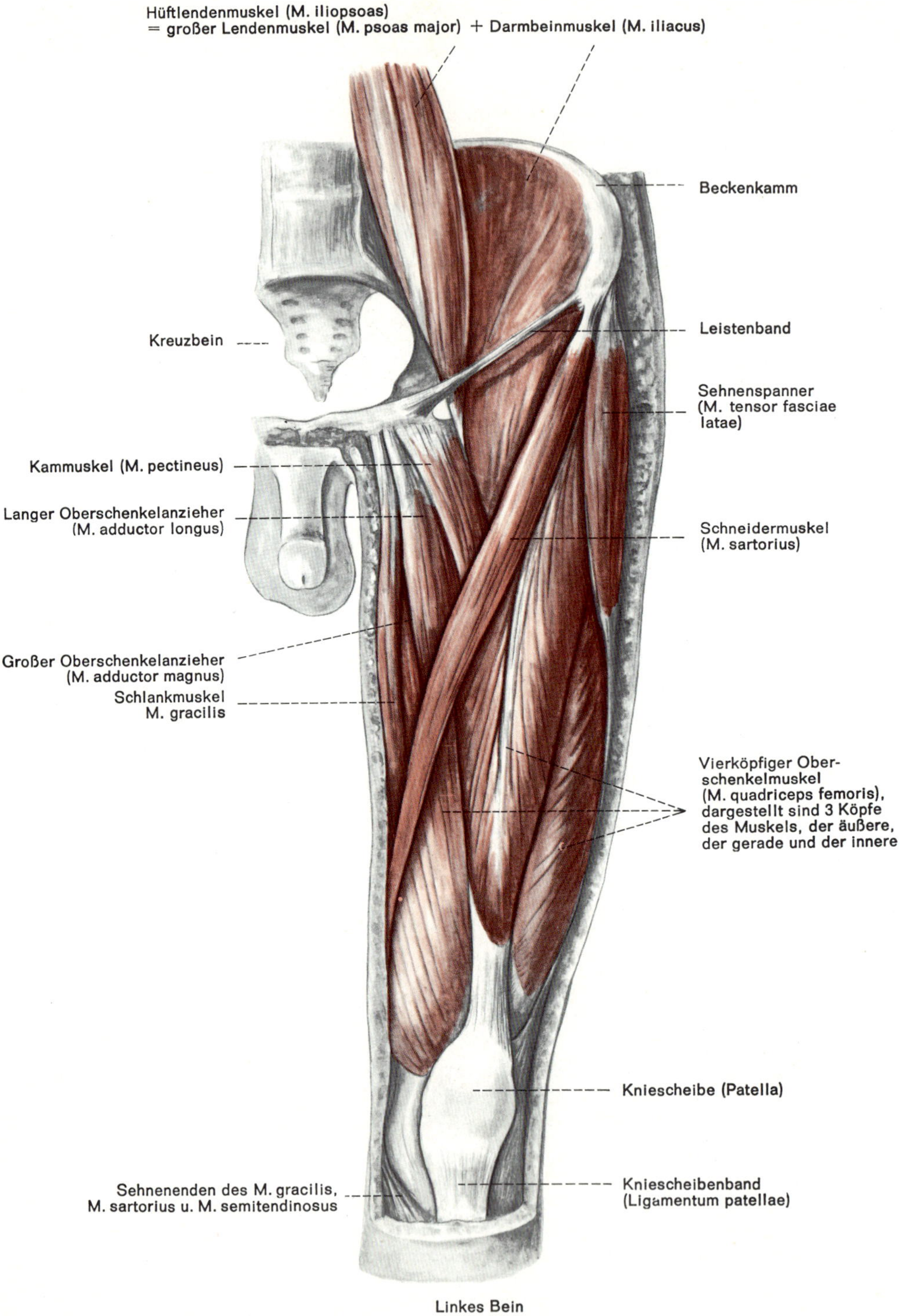

Abb. 51. Die oberflächlichen vorderen Oberschenkelmuskeln

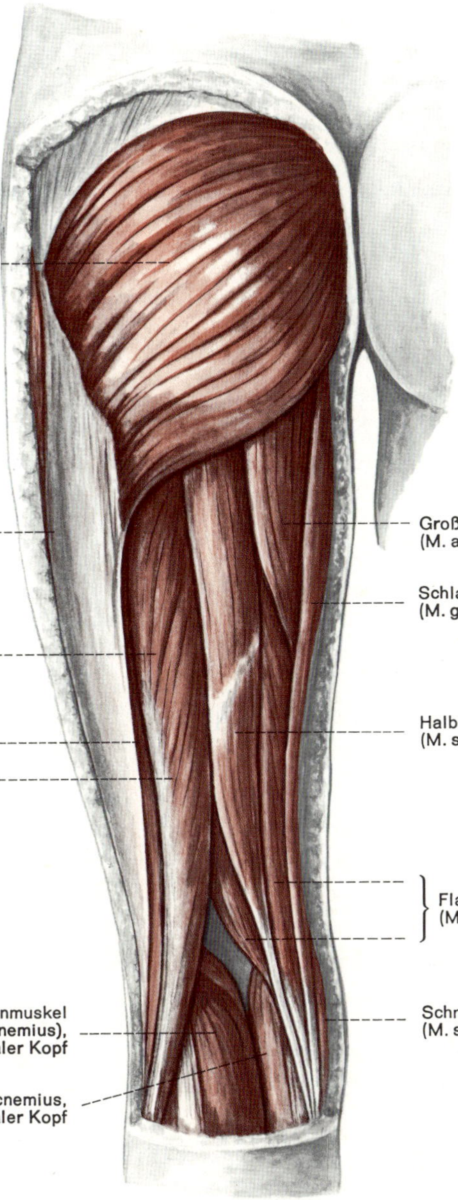

Abb. 52. Die oberflächlichen hinteren Oberschenkelmuskeln

brana obturatoria, von deren Innen- und Außenfläche ein Muskel entspringt. Sie setzen alle am großen Rollhügel oder an den rauhen Kanten und Leisten seiner Umgebung an.

Aufgabe: Sie führen den Oberschenkel vom Körper weg (Abduktion) und rollen ihn nach außen (Außenrotation). Strecker des Hüftgelenkes, Aufrichten des Oberkörpers aus dem Sitz.

Innervation: N. glutaeus superior und Plexus sacralis. Segment: Lumbal IV—V, Sakral I.

II. Muskeln des Oberschenkels, die am Ober- und Unterschenkel ansetzen (Abb. 51, 52).

1. Vordere Gruppe:

a) Der Schneidermuskel (M. sartorius). Er entspringt vom vorderen Darmbeinstachel und verläuft schräg über den Oberschenkel nach innen abwärts zum inneren Schienbeinknorren.

Aufgabe: Beugung des Oberschenkels, Adduktion des Unterschenkels bei gebeugtem Knie. Rotation des Unterschenkels (Schneidersitz).

b) Der vierköpfige Oberschenkelmuskel (M. quadriceps femoris). Ein Kopf entspringt vom Darmbeinhöcker und zieht so über das Hüftgelenk hinweg, während die drei anderen Köpfe von der Vorderfläche und von der Oberschenkelleiste (Linea aspera) der Hinterfläche des Oberschenkelknochens entspringen. Sie setzen mit gemeinsamer Sehne an der Rauhigkeit des Schienbeines (Tuberositas tibiae) an. Eingelagert in diese Sehne ist die Kniescheibe, die der Sehne hier den Namen Kniescheibenband (Ligamentum patellae) gibt.

Aufgabe: Er beugt den Oberschenkel im *Hüftgelenk* und streckt den Unterschenkel im *Kniegelenk*.

Innervation von a und b: N. femoralis. Segment: Lumbal II—IV.

2. Hintere Gruppe:

a) Der Halbsehnenmuskel (M. semitendinosus).

b) Der Flachsehnenmuskel (M. semimembranosus).
Beide Muskeln entspringen am Sitzbeinknorren (Tuber ischiadicum). Sie setzen an der Innenfläche des Schienbeinknorrens an.

Aufgabe: Beugen den Unterschenkel und drehen ihn nach innen.

Innervation: N. tibialis. Segment: Lumbal IV—V, Sakral I.

c) Der zweiköpfige Oberschenkelmuskel (M. biceps femoris). Er entspringt mit einem Kopf am Sitzbeinhöcker, mit dem anderen an der Linea aspera des Oberschenkelknochens. Die gemeinsame Sehne setzt am Wadenbeinköpfchen an.

Aufgabe: Beugung des Unterschenkels und Rotation des gebeugten Unterschenkels nach außen, Streckung des Hüftgelenks.

Innervation: N. peronaeus und N. tibialis. Segment: Lumbal IV—V, Sakral I.

3. Mediale Gruppe:

Die Anzieher = Adduktoren. Sie liegen an der Innenfläche des Oberschenkels. M. adductor longus, brevis, magnus, M. pectineus, M. gracilis.

Innervation: N. obturatorius. Segment: Lumbal II—IV.

III. Muskeln des Unterschenkels (Abb. 53, 54).

1. Vordere Gruppe = Extensoren:

a) *Der vordere Schienbeinmuskel* (M. tibialis anterior). Er entspringt am äußeren Schienbeinknorren und an der Seitenfläche des Schienbeines und setzt an der Fußsohlenseite des ersten Keilbeines an.

Aufgabe: Beugen des Fußes dorsalwärts. Heben des inneren Fußrandes (Supination).

b) *Der lange Zehenstrecker* (M. extensor digitorum longus). Er entspringt am äußeren Schienbeinknorren, an der Vorderfläche des Wadenbeines und der Zwischenknochenmembran (Membrana interossea); mit langen Sehnen setzt er an den Zehen an.

Aufgabe: Strecken der Zehen.

Innervation von a und b: N. peronaeus profundus. Segment: Lumbal IV—V.

2. Seitliche Gruppe:

Die Wadenbeinmuskeln (Mm. peronaei). Sie entspringen von der Seitenfläche des Wadenbeines, laufen schräg unter dem Fußgewölbe her und setzen am ersten Keilbein und an den ersten beiden Mittelfußknochen an.

Aufgabe: Beugung des Fußes sohlenwärts. Heben des äußeren Fußrandes (Pronation).

Innervation: N. peronaeus superficialis. Segment: Lumbal V, Sakral I.

3. Hintere Gruppe = Flexoren:

a) *Der große Wadenmuskel* (M. triceps surae). Er besteht aus den beiden Köpfen des Wadenmuskels (M. gastrocnemius) und dem Schollenmuskel (M. soleus). Ursprung: Äußerer und innerer Oberschenkelknorren sowie Wadenbeinköpfchen. Ansatz: Mit gemeinsamer Achillessehne am Fersenbein.

Aufgabe: Beugung des Kniegelenkes und Beugung des Fußes sohlenwärts.

Innervation: N. tibialis. Segment: Lumbal V, Sakral I, II.

b) *Der hintere Schienbeinmuskel* (M. tibialis posterior). Ursprung: Hinterfläche des Schienbeines und des Wadenbeines. Ansatz: Das Kahnbein und die Keilbeine.

Aufgabe: Beugt den Fuß sohlenwärts und hebt den inneren Fußrand (Supination).

Innervation: N. tibialis. Segment: Lumbal V, Sakral I.

c) *Der lange Zehenbeuger* (M. flexor digitorum longus). Ursprung: Hinterfläche des Wadenbeines und die Zwischenknochenmembran. Ansatz an der Sohlenseite.

Aufgabe: Beugung der Zehen.

Innervation: N. tibialis. Segment: Lumbal V, Sakral I, II.

IV. Die Fußmuskeln.

Auf dem Fußrücken und auf der Sohlenseite des Fußes liegen kürzere Muskeln, welche die Unterschenkelmuskeln unterstützen; kurze Streck- und kurze Beugemuskeln. Außerdem finden sich zwischen den Mittelfußknochen mehrere Muskelgruppen, die Zwischenknochenmuskeln (Mm. interossei), deren Aufgabe das Spreizen der Zehen ist.

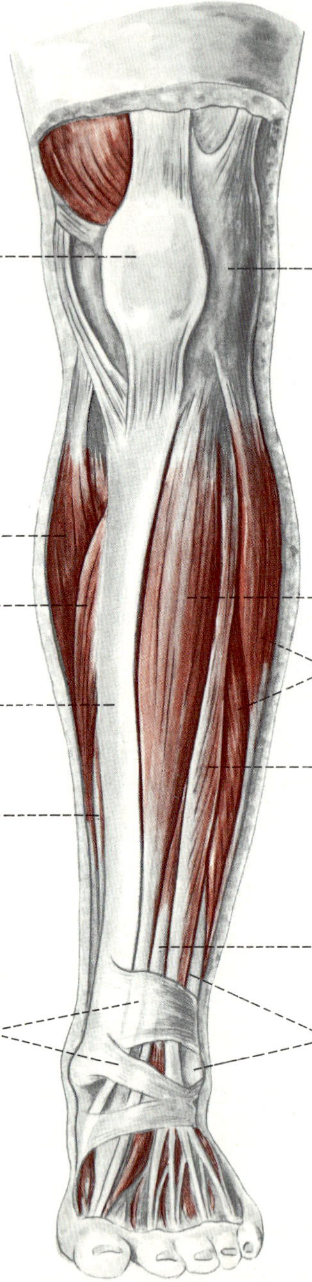

Abb. 53. Die oberflächlichen vorderen Unterschenkelmuskeln (Strecker)

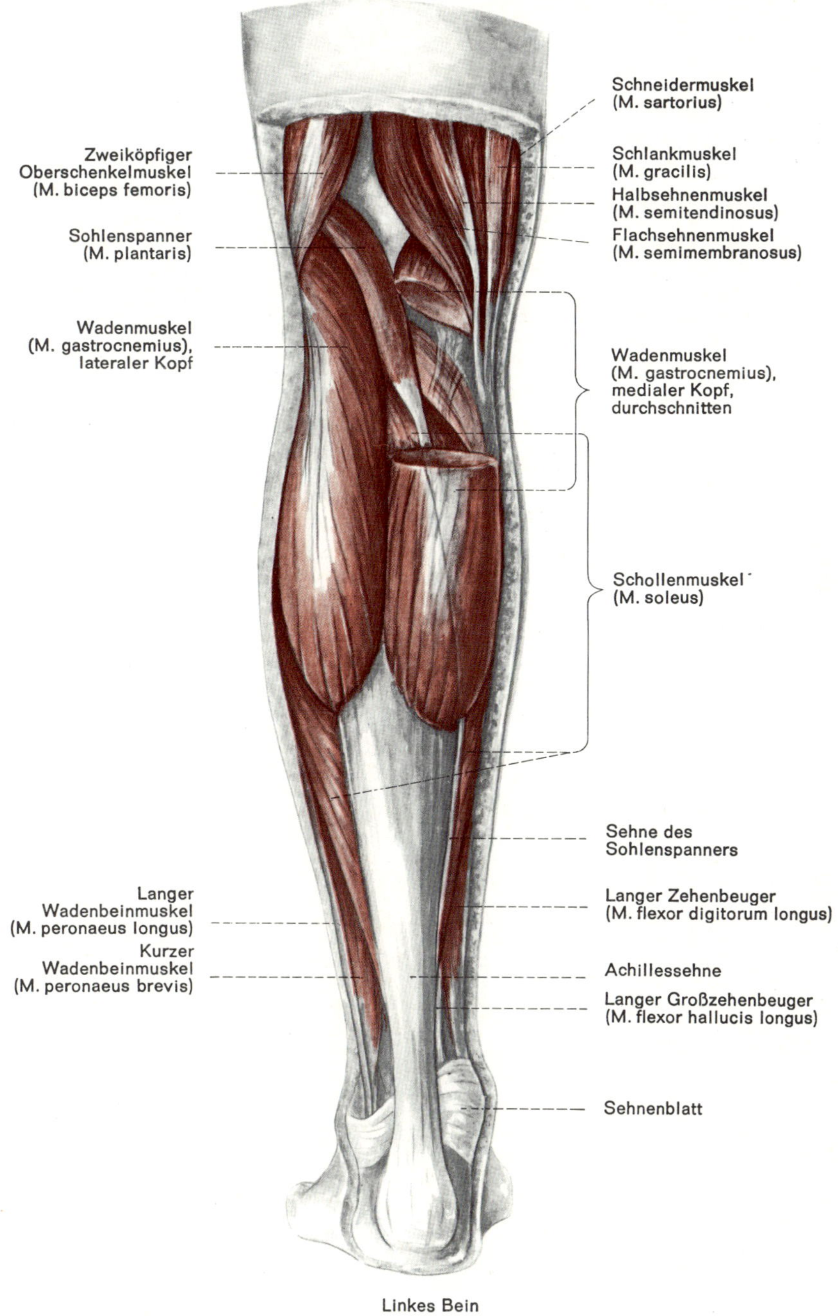

Abb. 54. Die oberflächlichen hinteren Unterschenkelmuskeln (Beuger). Der mediale Kopf des Wadenmuskels ist durchgeschnitten und teilweise entfernt worden, um die darunterliegenden Muskeln (Schollenmuskeln und Sohlenspanner) zu zeigen

Allgemeine chemische Vorgänge, neue Meßgrößen und Einheiten (SI)

Die zum Aufbau des Körpers und zur dauernden Unterhaltung aller Lebensvorgänge ablaufenden Stoffwechselprozesse beruhen vorwiegend auf chemischen Reaktionen. Im Blut, in den Geweben, in jeder Körperzelle laufen unablässig chemische Vorgänge ab. Einzelne Zellgruppen oder Organe, wie z. B. die Hormone produzierenden Zellen oder die Leberzellen, bauen höchst differenzierte Stoffe auf oder ab. Diese Leistung des Körpers, die dem Wachstum, der Substanzerhaltung, der Vermehrung und all den vielfältigen Aufgaben des Lebens dient, ist mit der Arbeit eines chemischen Großlabors vergleichbar. Auch das Blut hat an diesen chemischen Prozessen einen großen Anteil. Zum besseren Verständnis dieser chemischen Leistungen in unserem Körper sollen einige Grundbegriffe und allgemeine Vorgänge der Chemie an dieser Stelle kurz in Erinnerung gebracht werden.

Eiweißstoffe, Fette, Kohlenhydrate, Mineralien und Wasser, aus denen der Körper aufgebaut ist oder die als Bestandteile der Nahrung aufgenommen oder als Endprodukte ausgeschieden werden, sind teils sehr komplizierte, teils auch sehr einfache chemische Verbindungen aus den in der Natur vorkommenden 92 Grundstoffen oder **chemischen Elementen** (Tab. 1).

Tabelle 1. Wertigkeiten und Atomgewichte einiger chemischen Elemente

Elemente	chem. Symbole	Wertigkeit	Atomgewichte (abgerundet)
Brom	Br	1	80
Kalzium	Ca	2	40
Chlor	Cl	1	35
Eisen	Fe	2 u. 3	56
Fluor	F	1	19
Helium	He	—	4
Jod	J	1	127
Kalium	K	1	39
Kohlenstoff	C	4	12
Kupfer	Cu	1, 2	64
Natrium	Na	1	23
Phosphor	P	2, 3, 5	31
Sauerstoff	O	2	16
Schwefel	S	2, 4, 6	32
Stickstoff	N	2, 3, 5	14
Wasserstoff	H	1	1

Die kleinsten Partikel eines Elementes nennt man **Atome.** Verbindungen von Atomen desselben Grundstoffes oder auch Verbindungen verschiedener Grundstoffe nennt man Molekel oder Molekül.

Vereinfacht dargestellt, besteht ein Atom aus seinem Atomkern und aus den ihn umhüllenden sehr viel kleineren, elektrisch negativen Teilchen, den Elektronen. Die Elektronen umkreisen den Atomkern auf verschiedenen Bahnen.

Die Atomkerne setzen sich aus 2 verschiedenen Bausteinen zusammen:

1. den Protonen,
   sie tragen die positive elektrische Ladung des Kerns,
2. den Neutronen,
   es sind elektrisch neutrale Kernbausteine.

Die Masse oder das Gewicht der beiden Kernbausteine ist fast gleich.

Das Heliumatom (Abb. 55): Der Kern besteht aus 2 Protonen und 2 Neutronen. Umkreist wird der Kern von 2 Elektronen.

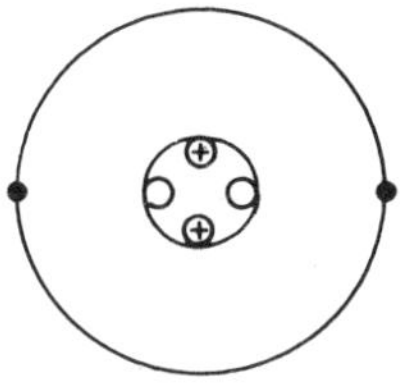

Abb. 55. Schema eines Heliumatoms

Man hat die chemischen Grundstoffe nach der Anzahl der jeweiligen elektrischen Kernladung (Protonen) geordnet und numeriert (periodisches System der Elemente). Danach hat jedes Element seine *Ordnungszahl* oder Atomnummer bekommen. Sie wird mit Z bezeichnet.

Der Wasserstoff besitzt nur 1 Proton, er hat die Ordnungszahl Z = 1.

Der Kohlenstoff besitzt 6 Protonen, er hat die Ordnungszahl Z = 6.

Abgesehen vom Wasserstoff, der nur aus einem Proton besteht, setzen sich die Atomkerne der übrigen Elemente aus den *Protonen* und den *Neutronen* zusammen. Beide Teilchen haben fast die gleiche Masse. Zusammen machen sie das Gewicht des Atoms, das *Atomgewicht,* aus. Für das Atomgewicht oder die Masse (sie wird mit M bezeichnet) ist also die Anzahl aller Kernbausteine verantwortlich, anders ausgedrückt: die Summe der relativen Gewichte der Protonen und Neutronen.

Durch Gewichtsvergleich ließ sich feststellen, daß der Wasserstoff das leichteste von allen Elementen ist. Das Wasserstoffatom besitzt nur 1 Proton (kein Neutron). Man hat nun festgelegt: Das Wasserstoffatom, das nur 1 Proton enthält, hat das Atomgewicht 1 bzw. die Massenzahl 1. Es handelt sich bei dieser Angabe nicht um eine Gewichtsangabe in Gramm oder dergleichen, es soll damit nur das Gewichtsverhältnis zu Atomen anderer Elemente festgelegt und bestimmt werden.

Der zweite Kernbaustein, das Neutron, hat ebenfalls die Gewichtszahl von rund 1 wie das Proton. Nehmen wir nun zum Vergleich ein anderes Element, dessen Atom 2 Protonen und 2 Neutronen als Kernbausteine besitzt (es handelt sich um das Element Helium), so ist das Atomgewicht oder die Massenzahl 4. Der Sauerstoff besitzt 8 Protonen und 8 Neutronen. Sein relatives Atomgewicht oder die Massenzahl (M) ist 16. Das Atomgewicht des Sauerstoffes verhält sich zum Atomgewicht des Wasserstoffes wie 16 : 1. Das wirkliche Atomgewicht des Wasserstoffes beträgt in Gramm $\frac{1{,}673}{10^{24}}$ *, ist also unvorstellbar klein. Diese Zahl ist mit dem relativen Atomgewicht nicht zu verwechseln.

Das relative Atomgewicht eines Elements entspricht also in etwa der Summe seiner Protonen und Neutronen (Tab. 2).

---

* $10^3 = 10 \times 10 \times 10 = 1000$; $10^5 = 10 \times 10 \times 10 \times 10 \times 10 = 100\,000$.

Nimmt man von einem Stoff eine Menge — in Gramm gemessen —, wie sie die Zahl seines Atomgewichtes angibt, so spricht man von einem *Grammatom* dieses Elementes.

Das Atomgewicht des Sauerstoffes ist 16; 16 g Sauerstoff entsprechen einem Grammatom Sauerstoff.

Man merke sich:

Anzahl der Protonen (positive Kernladungen)	= Atomnummer oder Ordnungszahl Z
Anzahl der Protonen + Neutronen	= Massezahl oder Atomgewicht M

Tabelle 2. Ermittlung des Atomgewichts einiger chemischen Elemente

Element	Symbol	Z (Zahl der Protonen)	Zahl der Neutronen	M = Masse (Protonen + Neutronen)
Wasserstoff	H	1	—	1
Helium	He	2	2	4
Sauerstoff	O	8	8	16
Zinn	Sn	50	74	124

Die chemische Natur eines Elementes wird von der Anzahl der positiven Kernladungen (Protonen) bestimmt, nicht von der Zahl der den Kern umkreisenden negativen Elektronen, die in etwa gleicher Anzahl vorhanden sind, wie die Protonen im Kern. Die Zahl der Elektronen kann sich ändern, ohne daß dadurch die Natur des Elementes geändert würde.

Bei Elementen mit höherer Ordnungszahl sind die Elektronen in mehreren Schalen um den Kern angeordnet; Natrium hat 11 Protonen und 12 Neutronen als Kernbausteine, Ordnungszahl 11 (Protonen). In 3 Schalen um den Kern angeordnet sind 11 Elektronen (negative Teilchen). Die Anzahl der Elektronen der *äußeren* Schale bestimmt die sogenannte Wertigkeit eines Elementes (Valenzelektron s.u.).

Jede Schale kann eine ganz bestimmte Anzahl von Elektronen aufnehmen. Die innere Schale kann bis zu 2 Elektronen aufnehmen, die nächste nach außen folgende bis zu 8 Elektronen. Die Atome streben danach, die Elektronenzahl auf die für jede Schale mögliche Zahl zu bringen, sei es, daß Elektronen aufgenommen werden oder eventuell gar abgegeben werden. Der Kohlenstoff hat 6 Elektronen, 2 davon auf der inneren Schale und 4 auf der äußeren Schale. Er ist bestrebt, die 2. Schale auf 8 Elektronen zu bringen. Es sind hier sozusagen noch 4 Plätze frei, es besteht eine Vierwertigkeit. Der Sauerstoff hat insgesamt 8 Elektronen, 2 auf der inneren, 6 auf der äußeren; es könnten noch 2 Elektronen die 2. Schale auffüllen, d. h. der Sauerstoff ist zweiwertig. Natrium hat 11 Elektronen, 2 auf der inneren, 8 auf der nächstäußeren und 1 Elektron auf der äußeren Schale. In diesem Fall kann das äußerste Elektron leicht abgegeben werden; es besteht eine Einwertigkeit. Vereinfacht ließe sich sagen, daß die Wertigkeit der Zahl der Elektronen der äußeren Schale entspricht, die noch aufgenommen werden können, oder die wie beim Natrium abgegeben werden können, wodurch — wie beim Natrium — die nächstinnere Schale dann zur äußeren Schale wird, die mit 8 Elektronen komplett ist. Werden Elektronen auf der äußeren Schale aufgenommen oder von der äußeren Schale abgegeben, dann werden aus den elektrisch neutralen Atomen die elektrisch differenten Atome, die man **Ionen** nennt. Gibt z. B. ein neutrales Atom sein Valenzelektron (negative elektrische Ladung) ab, so überwiegt wegen des Verlustes einer negativen Ladung die verbliebene positive Ladung. Dieses Atom wirkt nun nach außen hin, auf andere Atome, als positiv elektrisch. Bei einem anderen Atom, das ein Elektron (negative Ladung) aufgenommen hat, wird so die negative Ladung verstärkt, und es entsteht ein elektrisch negativ wirkendes Atom. Ein Atom, das Elektronen entsprechend seiner Wertigkeit aufgenommen hat, bezeichnet man auch als Anion, es wird mit einem kleinen Minuszeichen rechts oben versehen, z. B. Cl^-. Ein durch Abgabe eines Elektrons positiv gewordenes Atom nennt man Kation, es bekommt ein kleines Pluszeichen rechts oben (s. elektrolytische Dissoziation).

Verbinden sich zwei oder mehrere Atome miteinander, so nennen wir diese Verbindung Molekel oder **Molekül.** Ein Molekül Kochsalz (chemische Formel NaCl) besteht aus einem Atom Na (Atomgewicht 23) und einem Atom Cl (Atomgewicht 35). Ein Molekül Wasser (H_2O) enthält 2 Atome Wasserstoff und 1 Atom Sauerstoff. Bei freien Gasen verbinden sich 2 Atome desselben Stoffes zu einem Molekül, z. B. zwei Atome Wasserstoff (H) verbinden sich zu dem Molekül Wasserstoffgas (H_2), zwei Atome Sauerstoff (O) zu dem Molekül (O_2).

Verbindungen von Atomen zu Molekülen, bei denen Elektronen abgegeben oder aufgenommen werden, heißen Ionenverbindungen. Abgesehen von einer derartigen Ionenbindung können sich auch Atome zu Molekülen verbinden, ohne daß ein Elektronenaustausch auftritt. Infolge einer besonderen Stellung der Atome zueinander kann jede äußere Schale eines Atoms die Elektronen der äußeren Schale des anderen Atoms gleichsam als seine eigenen Elektronen betrachten, wodurch dann auch die äußeren Schalen komplettiert würden. Diese Bindungsart ist die allgemein übliche Bindung zwischen den Atomen.

Addiert man die Atomgewichte einer Verbindung, so erhält man das **Molekulargewicht.**

Das Molekulargewicht des Kochsalzes ist 23 + 35,5 = 58,5.

NaCl bedeutet danach: 1 Molekül Kochsalz besteht aus

1 Atom Na Atomgewicht 23	+	1 Atom Cl Atomgewicht 35,5,	=	58,5 Gewichtseinheiten

wobei die Gewichtseinheiten sich auf 1 Atom Wasserstoff mit der Gewichtseinheit 1 beziehen.

Würde ich diese 58 Gewichtseinheiten, wie wir sie für das Molekül Kochsalz bekommen haben, nun in Gramm nehmen, also 58 Gramm Kochsalz, so nennt man diese Menge Kochsalz 1 Mol.

1 Mol ist also die Grammenge eines Stoffes, die seinem Molekulargewicht entspricht (s. S. 103).

1 Mol Wasser sind 18 g H_2O, denn das Molekulargewicht des Wassers ist 2 + 16 = 18.

Neben den Begriffen Atomgewicht und Molekulargewicht ist noch der Begriff **Äquivalentgewicht** von Bedeutung (Tab. 3).

Unter Äquivalentgewicht eines Stoffes verstehen wir diejenige Menge eines Elementes, die ein Grammatom Wasserstoff (d. h. 1 g Wasserstoff) in einer Verbindung binden oder ersetzen kann.

Als Beispiel: Im Wasser sind 2 Atome H mit 1 Atom O verbunden, anders ausgedrückt:

2 g Wasserstoff verbunden mit 16 g Sauerstoff,
auf 1 g Wasserstoff entfallen dann 8 g Sauerstoff,
d. h., das Äquivalentgewicht des Sauerstoffes ist 8 g Sauerstoff.

Bei einwertigen Elementen ist das Äquivalentgewicht = Atomgewicht,

bei mehrwertigen Elementen ist das Äquivalentgewicht $= \frac{\text{Atomgewicht,}}{\text{Wertigkeit}}$

ausgedrückt in Gramm.

Tabelle 3. Äquivalentgewichte und Wertigkeiten einiger chemischer Elemente

Element	Atomgewicht	Äquivalentgewicht	Wertigkeit
Natrium (Na)	23	23	1wertig
Sauerstoff (O)	16	$\frac{16}{2} = 8$	2wertig
Magnesium (Mg)	24	$\frac{24}{2} = 12$	2wertig

In chemischen Verbindungen sind die einzelnen Elemente in bestimmten festen Verhältnissen aneinander gebunden. Im Wasser kommen auf 1 Atom Sauerstoff immer 2 Atome Wasserstoff. Der Sauerstoff ist verglichen mit dem 1wertigen Wasserstoff 2wertig. Andere Elemente sind 3-, 4- oder 5wertig; auch kann ein Element mehrere **Wertigkeiten** haben. So unterscheiden wir z. B. das 2wertige und das 3wertige Eisen. Treten Atome oder Atomgruppen zu Verbindungen zusammen, dann müssen die Wertigkeiten beider Seiten gleich sein. Ein dreiwertiges Atom, z. B. Aluminium, verbindet sich mit dem einwertigen Chlor, indem 1 Atom Al und 3 Atome Cl reagieren:

$$Al\,Cl_3$$

Das dreiwertige Aluminium reagiert mit dem zweiwertigen Sauerstoff, indem 2 Atome Al und 3 Atome O reagieren,

$$Al_2\,O_3,$$

denn 2 Atome des Aluminiums haben sechs Wertigkeiten, und 3 Atome des Sauerstoffs haben auch sechs Wertigkeiten.

....

Wie die einzelnen Atome oder Moleküle miteinander reagieren, kann hier nicht erörtert werden; es sollen hier nur einige ganz allgemeine **Reaktionen** und Verbindungen besprochen werden.

Eine sehr häufige Reaktion ist die Verbindung eines Elementes mit Sauerstoff, die sogenannte **Oxydation.** Es entstehen dabei Oxide, z. B. der Kohlenstoff verbindet sich mit dem Sauerstoff zu Kohlendioxid:

$$C + O_2 \rightarrow CO_2$$

Durch Aufnahme von Wasser (H_2O) entsteht die Kohlensäure, H_2CO_3 (anders geschrieben als Strukturformel $O = C \langle {OH \atop OH}$).

Wird einem Oxid der Sauerstoff entzogen, so spricht man von **Reduktion.** Als Reduktionsmittel können z. B. Wasserstoff oder Kohlenstoff auftreten. Aus Kupferoxid entsteht durch Wasserstoffeinwirkung Kupfer:

$$CuO + H_2 \rightarrow Cu + H_2O$$

Es verbinden sich dabei der Sauerstoff und der Wasserstoff zu Wasser (H_2O). Die beiden Begriffe Oxydation und Reduktion sind noch erweitert worden. Man spricht z. B. auch von Oxydation, wenn einer Verbindung der Wasserstoff mittels des Sauerstoffes entzogen wird (s. S. 177).

Andererseits wird die Verbindung eines Stoffes mit Wasserstoff als Reduktion bezeichnet:

$$N_2 + 3\,H_2 \rightarrow 2\,NH_3 \text{ (Ammoniak)}$$

....

Bei chemischen Vorgängen treten einige Gruppen von Verbindungen immer wieder auf, z. B. die Säuren, die Salze und die Laugen, die auch Basen genannt werden.

Tabelle 4. Zusammensetzung einiger Säuren

	Wasserstoff	Säurerest	
Salpetersäure	H	NO_3	einbasig
Schwefelsäure	H_2	SO_4	zweibasig
Phosphorsäure	H_3	PO_4	dreibasig
Salzsäure	H	Cl	einbasig

Säuren entstehen, wenn ein Nichtmetalloxid, z. B. SO_3, sich mit Wasser, H_2O, verbindet.

$$SO_3 + H_2O = H_2SO_4.$$

Eine Ausnahme bildet die Salzsäure HCl; der Säurerest enthält keinen Sauerstoff.

Alle diese Säuren bestehen aus dem Wasserstoff und dem Säurerest. Der Säurerest kann ein- oder mehrwertig sein, entsprechend viel Wasserstoffatome enthält die Verbindung (einbasig oder mehrbasig). Säurereste sind zum Beispiel oxydierte Nichtmetalle wie z. B. Schwefel (SO_4) (Tab. 4).

Wird der Wasserstoff einer Säure durch ein Metall, z. B. durch das einwertige Natrium, ersetzt, so entstehen **Salze.**

$NaNO_3$ = Natriumnitrat
Na_2SO_4 = Natriumsulfat
Na_3PO_4 = Trinatriumphosphat
NaCl = Natriumchlorid

Werden z. B. bei der Phosphorsäure (H_3PO_4) nicht alle 3 H durch Na ersetzt, sondern nur ein oder zwei, dann entstehen

NaH_2PO_4 = primäres Natriumphosphat
oder Na_2HPO_4 = sekundäres Natriumphosphat
oder Na_3PO_4 = tertiäres Natriumphosphat.

Läßt man das sehr reaktionsfreudige Metall Natrium mit Wasser reagieren, so bildet sich nach der Formel

$$2\,Na + 2\,H_2O \rightarrow 2\,NaOH + H_2$$ oder anders ausgeschrieben:
$$2\,Na + 2\,HOH \rightarrow 2\,NaOH + H_2$$

Aus dem Wasser bildet sich die Hydroxidgruppe OH. Diese Hydroxidgruppe verbindet sich mit dem Metall Natrium zu dem Hydroxid Na OH. Die wäßrige Lösung eines Hydroxids nennt man **Lauge** oder Base, in diesem Fall Natronlauge. Diese Hydroxidgruppe OH tritt vielfach als selbständiger einwertiger Reaktionspartner auf.

Gegenüberstellung:

Salpetersäure	HNO_3	= Wasserstoff	+ Säurerest
Natriumnitrat	$NaNO_3$	= Metall	+ Säurerest
Natronlauge	NaOH	= Metall	+ Hydroxidgruppe

Bei chemischen Arbeiten mit Säuren oder Laugen wird häufig mit sogenannten **Normallösungen** gearbeitet. Unter einer Normallösung verstehen wir die Lösung von einem Grammäquivalent eines Stoffes in 1 Liter Wasser.

Ein Grammäquivalent bzw. 1 Val der Natronlauge sind

NaOH
$23 + 16 + 1 = 40$ g Natronlauge auf 1 Liter Wasser

Eine $^1/_{10}$-Normallauge (n-Lauge) würde den 10. Teil, also 4 g NaOH in 1 Liter Wasser, enthalten.

Zu beachten: Eine n-Lösung Schwefelsäure H_2SO_4 $2 + 32 + 64 = 98$,

bezogen auf 1 Atom H $\rightarrow \frac{98}{2}$, $= 49$ g Schwefelsäure in 1 Liter Wasser.

Bei chemischen Arbeiten ist es nicht nur wichtig zu wissen, ob eine Lösung sauer oder alkalisch reagiert, von Bedeutung ist auch zu erkennen, wie sehr sauer z. B. eine Lösung ist. Für einfache Bestimmungen reichen Farbstoffindikatoren aus. Lackmuspapier wird bei Säuren rot, bei Basen blau. Zur genaueren Bestimmung des **Säuregrades** muß der pH-Wert ermittelt werden (s. auch S. 203 f.). Ein pH-Wert von 7 zeigt eine neutrale Lösung an.

pH 10—14	stark alkalische Lösung	pH 4— 6	schwach saure Lösung
pH 8—10	schwach alkalische Lösung	pH 0— 4	stark saure Lösung
pH 7	neutrale Lösung		

Bei der Besprechung der Atome wurde der Vorgang erläutert, wie aus einem neutralen Atom ein elektrisch wirksames Ion wird. Elektrisch wirksame Atome oder Atomgruppen werden gebildet bei chemischen Vorgängen, die in Lösungen vor sich gehen. Stellt man eine Lösung einer Säure oder eines Salzes in Wasser her, dann werden die Moleküle der Säure beziehungsweise des Salzes gleichmäßig verteilt, und es folgt noch eine Spaltung des Moleküls in 2 elektrisch geladene Teilchen, z. B. bei der Schwefelsäure H_2SO_4 in H^+H^+ und SO_4^{2-}.

Ebenso wird Natronlauge NaOH in Na^+ und OH^- gespalten. Wie oben erläutert, gehen von dem einen Teil ein oder mehr Elektronen (Träger negativer elektrischer Ladung) auf den anderen Teil über. Die so elektrisch gewordenen Teilchen nennt man Ionen, die Lösung nennt man Elektrolyt, den Vorgang der Spaltung **elektrolytische Dissoziation.** Starke Elektrolyte sind mehr oder weniger vollständig dissoziiert, so z. B. Salzsäure HCl oder Natronlauge NaOH. Läßt man einen elektrischen Gleichstrom durch eine elektrolytische Lösung fließen, dann wandern die Ionen in der Flüssigkeit. Von den beiden Stromzuführungen (sie heißen *Elektroden)* wird die negative als *Kathode,* die positive Zuleitung als *Anode* bezeichnet. Von den gespaltenen Teilchen des Elektrolyten wandern nun die positiven Ionen — dazu gehören der Wasserstoff (H^+) und die Metalle (z. B. Na^+) — zur Kathode, sie heißen Kationen; die negativen Ionen — dazu gehören z. B. der Säurerest (NO_3^-) und die Hydroxidgruppe (OH^-) — wandern zur Anode, sie heißen Anionen.

Chemische Vorgänge werden anschaulich durch **Formelgleichungen** dargestellt. Sie geben Auskunft, in welcher Weise und in welchen Gewichtsmengen die Stoffe miteinander reagieren.

Wenn z. B. Schwefel sich mit Sauerstoff zum Schwefeldioxid verbindet, so sagt die Formel $S + O_2 \rightarrow SO_2$, daß sich ein Atom Schwefel mit zwei Atomen Sauerstoff zu einem Molekül Schwefeldioxid vereinigt haben. Es reagieren dabei äquivalente Mengen.

32 g Schwefel und 32 g Sauerstoff haben sich zu 64 g Schwefeldioxid verbunden.

S	+	O_2	=	SO_2
32 g		32 g		64 g

Elemente könnten auch Verbindungen mit der doppelten oder der dreifachen Äquivalentmasse eingehen.

Die kleine Ziffer rechts unten am Symbol besagt, daß von dem betreffenden Element mehrere Atome vorhanden sind. Eine große Zahl vor der Formel bedeutet, daß alle Atome des Moleküls entsprechend vervielfacht sind.

Ein Molekül Ätznatron NaOH besteht aus 1 Atom Natrium, 1 Atom Sauerstoff und 1 Atom Wasserstoff. Eine 2 vor der Formel 2 NaOH besagt, daß 2 Moleküle, d. h. die doppelte Menge von Atomen, vorliegen.

Eine derartige Formel gibt die Summe der beteiligten Elemente an. Man nennt sie daher Summenformel. In der organischen Chemie wird neben der Summenformel vorwiegend die Strukturformel gebraucht. Sie zeigt, wie die einzelnen Elemente miteinander verknüpft sind.

In der Bundesrepublik Deutschland wurde durch Gesetze vom 2. Juli 1969 und vom 26. Juli 1970 das international anerkannte System über Meßgrößen und Einheiten (SI, Système International d'Unités) übernommen. Dadurch ergaben sich auch für den medizinischen Bereich Änderungen, die sich besonders bei der Angabe von Stoffmengen, von Energie, Arbeit und Wärmemengen und von Druck (Blutdruck) auswirken. Obwohl nach einer Stellungsnahme des Bundesministeriums für Wirtschaft die SI-Einheiten nur für die Gutachter und für die Lehrtätigkeit im medizinischen Bereich zwingend vorgeschrieben sind, ist zu erwarten, daß in der ärztlichen Praxis die Übernahme der SI-Einheiten künftig auch erfolgen wird. Es werden daher im Buchtext die neuen SI-Einheiten, in Klammern gefaßt, den alten Einheitsbezeichnungen nachgesetzt. Bemerkenswert erscheint, daß noch nicht für alle Stoffgrößen die neuen Einheiten festgelegt wurden, so z. B. für Enzymaktivitäten und Erythrozytenpartialkonzentrationen.

Für die Stoffmenge gilt nicht mehr das g⁰/₀ oder mg⁰/₀, sondern die neue Basisgröße ist das Mol (mol), bezogen auf Liter (l), und dessen kleinere Einheiten, Millimol (mmol) und Mikromol (μmol). Dabei soll angegeben werden, ob es sich um Moleküle, Atome oder Ionen handelt (Tab. 5). Die Wärmemenge bzw. die Energie im Stoffwechsel wird nicht mehr nach Kalorien, sondern nach Joule (gesprochen dschuhl) angegeben und der Blutdruck nicht mehr nach der Höhe der Quecksilbersäule, sondern nach Pascal (Pa). Es ändern sich danach nicht nur die Meßgrößenbezeichnung, sondern auch in vielen Fällen die Werte. So wird aus der alten Benennung 1 mg⁰/₀ Bilirubin jetzt 17 μmol/l Bilirubin.

Tabelle 5. Einige Beispiele für Umrechnung alter Einheiten in SI-Einheiten

Blutbestandteile	alt	neu
Gesamteiweiß	6,2 g⁰/₀	62 g/l
Gesamtlipide	550 mg⁰/₀	5,5 g/l
Hämoglobin	15,7 g⁰/₀	157 g/l
Leukozyten	6000/mm^3	6 × 10^9/l
Thrombozyten	250 000 mm^3	250 × 10^9/l
Blutzucker	60—110 mg⁰/₀	3,3—6,1 mmol/l
Bilirubin	bis 1 mg⁰/₀	bis 17 μmol/l
Kreatinin	0,6 bis 1,5 mg⁰/₀	53—132 μmol/l
Harnstoff	20—40 mg⁰/₀	3,3—6,7 mmol/l
Harnsäure	3,4—7 mg⁰/₀	202—416 μmol/l
Elektrolyte		
Natrium	132—155 mval/l	132—155 mmol/l
Kalium	4—5,6 mval/l	4—5,6 mmol/l
Kalzium	4—5,8 mval/l	2—2,9 mmol/l
Magnesium	1,5—2 mval/l	0,75—1,0 mmol/l
Chlorid	95—110 mval/l	95—110 mmol/l
Phosphat	2,5—4,0 mval/l	0,8—1,29 mmol/l

Für den Blutdruckwert tritt an die Stelle von mm Hg (Quecksilber) die Einheit Pascal (Pa); aus 120/80 mmHg wird dann 16/10,7 kPa.

Der Umrechnungsfaktor ist 0,133: mm/Hg × 0,133 = kPa.

An die Stelle von Kalorie tritt jetzt Joule.

Umrechnung: Kalorie × 4,19 = Joule.

Biologisches Material wie Eiweißkörper, Hämoglobin und Immunoglobuline sollen auf die Einheit Liter bezogen angegeben werden, z. B. g/l oder mg/l.

Das Blut und die Kreislauforgane

Das Blut, das bei seinem Kreislauf durch den Körper Austauschbeziehungen zu allen Zellen aufnehmen kann, ist ein wichtiges und zuverlässiges Transportmittel, das alle Stoffe, die vom Körper aufgenommen werden und ihn passieren, an den Ort zu führen vermag, wo sie gebraucht werden.

Die vom Darm aufgenommenen Nahrungsstoffe müssen zur Erhaltung des Körpers entweder in körpereigene Stoffe zum Aufbau der Organe umgewandelt werden oder zur Unterhaltung der Lebensvorgänge direkt abgebaut, d. h. verbrannt werden. Der Weg all dieser Stoffe zu ihrem Bestimmungsort ist der Blutweg. Für den Stoffabbau in den Geweben, der mit einer Verbrennung verglichen werden kann, benötigt der Körper Sauerstoff. Aus der eingeatmeten Luft vermögen die roten Blutkörperchen in der Lunge den Sauerstoff an sich zu reißen, um ihn dann in die Gewebe zu transportieren. Als Endprodukte entstehen bei dieser Verbrennung Kohlendioxid (CO_2), Wasser und Aschebestandteile. Auch für diese Stoffe, die der Körper durch Lunge, Niere, Darm und Haut ausscheidet, tritt das Blut als Transportmittel ein. Mit dieser Vermittlerrolle ist die Aufgabe des Blutes bei weitem noch nicht erschöpft.

Zur Erhaltung des Lebens muß die Zusammensetzung der Körperzellen und der Körperflüssigkeiten an organischen und anorganischen Bestandteilen trotz der andauernden Stoffaustauschvorgänge und Verschiebungen weitgehend konstant bleiben. Das gilt besonders auch für die im Blut, in der Zwischenzellflüssigkeit und in den Zellen befindlichen Mineralien, die für die Aufrechterhaltung des konstanten osmotischen Druckes (Isotonie) und der Blutreaktion (Isohydrie) verantwortlich sind.

Es müssen also Stoffe dauernd von den Zellen in die Körperflüssigkeit und auch umgekehrt diffundieren; dabei muß der isotonische osmotische Druck, der durch die Menge der gelösten Mineralien bestimmt wird, konstant bleiben. Was haben wir nun unter Diffusion und Osmose zu verstehen:

Wird eine konzentrierte Salzlösung vorsichtig mit Wasser oder mit der gleichen, aber weniger konzentrierten Salzlösung überschichtet, so wandert der gelöste Stoff aus der hochkonzentrierten Lösung in die weniger konzentrierte, während umgekehrt das Lösungsmittel aus der weniger konzentrierten Lösung in die höher konzentrierte wandert.

Dieses entgegengesetzte Abströmen des gelösten Stoffes und des Lösungsmittels nennt man Diffusion. Hat sich der Konzentrationsunterschied der beiden Ausgangslösungen ausgeglichen, so hört die Diffusion auf.

Trennt man nun zwei derartige Lösungen durch eine halbdurchlässige (semipermeable) Membran (Zellwand), die das Lösungsmittel, nicht aber den gelösten Stoff durchtreten läßt, so sprechen wir von Osmose. Durch das einströmende Lösungsmittel entsteht ein Druck, der osmotische Druck der Lösung. Man könnte den osmotischen Druck als eine Kraft bezeichnen, mit der eine Salzlösung Wasser anzieht. Im Tier- und Pflanzenreich spielen beim Stoffaustausch Diffusion und Osmose eine bedeutende Rolle. Maßgeblich für die osmotischen Vorgänge ist die unterschiedliche Teilchenzahl in zwei durch eine Zellwand getrennten Räumen.

Ein osmotisches Gleichgewicht (Isotonie) besteht dann, wenn die Zahl der Teilchen pro Liter Lösung bzw. pro Kilogramm Wasser gleich ist. Man spricht dann im ersten Fall von Osmolarität bzw. im zweiten Fall von Osmolalität. Die Begriffe Osmol (Einheitenzeichen: osm) und Osmolarität gehen von dem Begriff Mol (Einheitenzeichen: mol) aus. Man versteht unter 1 mol die Menge eines Stoffes, gemessen in Gramm, die seinem Molekül-, Atom- oder Ionengewicht entspricht.

Beispiel: das Gewicht eines Zuckermoleküls $C_6H_{12}O_6$ ist 180 g. 180 g sind dann = 1 mol. In bezug auf osmotische Vorgänge ist 1 mol = 1 osm. Für 1 mol oder, was dasselbe bedeutet, 1 osm in 1 l Wasser wird der Begriff Osmolarität benutzt.

Für Konzentrationsangaben eines Stoffes in einer Lösung werden also die folgenden Begriffe angewandt.

1. Molalität bedeutet Molkonzentration je kg Wasser.
2. Molarität bedeutet Molkonzentration je l Lösung.
3. Osmol bedeutet die Maßeinheit für osmotisch wirksame Substanzen. Es kann sich dabei um undissoziierte Moleküle handeln, z. B. Zuckermoleküle, oder um Ionen wie Na^+ oder Cl^-.
4. Osomlalität bedeutet Molkonzentration aller osmotisch wirksamen Moleküle in **1 kg Wasser.**
5. Osmolarität bedeutet Molkonzentration aller osmotisch wirksamen Moleküle in **1 l Lösung.**

Das Maß der Osmose bezieht sich auf alle Teilchen in der Lösung. Gilt für Nichtelektrolyte wie Zucker das Mol, so wird für Elektrolyte (Salze) das Äquivalent benutzt. Das Äquivalent eines Stoffes wird dargestellt durch das Atomgewicht des Elements, dividiert durch die Wertigkeit in g, z. B. für Natrium mit dem Atomgewicht 23 und der Wertigkeit 1 ergibt sich

$$\frac{23}{1} = 23.$$

23 g Natrium entsprechen 1 Äquivalent.

Ein Mol Zuckerlösung hat einen osmotischen Druck von 1 osm. Haben 2 Lösungen die gleiche Osmolarität, so besitzen sie die gleiche Anzahl von Teilchen. Zu beachten ist, daß Lösungen von Elektrolyten (Salzlösungen), die nicht als Moleküle bestehenbleiben wie der Zucker, sondern in Lösung in Ionen dissoziieren, eine andere Teilchenzahl ergeben (s. unten). Elektrolyte sind Substanzen, die in einer wäßrigen Lösung in geladene elektrische Teilchen, Ionen, zerfallen. Man gibt die Konzentration von Ionen nicht mehr — wie früher üblich — in Prozenten an, sondern in Äquivalent in Liter bzw. in der Medizin im tausendsten Teil, in Milliäquivalent pro Liter (mÄq/l)*. Rechnerisch dargestellt durch den Quotienten Atomgewicht, dividiert durch die Wertigkeit, wie oben bereits dargestellt, für Natrium mit dem Atomgewicht 23 und der Wertigkeit 1 ergibt sich 1 Val $= \frac{23}{1}$ g.

$$1 \text{ Millival (mval)} = 1 \text{ Millimol (mmol)} = \frac{23}{1 \times 1000} = 0{,}023 \text{ g}.$$

Enthält z. B. eine Flüssigkeit 150 mval/l (150 mmol/l) Natrium, so besagt das: In jedem Liter sind 150 × 0,023 g = 3,45 g Natrium.

In den Körpergeweben und im Plasma befinden sich Nichtelektrolyte wie Zucker und dergleichen zusammen mit Natrium, Kalium, Kalzium, Chlor usw. Für den osmotischen Druck ist nicht die Art der Teilchen, sondern ihre Anzahl entscheidend. Zur Beurteilung osmotischer Vorgänge hat man für eine Lösung, die aus Elektrolyten oder Nichtelektrolyten oder aus beiden besteht, eine gemeinsame Größe, das Osmol, festgelegt. 2 Lösungen von gleicher

---

* Formel für die Umrechnung von mg% in mval/l: $\frac{\text{mg\%} \times 10}{\text{Äquivalentgewicht}} = \text{mval/l}$

Beispiel: für 200 mg Natrium mit dem Äquivalentgewicht 23 ergibt sich $\frac{200 \times 10}{23} = 87$ mval/l

Formel für die Umrechnung von mval/l in mg%: $\frac{\text{mval/l} \times \text{Äquivalentgewicht}}{10} = \text{mg\%}$.

Umrechnung von mg in g: 1 g = 1000 mg
1 mg = 0,001 g
20 mg = 0,02 g

Osmolarität haben unabhängig davon, ob sie aus Elektrolyten oder Nichtelektrolyten bestehen, die gleiche osmotische Wirkung. Bezüglich der Beziehung zwischen mÄq und mosm gilt, daß bei einwertigen Elementen mÄq und mosm gleich sind. Eine Lösung, die in 2 oder mehr Teilchen dissoziiert, hat eine entsprechende Zahl Osmol.

Eine NaCl-Lösung zerfällt in Na^+- und in Cl^--Ionen. Entsprechend hat eine NaCl-Lösung von 1 mol/l die Osmolarität von 2 osm/l. Die Körperzellen, das Interzellulargewebe und das Blutplasma haben eine Osmolarität von ca. 300 mosm/l. Das Plasma und die interzellulare Flüssigkeit unterscheiden sich im wesentlichen durch ihren Eiweißgehalt, der im Plasma sehr hoch ist, während der Ionengehalt in beiden Räumen etwa gleich ist.

Die Menge der Kationen bzw. Anionen im Plasma beträgt:

			Neue SI Einheiten
Natrium	Na^+	132—155 mval/l =	132—155 mmol/l
Kalium	Ka^+	4—5,6 mval/l =	4—5,6 mmol/l
Kalzium	Ca^{++}	4—5,8 mval/l =	2—2,9 mmol/l
Magnesium	Mg^{++}	1,5—2 mval/l =	0,75—1,0 mmol/l
Chlorid	Cl^-	59—110 mval/l =	59—110 mmol/l
Bikarbonat	HCO_3^-	22—28 mval/l =	22—28 mmol/l

Gegenüber der Zelle besteht ein beträchtlicher Unterschied, in der Zelle ein sehr hoher Kaliumgehalt von 160 mval/l (160 mmol/l) und ein sehr geringer Natriumgehalt von 10 mval/l (10 mmol/l). Auch die Chloridkonzentration ist in der Zelle niedrig. Sie beträgt in der Zelle nur 3 mval/l (3 mmol/l).

Im Interzellularraum ist das Verhältnis umgekehrt; hier ist viel Natrium und wenig Kalium. Dieser Unterschied wird durch eine aktive Transportleistung bewirkt. Natrium wird fortlaufend aus der Zelle transportiert, während Kalium aus dem Extrazellularraum aufgenommen wird. Dieser Natriumtransport ist gegen das Konzentrationsgefälle gerichtet. Durch diese sog. „Natriumpumpe" wird Natrium extrazellulär befördert, obwohl hier die Natriumkonzentration bereits 4mal höher ist als in der Zelle (die Energie für diesen Transport liefert das Adenosintriphosphat). Entsprechend wird das Kalium aus dem Interzellularraum in die Zelle hineintransportiert.

Im Tier- und Pflanzenreich spielen beim Stoffaustausch Diffusion und Osmose eine bedeutende Rolle. Der Stoffaustausch kann jedoch nicht allein nach den Gesetzen der Diffusion und Osmose erklärt werden, denn die Zellmembranen oder die äußeren Zellschichten sind keine halbdurchlässigen Membranen im strengen Sinne der Osmose, die einige Stoffe durchlassen, andere jedoch nicht. Die Zelle besitzt darüber hinaus noch die Fähigkeit, durch ein spezielles Transportsystem Stoffe nach Bedarf durch die Außenschichten der Zelle ein- oder ausfließen zu lassen.

Die Reaktion des Blutes kann als ganz schwach alkalisch bezeichnet werden, pH = 7,33 (s. Niere). Eine Veränderung dieser Reaktionslage sowohl zur sauren als auch zur alkalischen Seite muß unter allen Umständen verhindert werden, da das Leben der Zellen mit einer stärker von der Norm abweichenden Reaktionslage unvereinbar ist. Obwohl durch die Nahrungsaufnahme und durch die im Stoffwechsel entstehenden Säuren, wie Milchsäure, Azetessigsäure usw., dauernd die Reaktion bedroht ist, entstehen keine gröberen Abweichungen. Das Blut verhält sich wie eine *„gepufferte Lösung"*, die bei Zufuhr von Säuren oder Basen ihre Reaktion weitgehend konstant erhalten kann. Solche Pufferlösungen entstehen aus Mischungen einer schwachen Säure mit ihrem Alkalisalz. Im menschlichen Blut wirken als Puffer das Kohlendioxid und das Natriumbikarbonat, ferner primäres und sekundäres Natriumphosphat und Eiweißkörper.

Für die Blutreaktion ist also nicht die absolute Menge an Kohlendioxid maßgebend, sondern das Verhältnis von Kohlendioxid zu Natriumbikarbonat $\frac{CO_2}{NaHCO_3}$. Tritt im Stoffwechsel vermehrt CO_2 auf, so kann aus den Vorräten des Blutes (Alkalireserve) Alkali zur Verfügung gestellt werden. Es bildet sich dann neben dem freien CO_2 auch $NAHCO_3$. So bleibt das Verhältnis der beiden zueinander erhalten und damit auch die Blutreaktion. So wird z. B. beim Übertritt von Kohlendioxid(CO_2) ins Blut Na durch Umwandlung von Na_2HPO_4 in NaH_2PO_4 frei. Das so freie Na bildet mit einem Teil von CO_2 dann $NaHCO_3$, dadurch bleibt das Verhältnis von Kohlendioxid zu Natriumbikarbonat erhalten, s. o. Die Alkalireserve des Blutes wird dabei vermindert. Unter diesen Umständen nimmt die Fähigkeit des Blutes, weitere Säuremengen zu neutralisieren, zu binden, ab (verringertes Säurebindungsvermögen).

Gelangen beim *gesteigerten* oder *krankhaften* Stoffwechsel größere Mengen von Säuren, wie Schwefel-, Phosphor- oder Oxybuttersäuren, ins Blut, so wird zuerst das CO_2 von diesen Säuren verdrängt und ausgeatmet. Reichen aber schließlich die Alkalireserven zur Aufrechterhaltung der Blutreaktion nicht mehr aus, so verschiebt sich die Blutreaktion zur sauren Seite. Wir sprechen von einer *Azidose*.

Umgekehrt kann es durch Verlust großer Säuremengen, z. B. durch Verlust der Magensäure beim Erbrechen, zu einer relativen Vermehrung der Alkalireserven des Blutes kommen. Wir sprechen dann von einer *Alkalose*.

In die Regulationseinrichtung des Blutes zur Aufrechterhaltung der Reaktion greifen die Ausscheidungsorgane, besonders Nieren und Lungen, unterstützend ein. So führt z. B. jede Anhäufung von Säuren im Blut zwangsläufig zu vertiefter Atmung und Ausscheidung des überflüssigen Kohlendioxids. Aus der Kohlensäure H_2CO_3 wird dann H_2O und CO_2; das Kohlendioxid CO_2 wird ausgeatmet. Auch werden saure Substanzen durch Produktion eines stark sauren Harns aus dem Blut entfernt. Bei Verschiebung der Blutreaktion zur alkalischen Seite treten ähnliche Regulationseinrichtungen auf.

Die Farbe des Blutes wird vom Blutfarbstoff *Hämoglobin* bestimmt, das mit dem Sauerstoff eine Verbindung zu Oxyhämoglobin eingeht. Oxyhämoglobin ist von hellroter Farbe. Arterielles Blut, das reichlich Oxyhämoglobin enthält, sieht daher hellrot aus, während das venöse Blut, das seinen Sauerstoff zum größten Teil im Gewebe zur Verbrennung abgegeben hat, von dunkelroter bis bläulicher Farbe ist. Das Blut ist eine undurchsichtige Flüssigkeit. Seine Menge schwankt beim Erwachsenen zwischen 5 und 7 Liter.

Zusammensetzung des Blutes

I. **Blutplasma** = eigentliche Blutflüssigkeit, die aus Serum und Fibrin besteht. Nach Entfernung des Faserstoffes (Fibrin) bei der Gerinnung bleibt das Blutserum übrig; dieses besteht aus 90 % Wasser und den folgenden Substanzen:

a) Eiweißstoffe (Albumine und Globuline) 7 %
b) Fette und fettähnliche Stoffe
c) Kohlenhydrate
d) Farbstoffe
e) Organische Stoffe (nicht eiweißartiger Natur)
f) Mineralien
g) Hormone
h) Enzyme
i) Vitamine.

II. **Geformte Elemente:**

1. Die roten Blutkörperchen (Erythrozyten)
2. Die weißen Blutkörperchen (Leukozyten)

A. Granulozyten:
a) Neutrophile Leukozyten
b) Eosinophile Leukozyten
c) Basophile Leukozyten

B. Monozyten
C. Lymphozyten
D. Plasmazellen

3. Blutplättchen (Thrombozyten).

Das Blutplasma

Das Blutplasma scheidet sich bei der Gerinnung in Serum und Fibrin, letzteres ist im Plasma in einer Vorstufe, dem Fibrinogen, vorhanden. Aus dem Fibrinogen bildet sich erst im Augenblick der Gerinnung das Fibrin, ein faserartiger Eiweißstoff.

Das Serum ist eine gelbliche durchsichtige Flüssigkeit; es besteht zu 90 % aus Wasser.

Die übrigen Bestandteile sind:

a) Die *Eiweißkörper*. Sie werden in Albumine und Globuline eingeteilt. Die Albumine machen etwa 60 % des Gesamteiweißes des Blutplasmas aus. Die Eiweißkörper haben die Fähigkeit, viele Stoffe an sich zu binden, z. B. Vitamine, Hormone, Stoffwechselprodukte, die so an den Ort des Bedarfs geführt werden. Wichtig ist auch das große Wasserbindungsvermögen der Eiweißkörper; sie sind osmotisch wirksame Körper, die Verschiebungen von Wasser zwischen dem Gewebe und dem Gefäßsystem infolge des kolloidosmotischen Druckes der Eiweißkörper bewirken. Wegen der Größe ihrer Moleküle können sie nicht wie die Elektrolyte (Kalium, Natrium usw.) die Poren der Haargefäße durchwandern. Sie entwickeln jedoch, wie die Elektrolyte, einen osmotischen Druck. Dieser kolloidosmotische Druck der Eiweißkörper beträgt etwa 25 mm Hg. So kann Flüssigkeit aus dem Gewebe wieder in das Gefäßsystem eingesaugt werden (s. S. 131). Albumine und Globuline stehen mengenmäßig in einem bestimmten Verhältnis zueinander (Albumin-Globulin-Quotient), das normalerweise 1,5 bis 2,5 beträgt $\left(\frac{\text{Alb. } 60\%}{\text{Glob. } 40\%} = 1{,}5\right)$, Gesamteiweiß im Serum 5,8—8 g/100 ml (58—80 g/l). Bei gewissen Erkrankungen treten Verschiebungen zwischen den Albuminen und Globulinen ein, die durch Untersuchungsmethoden wie die Elektrophorese, ein Verfahren zur Trennung von Substanzgemischen in einem elektrischen Gleichstromfeld, nachgewiesen werden können.

Bringt man Eiweißkörper in ein elektrisches Feld, so zeigen die einzelnen Eiweißkörper, weil sie eine unterschiedliche negativ elektrische Ladung haben, eine verschieden schnelle Wanderung zum positiv elektrischen Pol (Anode). So ist eine Trennung der Eiweißkörper in Albumine und Globuline möglich. Die Globuline lassen dabei Untergruppen erkennen, die mit den griechischen Buchstaben α, β, γ bezeichnet werden. γ-Globuline, auch Immunglobuline genannt, sind ganz wesentlich bei Abwehrfunktionen des Körpers beteiligt. Unter krankhaften Verhältnissen können mengenmäßige Verschiebungen und weitere Untergruppen auftreten (Papierelektrophorese).

Serumeiweiß (Papierelektrophorese), Normalwerte

Albumin	58—72	rel.%
α_1-Globulin	3— 6	rel.%
α_2-Globulin	5— 9	rel.%
β-Globulin	6—12	rel.%
γ-Globulin	10—19	rel.%

Zu den Eiweißkörpern gehören gewisse Stoffe, die als *Schutzstoffe* oder Antikörper bezeichnet werden. Sie sind in geringer Menge schon normalerweise im Serum vorhanden, werden aber zum größten Teil erst gebildet, wenn blutfremde Stoffe (Antigene) in den Organismus gelangen. Die Bildungsstätten dieser Antikörper — es handelt sich vorwiegend um γ-Globuline — sind hochspezialisierte Zellen, die der lymphatischen Zellreihe angehören. Die Antikörper stellen eine Schutzvorrichtung des Körpers dar, sie heben schädliche Wirkungen fremder Stoffe auf (s. Immunität S. 111).

b) *Fette.* Sie befinden sich im Serum als Neutralfett. Fettähnliche Stoffe (Cholesterin und Lezithin) sind im Serum in geringer Menge und feinster Verteilung vorhanden.

c) *Kohlenhydrate.* Sie sind im Serum als Traubenzucker (Glukose) enthalten, der aus der Nahrung bzw. aus dem Glykogen der Leber stammt. Die mit der Nahrung aufgenommenen Kohlenhydrate werden in der Leber und in den Muskeln als Glykogen gespeichert, von wo aus sie durch einen feinen Regulationsmechanismus (Bauchspeicheldrüse und Nebenniere) immer in einer bestimmten Bedarfsmenge ans Blut abgegeben werden. Normalerweise beträgt der Traubenzuckergehalt des Blutserums 80—100 mg% (4—6 mmol/l). Durch das Hormon Insulin der Bauchspeicheldrüse wird der Blutzuckergehalt gesenkt, durch das Hormon Glukagon der Bauchspeicheldrüse und das Hormon Adrenalin der Nebenniere angehoben.

d) *Farbstoffe.* Sie bedingen die gelbliche Farbe des Blutserums. Es handelt sich um 2 Arten: *Lipochrom,* aus der Nahrung stammend (z. B. Eigelb, Mohrrüben), und *Bilirubin,* das in der Leber aus dem roten Blutfarbstoff, dem Hämoglobin, gebildet wird. Normaler Bilirubingehalt im Serum bis 1 mg/100 ml (17 μmol/l).

e) *Organische Stoffe.* Als solche bezeichnen wir die im Serum enthaltenen stickstoffhaltigen Substanzen nicht eiweißartiger Natur (s. auch Harnbestandteile). Es sind Stoffwechselprodukte, die beim Abbau der Eiweißkörper dauernd entstehen. Zu ihnen gehören der Harnstoff (10—50 mg/100 ml = 1,7—8,3 mmol/l), die Harnsäure (2,6—6,8 mg/100 ml = 155—404 μmol/l) und das Kreatinin (0,5—1,4 mg/100 ml = 44,2—124 μmol/l).

f) *Mineralien.* Unter ihnen steht das Kochsalz an erster Stelle; ferner finden sich in geringen Mengen Kalzium-, Kalium-, Magnesiumchlorid, Sulfate und Phosphate.

g) *Hormone.* Sie werden von den Drüsen mit innerer Sekretion (Bauchspeicheldrüse, Schilddrüse, Nebennieren, Hypophyse u. a.) *direkt* an das Blut abgegeben.

h) *Enzyme.* Es sind Körper, die durch ihre Gegenwart chemische Umsetzungen hervorrufen. In jeder Zelle finden sich Enzyme. Sie werden in großer Menge u. a. von den Verdauungsdrüsen gebildet. Ihre Anwesenheit führt zu Spaltungsvorgängen, z. B. Spaltung der Stärke zu Traubenzucker. Im Blut kreisen sie in geringer Menge. Genannt seien nur Amylase, Katalase, Phosphatase, Transaminasen. Die Transaminasen finden sich in größerer Menge im Herzmuskel. Bei bestimmten Schädigungen des Herzmuskels gelangen sie in die Blutbahn. Einige Enzyme sind mit den Anfangsbuchstaben ihrer zusammengesetzten Namen benannt, so GOT, GPT, LDH (s. S. 181 ff., Enzyme).

i) *Vitamine* (s. S. 195 ff.).

Weiter sind noch vorhanden: Stoffwechselprodukte, wie Brenztraubensäure, Milchsäure, Zitronensäure sowie die sog. Spurenelemente: Eisen, Kupfer, Mangan, Jod usw.

Die geformten Elemente des Blutes

1. **Die roten Blutkörperchen** (Erythrozyten) bestehen aus einer eiweißreichen Gerüstsubstanz und dem roten Blutfarbstoff, dem Hämoglobin (Abb. 56).

Der rote Blutfarbstoff, das *Hämoglobin*, ist ein **eisenhaltiger** Eiweißkörper.

Der Körper des Menschen besitzt etwa 5 g Eisen; die Hälfte davon findet sich im Hämoglobin.

Das Hämoglobin hat unter anderem die Aufgabe des Sauerstofftransportes im Blut, dabei bildet sich Oxyhämoglobin, das wieder leicht in Hämoglobin und Sauerstoff zerfallen kann. Trifft das Hämoglobin in der Lunge mit dem Sauerstoff der eingeatmeten Luft zusammen, so entsteht infolge des hohen Sauerstoffteildruckes (Teildruck = Menge des Sauerstoffs in der eingeatmeten Luft) das Oxyhämoglobin; es gelangt auf dem Blutweg zum Gewebe und findet hier einen Ort mit wenig Sauerstoff, also niedrigem Sauerstoffteildruck; infolgedessen zerfällt das Oxyhämoglobin wieder. Der Sauerstoff tritt in das Gewebe über. Das hier infolge der Verbrennungen reichlich entstehende Kohlendioxid fließt nun seinerseits durch seinen hohen Teildruck in das Blut ab. Es geht hier vorwiegend Bindungen mit den Alkalien des Blutes ein und gelangt so zur Lunge, wo es ausgeatmet wird. Das zur Lunge strömende Blut ist nicht völlig frei von Sauerstoff, sondern enthält immer noch Oxyhämoglobin.

Das rote Blutkörperchen ist eine scheibenförmige kernlose Zelle, deren Durchmesser im Mittel 7,9 µm* beträgt. In 1 mm^3 Blut finden sich im Durchschnitt bei Frauen 4,5 ($4{,}5 \times 10^{12}$/l), bei Männern 5 Millionen ($5{,}0 \times 10^{12}$/l) Erythrozyten. Die Bildungsstätte der roten Blutkörperchen ist das rote Knochenmark. Sie sind kernlos, ihre Lebensdauer ist beschränkt (etwa 120 Tage). Ihr Abbau erfolgt im retikuloendothelialen Gewebe der Leber, der Milz und des Knochenmarks. Das freiwerdende Hämoglobin der abgebauten Erythrozyten liefert das Bilirubin (s. S. 171) und das Hämosiderin.

2. **Die weißen Blutkörperchen** (Leukozyten) sind einfach gebaute, kernhaltige Zellen, die wie Amöben kleine, lappenartige Fortsätze (Pseudopodien) aussenden und sich so selbständig fortbewegen können, sie heißen deshalb auch Wanderzellen. Mittels der Pseudopodien können sie kleine Partikel (Zelltrümmer und etwa eingedrungene Fremdkörper) umfließen, in ihren Zytoplasmaleib aufnehmen und unschädlich machen (Phagozytose). Diese Eigenschaft hat ihnen den Namen Freßzellen oder Phagozyten eingetragen. Sie vermögen Enzyme zum Abbau von Eiweißkörpern zu bilden (Leukoproteasen und Oxidasen).

Die Leukozyten sind im Blut in viel geringerer Zahl als die Erythrozyten vorhanden, etwa 6000—10 000 pro Kubikmillimeter ($6–10 \times 10^9$/l); sie sind größer als die Erythrozyten. Die Lebenszeit der Leukozyten erstreckt sich wohl nur über wenige Tage. Zur Untersuchung und Differenzierung der Blutkörperchen wird 1 Tropfen Blut auf einem Objektträger (Glasplatte) ausgestrichen, fixiert und nach dem Verfahren von PAPPENHEIM gefärbt.

Nach Form und Größe des Kernes sowie nach der Färbbarkeit und der Granulierung ihres Protoplasmas unterscheiden wir folgende Gruppen:

* 1 µm = $^1/_{1000}$ mm.

A. *Die Granulozyten;* sie haben einen großen Protoplasmaleib mit Granula und einen vielgestaltigen Kern (Segmentform bzw. Stabform). Sie unterscheiden sich nach der Größe der Körnelung und der Färbbarkeit mit sauren und basischen Farbstoffen in:

a) Neutrophile Leukozyten. Sie machen 60—70 % der weißen Zellen aus. Ihr Kern ist mehrfach gelappt, der Zelleib enthält eine zarte Körnelung (Granula). Zusammen mit den Lymphozyten (s. unten) dienen sie zur Abwehr von Bakterien und anderen Giftstoffen durch Eiter- und Antikörperbildung. Das Protoplasma nimmt weder sauren noch basischen Farbstoff bevorzugt an. Die Körnelung zeigt eine zartrötliche Farbe wie das Protoplasma des Zelleibes.

b) Eosinophile Leukozyten finden sich zu 2—4 % unter den Leukozyten. Sie haben grobe Granula, die sich mit saurem Farbstoff (z. B. mit Eosin) leuchtend rot färben. Sie spielen eine Rolle bei Abwehrreaktionen gegen artfremdes Eiweiß.

c) Basophile Leukozyten, auch Blutmastzellen genannt, finden sich nur in sehr geringer Menge (1/2 %). Ihre Granula färben sich mit basischen blauen Farbstoffanteilen. Basophile Leukozyten bilden das Heparin, das die Gerinnungsbereitschaft des Blutes hemmt.

B. *Die Monozyten* kommen konstant im Blut vor. Es sind große Zellen mit mächtigem Protoplasmaleib, der sich nur schwach färbt. Sie machen 1—10 % der weißen Blutzellen aus.

A, a—c stammen aus dem Knochenmark (myeloische Reihe). Abstammung der Monozyten: das medulläre Retikulum. Aus dem Hämozytoblast entsteht über eine Zwischenstufe der Monoblast.

C. *Die Lymphozyten,* auch Rundzellen genannt, sind kleiner als die Granulozyten. Dabei ist ihr Kern relativ groß, kugelig. Er füllt fast den ganzen Zelleib aus, so daß nur ein feiner Protoplasmasaum übrigbleibt. Unter den weißen Blutzellen machen sie etwa 20—25 % aus. Außer im Blut finden sie sich auch in der Lymphe (Abwehrfunktion, s. Lymphgefäßsystem).

Der Bildungsort der Granulozyten und Erythrozyten ist das rote Knochenmark, während die Lymphozyten in der Milz und in den Lymphknoten gebildet werden.

D. *Die Plasmazellen,* die unter bestimmten Bedingungen im Blut erscheinen, leiten sich vom Retikulum des Knochenmarkes und des lymphatischen Apparates her. Beide Zellgruppen sind am Aufbau wichtiger Eiweißstoffe beteiligt (Globuline). Die Bereitstellung von Antikörpern bei den Abwehrreaktionen des Körpers wird ihnen zugeschrieben.

3. **Die Blutplättchen,** Thrombozyten, sind sehr kleine (2—3 μm), unregelmäßig geformte Scheibchen, die in enger Beziehung zur Blutgerinnung stehen. In 1 mm^3 Blut finden sich etwa 300 000 (300×10^9/l).

Am Ort ihrer Entstehung machen die Blutzellen einen Entwicklungs- und Reifeprozeß durch. Erst danach erscheinen sie in der Blutbahn. Unter krankhaften Umständen können auch schon die Vorstufen im Blut erscheinen.

Vorstufen der Blutzellen:

Als Stammzelle mit der Fähigkeit, verschiedene Entwicklungsreihen von Blutzellen zu bilden, gilt die Retikulumzelle des Knochenmarkes und die Retikulumzelle des lymphatischen Gewebes (Tonsillen, Milz, Lymphknoten).

Die Vorstufe des Erythrozyten ist der Hämozytoblast; er besitzt einen Zellkern. Unter Hämozytoblasten faßt man eine ganze Entwicklungsreihe zusammen, deren einzelne Stufen als Proerythroblast, Erythroblast und Normoblast bezeichnet werden. Nach Verlust des Zellkerns entsteht aus dem Normoblasten über den polychromen Erythrozyten der Erythrozyt.

Die Vorstufe des Granulozyten ist der Myeloblast. Die nächste Entwicklungsstufe stellt der Promyelozyt dar, der über den Myelozyt, Metamyelozyt (Jugendlicher) in den stabkernigen und schließlich in den segmentkernigen Granulozyten übergeht. Die Differenzierung in neutrophile, eosinophile und basophile Granulozyten erfolgt im Myelozytenstadium.

Die Vorstufe des Monozyten ist der Monoblast.

Die Vorstufe des Lymphozyten ist der Lymphoblast, auch Immunoblast genannt; die Entwicklung zum reifen Lymphozyten geht über den „jungen" oder „großen" Lymphozyten.

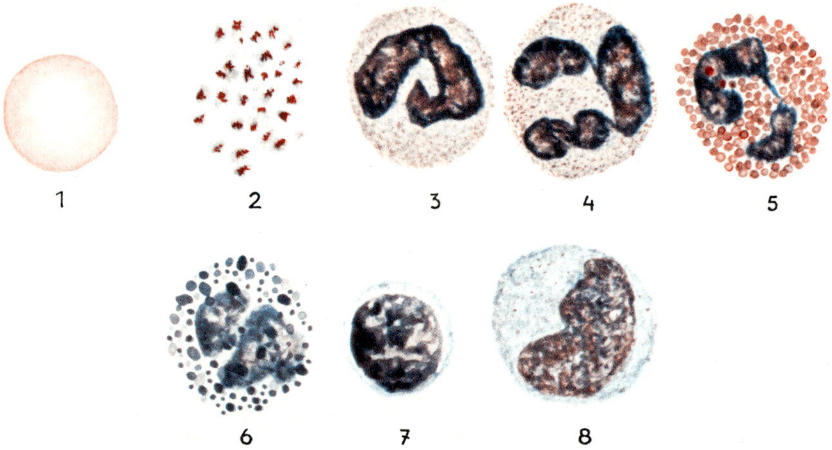

1 Rotes Blutkörperchen (Erythrozyt). 2 Blutplättchen (Thrombozyten). 3 Stabkerniger neutrophiler Leukozyt. 4 Segmentkerniger neutrophiler Leukozyt. 5 Eosinophiler Leukozyt. 6 Basophiler Leukozyt. 7 Lymphozyt. 8 Monozyt

Abb. 56. Mikroskopisches Blutbild

Die Vorstufe der Thrombozyten ist der Megakaryoblast, daraus entwickeln sich über den Promegakaryozyt und den Megakaryozyt durch Abschnürung die Blutplättchen.

Die Retikulumzellen oder retikuloendothelialen Zellen entstammen den Wänden der Lymph- und Blutgefäße. Hierzu gehören plasmazelluläre Retikulumzellen, lymphoide Retikulumzellen u. a.

Zur **Zählung der roten Blutkörperchen** bedient man sich der Methode nach THOMA-ZEISS. In einer Glaspipette wird Blut mit physiologischer Kochsalzlösung bzw. Hayemscher Lösung im Verhältnis 1 : 100 verdünnt. Davon gibt man einen Tropfen in die besonders konstruierte $^1/_{10}$ mm hohe Glaszelle, deren Boden in Quadrate mit einer Seitenlänge von $^1/_{20}$ mm eingeteilt ist. Der Raum über jedem Quadrat beträgt bei einer Kammerhöhe von $^1/_{10}$ mm daher $^1/_{4000}$ mm^3. Durch Auszählen der Erythrozyten in einer größeren Anzahl von Quadraten errechnet man den Mittelwert für ein Quadrat (10 Quadrate auszählen, die Summe durch 10 teilen). Durch Umrechnung auf 1 mm^3 (multiplizieren mit 4000 und wegen der Verdünnung nochmals mit 100 multiplizieren) bekommt man die Erythrozytenzahl für 1 mm^3 Blut.

Die **Zählung der Leukozyten** geschieht ähnlich nach dem gleichen Prinzip. In einer Glaspipette wird Blut mit einer 1proz. Essigsäurelösung, die eine Spur Gentianaviolett enthält, im Verhältnis 1 : 10 verdünnt. Man zählt die ganze Kammer aus und multipliziert mit 100.

Zur **Bestimmung des Blutfarbstoffes** (Hämoglobinbestimmung) bedient man sich des Hämometers nach SAHLI. Mit $^1/_{10}$-Normal-Salzsäurelösung versetztes, dunkelbraunes Blut wird so lange verdünnt, bis es mit einer gegebenen Vergleichsfarbe im Farbton übereinstimmt. Am Grad der Verdünnung wird an dem graduierten Röhrchen der Hämoglobingehalt in Prozenten abgelesen. Vielfach wird auch die Hämoglobinmenge in Grammprozent angegeben, das heißt die Hämoglobinmenge in Gramm auf 100 cm^3 Blut. In 100 cm^3 Blut eines erwachsenen Mannes befinden sich rund 16 g Hämoglobin (= 100 Hb). Eine Normallösung enthält pro Liter so viel Gramm einer gelösten Substanz, wie deren Äquivalentgewicht entspricht. Zum Beispiel: Äquivalentgewicht der Salzsäure [HCl] = 36,5 [H = 1, Cl = 35,5]. Eine normale Salzsäurelösung enthält 36,5 g HCl pro Liter; die $^1/_{10}$-Normal-Salzsäurelösung enthält 3,6 HCl pro Liter.

Unter **Färbeindex** versteht man das Verhältnis der Hämoglobinmenge zur Zahl der Erythrozyten: $\frac{\text{Hb}}{\text{Ery}}$. Zur Berechnung setzt man den normalen Hämoglobingehalt des Blutes = 100 und ebenso die normale Erythrozytenzahl von 5 000 000 in 1 mm^3 = 100. Der Färbeindex des gesunden Blutes beträgt $\frac{100}{100} = 1$. Am einfachsten erhält man rechnerisch den Wert, wenn man den Hb-Wert durch die mit 2 multiplizierten beiden ersten Zahlen des Erythrozyten-Wertes dividiert, z. B. $\frac{\text{Hb } 80}{\text{Ery } 40 \cdot 2} = 1$.

Unter **Färbekoeffizient** versteht man den Hämoglobingehalt der einzelnen Erythrozyten.

Unter Hämatokrit versteht man den Volumenanteil der Erothrozyten im Blut, ausgedrückt in Volumenprozent.

Der Wert bei Männern beträgt 46,2 Vol%.

Der Wert bei Frauen beträgt 40,6 Vol%.

Immunität

Schon mehrfach wurden die verschiedensten Eigenschaften und Aufgaben des Blutes zur Erhaltung des Lebens angedeutet. Eine fundamentale Eigenschaft ist die Immunität.

Der menschliche Körper schützt sich gegen Krankheitserreger durch verschiedene — teils angeborene, teils erworbene — Abwehreinrichtungen. Dieses Verschontbleiben von Krankheiten bei Infektionen nennt man Immunität. Soweit einfache Abwehrmaßnahmen des Körpers nicht ausreichen, hat der Körper neben angeborenen Abwehrreaktionen die Fähigkeit, im Laufe des Lebens ein Abwehrsystem aufzubauen. Diese nur schwer durchschaubaren Schutzeinrichtungen des Körpers konnten noch nicht bis in die letzten Einzelheiten aufgeklärt werden. Obwohl diese Vorgänge in das Gebiet der Krankheitslehre gehören, sind sie auch Bestandteil der physiologischen Lehre. Einige Grundbegriffe und Vorgänge sollen daher erörtert werden, um den in der Klinik und der Arztpraxis immer wieder auftretenden Begriffen der Immunitätslehre verständnisvoll gegenüberzustehen. Es kommt noch hinzu, daß die im Körper sich abspielenden Reaktionen zum Teil eine große diagnostische Bedeutung haben; das gilt z. B. für Krankheiten wie Typhus, Lues u. a., die durch sogenannte Agglutinations- oder Komplementbindungsreaktionen nachgewiesen werden können.

Relativ einfache Abwehrmechanismen finden sich in den Körpersekreten; so vermag die Salzsäure des Magensaftes Bakterien abzutöten. Das Schweißsekret, die Tränenflüssigkeit, der Hauttalg enthalten Substanzen, die Bakterien vernichten. In der Tränenflüssigkeit sind sog. Lysozyme enthalten. Der gleiche Stoff findet sich auch in den Leukozyten. Lysozyme lösen die Zellwände eingedrungener Bakterien auf. Auch können Zellen des Körpers, Phagozyten, auf deutsch Freßzellen, Schadstoffe in sich aufnehmen.

Hier sind zwei Zellarten zu unterscheiden:

1. die polymorphkernigen Granulozyten oder Leukozyten des Blutes, die auch Mikrophagen heißen, und
2. die mononukleären Phagozyten. Sie heißen auch Makrophagen und werden dem retikuloendothelialen System zugerechnet. Man versteht darunter spezifische Zellen, die gehäuft in der Leber und Milz angetroffen werden.

Die Abwehr durch Granulozyten, die sofort einsetzt, wobei die veränderten und zugrundegehenden Granulozyten den Eiter bilden, ist eine unspezifische, also auf alle möglichen Schadstoffe einwirkende Abwehrreaktion.

Der Körper verfügt aber noch über ein ganz spezifisches Abwehrsystem, das schließlich die Immunität des Körpers garantiert. Die Träger dieser Immunvorgänge sind die Zellen der lymphatischen Organe, der Milz, des Thymus, der Lymphknoten. Sie setzen eine Abwehr in Gang, die durch die Bezeichnung: Antigen-Antikörper-Reaktion charakterisiert wird. Treten Schadstoffe im Körper auf — man faßt sie unter der ganz allgemeinen Bezeichnung Antigene zusammen —, so können von den Lymphozyten Antikörper produziert werden; es sind Eiweißstoffe, Globuline, die in einer Reaktion mit dem Antigen dieses Antigen zerstören oder unwirksam machen. Die bei dieser aktiven Immunisierung gebildeten Antikörper heißen auch Immunglobuline; sie zirkulieren im Blut und reagieren mit dem Schadstoff, dem Antigen. Aber auch die Lymphozyten selbst tragen auf ihrer Oberfläche Immunglobuline. Diese humorale Immunität ist eine vorwiegend im Laufe des Lebens erworbene und vielfach über Jahre und Jahrzehnte wirksam bleibende Abwehrbereitschaft des Körpers. Neben dieser aktiven, selbst erworbenen Immunität sprechen wir von einer passiven Immunität dann, wenn einem Menschen ein aktiviertes Serum, z. B. das Serum eines Tieres, übertragen wird.

Die Lymphozyten, die für die humorale Antikörperproduktion zuständig sind, gehören entwicklungsgeschichtlich ihrer Herkunft nach in den Bereich des Magen-Darm-Kanals und zur Milz. Für die zelluläre Immunität der Lymphozyten wird eine Beziehung der Lymphozyten zum Thymus angenommen. Man vermutet, daß die Lymphozyten, in einer noch nicht näher bekannten Weise, sei es durch Aufenthalt im Thymus oder auch durch ein Thymushormon, in besonderer Weise geprägt werden. Man spricht von thymusabhängigen Lymphozyten, die man auch als T-Lymphozyten bezeichnet, während die anderen Lymphozyten als B-Lymphozyten gekennzeichnet werden.

Bei der zellulären Antigen-Antikörper-Reaktion wandern die Lymphozyten mit dem Blutstrom zum Krankheitsherd und wirken mit ihren auf der Oberfläche sitzenden Antikörpern auf das schädigende Antigen ein.

Bei der humoralen Immunreaktion werden die Immunglobuline an das Blut abgegeben, wo dann die Antigen-Antikörper-Reaktion abläuft. Früher unterschied man bei den Antikörpern noch streng zwischen Agglutininen, Präzipitinen und neutralisierenden Antikörpern. Man weiß heute, daß es sich dabei nur um verschiedene Reaktionsstellen der Agglutinine handelt.

Die Immunglobuline teilt man in mehrere Gruppen und Untergruppen ein. Sie werden abgekürzt gekennzeichnet mit großen Buchstaben bzw. Zahlen, z. B.:

$$Ig, Ig_1, IgM, IgA, IgE, IgD$$

Blutgruppen

Zu den Schutzeinrichtungen gehört auch die Fähigkeit des Serums, wenn es mit roten Blutkörperchen anderer Menschen zusammengebracht wird (Blutübertragung), unter bestimmten Umständen die Blutkörperchen zusammenzuballen, zu agglutinieren.

Eine Blutübertragung von Mensch zu Mensch kann in bestimmten Fällen reaktionslos vertragen werden, in anderen Fällen können schwerste Reaktionen, Kreislaufstörungen mit Todesfolge auftreten.

Bei einer Unverträglichkeit kann das Serum des einen Blutes die Blutkörperchen des anderen verklumpen, agglutinieren. Die verursachenden Faktoren den Serums, welche die Agglutination bewirken, heißen Agglutinine, die mit ihnen reagierenden Stoffe der Blutkörperchen nennt man Agglutinogene.

Diese Eigenschaften des Serums und der Blutkörperchen führten zur Aufstellung der Blutgruppen durch K. LANDSTEINER.

Man unterscheidet zwei Blutgruppenmerkmale, die Merkmale A und B. Mit diesen beiden Merkmalen A und B lassen sich vier Gruppen aufstellen.

1. Die beiden Merkmale A und B treten zusammen auf. Wir haben die Blutgruppe AB.
2. Es tritt nur ein Merkmal A auf. Wir haben die Blutgruppe A.
3. Es tritt nur das Merkmal B auf. Wir haben die Blutgruppe B.
4. Beide Merkmale können fehlen, dann liegt die Blutgruppe 0 vor.

Verständlicherweise können im Serum eines Menschen keine Agglutinine vorhanden sein, die mit den eigenen Agglutinogenen der Blutkörperchen agglutinieren.

So enthält Serum der Blutgruppe A solche Agglutinine, die gegen die Blutgruppe B gerichtet sind, sie heißen Anti B. Serum der Blutgruppe B enthält Agglutinine gegen die Blutgruppe A, sie heißen Anti A.

Serum der Blutgruppe AB enthält keine Agglutinine. Serum der Blutgruppe 0 enthält Agglutinine gegen die Blutgruppe AB, sie heißen Anti A und Anti B.

In einer schematischen Darstellung lassen sich die Verträglichkeiten übersichtlich darstellen:

Serum der Gruppen		Blutkörperchen der Gruppen AB	0	B	A
Gruppe AB	keine Agglutinine	—	—	—	—
Gruppe 0	Agglutinine Anti A, Anti B	+	—	+	+
Gruppe A	Agglutinine Anti B	+	—	+	—
Gruppe B	Agglutinine Anti A	+	—	—	+

\+ = Agglutination
— = keine Agglutination

Zur Prüfung der Blutgruppenzugehörigkeit bedient man sich der Testseren der Gruppe A und B, indem man je einen Tropfen des zu untersuchenden Blutes mit je einem Tropfen der beiden Testseren mischt. Tritt im Testserum A und B Agglutination auf, so handelt es sich um die Blutgruppe AB. Tritt im Testserum A Agglutination auf, so handelt es sich um die Blutgruppe B. Tritt im Testserum B Agglutination auf, so liegt Gruppe A vor. Tritt in keinem Testserum Agglutination auf, so haben wir die Blutgruppe 0. Diese Untersuchung ist unerläßlich bei Auswahl der Blutspender für Blutübertragungen (Transfusionen). Wurde im Testversuch die richtige Blutgruppe ermittelt, so wird zur Vermeidung von möglichen Unverträglichkeiten bei einer Blutübertragung noch die sogenannte Kreuzprobe durchgeführt. Man mischt dabei einmal Erythrozyten des Empfängers mit dem Serum des Spenders und umgekehrt Erythrozyten des Spenders mit dem Serum des Empfängers. Tritt bei keiner Probe eine Agglutination auf, kann eine Blutübertragung erfolgen.

Außer diesen Blutgruppen lassen sich noch Zwischen- und Untergruppen aufstellen, so die Einteilung der Menschen nach den „Merkmalen" M, N und MN.

Diese Blutgruppeneigenschaften bleiben während des ganzen Lebens unverändert und vererben sich nach den allgemeinen Vererbungsgesetzen. Von der europäischen Bevölkerung haben

46 % die Blutgruppe A
43 % die Blutgruppe 0
7 % die Blutgruppe B
4 % die Blutgruppe AB

Das Blutkörperchenmerkmal „Rh" hat eine gewisse Bedeutung erlangt. Die Bezeichnung Rh weist auf Blutuntersuchungsergebnisse hin, die bei Rhesusaffen gewonnen wurden. Injiziert man einem Meerschweinchen Blut eines Rhesusaffen, so bilden sich im Serum des Meerschweinchens Gegenkörper, welche die roten Blutkörperchen des Rhesusaffen agglutinieren. Bringt man nun ein derartiges vorbehandeltes Meerschweinchenserum mit dem Blut einer bestimmten Menschengruppe zusammen, so passiert dasselbe; man hat festgestellt, daß etwa 80 % der Menschen der weißen Rasse Blutkörperchen besitzen, die mit dem vorbehandelten Meerschweinchenserum agglutinieren. Diese Menschen sind „Rh-positiv" (Rh), die anderen, deren Blut nicht agglutiniert, sind „Rh-negativ" (rh). Beim Zusammentreffen von Eltern mit ungleichem „Rh-Faktor" kann beim ungeborenen Kind Blutabbau eintreten. Ist z. B. eine Mutter Rh-negativ (rh), das Kind im Mutterleib (vom Vater her) Rh-positiv (Rh), dann entstehen im mütterlichen Blut Agglutinine (Anti-Rh), welche die kindlichen roten Blutkörperchen schädigen (Behandlung: Blutaustausch des Neugeborenen). Bestimmung des „Rh-Faktors" und der Blutgruppen ist wichtig bei Bluttransfusionen und beim Vaterschaftsnachweis.

Die Blutgerinnung

In den lebenden, unverletzten Blutgefäßen gerinnt das Blut nicht. Es kommt zur Gerinnung z. B. durch Berührung des Blutes mit den verletzten, absterbenden Geweben einer Wunde oder innerhalb des Blutgefäßsystems bei Schädigungen der Gefäßinnenhaut (Thrombose).

Lassen wir aus dem Körper entnommenes Blut in einem Gefäß einige Zeit stehen, so setzt sich eine dunkle, elastisch-gallertige Masse ab, der Blutkuchen. Dieser besteht aus dem Fibrin, in dessen Netzwerk sich die Blutkörperchen festsetzen. Über dem Blutkuchen scheidet sich eine gelbliche Flüssigkeit, das Blutserum, ab.

Bei der Blutgerinnung kommt es schnell zur Ausbildung eines Blutpfropfes und damit zur Blutstillung.

Die Blutgerinnung ist ein in vier Phasen ablaufender verwickelter Vorgang, an dem 13 Faktoren des Plasmas und der Blutplättchen und Kalziumionen beteiligt sind (Biggs u. McFarlane). Die Faktoren werden mit römischen Ziffern in der Reihenfolge ihrer Entdeckung gekennzeichnet. Gebildet werden die Faktoren vorwiegend in der Leber, zum kleineren Teil im Knochenmark.

Man unterscheidet die Vorphase, die I. Phase, die II. Phase und die Nachphase.

Die Vorphase führt über zahlreiche der 13 Faktoren in zwei Entwicklungsreihen schließlich zur Bildung des

Prothrombin-Aktivators (auch Thrombokinase genannt).

Die eine Reihe, als „extrinsic system" bezeichnet, geht hervor aus einem *Gewebsschaden,* bei dem Thromboplastine entstehen.

Die andere Reihe, als „intrinsic system" bezeichnet, entsteht *im Blut* selbst.

Beide Reihen führen bei der aufeinanderfolgenden Zusammenwirkung von zahlreichen der 13 Faktoren und von Kalziumionen zur Entstehung des Prothrombin-Aktivators. In der nun folgenden

I . Phase entsteht durch den Prothrombin-Aktivator aus dem Prothrombin zusammen mit Kalziumionen

das Thrombin,

es folgt die

II. Phase in der sich unter der Einwirkung des Thrombins aus dem Fibrinogen das Fibrin bildet.

Nachphase: Das Fibrinnetz nimmt zelluläre Elemente auf, es zieht sich zusammen und verfestigt sich als Blutpfropf.

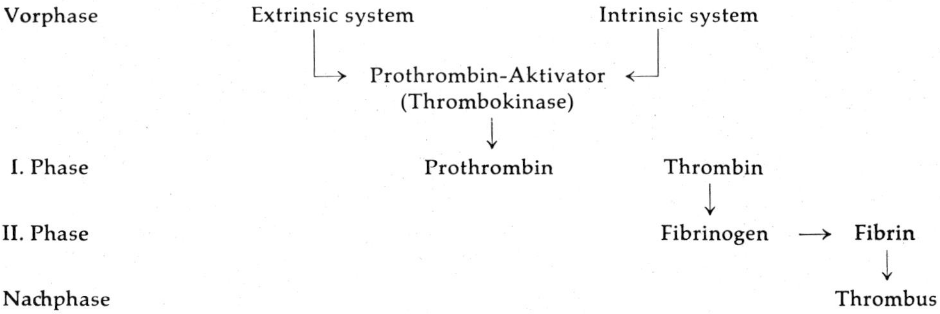

Abb. 57. Vereinfachtes Schema der Blutgerinnung

Eine verzögerte Gerinnung liegt vor bei der Bluterkrankheit (Hämophilie), bei der kleinste Wunden sehr lange bluten. Es handelt sich um eine Konstitutionsabweichung, die nach bestimmten Gesetzmäßigkeiten vererbt wird und nur bei Männern vorkommt.

Zur Bestimmung der **Gerinnungszeit** wird ein Tropfen Blut mit einem Tropfen physiologischer Kochsalzlösung auf einen hohlgeschliffenen Objektträger gebracht und so lange mit einem Glasstäbchen gerührt, bis ein Fibrinfädchen am Glasstab hängenbleibt. Unter normalen Verhältnissen beträgt diese Zeit 4—5 Minuten.

Zur Bestimmung der **Blutungszeit** wird an einem Einstich am Ohrläppchen das Blut, solange es hervorquillt, mit Fließpapier abgesaugt. Normalerweise hört nach 2—2$^1/_2$ Minuten die Blutung auf.

Versetzt man frisch dem Körper entnommenes Blut mit einer 3,8proz. Natriumzitratlösung (0,4 auf 2 cm^3 Blut), so gerinnt dieses Blut nicht mehr. Füllt man es in eine graduierte Glasröhre von 20 cm Länge und 2,5 mm Weite, so kann man nach einiger Zeit beobachten, daß die Blutkörperchen sich vom Plasma trennen und herabsinken. Normalerweise beträgt die **Senkungsgeschwindigkeit** der Blutkörperchen in einer Stunde beim Mann bis 7 mm, bei der Frau etwa 10 mm. Bei bestimmten Krankheiten kann diese Senkungsgeschwindigkeit erhöht sein.

Durch Zentrifugieren von ungerinnbar gemachtem Blut in graduierten Röhrchen wird das Volumverhältnis von Plasma zu den Blutkörperchen bestimmt **(Hämatokrit).** Normalwert 44—45 % Blutkörperchen.

Quickwert: Prüfung der Thromboplastinzeit, auch Prothrombinzeit genannt. Wird einem Zitratplasma (gerinnt nicht) Thrombokinase und Kalzium zugesetzt, so tritt nach einer bestimmten Zeit beim Plasma einer gesunden Person eine Gerinnung ein. Bei krankhaften Störungen der Thrombin- oder Fibrinbildung ist die Prothrombinzeit verlängert. Als normal gelten 70—80 % verglichen mit einer normalen Kurve.

Das Herz

Das Blut fließt in einem geschlossenen Röhrensystem, dessen Motor das Herz ist. Das Herz (Cor) treibt das Blut in die Peripherie durch die *Schlagadern* (Arterien), die sich allmählich in die feinen *Haargefäße* (Kapillaren) aufteilen. Durch die *Saugadern* (Venen) kehrt das Blut zum Herzen zurück. Es fließt so in einem dauernden Kreislauf.

Das Herz, ein muskulöses Hohlorgan, stellt eine Saug- und Druckpumpe dar, die mit einem Klappenapparat mit Ventilwirkung die Stromrichtung regelt und das Blut immer nur in einer Richtung fließen läßt. Das Herz liegt im Mittelfellraum (Mediastinum) des Brustkorbes, und zwar liegen zwei Drittel des Herzens auf der linken und ein Drittel auf der rechten Brustseite. Die Längsachse des Herzens verläuft von oben hinten rechts nach unten vorn links. Es ruht auf dem sehnigen Teil des Zwerchfelles.

Die Größe des Herzens entspricht etwa der Faustgröße des betreffenden Menschen. Das Fassungsvermögen des ganzen Herzens beträgt etwa 260—360 cm^3. Bei langdauernder, schwerer, körperlicher Arbeit, z. B. beim Hochleistungssport, nimmt das Herz an Größe zu mit Vermehrung der Muskelmasse.

Durch eine längsgestellte Scheidewand wird das Herz in 2 Hälften geteilt. Wir sprechen daher von einem linken und von einem rechten Herzen. Eine zweite, quere Scheidewand trennt jede Herzhälfte in einen Vorhof und eine Kammer (Abb. 58).

Die Herzwand ist aus 3 Schichten aufgebaut:

1. Die *Herzinnenhaut* (Endokard). Sie überzieht als glänzende, zarte Haut die Innenfläche des Herzens.
2. Die *Muskelschicht* (Myokard). Sie läßt zwei verschiedene Muskelsysteme erkennen: Einmal die eigentliche Kammer- und Vorhofmuskulatur, die die Antriebskraft der Herzaktionen bildet. Sie ist in spiralig oder ringförmig verlaufenden Fasersystemen

angeordnet. Bei der Kontraktion verkleinert sich der Innenraum des Herzens, dabei wird ein Druck auf den Inhalt ausgeübt. Die Vorhofmuskulatur ist viel geringer entwickelt als die Kammermuskulatur. Das linke Herz ist dem rechten Herzen an Muskelmasse überlegen. Die Herzmuskelzellen (s. S. 18) sind quergestreift. Die einzelnen Zellen stehen durch zahlreiche Fortsätze miteinander in Verbindung und bilden gleichsam ein großes Netz. In den Lücken dieses Netzes liegt Bindegewebe, das Blutgefäße, Nerven und Lymphgefäße führt. Außerdem besitzt das Herz die **„spezifische Muskulatur"**. Hier entstehen die Erregungsimpulse, die das Herz zur Arbeit antreiben; in ihren Leitungsbahnen werden diese Impulse von den Vorhöfen auf die Kammern übertragen. Hierzu gehören der *Sinusknoten*, der *Atrioventrikularknoten* und das *Hissche Bündel*. Es handelt sich um netzartige Knoten und um zarte Faserstreifen. Im Sinusknoten des rechten Vorhofes entstehen autonom — aus sich heraus — 60 bis 80 Erregungsimpulse pro Minute. Vom Sinusknoten, der als Herzschrittmacher wirkt, gelangt die Erregung zum Atrioventrikularknoten (AV-Knoten), der auch in der Wand des rechten Vorhofes liegt. Von hier aus fließt die Erregung abwärts im Stamm des Hisschen Bündels zu den Herzkammern. Das Hissche Bündel teilt sich nach kurzer Strecke in einen linken und rechten Schenkel, die schließlich in den feinverzweigten Purkinjeschen Fasern unter der feinen Innenhaut der rechten und linken Herzkammer endigen.

In diesem spezifischen Muskelgewebe werden Reize, die die Arbeitsmuskulatur des Herzens zu ihrer geordneten Tätigkeit anregen, gebildet und weitergeleitet.

Der Sinusknoten, das erste Reizbildungszentrum, ist der Schrittmacher des Herzens. Geht aus Krankheitsgründen die Reizbildung im Sinusknoten verloren, dann können die tieferen Zentren, z. B. der AV-Knoten, die Reizbildung selbständig übernehmen. Die Schlagzahl des Herzens sinkt dann gewöhnlich auf 40 bis 60 Schläge und weniger pro Minute ab.

3. Die *Außenhaut* (Epikard), ein spiegelnder Überzug des Herzens, ist mit der Muskelschicht fest verwachsen.

An der Abgangsstelle der großen Gefäße schlägt sich das Epikard in einer Falte um und bildet einen beutelartigen Überzug des Herzens, den *Herzbeutel* (Perikard).

Die *Schlagadern*, Arterien, bestehen aus:

1. einer Innenhaut (meistens Endothel genannt),
2. einer Muskelschicht, die eine aktive Erweiterung und Verengung der Arterien ermöglicht und damit die Herzarbeit unterstützen kann,
3. einer Außenhaut (Adventitia), die Nerven und ernährende Gefäße an die Arterien bringt.

Die *Saug- oder Blutadern* (Venen) sind ähnlich wie die Schlagadern gebaut, nur fehlt ihnen ganz die Muskelschicht. Eine Besonderheit sind ihre Klappen, die Venenklappen, die in das Innere hineinragen und ein Zurückfließen des Blutes unterbinden.

Die *Haargefäße* (Kapillaren) sind als feinste Blutgefäße zwischen Schlag- und Saugadern eingeschaltet. Sie bestehen im wesentlichen nur aus einer dünnen epithelartigen Haut, dem Endothel, das den Stoffwechselprodukten leichten Durchtritt gestattet.

Die Bezeichnung Arterie oder Vene richtet sich nicht nach dem Transport von arteriellem oder venösem Blut, sondern nach der Richtung des Transportes. Als Arterien werden alle

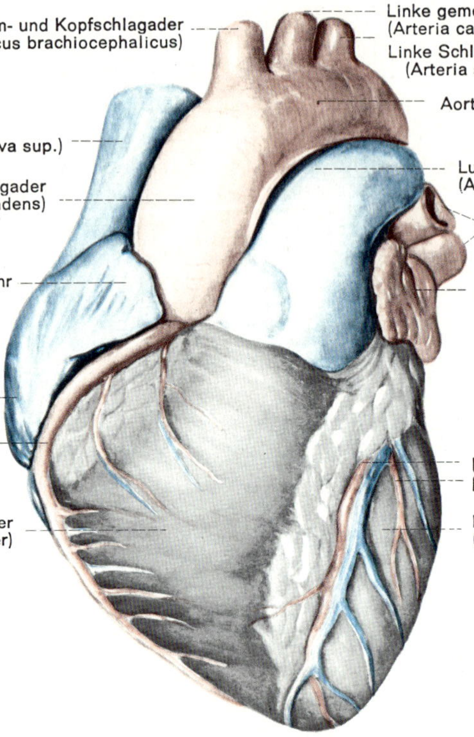

Abb. 58. Das Herz und die großen Gefäße, von vorn gesehen

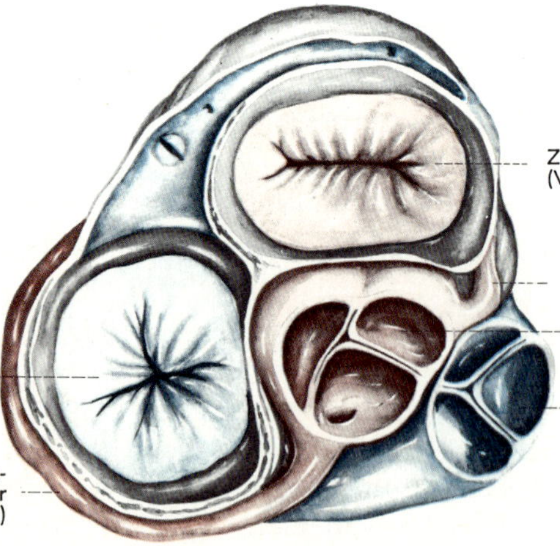

Abb. 59. Herzpräparat. Blick von oben auf die Herz- und Gefäßklappen. Die Vorhöfe und die großen Gefäße sind entfernt

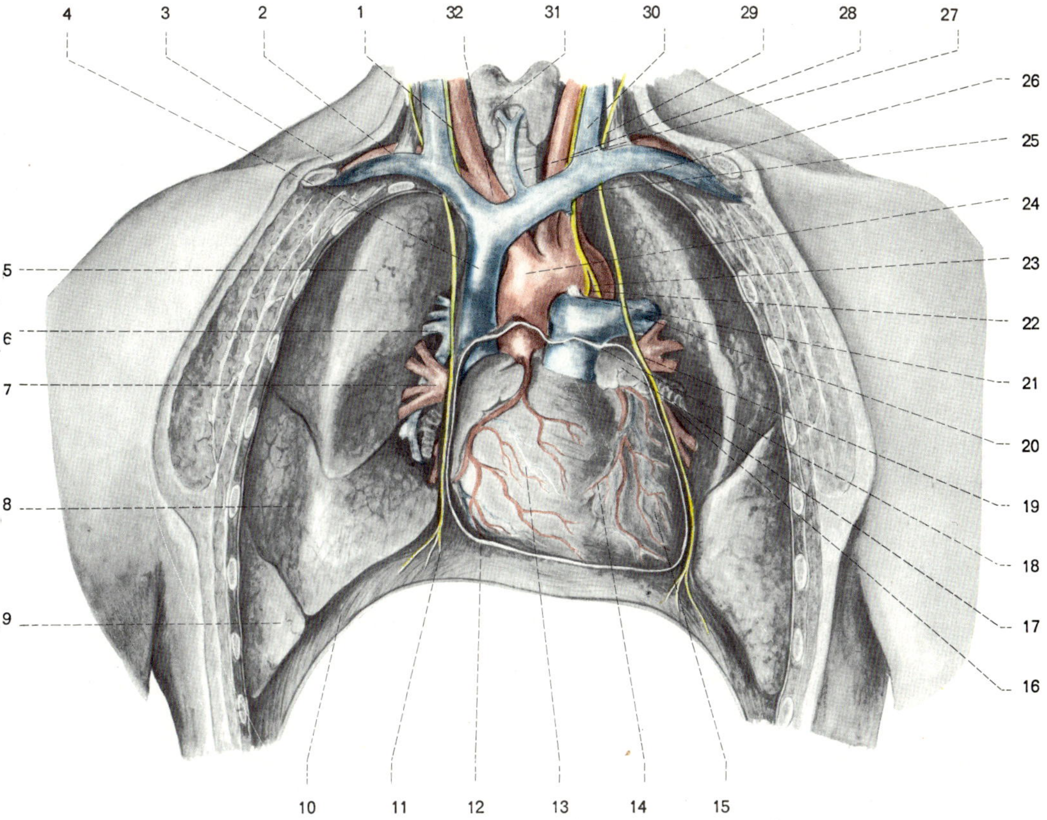

1 Gemeinsame Kopfschlagader (A. carotis communis)
2 Schlüsselbeinschlagader (A. subclavia)
3 Schlüsselbeinvene (V. subclavia)
4 Obere Hohlvene (V. cava superior)
5 Oberlappen der Lunge
6 Rechter Ast der Lungenschlagader (A. pulmonalis)
7 Rechter Ast der Lungenblutader (V. pulmonalis)
8 Mittellappen der Lunge
9 Unterlappen der Lunge
10 Zwerchfell (Diaphragma)
11 Rechtes Herzohr
12 Herzbeutel (Pericardium) aufgeschnitten und z. T. entfernt
13 Herz mit den Herzkranzgefäßen
14 Rechte Herzkammer
15 Linke Herzkammer
16 Luftröhrenast (Bronchus)
17 Linkes Herzohr
18 Lungenschlagader (Truncus pulmonalis)
19 Linker Ast der Lungenblutader (V. pulmonalis)
20 Linker Ast der Lungenschlagader (A. pulmonalis)
21 Ductus Botalli (Ductus arteriosus)
22 N. laryngeus recurrens (Kehlkopfnerv)
23 N. vagus
24 Hauptschlagader (Aorta)
25 Linker Venenstamm für den Kopf und den Arm
26 Schlüsselbeinvene (V. subclavia)
27 Luftröhre (Trachea)
28 N. vagus
29 N. phrenicus (Zwerchfellnerv)
30 Innere Drosselader (V. jugularis interna)
31 Schilddrüse
32 Gefäßstamm für den Kopf und Arm (Truncus brachiocephalicus)

Abb. 60. Die Lage der Brusteingeweide und die großen Gefäße, von vorn gesehen. Der Herzbeutel ist entfernt, die Lungen sind seitwärts gezogen

Gefäße bezeichnet, die Blut *vom* Herzen wegbringen, ganz gleich, ob es sich um sauerstoffreiches oder sauerstoffarmes Blut handelt. Mit Venen bezeichnen wir diejenigen Gefäße, die das Blut aus der Peripherie *zum* Herzen führen. Maßgeblich ist immer die Richtung des Transportes.

Man unterscheidet bei der *Herzaktion* 2 Phasen:

1. Die Zusammenziehung des Herzens, die *Systole.* Wir kennen eine Systole der Vorhöfe; dabei fließt das Blut aus den Vorhöfen in die Kammern, und weiterhin kennen wir eine Systole der Kammern, dabei wird das Blut aus den beiden Kammern in die Lungenschlagader bzw. in die große Körperschlagader getrieben.
2. Eine mehr passive Phase, die *Diastole,* eine Erschlaffung und Erweiterung des Herzens. Bei der Erschlaffung der Vorhöfe fließt das Blut aus der Peripherie und aus der Lunge in den rechten und in den linken Vorhof. Während der Erschlaffung der Kammern fließt das Blut aus den beiden Vorhöfen in die Kammern.

   Während beide Kammern sich zusammenziehen, erschlaffen beide Vorhöfe und umgekehrt.

Das aus der Körperperipherie und den Organen zum Herzen kommende sauerstoffarme, kohlendioxidreiche Blut tritt durch die obere und untere Hohlvene in den rechten Vorhof (Atrium dextrum) ein. Der Vorhof hat eine muskelschwache Wand, die eine kleine Ausbuchtung, das Herzohr, besitzt. Das Blut wird von den Vorhöfen angesaugt. Der elastische Zug der Lungen unterstützt hierbei die Vorhöfe. Bei der Einatmung dehnen, erweitern sich die Lungen, dabei werden die zwischen ihnen liegenden muskelschwachen Vorhöfe mitausgedehnt, und das Ansaugen des Blutes in die Vorhöfe wird erleichtert. Zudem wird bei der Systole der Herzkammern die Ebene der Zipfelklappen (Ventilebene) in die Kammerräume gezogen, dadurch werden die Vorhöfe erweitert, und ihre Blutfüllung wird unterstützt (Abb. 59—61). In den unteren Extremitäten wird der herzwärts gerichtete Rückfluß des Blutes in den großen Venen durch die Tätigkeit der großen Muskelmassen, zwischen denen die großen Venen liegen, unterstützt. Das bei der Muskeltätigkeit sich ändernde Muskelvolumen hat eine ausstreichende, melkende Wirkung auf die Venen mit einer zentralen Blutbeförderung; dabei verhindern die Venenklappen einen Rückfluß des Blutes und einen Stillstand der Blutsäule.

Aus dem Vorhof fließt das venöse Blut durch die *Dreizipfelklappe* (Valva tricuspidalis) in die rechte *Kammer* (Ventriculus dexter). Die rechte Kammer ist muskelstärker als der Vorhof. Sie hat etwa die Form einer Pyramide. Nach Auffüllung der Kammer mit Blut wird durch die einsetzende Systole das Blut durch die Lungenschlagader (Truncus pulmonalis) in die Lungen getrieben. Mit der Austreibung des Blutes aus der Kammer tritt gleichzeitig Verschluß der Zipfelklappe ein, während die an der Basis der Lungenschlagader liegenden halbmondförmigen Klappen (Valva trunci pulmonalis) sich öffnen, dadurch wird dem Blut der Weg zur Lunge frei. Ein Rückfluß in den Vorhof ist wegen verschlossener Zipfelklappe unmöglich.

Die rechte und linke Lungenschlagader teilen sich zu den feinsten Haargefäßen der Lunge auf; in ihnen findet mit der Atemluft ein Gasaustausch statt. Das venöse Blut gibt sein Kohlendioxid ab und nimmt dafür aus der Atmungsluft Sauerstoff auf. So mit Sauerstoff gesättigt, fließt das Blut durch die Lungenvenen (Venae pulmonales) in den linken Vorhof (Atrium sinistrum). Der linke Vorhof ist ähnlich aufgebaut wie der rechte, er besitzt auch eine Ausbuchtung, das linke Herzohr.

Durch die Zweizipfelklappe (Valva mitralis) strömt das Blut während der Diastole aus dem linken Vorhof in die erweiterte linke Kammer (Ventriculus sinister). Die linke Kammer ist der muskelstärkste Teil der 4 Herzabschnitte. Sie hat Kegelform und bildet die Herzspitze, die etwa im 5. Zwischenrippenraum in der Mamillarlinie der Brustwand anliegt (Mamillarlinie = Linie parallel zum Brustbein durch die Brustwarze).

Die kräftigen Kontraktionen der linken Kammer pressen das Blut in die Hauptschlagader des Körpers (Aorta), von der aus nach vielfachen Abzweigungen der ganze Körper mit sauerstoffreichem Blut versorgt wird. An dem Ursprung der Hauptschlagader finden sich wieder halbmondförmige Klappen (Valva aortae), die sich bei der Systole öffnen, und so den Übertritt des Blutes aus der linken Kammer in die Aorta freigeben, während gleichzeitig die Mitralklappe durch Verschluß den linken Vorhof abriegelt. Unmittelbar oberhalb der Aortenklappe entspringen aus der Aorta die das Herz ernährenden Herzkranzgefäße (Koronargefäße). Die linke Kranzarterie teilt sich in einen vorderen absteigenden Ast, der zur Herzspitze zieht, und in einen bogenförmigen, nach links das Herz umspannenden Ast.

Die rechte Kranzarterie verläuft in der Furche zwischen Vorhof und Kammer nach rechts und hinten; auch hier Teilung in einen absteigenden und einen nach rechts ziehenden Ast.

Beide Arterien versorgen die Herzmuskulatur und die „spezifische Muskulatur", die Reizleitungsbahnen, mit Blut; dabei versorgt die linke Herzkranzader die vorne und links gelegenen Herzabschnitte, während die rechte Kranzarterie die vorne rechts und die hinten gelegenen Abschnitte des Herzens, die Hinterwand beider Herzkammern, mit Blut beschickt.

Einen Abschnitt dieses großen Kreislaufes bezeichnen wir als kleinen oder Lungenkreislauf. Er beginnt an der rechten Kammer und umfaßt Lungenschlagader, Haargefäße der Lunge, Lungenvenen und linken Vorhof.

Schematisch gesehen, nimmt das Blut folgenden Weg:

	Obere und untere Hohlvene	Linke Kammer
	Rechter Vorhof	Hauptschlagader mit halbmondförmigen Klappen
	Dreizipfelklappe	Schlagadern
Kleiner oder Lungenkreislauf {	Rechte Kammer	Haargefäße
	Lungenschlagader mit halbmondförmigen Klappen	Saug- oder Blutadern
	Lungenhaargefäße	Obere und untere Hohlvene
	Lungenvenen	
	Linker Vorhof	
	Zweizipfelklappe	

Die Aktionen des linken und des rechten Herzens erfolgen synchron, d. h., es kontrahieren sich und es erschlaffen beide Kammern bzw. beide Vorhöfe zu gleicher Zeit, so daß bei der Kammersystole das Blut unter ansteigendem Druck gleichzeitig aus der rechten und der linken Kammer ausgetrieben wird, während eine Blutauffüllung der erschlafften Vorhöfe vor sich geht. Bei der sich anschließenden Diastole (Erweiterung der Kammern) treiben beide Vorhöfe das Blut in beide Kammern.

Die *Herzaktionen* machen sich an der Brustwand und in der Peripherie bemerkbar:

I. Durch den *Herzspitzenstoß*, der an der vorderen Brustwand in der Gegend des 5. Zwischenrippenraumes links zu fühlen ist.

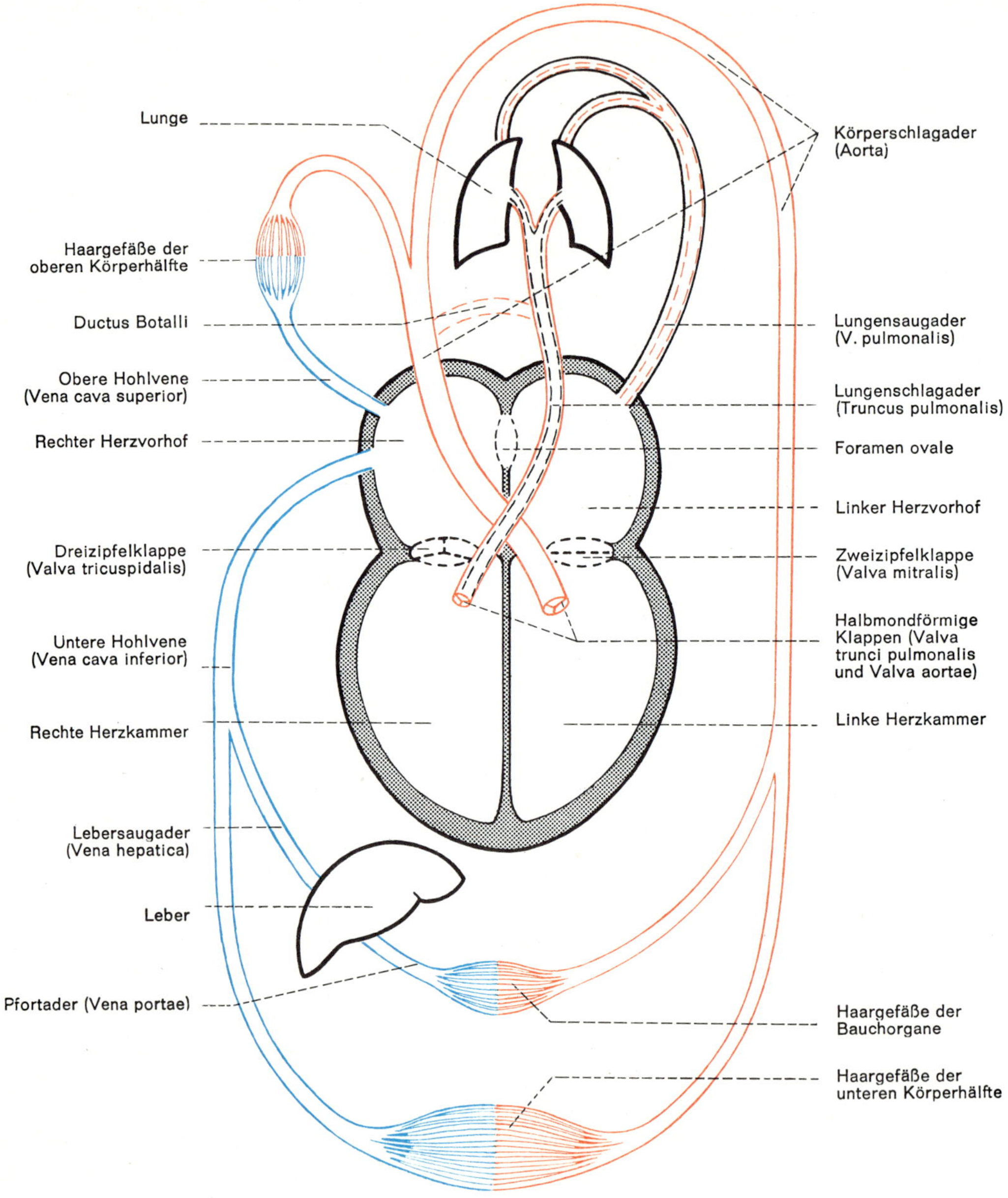

Abb. 61. Blutkreislauf (schematisch). Rot = Schlagadern, blau = Saugadern.

führt venöses Blut   führt arterielles Blut

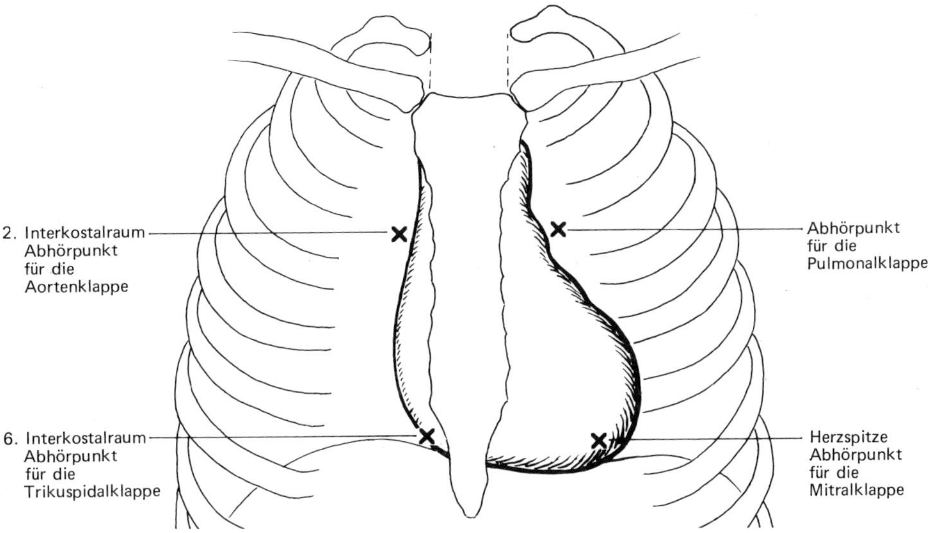

Abb. 61a. Beide Herztöne sind über dem ganzen Herzen zu hören. Über der Herzspitze ist der 1. Herzton lauter (Mitralklappe und Trikuspidalklappe). Über den großen Gefäßen, im 2. Interkostalraum, ist der 2. Herzton lauter

II. Durch die *Herztöne,* die beim Abhorchen der Brustwand zu hören sind. Die beiden Herztöne, die bei einer Herzaktion (Systole + Diastole) entstehen, kommen folgendermaßen zustande:

Der erste Ton, der bei der Zusammenziehung (Systole) der Kammern auftritt, ist im wesentlichen ein Muskelgeräusch, das beim Einsetzen der Muskelspannung und bei der Anspannung der Herzklappen auftritt. Der zweite Herzton fällt zeitlich mit der Erschlaffung (Diastole) der Kammern zusammen, er entsteht bei der plötzlichen Anspannung der halbmondförmigen Klappen. Beide Herztöne sind im ganzen Bereich des Herzens zu hören; über den Herzkammern ist der erste Herzton lauter als der zweite, über den großen Gefäßen hört man den zweiten Ton lauter.

Bei krankhaften Klappenveränderungen treten an Stelle der Herztöne oder zusammen mit ihnen Herzgeräusche auf. Herztöne und -geräusche lassen sich aufzeichnen und auswerten (Phonokardiographie).

III. Durch den *Puls,* der beim Betasten der Schlagadern gefühlt werden kann. Er entspricht der systolischen Kontraktion des Herzens, bei der jedesmal eine bestimmte Blutmenge unter Druck in die Peripherie getrieben wird. Dieser Druck teilt sich als Druckwelle den Schlagadern mit und wird als Puls gefühlt. Diese Druckwelle pflanzt sich mit einer Geschwindigkeit von etwa 5 m/s fort. Die Fließgeschwindigkeit des Blutes ist sehr viel kleiner; sie beträgt etwa 50 cm/s. Diese Druckschwankungen in den Blutgefäßen können mittels mechanischer oder elektrischer Übertragungen kurvenmäßig erfaßt und ausgewertet werden (Pulskurven). Die Pulszahl ist der Ausdruck der Zahl der Herzaktionen; beim Erwachsenen etwa 70 Schläge in der Minute. Beim Neugeborenen beträgt die Herzschlagzahl pro Minute 140. In den folgenden Jahren der Kindheit bis zum Erwachsenenalter sinkt die Zahl langsam ab. Beim ungeborenen Kind können die Herztöne durch die Bauchdecken der Mutter hindurch abgehört werden. Bei jeder Herzaktion werden ungefähr 70—100 cm^3 Blut aus dem Herzen getrieben (Schlagvolumen). Daraus ergibt sich bei 70 Schlägen in 1 Minute eine ausgetriebene Blutmenge bis zu 7 Liter (Minutenvolumen). Diese Leistung kann noch erheblich gesteigert werden durch Erhöhung der Schlagzahl und durch Vergrößerung der bei jeder einzelnen Aktion ausgeworfenen Blutmenge infolge Erweiterung der Herzhöhlen.

Die Herzarbeit stellt das Produkt aus dem Schlagvolumen des Herzens und dem Druck in der Aorta dar. Bei der Kontraktion der starken Herzmuskulatur der linken Herzkammer wird ein sich steigernder Druck auf den Blutgehalt ausgeübt. Hat dieser ansteigende Druck in der linken Herzkammer etwa 80 mm Hg = 10,7 kPa erreicht, so übersteigt er damit den inzwischen niedrigsten, diastolischen Druck in der Aorta; die Taschenklappen an der Basis der Aorta werden geöffnet, und das Blut strömt in die Aorta, wobei dieser systolische Austreibungsdruck in der linken Kammer und in der Aorta bis auf 120 mm Hg ansteigt. Zur Austreibungsarbeit gehört auch die Arbeit für die Beschleunigung des Blutes, d. h. der Übergang von der Geschwindigkeit Null im Herzen zu der Strömungsgeschwindigkeit in der Aorta und in den folgenden Arterien (ca. 50 cm/s).

Bei der Austreibung des Blutes in die Aorta wird die elastische Wand der Aorta durch den ansteigenden Druck gedehnt, sie erhält eine Spannungskraft. Bei der sich unmittelbar anschließenden Diastole mit Druckabfall verengt sich das elastische Aortenrohr wieder und übt so einen Druck auf die Blutsäule aus: dadurch wird ein gleichmäßiges Weiterfließen der Blutsäule in der diastolischen Herzphase erreicht.

Bei 80 Herzschlägen in der Minute beträgt die Herzleistung etwa 9 mkg/min (Meterkilogramm pro Minute) (1,47 W). Bei schwerer Muskelarbeit kann durch die Erhöhung des Schlagvolumens und Zunahme der Herzaktionen der Wert bis zum Zehnfachen ansteigen. Mit anderen Organen verglichen, bedingt diese große Leistung einen sehr hohen Energie- und Sauerstoffverbrauch, der nur bei einem intakten Blutgefäßsystem (Koronarien) gewährleistet werden kann.

Der Druck in der Aorta beträgt 120 mm Quecksilbersäule (Hg) (16 kPa)*. Die Arbeit der rechten Herzkammer ist geringer, der Druck im Truncus pulmonalis (Stamm der Lungenschlagader) beträgt nur ein Drittel des Aortendruckes. Der *Blutdruck* kann in der Peripherie mit dem Blutdruckapparat nach RIVA-ROCCI gemessen werden. Er erreicht in den Schlagadern des Armes im Durchschnitt einen Wert von 120 mm Hg (16 kPa) in der

* Ab 1. 1. 78 wird die Einheit mm Hg durch die Einheit Pascal (Pa) ersetzt, der Umrechnungsfaktor ist 0,133 (120/80 mm Hg → 16/10 kPa).

Systole, in der Diastole fällt er um etwa ein Drittel des Wertes ab und steigt in der folgenden Systole wieder an. Durch die Aufzweigung der Schlagadern in immer engere Gefäße von der Aorta bis zu den Arteriolen und Kapillaren wird dem Blut ein erhöhter Widerstand entgegengesetzt. Die Folge ist ein Abfallen des Blutdruckes in der Peripherie der Gefäßbahn. Während der Blutdruck in der Armarterie noch 120 mm Hg beträgt, fällt er in den Haargefäßen bis auf 20 mm Hg (2,7 kPa) ab. In den Blutadern (Venen) folgt ein weiterer Abfall, so daß der Blutdruck herznah in den großen Venen negativ wird, d. h., das Blut muß vom rechten Herzen angesaugt werden (Saug- und Druckpumpe). Das Herz wird dabei von dem elastischen Zug der Lunge und durch Zwechfellbewegungen bei der Atmung unterstützt.

In den Lungenschlagadern ist der Blutdruck bedeutend niedriger als in der Aorta. Der systolische Wert beträgt etwa 20 mm Hg = 2,6 kPa, der diastolische Wert liegt bei 10 mm Hg = 1,3 kPa.

Der Blutdruck ist abhängig von:

1. der Kraft der Herztätigkeit,
2. der Blutmenge und der Viskosität,
3. den Widerständen der Gefäße (abhängig von der Weite und Elastizität der Gefäße).

Im Alter steigt der Blutdruck an. Vorübergehend vermögen die Psyche, körperliche Arbeit, Lageänderungen, Schmerzempfindungen, Schlaftiefe u. ä. den Blutdruck zu beeinflussen.

Der Blutdruck muß zur lebensnotwendigen Blutversorgung der Organe immer in einer bestimmten Höhe gehalten werden. Abgesehen von einer verstärkten oder verminderten Herzleistung selbst oder als Folge einer Vermehrung oder Verminderung der Blutmenge kann der Blutdruck auch durch Engstellung oder Erweiterung der Arterien, insbesondere der kleinen Arteriolen, sich ändern, und zwar ansteigend oder auch abfallend. Kontrollorgane im Herzen, der Aorta oder in den Halsschlagadern (Carotissinusknoten) – es handelt sich um Nervengeflechtsknoten in den Gefäßwänden – dienen als Blutdruckmeßfühler zur Überwachung des Blutdruckes.

Auf nervösen und auf humoralen Wegen wird der Blutdruck beeinflußt und in einer solchen Höhe gehalten, die den lebensnotwendigen Erfordernissen entspricht; das Ziel ist dabei, eine die Organfunktion störende Blutdrucksenkung bzw. Erhöhung zu vermeiden; dabei werden Schaltorgane und Schaltmechanismen nach Art von Regelkreisen wirksam.

Ein vom Großhirn ausgehender Erregungsreiz, z. B. bei Schreck- oder Angstsituationen, der über den Hypothalamus, den Hirnstamm mit den dortigen sympathischen und parasympathischen Zentren über den Nervenweg zur Peripherie läuft, kann einmal durch Einengung der Strombahn der Arteriolen oder aber auch durch eine direkte Einwirkung auf das Herz mit folgender Steigerung der Herzschlagfolge und der Herzkraft bei der systolischen Kontraktion zu einer Blutdruckerhöhung führen. Dieselbe Wirkung kann aber auch über einen humoralen Weg erreicht werden. So kann der Reiz vom Hypothalamus zur Hypophyse gelangen, hier wird dann das Hormon ACTH freigesetzt, dieses wiederum veranlaßt das Nebennierenmark Adrenalin bzw. Noradrenalin zu produzieren, das eine starke Kontraktion der Arteriolen bewirkt mit der Folge der Blutdrucksteigerung. Die Adrenalinproduktion im Nebennierenmark könnte aber auch direkt über den Nervenweg erfolgen. Weiterhin kann auch, über den Nervenweg angeregt, in den Nebennieren das Hormon Aldosteron freigestellt werden, dieses führt in der Niere zu einer Salz- und Wasserretention und damit zu einer Volumenzunahme des Blutes, was ebenfalls zur Steigerung des Blutdruckes führt. Und schließlich könnte, falls die Niere bei abgefallenem Blutdruck minderdurchblutet wird, das Renin von der Niere freigegeben werden, das über die in der Leber bzw. in der Blutbahn auf- und umgebauten Substanzen wie Angiotensinogen-Angiotensin I-Angiotensin II — das als stärkster Gefäßverengerer gilt — eine Anhebung des Blutdruckes erfolgen (Erhöhung des peripheren Widerstandes).

Die vielen Wege und Möglichkeiten, den Blutdruck anzuheben oder zu stabilisieren, sind notwendig, da ein plötzlicher Blutdruckabfall eine äußerste Gefährdung für den Betroffenen bedeutet. Eine akute Lebensgefahr kann entstehen beim schnellen Absinken des Blutdruckes, z. B. im Schock oder bei großen Blutverlusten. Als Melder derartiger Gefahrensituationen dienen die Blutdruckmesser, die Barozeptoren. Sie befinden sich im linken Herzen und in den Wandungen der großen herznahen Arterien (Carotissinus). Diese Druckmeßorgane sind nicht nur in den Extremlagen eines Schocks, sondern dauernd zur Überwachung des Blutdruckes in Funktion, indem sie die gemessenen Blutdruckwerte über den N. sympathicus und auch sekundär auf humoralem Hormonweg die jeweilige Blutdrucklage an das Hirnzentrum melden, von wo aus die Gegenmaßnahmen in Gang gesetzt werden, sei es, um nun in oben geschilderter Weise den Blutdruck anzuheben oder, wenn nötig, durch die entgegengesetzten Funktionsminderungen über den Parasympathicus oder durch Drosselung der humoralen Vorgänge den Blutdruck momentan zu senken. Die Blutdrucküberwachungs- und Meldestellen, z. B. im Carotissinus, werden auch als Blutdruckzügler bezeichnet.

Nicht alle Körpergegenden werden zur gleichen Zeit mit derselben Blutmenge beschickt. Durch Verengerung der Haargefäße können einzelne, mehr oder weniger ruhende Organe weitgehend von der Blutversorgung abgedrosselt werden, um anderen Organen, die in lebhafter Tätigkeit sind, eine größere Blutmenge zuzuleiten. So wird bei schwerer körperlicher Arbeit die Muskulatur stärker durchblutet als in der Ruhe; nach einer Mahlzeit werden Magen und Darm vermehrt mit Blut beschickt. Vorrangig durchblutet wird immer das Gehirn. Schon bei einem kurzfristigen Sauerstoffmangel können Zerstörungen der Nervensubstanz entstehen. Auch die Blutversorgung des Herzens durch die Herzkranzgefäße hat Vorrang vor anderen Organen.

Bei Bedarf ist der Körper in der Lage, die gesamte zirkulierende Blutmenge dadurch zu vergrößern, daß die Blutdepots (Leber und Milz), in denen in der Ruhe Blut zurückgehalten wird, entleert werden. Bei einer verstärkten Stoffwechseltätigkeit eines Organes, z. B. bei verstärkter Muskelarbeit, bewirken saure Stoffwechselprodukte, wie Milchsäure und Kohlensäure, eine Gefäßerweiterung und damit eine bessere Durchblutung des Organes.

Das Blut fließt in den Schlagadern sehr schnell (10—50 cm pro Sek.). In den Haargefäßen ist die Geschwindigkeit stark herabgesetzt, dadurch wird der Stoffaustausch erleichtert. In den Saugadern nimmt die Geschwindigkeit des Blutstromes wieder zu.

Die Schlagadern und auch die Blutadern dienen im wesentlichen als Leitungsbahn für das Blut. Der Stoffaustausch geht in den Kapillaren vor sich. Das Lumen der Gefäße kann erweitert und auch eingeengt werden. Gewöhnlich besteht eine mittlere Weite. Durch Beeinflussung vom autonomen Nervensystem her kann über die parasympathischen Vasodilatatoren eine Erweiterung und über die sympathischen Vasokonstriktoren eine Einengung des Gefäßlumens bewirkt werden. Auch Hormone und Stoffe, die im Stoffwechsel entstehen, können die Gefäßweite beeinflussen (Adrenalin, Azetylcholin, Histamin).

Die Ursache für die Herztätigkeit liegt im Herzen selbst, und zwar ist es das *spezifische Muskelsystem*, das fähig ist, Reize, die das Herz zur Arbeit anregen, in sich selbst zu bilden und an die Arbeitsmuskulatur weiterzuleiten. Diese Eigenschaft des Herzens, die für die Herzaktion nötigen Reize selbst zu bilden, nennen wir *Automatie* des Herzens (siehe Sinusknoten, S. 117). Vom Zentralnervensystem ziehen Nerven zum Herzen, die mit der Reizbildung an sich nichts zu tun haben. Sie regulieren die Herztätigkeit. Der Nervus vagus (Parasympathikus) ist der Hemmungsnerv, der bei Reizung die Zahl der Herzschläge und die Kraft der Kontraktionen herabsetzt. Der Nervus sympathicus bewirkt bei Reizung eine Beschleunigung der Schlagfolge und eine Verstärkung der Herzaktion (s. Autonomes Nervensystem).

Elektrokardiogramm

Wenn eine Muskelzelle erregt wird (systolische Phase), tritt eine meßbare elektrische Spannung auf (Aktionspotential), bedingt durch den Austausch von Natrium-Ionen und Kalium-Ionen, wobei das außerhalb der Zelle liegende Natrium in die Zelle eindringt und das Kalium die Zelle verläßt. Bei der folgenden diastolischen Phase erfolgt die Rückwanderung der Natrium-Ionen und der Kalium-Ionen; es tritt die Ruhe- bzw. Erholungsphase der Zelle ein. Die Entstehung der elektrischen Ströme, bedingt durch den Konzentrationsunterschied der beiden Elemente, ist vergleichbar mit den Vorgängen in einer elektrischen Batterie.

Wie bei allen anderen Muskelkontraktionen, so entstehen auch bei der Herztätigkeit elektrische Ströme. Es gelingt, diese feinen, beim Erregungsablauf sich ändernden Spannungen der Aktionsströme des Herzens von den Gliedmaßen abzuleiten und graphisch zu registrieren. Eine solche Stromkurve des Erregungsablaufes im Herzen nennen wir Elektrokardiogramm (EKG).

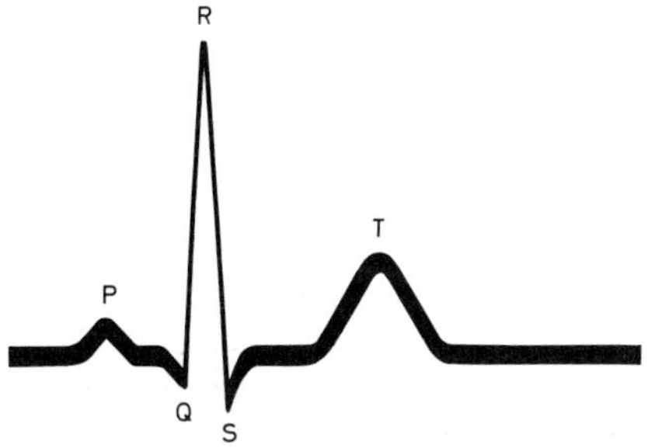

Abb. 62. Elektrokardiogramm

Drei verschiedene Methoden sind üblich, die nach Einthoven, die nach Goldberg und die Methode nach Wilson. Bei der Methode nach Einthoven erfolgt die Ableitung von beiden Armen, dann vom rechten Arm und linken Bein, und die letzte Ableitung erfolgt vom linken Arm und linken Bein (bipolare Extremitätenableitungen).

Das Einthovensche Dreieck

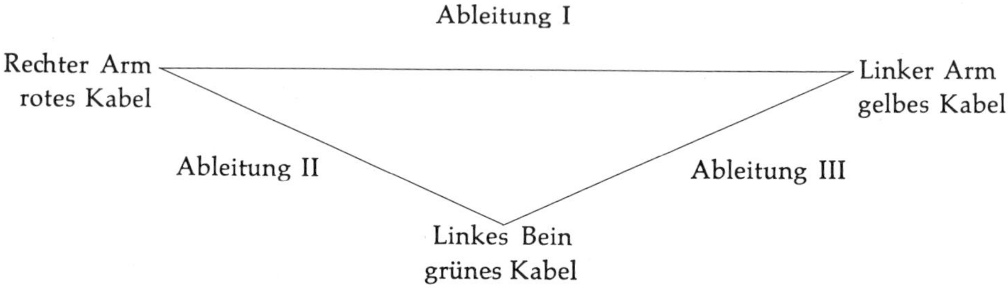

Durch die immer gleiche verwendete Kabelfarbe Rot, Gelb und Grün wird das richtige Anlegen der Elektroden erleichtert. Das schwarze Kabel dient als Erdleitung, es wird an das rechte Bein fixiert.

Bei der Methode nach Goldberg bleiben die Elektroden wie in der Schaltung nach Einthoven liegen. Bei der Aufzeichnung werden die Spannungskurven jedoch nur von einer Elektrode abgeleitet, während die beiden übrigen Elektroden jeweils über einen Widerstand zu einer neutralen, indifferenten Elektrode zusammengefaßt werden (unipolare Ableitung).

Bezeichnung der einzelnen Kurven: Die Ableitungssymbole bedeuten a = augmented (erhöht), V = Voltage (Volt), R = rechter Arm, L = linker Arm, F = foot (Fuß).

Bezeichnung	differente Elektrode	neutrale Elektroden
aVR	rot, rechter Arm	gelb und grün
aVL	gelb, linker Arm	rot und grün
aVF	grün, linker Fuß	rot und gelb

Bei der unipolaren Brustwandableitung nach Wilson werden die drei Extremitätenableitungen I, II, III als indifferente Elektroden über einen Widerstand zusammengelegt; sie stellen den Pluspol dar. Die sechs differenten Elektroden werden an der vorderen linken Brustwand aufgelegt, wobei die erste Elektrode V_1 rechts neben dem Brustbein im vierten Zwischenrippenraum aufliegt. V_2 links neben dem Brustbein in gleicher Höhe. Die Elektroden V_3, V_4, V_5 und V_6 folgen in kurzen Abständen aufeinander in Höhe des 5. Zwischenrippenraumes nach links, wobei V_6 etwa im Bereich der mittleren Achselhöhlenlinie im 5. Rippenzwischenraum liegt.

Die Kurven eines Elektrokardiogrammes zeigen verschiedene nach oben und unten gerichtete Zacken — mit den Buchstaben P, Q, R, S, T bezeichnet — und bestimmte Zackenabstände oder Strecken. Die P-Zacke bedeutet den Erregungsablauf im Vorhof; die Strecke PQ die Überleitungszeit der Erregung von den Vorhöfen zu den Kammern; die Gruppe QRST stellt den Kammeranteil der Erregung dar. Die Strecke ST gibt die Zeit der gesamten Kammererregung an, T gibt die Erregungsrückbildung der Kammern an. Zur Deutung der Kurve werden Dauer, Höhe und Abstände der Zacken ausgemessen, und es wird die allgemeine Form beurteilt (Abb. 62).

Das EKG gibt die Möglichkeit, die Schlagzahl des Herzens, Rhythmusstörungen, Änderungen der Reizbildung und der Erregungsleitung, Schädigung des Herzmuskels u. a. festzustellen.

Die Blutgefäße und ihre Aufteilung im Körper

Die Schlagadern (Arterien)

Die große Körperschlagader, **die Aorta,** entspringt aus der linken Herzkammer und steigt in leicht geschwungenem Verlauf nach oben. Diesen aufsteigenden Teil der Aorta nennen wir

aufsteigende Aorta (Aorta ascendens). Der aufsteigende Teil biegt nach kurzem Verlauf haarnadelförmig nach links hinten und unten ab. Diesen bogenförmigen Anteil bezeichnen wir als

Aortenbogen (Arcus aortae). Er setzt sich nach unten, vor der Wirbelsäule gelegen, in einen geradlinig nach abwärts verlaufenden Teil fort, in die

absteigende Aorta (Aorta descendens), die folgende Abschnitte erkennen läßt:

a) Brustaorta (Aorta thoracica)
b) Bauchaorta (Aorta abdominalis)

Aus der aufsteigenden Aorta entspringen direkt in Herznähe die *Herzkranzgefäße* (Arteria coronaria cordis), die als rechte und linke mit ihren feinsten Aufteilungen die Blutversorgung des Herzens selbst übernehmen (s. S. 121).

Aus dem Aortenbogen entspringen drei große Gefäße, denen die Blutversorgung des Kopfes und der oberen Gliedmaßen obliegt. Nach der Reihenfolge des Ursprungs sind es:

Der gemeinsame Stamm der Kopf- und Armschlagader **(Truncus brachiocephalicus).** Entsprechend seiner Aufgabe, die *rechte* Kopfhälfte und die *rechte* obere Extremität mit Blut zu versorgen, teilt er sich schon nach kurzem Verlauf in:

a) Die gemeinsame rechte Kopfschlagader (A. carotis communis dextra), die sich in 2 große Äste teilt, in die A. carotis interna – sie versorgt das Auge und mit ihren Endästen (A. cerebri anterior und A. cerebri media) große Teile des Gehirns – und in die A. carotis externa, die Teile des Halses, des Gesichtes, des Mundes mit den Munddrüsen, den knöchernen Schädel und die harte Hirnhaut versorgt.

b) Die rechte Schlüsselbeinschlagader (A. subclavia dextra). Sie versorgt mit ihren Ästen die seitliche Halsgegend, Teile des Gehirns, das Kleinhirn (A. vertebralis → A. basilaris → A. cerebri posterior und A. cerebelli), die Achselgegend und den ganzen rechten Arm. In ihrem Verlauf wird sie nach der jeweiligen Gegend benannt: Achselarterie (A. axillaris), Armarterie (A. brachialis). Sie teilt sich in der Ellenbeuge in die Speichenarterie (A. radialis = Pulsarterie) und Ellenarterie (A. ulnaris). Die Ausläufer der beiden letzten Gefäße führen der Hand das Blut zu.

Die Blutversorgung der *linken* Kopfhälfte und der *linken* oberen Extremität wird durch zwei große Gefäße vermittelt, die *direkt* aus der Aorta entspringen. Eine gemeinsame Stammarterie gibt es links nicht.

Die linke gemeinsame Kopfschlagader (A. carotis communis sinistra).

Die linke Schlüsselbeinschlagader (A. subclavia sinistra).

Das Versorgungsgebiet dieser beiden Schlagadern ist dasselbe wie das der gleichnamigen Schlagadern rechts.

Zu 3. Aus der absteigenden Aorta entspringen im Bereich der Brust die Schlagadern für die Eingeweide des Brustkorbes (z. B. Bronchialarterien zur Ernährung des Lungengewebes) und die Schlagadern, die als Zwischenrippenarterien die Versorgung der Brust- und Rückenmuskulatur übernehmen.

Im Bereich des Bauches entspringen aus der Aorta die Gefäße für:

a) die Eingeweide
b) die Nieren und Nebennieren
c) die Geschlechtsdrüsen

Bei den Eingeweidegefäßen unterscheiden wir drei große Arterien:

1. **Die Bauchhöhlenschlagader** (Truncus coeliacus), ein kurzer kräftiger Gefäßstamm, der sich in drei Äste zur Versorgung der Leber, der Milz, des Magens, des Zwölffingerdarmes und der Bauchspeicheldrüse aufteilt. Etwas unterhalb des Truncus coeliacus entspringt die
2. **obere Gekröseschlagader** (A. mesenterica superior). Sie leitet das Blut zum Dünndarm und zur ersten Hälfte des Dickdarmes; sie gibt auch noch Äste zur Bauchspeicheldrüse ab. Wenig unterhalb der oberen Gekröseschlagader entspringen aus der Aorta die Arterien für die Nieren, Nebennieren und Geschlechtsdrüsen. Weiter abwärts, kurz vor der Gabelung der Bauchaorta in die beiden großen Gefäße für die unteren Gliedmaßen entspringt
3. **die untere Gekröseschlagader** (A. mesenterica inferior). Sie versorgt den übrigen Dickdarm.

Während die absteigende Aorta im Brustteil links vor der Wirbelsäule liegt, verläuft sie im Bauchteil direkt vor den Wirbelkörpern. In Höhe des 5. Lendenwirbels teilt sie sich in zwei große Hauptäste:

Die rechte gemeinsame Hüftschlagader (A. iliaca communis dextra) und *die linke gemeinsame Hüftschlagader* (A. iliaca communis sinistra).

Beide versorgen mit ihren Ästen das Becken und die unteren Gliedmaßen. Sie teilen sich rechts und links in die:

1. **Innere Hüftschlagader** (A. iliaca interna), sie versorgt das kleine Becken sowie die Gesäßgegend und die äußeren Geschlechtsorgane.
2. **Äußere Hüftschlagader** (A. iliaca externa). Sie gibt an die vordere untere Bauchwand Äste ab, verläßt unter dem Leistenband die Bauchhöhle und verläuft als Oberschen-

kelarterie (A. femoralis) zwischen den Muskeln des Oberschenkels anfänglich auf der Vorderseite, gelangt dann aber im unteren Drittel des Oberschenkels auf die Rückseite. Im Bereich der Kniekehle heißt sie Kniekehlenarterie (A. poplitea). Diese teilt sich in die hintere und vordere Schienbeinarterie (A. tibialis) und die Wadenbeinarterie (A. peronaea) auf, die mit ihren Verzweigungen Unterschenkel und Fuß versorgen.

Um die dauernd wechselnden Anforderungen des Körpers, sei es bei Mehrarbeit der Muskulatur oder erhöhter Tätigkeit der inneren Organe, erfüllen zu können, muß nicht nur das Herz sich anpassen, auch die Blutgefäße haben sich in ihrer **Weite** der Organtätigkeit anzugleichen, um jeweils die erforderliche Durchblutung sicherzustellen. Vom autonomen Nervensystem verlaufen sympathische und parasympathische Nerven zu den Gefäßen, die eine Erweiterung und Verengerung der Gefäße bewirken. Außerdem verfügt der Organismus über Hormone (Noradrenalin, Adrenalin) und über Substanzen aus dem Stoffwechsel, welche die Gefäßweite entsprechend dem Bedarf regulieren. Bedeutsam für die Regelung der Gefäßweite sind noch spezielle nervöse Organe, Rezeptoren, die in den Gefäßwänden, z. B. der A. carotis oder der Aorta, nachgewiesen wurden. So kommt es bei steigendem Blutdruck zu einer Gefäßwanddehnung der Aorta und der A. carotis. Die Dehnung wird von den in der Wand liegenden Rezeptoren als Erregungsreiz aufgenommen, reflektorisch erfolgt dann eine Gefäßerweiterung mit folgender Blutdrucksenkung. Derartige Organe in den Gefäßwandungen werden auch als Blutdruckzügler bezeichnet.

Die Blutadern (Venen)

Betrachten wir das Blutgefäßsystem noch einmal als ein geschlossenes Röhrensystem. Von der rechten Herzkammer geht eine große Schlagader aus. Dieses anfangs weite Gefäßrohr teilt sich innerhalb der Lunge immer wieder in kleinere Gefäße auf, etwa wie die Äste eines Baumes sich immer wieder in kleinere aufteilen, bis schließlich das Haargefäßnetz resultiert. Hier in der Lunge erfolgt der Austausch von Sauerstoff und Kohlendioxid. Das Haargefäßnetz geht dann über in das Blutadersystem (Venen) der Lunge; jetzt erfolgt ein Zusammenschluß. Aus kleinsten und kleinen Venen bilden sich immer größere Stämme, bis schließlich aus jeder Lunge größere Venenstämme hervortreten, die in den linken Vorhof münden. Von hier gelangt das Blut in die linke Herzkammer. Aus der linken Herzkammer führt die Hauptschlagader des Körpers, die Aorta, das Blut dem gesamten Körper zu. Auch hier erfolgt immer wieder eine Abzweigung und Aufteilung der Schlagadern in kleinere Gefäße bis zum Haargefäßsystem, wo der Stoffaustausch mit dem Körpergewebe stattfindet. Im arteriellen Abschnitt der Haargefäße (Kapillaren) besteht noch ein Blutdruck von 20 mm Hg. Durch die Poren der Haargefäßwände kann Blutflüssigkeit mit chemischen Stoffen beladen in das umgebende Gewebe gepreßt werden, während Eiweiße infolge ihrer Größe, wegen des hohen Molekulargewichtes nicht austreten. In dem folgenden venösen Kapillarabschnitt, wo der Blutdruck nicht mehr wirksam ist, werden durch osmotische Kräfte des Blutes, insbesondere durch die kolloidosmotischen Kräfte der Bluteiweiße, die etwa einem osmotischen Druck von 25 mm Hg entsprechen, Flüssigkeiten des Gewebes wieder in die Blutbahn gesaugt (dauernder Austausch zwischen Gewebe und Blutbahn). Der Rückfluß des

Blutes zum Herzen erfolgt auch hier über Venen, die sich zu immer größeren Venen zusammenschließen. Es resultieren schließlich 2 große Venenstämme, die 2 Hohlvenen:

1. die Vena cava superior, sie bringt das Blut der oberen Körperhälfte zum rechten Vorhof zurück (Abb. 60), und
2. die Vena cava inferior, sie führt das Blut der unteren Körperhälfte einschließlich der Bauchhöhle zum rechten Vorhof zurück (Abb. 80, 81).

Während die meisten Schlagadern verborgen in der Tiefe des Körpers oder an den Gliedmaßen geschützt zwischen den Muskeln liegen, finden wir auch größere Venenstämme an der Oberfläche des Körpers unter der Haut, wo sie als blaue, durchscheinende Stränge zu erkennen sind. Besonders gut zu sehen und auch zu tasten sind sie auf dem Hand- und Fußrücken und in der Ellenbeuge. Andere Venen verlaufen an den Gliedmaßen zusammen mit den Arterien in der Tiefe zwischen den Muskeln. Zwischen den oberflächlich verlaufenden Venen und den tiefen Venen bestehen zahlreiche Verbindungen.

In den Venen finden sich in unregelmäßigen Abständen die Venenklappen, sie verhindern einen Rückfluß des Blutes und unterstützen damit die muskulären Kräfte der Venenwand und des umgebenden Gewebes (Muskulatur), die das Venenblut herzwärts befördern. Eine Muskelschicht in der Venenwand fehlt oder ist nur sehr gering entwickelt. Am kräftigsten ist die Muskulatur in den Bein- und Bauchvenen. Wegen seines sehr niedrigen Blutdruckes bezeichnet man das gesamte Venensystem als Niederdrucksystem. Infolge der großen Dehnbarkeit der Venenwand und wegen der Weite des Venenrohres ist hier die Blutmenge sehr viel größer (Blutspeicher) als im arteriellen Gefäßsystem, das wegen seines hohen Blutdruckes als Hochdrucksystem bezeichnet wird.

Der Blutkreislauf der Leber

Die Leber zeichnet sich durch zwei verschiedene Gefäßsysteme aus:

1. **Die Pfortader**
2. **Die Leberschlagader**

Zu 1. Das Blut der Eingeweide, das auch die von der Darmwand resorbierten Stoffe, besonders Kohlenhydrate und Eiweiß, enthält, sammelt sich in einem großen Blutgefäß, der Pfortader (Vena portae). Die Pfortader tritt am Lebereingang = Hilus mit 2 Ästen in das Lebergewebe ein, teilt sich in zahllose Haargefäße, welche die Leberzellen umspinnen und ihre Nährstoffe an die Zellen abgeben. Gesammelt und abgeführt wird das Blut wieder durch die Lebervenen (Vena hepatica), die in die untere Hohlvene einmünden.

Zu 2. Aus dem großen Kreislauf bekommt die Leber sauerstoffreiches Blut durch die Leberschlagader (A. hepatica communis), die auch am Hilus eintritt und sich im Lebergewebe in ein Kapillarnetz aufteilt. Auch das Blut aus diesem Kapillarnetz fließt in den Lebervenen zur unteren Hohlvene.

Der Blutkreislauf des ungeborenen Kindes

(Embryonal- oder Plazentarkreislauf)

Die Versorgung des Embryos mit Sauerstoff und Nährstoffen geschieht durch den Mutterkuchen, Plazenta, auf dem Wege der Nabelschnur.

Die Nabelschnur

ist ein etwa 50 cm langer Strang, der, in ein gallertiges Bindegewebe eingebettet, Blutgefäße führt, und zwar:

1. Die Nabelvene, bringt aus der Plazenta *sauerstoffreiches Blut* und Nährstoffe in den Kreislauf des Embryo.
2. Die Nabelarterien, als Äste der Aorta führen sie Blut zur Plazenta zurück.

In den rechten Vorhof strömt

1. das an Sauerstoff und Nährstoffen reiche Blut aus der Plazenta durch die Nabelvene und
2. das verbrauchte Blut aus dem kindlichen Körper durch die obere und untere Hohlvene.

Dieses *Mischblut* gelangt unter Umgehung der Lunge in die Aorta und versorgt den ganzen Körper. Ein Teil dieses Mischblutes gelangt über die Nabelarterien, die Äste der Aorta sind, immer wieder zur Plazenta.

Der Kreislauf des ungeborenen Kindes zeichnet sich im wesentlichen dadurch aus, daß die Lungen als Gasaustauschorgan fortfallen; denn diese Aufgabe obliegt der Plazenta. Der kleine Kreislauf wird also kaum durchströmt; es fließt durch die Lungenarterie nur so viel Blut in die Lunge, wie zur Ernährung des Lungengewebes nötig ist.

Die Lunge wird auf 2 Wegen umgangen (Abb. 61):

1. Das Blut fließt aus der Lungenschlagader (Truncus pulmonalis) direkt in die Körperschlagader (Aorta), und zwar durch ein Gefäß *(Ductus arteriosus [Botalli])*, das nach der Geburt verödet.
2. Das Blut kann vom rechten Vorhof durch ein Loch in der Scheidewand der beiden Vorhöfe *(Foramen ovale)* direkt in den linken Vorhof fließen. Diese Öffnung schließt sich ebenfalls nach der Geburt, so daß das Blut dann vom rechten Vorhof zur rechten Kammer, von da über die Lungenarterien, Lungenkapillaren, Lungenvenen in den linken Vorhof kommt.

Ebenso wie die Lunge beim Fetalkreislauf umgangen wird, ist auch der *Leber*kreislauf ausgeschaltet. Die Nabelvene (Vena umbilicalis sinistra) bringt das in der Plazenta mit Sauerstoff und Nährstoffen versorgte Blut unter Umgehung der Leber zum rechten Herzen.

Die Nabelvene liegt in der linken Leberfurche. Nach Abgabe eines Astes zur Pfortader, der zur Ernährung des Lebergewebes dient, geht der Hauptstrom durch einen venösen Gang *(Ductus venosus)* direkt in die untere Hohlvene (Abb. 63).

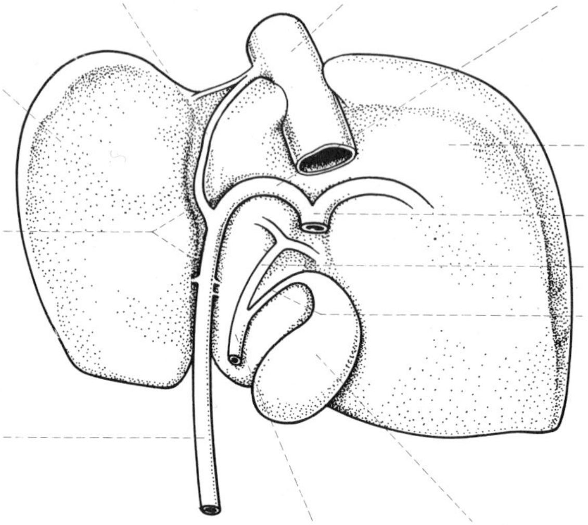

Abb. 63. Embryonaler Leberkreislauf. Leber, von hinten unten gesehen (schematisch)

Das Lymphgefäßsystem

Neben dem Blutgefäßsystem verfügt der Körper noch über ein weiteres Gefäßsystem, das Lymphsystem, das aus den Lymphgefäßen und den Lymphknoten besteht.

Das Lymphsystem übernimmt den Abtransport von Stoffen, die auf dem Blutweg nach Durchtritt durch die Blutkapillarwand in das Gewebe gelangt sind (Eiweiß, Wasser, Elektrolyte). Das Lymphsystem beginnt im Gewebe in Form feiner, am Ende geschlossener Röhrchen (Lymphkapillaren), die, sich verzweigend wie die Blutkapillaren, zentralwärts in die größeren Lymphgefäße übergehen. Die Lymphkapillaren bestehen aus einem Endothel und aus einem feinen Grundhäutchen; die Wand der Lymphgefäße ist durch eine Bindegewebshaut verstärkt, auch finden sich in der Wand glatte Muskelzellen. Die Wand der großen Lymphgefäße ähnelt der Venenwand in ihrem Aufbau.

Die großen Lymphgefäßstämme begleiten auf ihren Wegen die Blutadern und münden mit zwei Hauptstämmen, dem rechten Lymphgang *(Ductus lymphaticus)* und dem Milchbrustgang *(Ductus thoracicus)*, in die Venen der oberen Körperhälfte ein. Dadurch gelangt die Lymphe, aus den Gewebezellen kommend, in den Blutkreislauf. Auch die Lymphgefäße haben wie die Venen Klappen, die einen Rückfluß verhindern.

In den Verlauf der Lymphgefäße sind die Lymphknoten eingeschaltet, rundliche oder bohnenförmige Organe von wechselnder Größe (pfefferkorn- bis bohnengroß). Sie sind

1. Filter für die Lymphe,
2. Bildungsstätten der Lymphozyten.

Der Lymphknoten besteht aus einer bindegewebigen Kapsel, von der aus Stränge (Trabekel) in das Innere des Lymphknotens ziehen. Zwischen diesen Trabekeln liegt schwammartig das retikuläre Bindegewebe. Dieses retikuläre Bindegewebe des Lymphknotens bildet die Lymphozyten. Diese finden sich besonders dicht gedrängt in der Außenzone (Rinde) in Form kleiner Knötchen (Lymphfollikel). Im Zentrum (Mark des Lymphknotens) liegen die Lymphozyten in Form von Strängen (Markstränge). Zwischen der bindegewebigen Kapsel und der Rindenzone sowie zwischen den Marksträngen finden sich Zonen und Räume, die nur wenig Lymphozyten enthalten, die Randsinus und die Intermediärsinus.

Durch *mehrere* zuleitende Lymphgefäße gelangt die Lymphe in den Randsinus, durchfließt das Maschenwerk des retikulären Bindegewebes und der Sinus und verläßt, in ein abführendes Lymphgefäß fließend, wieder den Lymphknoten. Auf diesem Wege wird die Lymphe wie in einem Filter von körperschädigenden Stoffen (Bakterien, Zellen) befreit. Zellen des retikulären Bindegewebes sowie der Sinus (Uferzellen), die gleich den Kupfferschen Sternzellen der Leber (s. d.) zum retikuloendothelialen System gerechnet werden, übernehmen diese Aufgabe.

An den Beugeseiten großer Gelenke, im Bindegewebe des Beckens, der Bauchhöhle und des Brustmittelraumes (Mediastinum), des Halses, ferner im Magen-Darm-Kanal sowie an den Pforten (Hilus) der großen Organe finden wir Lymphknoten in größerer Zahl angeordnet. Auch die Gaumen- und Rachenmandeln gehören hierher.

Die Lymphe ist eine klare Flüssigkeit, die aus den Geweben stammt. Ihre Zusammensetzung ist ähnlich der des Blutplasmas. An Eiweiß und Kohlenhydraten ist sie ärmer als das Blut, dagegen reicher an Fett; besonders die Darmlymphgefäße befördern reichlich Fett und werden auch wegen ihres fettig-milchigen Inhaltes (Chylus) als Chylusgefäße bezeichnet. An geformten Elementen enthält die Lymphe Leukozyten und besonders reichlich Lymphozyten, die beim Durchfließen des Lymphstromes durch den Lymphknoten abgelöst und fortgeschwemmt werden. Rote Blutkörperchen sind nicht vorhanden. Die Lymphe kann wie das Blut gerinnen.

Die Milz

gehört zu den lymphatischen Organen. Sie liegt in enger Nachbarschaft der linken Niere, des Magens und des Grimmdarms. Durch Bänder ist sie am Zwerchfell und am Magen angeheftet. Das Gewicht beträgt etwa 200 g bei einer Länge von 12 cm, einer Breite von 8 cm, einer Dicke von 3 cm.

Die Milz ist ein blutreiches, weiches Organ, das von einer straffen Bindegewebskapsel überzogen ist. Dieser derben Bindegewebskapsel liegt noch ein Bauchfellüberzug, die Serosa, fest auf. Von der Bindegewebskapsel gehen — ähnlich wie bei Lymphknoten — bindegewebige Stränge, die Trabekel, in das Innere der Milz. Sie bilden das Stützgerüst des Organs.

Zwischen den Trabekeln liegt die *Milzpulpa,* die aus retikulärem Bindegewebe, lymphatischem Gewebe, Bluträumen, Blutgefäßen, Blut und Zellen besteht. Man kann die Milz als einen Filter des Blutes auffassen.

Die am Milzeingang (Hilus) eintretende Milzschlagader teilt sich in zahlreiche Äste auf, die in den Trabekeln verlaufen. Es zweigen sich zahlreiche kleine Gefäße ab, die Zentralarterien, die in die Milzpulpa ziehen; stellenweise sind diese kleinen Zentralarterien, die im retikulären Bindegewebe liegen, von massenhaft angehäuften Lymphozyten umgeben. Diese Lymphozytenknötchen werden Milzknötchen (Malpighische Körperchen) genannt. Die Zentralarterien teilen sich wieder in viele kleine Pinselarterien, es folgen die Hülsenarterien (so genannt, weil das retikuläre Bindegewebe die Gefäßwand mit einer hülsenartigen Hülle umgibt), die in die arteriellen Kapillaren übergehen.

Auf die Kapillaren folgt das weitverzweigte Strombett der Milzsinus, weite Bluträume, deren Wände Lücken und Poren zum Durchtritt von Blut und Zellen in beiden Richtungen besitzen. Diese Sinus dienen auch als Blutspeicher; durch Verengung können sie entleert werden.

Die Sinus gehen in die Pulpavenen über, diese in die Balkenvenen, aus denen die Milzvene hervorgeht, die am Milzhilus das Organ verläßt.

Die Aufgaben der Milz:

1. Bildung von Lymphozyten und Abwehrstoffen des Körpers,
2. Abbau der roten Blutkörperchen,
3. Blutspeicherung.

Die Atmungsorgane

Das Atmungssystem können wir einteilen in:

1. *Die oberen Luftwege:*
   Nase, Rachen

2. *Die unteren Luftwege:*
   Kehlkopf, Luftröhre mit ihren Aufteilungsästen. Lungen

Die oberen Luftwege

Die Nase

Die Nase hat ein knöchernes Gerüst, das durch Knorpelplatten ergänzt wird.

Das knöcherne Gerüst bilden die beiden Nasenbeine, die beiden Oberkieferknochen (Apertura piriformis) und die knöcherne Nasenscheidewand (Lamina perpendicularis des Siebbeines und das Pflugscharbein [Vomer]).

Die Nasenflügel, die Nasenspitze und der vordere Teil der Nasenscheidewand bestehen aus Knorpel.

Die Nase hat die Form einer dreiseitigen Pyramide. Der vorspringende Nasenrücken bildet nach oben zum Stirnbein hin die Nasenwurzel, nach unten biegt er zur Nasenspitze um. Die beiden Seitenflächen formen nach unten, unter Mitwirkung von kleinen Muskeln, die gewölbten Nasenflügel, die sich zur Wange hin in einer scharfen Furche absetzen. An der Unterfläche der Nase begrenzen die Nasenflügel zusammen mit dem knorpligen Teil der Nasenscheidewand die beiden Nasenlöcher, die der Atmungsluft freien Ein- und Austritt gestatten.

Der Skelettaufbau bestimmt die charakteristische Nasenform und Größe. Dabei sind die Nasenlöcher bei der weißen Rasse längsoval, bei der dunklen Rasse rundlich gebaut. Das Innere der Nasenhöhle wird durch eine Scheidewand in zwei Nasenhöhlenhälften geteilt. Begrenzung einer Nasenhöhle: Zur Mitte hin die Scheidewand, seitlich die Muschelwand, vorn oben Begrenzung durch den Nasenrücken, oben hinten Begrenzung durch die Siebbeinplatte. Die drei Nasenmuscheln ragen von der seitlichen Nasenwand herabhängend in den Nasenraum vor. Zwischen den Nasenmuscheln und der seitlichen Nasenwand finden sich enge, spaltförmige Räume, der untere, der mittlere und der obere Nasengang. Der mediale Raum längs der Nasenscheidewand vom Naseneingang bis zum Ausgang der Nase (Choane) ist der gemeinsame Nasengang. In seinem oberen Abschnitt liegen die Sinneszellen des Geruchsorganes. Die Nasenscheidewand ist keine gerade senkrechtstehende Trennwand, Verbiegungen sind vielmehr die Regel, so daß beide Nasenhöhlenhälften häufig von ungleicher Weite sind. Im vorderen nasenlochnahen Teil ist die knorpelige Nasenscheidewand von einer dicken gefäßreichen Schleimhaut überzogen (Nasenbluten). Die Nasenmuscheln haben eine knöcherne Grundlage. Sie sind von einem Schwellkörper, der bei der unteren Muschel besonders stark entwickelt ist, überzogen. Dadurch entstehen Weichteile mit großen Blutkammern, die von einer Muskelwand umgeben sind. Unter dem Einfluß von Nervenreizen können diese Blutkammern eng oder weit gestellt werden, wodurch das Volumen der Muscheln sich ändert. So können die Nasenspalträume weiter oder enger werden. Unter krankhaften Veränderungen kann es bis zu einem Verschluß der Nasenhöhle kommen. Physiologischerweise tritt eine Schwellung der Muscheln bei Einwirkung von Kälte und kaltem Wasser auf. Im oberen hinteren Nasengang liegt die Öffnung zu den Siebbeinzellen und zu der Keilbeinhöhle. Im mittleren Nasengang liegt der Eingang zu den vorderen Siebbeinzellen, der Stirnhöhle und der Kieferhöhle (s. Abb. 26).

Die Nasenhöhlen sind durch feine Gänge mit den *Nasennebenhöhlen* verbunden:

1. Stirnbeinhöhle (Sinus frontalis)
2. Oberkieferhöhle (Sinus maxillaris)
3. Keilbeinhöhle (Sinus sphenoidalis)
4. Vordere und hintere Siebbeinzellen (Sinus ethmoidales)

1. Die Stirnbeinhöhle, Sinus frontalis. Oberhalb der Nasenwurzel liegt im Stirnbein die Stirnhöhle. Die Vorderwand der Stirnhöhle ist ein dicker, fester Knochen, während die dem Gehirn zugewandte Hinterwand sehr viel zarter gebaut ist. Die Stirnhöhlen sind paarig angelegt mit einer knöchernen niedrigen Scheidewand. Die Stirnhöhlen können sehr groß, aber auch sehr klein sein. Die Verbindung der Stirnhöhlen zum Nasenbein erfolgt durch den Nasen-Stirnhöhlen-Gang, der vorn unter der mittleren Nasenmuschel in die Nasenhöhle mündet.
2. Die Oberkieferhöhle, Sinus maxillaris, ist eine große, buchtige Höhle, die den Oberkieferkörper mehr oder weniger einnimmt. Sie ist die größte aller Nasennebenhöhlen. Wir unterscheiden das Dach, die Abgrenzung zur Augenhöhle, die seitliche und die mediale Wand (letztere bildet die Scheidewand zur Nasenhöhle) sowie die vordere und die hintere Wand. Die beiden Kieferhöhlen zeigen, bezüglich ihrer Form und Größe, meistens nur geringe Unterschiede. Erwähnenswert ist eine Ausbuchtung der Kieferhöhle am Boden mit der unmittelbaren Nachbarschaft zu den Zahnwurzeln des zweiten kleinen und des ersten und zweiten großen Backenzahnes.
3. Die Keilbeinhöhle, Sinus sphenoidalis. Die Keilbeinhöhle liegt im Keilbeinkörper. Mal ist sie sehr klein, nur erbsengroß, mal aber auch sehr viel größer angelegt. Eine unregelmäßig gebaute Scheidewand trennt die Keilbeinhöhle in zwei Hälften, die jedoch meistens von ungleicher Größe und Gestalt sind. Oberhalb des Keilbeinkörpers, in dessen Mitte ja die Keilbeinhöhle liegt, befindet sich der Türkensattel mit der Hypophyse und etwas vorn davor der Sehnerv mit der Sehnervenkreuzung. An der Vorderwand der Höhle findet sich eine Öffnung zum oberen Nasenraum.
4. Die Siebbeinzellen, Cellulae ethmoidales. Ein Teil des Siebbeines besteht aus zahlreichen kleinen Hohlräumen. Die mediale Wand des Siebbeines wird von der oberen und mittleren Nasenmuschel gebildet.

Es besteht noch eine Verbindung mit dem Bindehautsack des Auges durch den *Tränen-Nasen-Kanal*, der Tränen zur Nase ableitet. Der Tränen-Nasen-Kanal mündet in den unteren Nasengang.

Die Schleimhautauskleidung der Nase stellt ein mehrreihiges Zylinderepithel mit Flimmerhaaren dar, das besonders im Bereich der unteren Muschel reich an Blutgefäßen ist. Eingestreut in das Zylinderepithel sind zahlreiche Schleimzellen (Becherzellen).

Die Schleimhaut im Bereich der oberen Nasenhöhle, d. h. vom Dach herab bis zur mittleren Muschel, trägt die Riechzellen. Wir bezeichnen daher diese Gegend als *Riechregion* (Regio olfactoria), während der untere Teil der Nasenhöhle, der zur Anwärmung und Wasseranreicherung der Atmungsluft dient, als *Atmungsregion* (Regio respiratoria) bezeichnet wird. Von der Riechregion ziehen Nervenfasern durch die durchlöcherte Platte des Siebbeins zum Riechzentrum an der Unterfläche des Stirnhirns.

Der Rachen (Pharynx)

Er stellt einen gemeinsamen Raum für die Luft- und Speisewege dar, in den Mund- und Nasenhöhle einmünden und an den sich Speiseröhre und Kehlkopf anschließen. Im Rachenraum kreuzen sich die beiden Wege. Der zuerst hinten (dorsal) gelegene Atemweg kreuzt nach vorn (ventral) zum Kehlkopf, während der Speiseweg nach hinten zieht. So liegt die Speiseröhre hinter dem Kehlkopf und der Luftröhre.

Der Rachen läßt sich in 3 Räume einteilen:

1. *Der obere Rachenraum* oder Nasen-Rachen-Raum. Er reicht von den Choanen bis zum weichen Gaumen. Von den seitlichen Wänden geht je ein Verbindungsweg zu den Paukenhöhlen der Ohren, die Ohrtrompete, die einen Luftausgleich zwischen Pauken- und Rachenhöhle ermöglicht. An der Hinterwand des oberen Rachenraumes liegt die *Rachenmandel* (Tonsilla pharyngea), eine Anhäufung von lymphatischem Gewebe (Abb. 64).
2. *Der mittlere Rachenraum* oder Mund-Rachen-Raum. Er umfaßt den Raum zwischen weichem Gaumen und Kehlkopfeingang. Hier tritt der Luftweg nach vorn, der Speiseweg nach hinten.
3. *Der untere Rachenraum* oder Kehlkopfraum. Er stellt im wesentlichen den Eingangsraum für die Speiseröhre dar.

Die unteren Luftwege

Der Kehlkopf (Larynx) (Abb. 65, 66)

Er besteht aus 5 größeren Knorpelplatten, die mit Bändern und Muskeln zusammen den Stimmapparat bilden. Nach oben ist der Kehlkopf durch ein flächenhaftes Band am Zungenbein fixiert, so daß er beim Schlucken die Bewegung des Zungenbeines nach oben und vorn mitmachen muß.

Die Knorpelplatten, die den Kehlkopf aufbauen, sind:

1. *Der Ringknorpel* (Cartilago cricoidea), ein siegelringförmig gestalteter Knorpelring, der zuunterst liegt und die übrigen Knorpelplatten trägt. Vorn baut sich auf dem Ringknorpel
2. *der Schildknorpel* (Cartilago thyreoidea) auf. Er besteht aus zwei viereckigen Platten, die vorn unter einem spitzen Winkel zusammenstoßen und beim Mann als „Adamsapfel" unter der Haut vorspringen. Der hintere freie Rand dieser Knorpelplatten läuft nach oben in längere und nach unten in kürzere stäbchenförmige Fortsätze aus. Hinten seitlich auf dem Ringknorpel sitzen

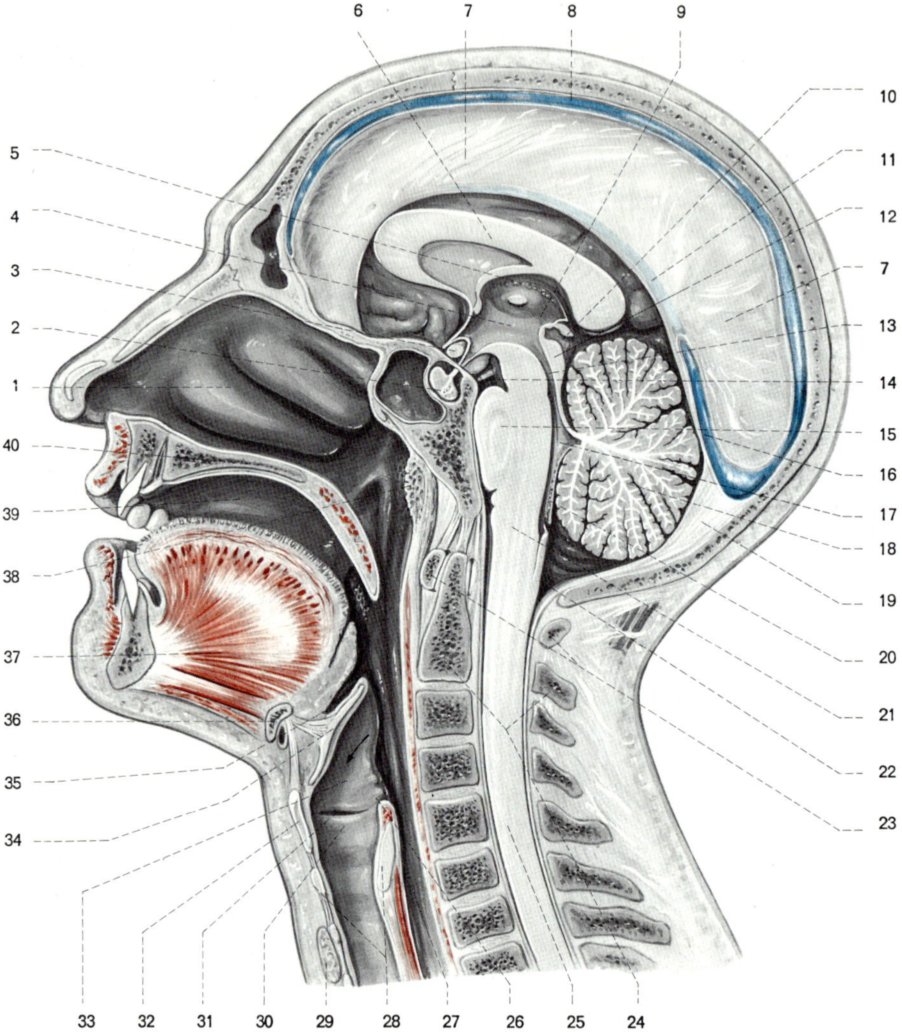

1 Nasenhöhle mit den 3 Nasenmuscheln
2 Hirnanhang (Hypophyse)
3 Sehnervenkreuzung
4 3. Gehirnhohlraum (3. Ventrikel)
5 Blutgefäßgeflecht des 3. Ventrikels
6 Gehirnbalken (Corpus callosum)
7 Großhirnsichel
8 Oberer Längsblutleiter (Sinus sagittalis superior)
9 Sehhügel (Thalamus)
10 Zirbeldrüse
11 Unterer Längsblutleiter (Sinus sagittalis inferior)
12 Vierhügelplatte
13 Wasserleitung (Aquaeductus cerebri)
14 3. Hirnnerv
15 Brücke (Pons)
16 Zeltblutleiter (Sinus rectus)
17 4. Gehirnhohlraum (4. Ventrikel)
18 Kleinhirn
19 Kleinhirnsichel
20 Gefäßgeflecht des 4. Ventrikels
21 Verlängertes Mark (Medulla oblongata)
22 Große Zisterne (Cisterna cerebellomedullaris)
23 1. Halswirbel
24 2. Halswirbel
25 Rückenmark
26 Stellknorpel
27 Speiseröhre
28 Ringknorpel
29 Schilddrüse
30 Stimmband
31 Taschenband
32 Schildknorpel
33 Kehlkopfeingang
34 Kehldeckel
35 Grübchen vor dem Kehldeckel (Vallecula epiglottica)
36 Zungenbein
37 Zungenmuskeln
38 Rachenmandel
39 Mundhöhle
40 Harter und weicher Gaumen mit dem Zäpfchen

Abb. 64. Medianschnitt durch Kopf und Hals. Rot = Muskulatur. Blau = venöse Blutleiter

3. *die paarigen Stell- oder Gießbeckenknorpel* (Cartilago arytaenoidea). Von den beiden Stellknorpeln ziehen nach vorn, konvergierend zum Schildknorpel, je ein Taschen- und ein Stimmband. Zwischen den beiden Stimmbändern bleibt eine schlitzförmige Öffnung für den Durchtritt der Luft (Stimmritze). Stellungsänderung der Gießbeckenknorpel ändert auch Stellung und Spannung der Stimmbänder, die durch die durchstreichende Luft in Schwingungen versetzt und damit zur Stimmbildung gebracht werden. Die Stimmbänder bestimmen dabei den Ton, während die Laut- und Sprachbildung durch den Mund-Nasen-Rachen-Raum mit Hilfe von Lippen, Zunge und Zähnen entstehen. Die menschliche Stimme umfaßt etwa zwei Oktaven. Die Tonhöhe hängt von der Länge und der Spannung der Stimmbänder und von der Stärke des Anblasens ab. Beim tiefen Baß treten etwa 80 Schwingungen in der Sekunde auf, beim höchsten Sopran etwa 2000. Beim raschen Wachsen des Kehlkopfes in der Pubertät kommt es bei Knaben zum Stimmwechsel, es senkt sich die Stimme um etwa eine Oktave (s. u. Sprache).
4. *Der Kehldeckelknorpel* (Cartilago epiglottica). Er ist eine herzförmig gestaltete Knorpelplatte, die in schräger Richtung von vorn unten nach hinten oben über dem Ein-

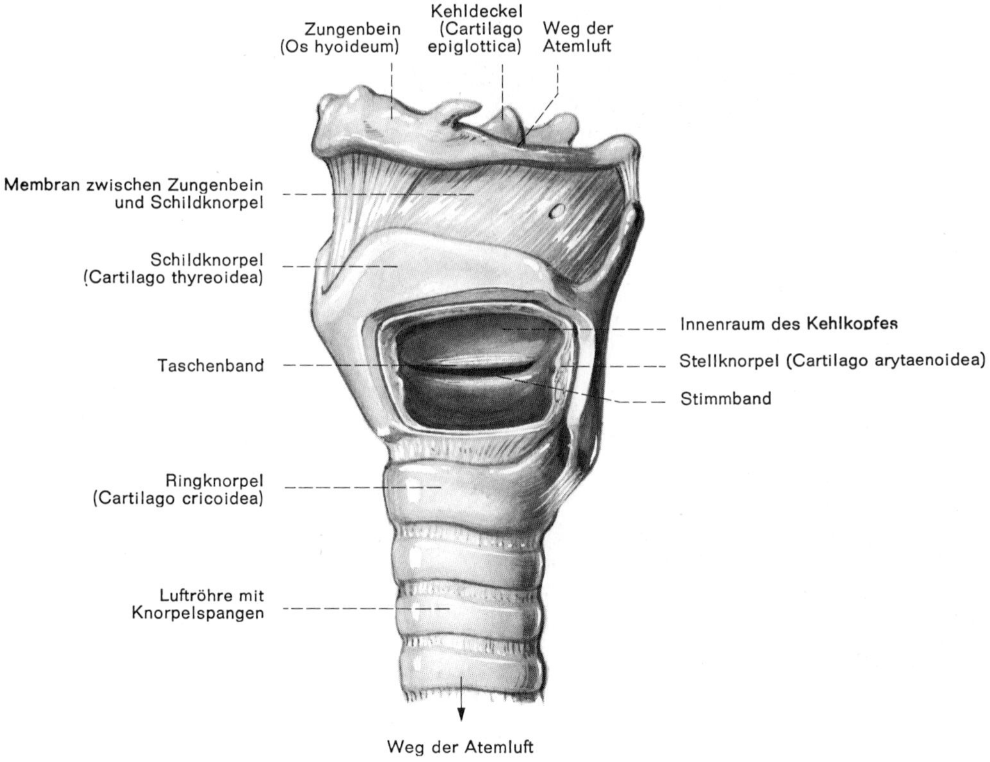

Abb. 65. Der Kehlkopf, von der Seite gesehen. Ein Teil des linken Schildknorpels und der dahinterliegenden linken Seitenwand des Kehlkopfeinganges wurde entfernt, um die Stellknorpel und die Stimmbänder zu zeigen

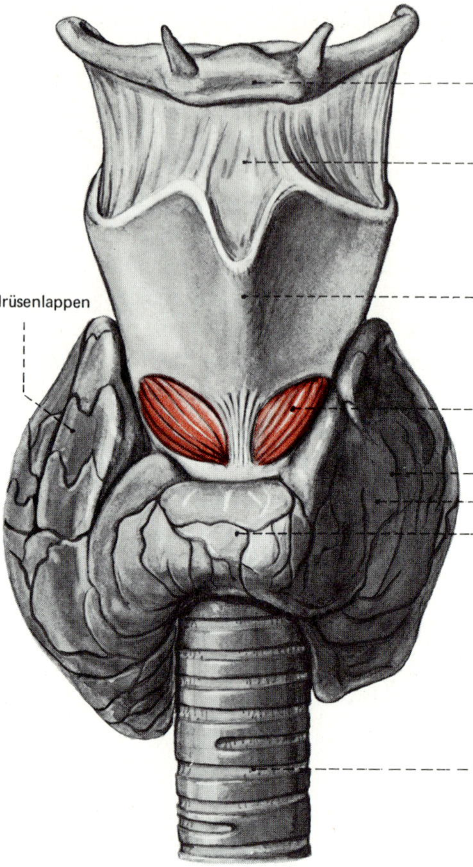

Abb. 66. Lage, Form und Größe der Schilddrüse in ihrer Beziehung zum Kehlkopf

gang des Kehlkopfes steht und dadurch den Speisebrei zwingt, seinen Weg rechts und links am Kehlkopfeingang vorbei in die Speiseröhre zu nehmen.

Die Luftröhre (Trachea)

An den Kehlkopf schließt sich die Luftröhre an. Sie ist 10—15 cm lang und 2—2,5 cm weit. Sie besteht aus Bindegewebs- und Muskelschichten; innen ist sie mit Schleimhaut ausgekleidet. Hufeisenförmige Knorpelspangen verstärken die Luftröhre vorn und seitlich, so daß ihr Lumen immer gleich weit bleibt.

Die Luftröhre zieht, vor der Speiseröhre gelegen, nach abwärts und teilt sich in der Höhe des 5. Brustwirbels in den rechten und linken Hauptbronchus (Bifurcatio tracheae) (Abb. 67, 68).

Die Lunge (Pulmo)

Die Lunge ist ein schwammartiges Organ, das sich in seiner Form der Brusthöhle völlig anpaßt. Wir unterscheiden die rechte und die linke Lunge. Durch tiefe

Einschnitte wird die rechte Lunge in 3 Lappen (Lobus) geteilt, den Ober-, Mittel- und Unterlappen. Die linke Lunge hat einen Ober- und Unterlappen. Vorn, seitlich und hinten wird die Lunge von den Rippen, nach unten vom Zwerchfell begrenzt. Durch das Mittelfell (Mediastinum) wird die rechte Lunge von der linken getrennt, so daß beide Lungen für sich in einer abgeschlossenen Höhle, der rechten und der linken Brusthöhle, liegen (Abb. 60, 69).

Überzogen ist die Lungenoberfläche von dem *Lungenfell* (Pleura pulmonalis), einer spiegelnden, feuchten Haut, die am Lungenhilus auf die Innenfläche der Brusthöhle übergeht und diese als Brustfell (Pleura parietalis) ganz auskleidet. Der Teil der Pleura parietalis, der die Rippen überzieht, wird als *Rippenfell* bezeichnet.

In der Mitte der medialen Lungenfläche zieht aus dem Raum des Mittelfells der Hauptbronchus mit Blutgefäßen und Nerven in die Lunge. Die Eintrittsstelle in die Lunge bezeichnen wir als *Hilus* (Lungenwurzel). In der Umgebung des Hilus innerhalb der Lunge und innerhalb des Mediastinums liegen zahlreiche Lymphknoten.

Der rechte Hauptbronchus teilt sich in 3, der linke in 2 Hauptäste, die sich wieder aufteilen wie die Äste eines Baumes, wobei das Lumen entsprechend abnimmt.

Aufteilung der Bronchien innerhalb der Lunge (Abb. 67):

Luftröhrenast (Bronchus)
Kleiner Luftröhrenzweig (Bronchiolus)
Atmungszweig (Bronchiolus respiratorius)
Lungenbläschengang (Ductulus alveolaris)
Lungenbläschensack (Sacculus alveolaris)
Lungenbläschen (Alveolen)

Trachea und Bronchus haben Knorpeleinlagerungen in der Wand, die das Lumen immer offenhalten. Die Bronchioli haben keine Knorpelstützen mehr, dagegen sind sie reichlich mit Muskulatur umgeben, die weitgehend durch Änderung der Lichtung den Zu- und Abstrom der Luft regulieren kann. Zusammen mit den Bronchien verlaufen die Lymphgefäße und die Blutgefäße, eingebettet in Bindegewebe. Im Bindegewebe treten besonders die elastischen Fasern hervor, die von den Alveolen bis zur Trachea ziehen; die elastischen Fasern sind bestrebt, die bei der Einatmung vergrößerte, gedehnte Lunge wieder zu verkleinern (Ausatmung).

Erst in den Lungenbläschen geht der Gasaustausch vor sich. Sie bestehen aus einem sehr dünnen, einschichtigen Epithel, das außen von einem Netz von Haargefäßen (Kapillaren) umsponnen ist. Von der Wandung der Alveolengänge hängt im wesentlichen die elastische Dehnbarkeit des Lungengewebes ab.

An der Lunge unterscheiden wir zwei Gefäßsysteme:

1. Die Bronchialarterien. Sie dienen der Ernährung des Gewebes. Sie entspringen aus der Aorta, verbreiten sich entsprechend dem Bronchialbaum und versorgen das Lungen- und Lungenfellgewebe. Die Bronchialvenen führen das Blut zur oberen Hohlvene zurück.

2. Das große Gefäßsystem der Lungenarterien. Von der rechten Herzkammer kommt die Lungenschlagader (A. pulmonalis), die unter Verzweigung zur rechten und linken Lunge zieht und venöses, sauerstoffarmes Blut zur Lunge führt. Hier erfolgt der Gasaustausch. Durch die Lungensaugadern (Vv. pulmonales) fließt das Blut zum Herzen zurück (linker Vorhof).

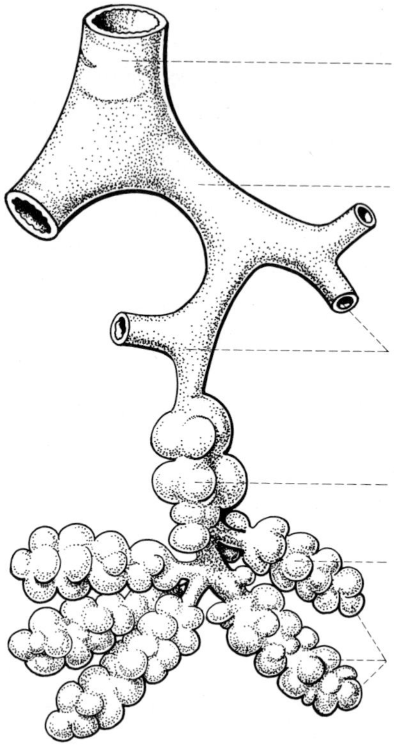

Abb. 67. Aufteilung eines Luftröhrenastes (schematisch)

Das Verzweigungsgebiet eines jeden Bronchiolus ist durch eine bindegewebige Schicht eingegrenzt. Einen solchen Bezirk nennen wir Läppchen. Durch Zusammenschluß vieler Lungenläppchen entsteht das Lungensegment, mehrere Lungensegmente bilden den Lungenlappen (Lobus).

Das auskleidende Epithel im Kehlkopf, in der Luftröhre und in den großen Luftröhrenästen ist ein zylindrisches Flimmerepithel, das in der Lage ist, kleinste eingedrungene Fremdkörper durch den Schlag der Flimmerhärchen nach außen zu befördern. Zu den Lungenbläschen hin flacht es sich immer mehr ab und verliert die Flimmerhaare. Der Kehldeckel, die Taschen- und Stimmbänder sind mit geschichtetem Pflasterepithel überzogen. Eingestreut in das Zylinderepithel des Atmungssystems finden sich zahlreiche Schleimzellen.

Das Sputum ist das schleimige Sekret der Luftröhren- und Bronchialschleimhäute, vermischt mit dem Speichel des Mundes. Bei Erkrankungen des Respirationstraktes können Blut, Eiter, Bakterien und Zellen beigemengt sein.

Die Brusthöhle

Die Brusthöhle stellt keinen einheitlichen Raum dar, sondern es lassen sich drei völlig voneinander getrennte Räume unterscheiden:

I. rechte Brustfellhöhle (Pleurahöhle)
II. linke Brustfellhöhle (Pleurahöhle)
III. Mittelfell (Mediastinum)

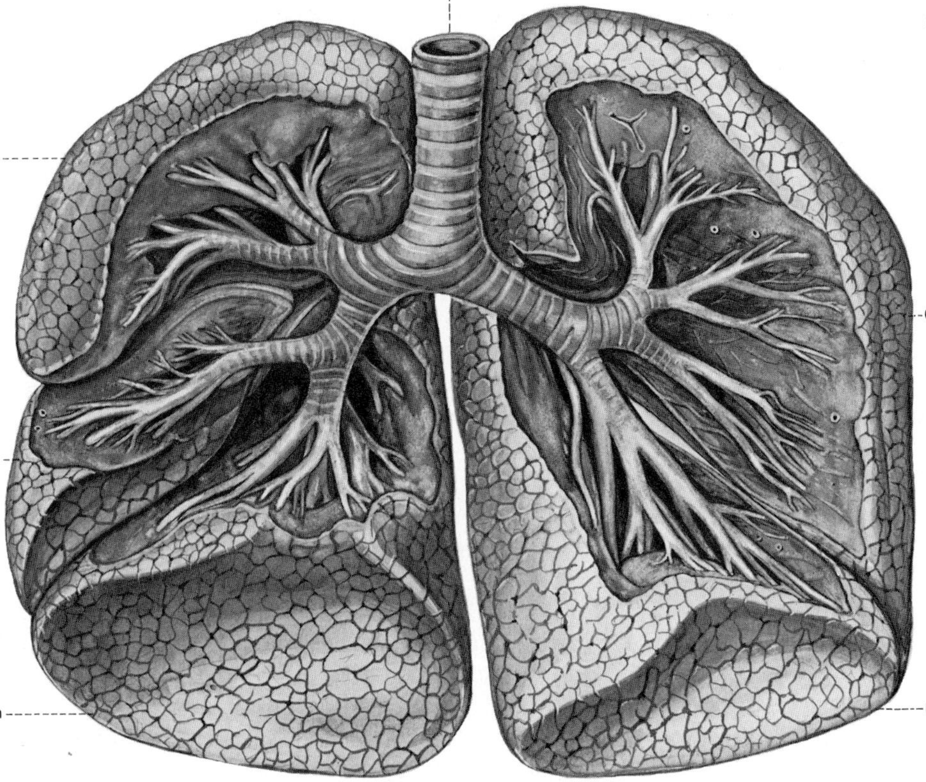

Abb. 68. Form und Bau der Lunge und des freigelegten Bronchialsystems

Die beiden Brustfellhöhlen sind mit einer feinen Endothelhaut, der Pleura parietalis, ausgekleidet. Man unterscheidet an der Pleura parietalis den Rippen-, Mittelfell- und Zwerchfellanteil. Entsprechende Bezeichnungen sind: Pars costalis, Pars mediastinalis, Pars diaphragmatica. An der Lungenwurzel schlägt sich die Endothelhaut auf die Lunge über und überzieht sie völlig; sie wird dann als Lungenfell, Pleura pulmonalis, bezeichnet.

Den spaltförmigen Raum zwischen den einzelnen Lungenlappen nennt man Interlobärraum. Normalerweise berühren sich die Lungenlappen, und es besteht kein eigentlicher Raum; es können sich aber unter krankhaften Verhältnissen zwischen den Lungenlappen Flüssigkeiten ansammeln, so daß dann ein Raum entsteht.

Der mediane Raum zwischen den beiden Pleurahöhlen heißt Mittelfell oder **Mediastinum.** In ihm liegen das Herz mit den großen Gefäßen, die Speiseröhre, die Luftröhre, der Thymus sowie Nerven und Lymphknoten.

Die Atmung

Unter Atmung verstehen wir die Aufnahme von Sauerstoff (O_2) für die Verbrennungsvorgänge in den Geweben und die Abgabe des dabei entstandenen Kohlendioxids (CO_2) und des Wassers (H_2O).

Bei der Atmung unterscheiden wir:

1. Einatmung = Inspiration
2. Ausatmung = Exspiration

Bei der **Einatmung** vergrößert sich der Brustraum durch Heben der Rippen und Senken (Abflachung) des Zwerchfelles. Die nervösen Impulse für die Bewegungen der Zwischenrippenmuskulatur fließen über die Zwischenrippennerven (Nn. intercostales), für die Bewegungen des Zwerchfelles über den Zwerchfellnerv (N. phrenicus). Über die Atemmuskulatur s. S. 75. Bei angestrengter Atmung können weitere Muskeln des Brustkorbes und des Halses als Hilfsmuskulatur für die Atmung (auxiliäre M.) eingesetzt werden.

Die Oberfläche der Lunge liegt der Innenfläche der Brusthöhle so dicht an, daß zwischen Brust- und Lungenfell nur ein kapillarer Spalt besteht. Während in der Lunge, das heißt in den Bronchien und in den Alveolen, etwa Atmosphärendruck herrscht, haben wir in dem kapillaren Spaltraum, also in dem Pleuraraum, infolge des elastischen Zuges der Lunge einen Druck, der unter dem Atmosphärendruck liegt, einen negativen Druck. Bei der Erweiterung der Brusthöhle durch die Einatmungsmuskulatur sinkt dieser negative Druck weiter ab, die Lunge wird dabei gleichsam nachgesaugt und ausgedehnt. Der Rauminhalt der Lunge wird größer. Um diesen vergrößerten Lungenluftraum auszufüllen, strömt sogleich die Atmungsluft durch die Luftwege in die Lungen nach.

Die **Ausatmung** erfolgt durch Verkleinerung der Brusthöhle und der damit einhergehenden Verkleinerung des Lungenluftraumes; dabei wird Luft aus der Lunge gepreßt. Der Ausatmungsvorgang ist mehr passiver Art. Die Senkung der Rippen erfolgt im wesentlichen durch die Schwerkraft, während das Zwerchfell bei der Entspannung höhersteigt. Die bei der Einatmung gedehnten elastischen Lungenfasern sind bestrebt, die Lunge zusammenzuziehen.

Wird die Brusthöhle eröffnet (z. B. durch Verletzung), strömt unter Aufhebung des negativen Druckes atmosphärische Luft in die Brusthöhle ein, wobei die Lunge durch ihre Elastizität zusammenfällt (Pneumothorax = Gasbrust). Der gleiche Zustand tritt ein, wenn die Oberfläche der Lunge durch krankhafte Prozesse zerstört wird. Die Atmungsluft strömt aus dem Bronchialsystem in die Brusthöhle.

Nicht die ganze Luftmenge, die die Mund- oder Nasenhöhle passiert, wird zur Atmung, d. h. zum Gasaustausch, herangezogen, sondern nur der Teil der Luft, der in die Alveolen gelangt. Auch wird bei der Ausatmung die Luft nicht völlig aus der Lunge gepreßt, sondern es bleibt immer eine größere Menge zurück. Wir unterscheiden daher:

1. **Residualluft** = die zurückbleibende Luft, die nach angestrengter Ausatmung in den Lungen zurückbleibt, etwa 1000 cm^3.

2. **Reserveluft** = die Luft, die nach ruhiger Ausatmung noch bei Anstrengung ausgeatmet werden kann, etwa 1500 cm^3.

3. **Respirationsluft** = die gewöhnliche Atmungsluft, 500 cm^3 (als Atemzugvolumen bezeichnet).

4. **Komplementärluft** = die Luft, die nach ruhiger Einatmung noch zusätzlich eingeatmet werden kann, 1500 cm^3.

Die Gesamtluftmenge von 2–4 wird als **Vitalkapazität** der Lunge bezeichnet = Atmungsgröße, das größtmögliche ein- und auszuatmende Luftvolumen. Zur Messung der Vitalkapazität bedient man sich des Spirometers. Sie ist beim Manne größer als bei der Frau und hängt im wesentlichen vom Körperbau und der Körpergröße sowie von der körperlichen Betätigung ab. Der **Atemgrenzwert** ist das Luftvolumen pro Minute, das bei möglichst tiefer und schneller Atmung erreicht wird. Beim Ein- und Ausatmen entsteht durch die Luftströmung in den Alveolen ein feines Geräusch, das man beim Abhorchen der Brustwand **(Auskultation)** hören kann. Bei Erkrankungen der Lunge ändert sich der Charakter des Geräusches, und es treten Nebengeräusche auf. Beim Beklopfen der Brustwand (Perkussion) entsteht ein ganz bestimmter Klopfschall, der seinen Charakter bei Erkrankungen der Lunge ändern kann.

Die **Einatmungsluft** enthält neben Stickstoff, Wasserdampf und Edelgasen:

20,94 Volumprozent Sauerstoff
0,03 Volumprozent Kohlendioxid

Die Einatmungsluft wird in den oberen Luftwegen beim Entlangstreichen an den Schleimhäuten erwärmt, entstaubt und mit Wasserdampf gesättigt.

Die **Ausatmungsluft** enthält etwa:

16,0 Volumprozent Sauerstoff
4,0 Volumprozent Kohlendioxid

Der Gasaustausch in den Lungen wird als äußere Atmung oder Lungenatmung, der Gasaustausch in den Geweben als innere Atmung bezeichnet. Das Hämoglobin der roten Blutkörperchen ist das Transportmittel für den Sauerstoff.

Da die gesamte der Atmung dienende Lungenfläche etwa 100 Quadratmeter beträgt und die Strömungsgeschwindigkeit der roten Blutkörperchen in den Lungenkapillaren sehr gering ist, wird die Sauerstoffaufnahme ausreichend gesichert.

Wie schon erwähnt, geht der Sauerstoff der eingeatmeten Luft eine Bindung mit dem Hämoglobin zu Oxyhämoglobin ein und wird so dem Gewebe zugeführt. An das Gewebe wird jedoch nicht der gesamte Sauerstoff abgegeben, sondern auch das zur Lunge zurückfließende Blut enthält noch Oxyhämoglobin. Das im Gewebe bei der Verbrennung entstehende Kohlendioxid wird vom Blutplasma an Alkalien gebunden und von den roten Blutkörperchen abtransportiert (s. S. 108).

Der Übertritt des Sauerstoffs aus dem Blut ins Gewebe und des Kohlendioxids aus dem Gewebe ins Blut erfolgt nach den Gesetzen der **Diffusion.** Danach fließt das Gas von einem Ort höheren Druckes nach einem Ort niedrigeren Druckes. Der Gasdruck ist gleich der Menge des Gases anzusetzen. Da das arterielle Blut reichlich Sauerstoff, das Gewebe

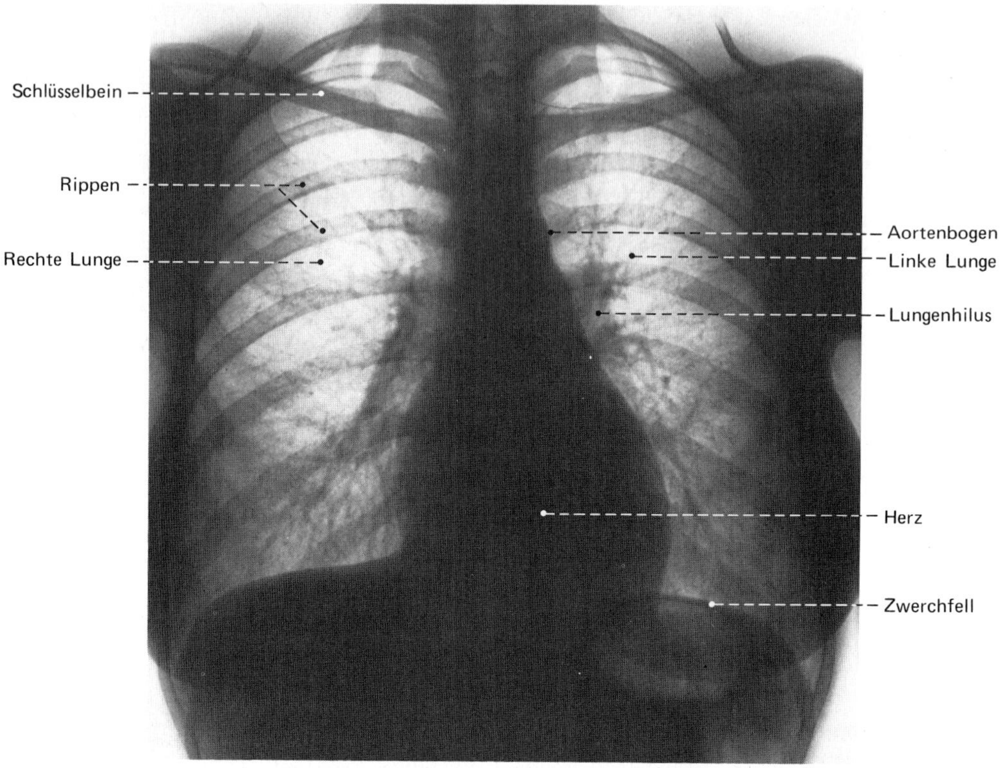

Abb. 69. Röntgenaufnahme der Brustorgane

aber wenig enthält, muß der Sauerstoff aus dem Blut ins Gewebe wandern. Für das Kohlendioxid gilt das gleiche in umgekehrter Richtung. Die Sättigung des Blutes mit Sauerstoff, d. h. die Menge an Sauerstoff, die das Blut aufnehmen kann, ist abgesehen von dem Partialdruck des Sauerstoffes auch noch abhängig von dem Gehalt des Blutes an CO_2. So ist bei niedriger CO_2-Spannung, etwa in der Einatmungsluft, die Sauerstoffsättigung des Blutes höher als bei höherer CO_2-Spannung im Gewebe; das bedeutet aber, daß der Grad der Sättigung des Blutes für Sauerstoff im Gewebe geringer wird, der Sauerstoff wird so für die Oxydation des Stoffwechsels freigesetzt.

Die Erhaltung des Lebens ist nur bei fortlaufender Zufuhr der atmosphärischen Luft möglich. Eine wichtige Rolle spielt dabei der **Luftdruck** (Barometerstand). In größeren Höhen nimmt der Luftdruck und damit auch der Teildruck des Sauerstoffes ab. Die Versorgung des Blutes mit einer ausreichenden Menge Sauerstoff kann auf Schwierigkeiten stoßen. Beim schnellen Übergang in Höhen von 4000 m stellen sich Krankheitserscheinungen ein, die jedoch bei längerem Verweilen in diesen Höhen wieder verschwinden (Vermehrung der Erythrozyten). In Höhen über 8000 m ist die Versorgung des Blutes mit Sauerstoff so gering, daß ein Leben hier ohne künstliche Sauerstoffzufuhr nicht möglich ist.

In der Ruhe werden vom Erwachsenen etwa 16—20 Atemzüge in 1 Minute ausgeführt (vom Säugling 40); das entspricht einer Luftmenge von 4—7 Litern. Bei Arbeit und Anstrengung wird die Zahl der Atemzüge erheblich erhöht. Der Bedarf an Atemluft kann in 1 Minute bis zu 60 Liter und mehr steigen.

Die Atmung wird gesteuert und reguliert vom **Atemzentrum,** das im Rautenhirn (s. S. 245) liegt. In ihm entstehen automatische Reize, die Atembewegungen auslösen. Die Ursache für diese Reize sind die Säuren im Blut, insbesondere die CO_2-Spannung. Außerdem fließen aus der Lunge über den Nervus vagus ständig Reize zum Atemzentrum.

Normaler Gehalt des Blutes an Kohlendioxid läßt rhythmische Reize entstehen, die zu normaler Atemtätigkeit = *Eupnoe* führen. Durch einen hohen Kohlendioxidpartialdruck und einen niedrigen Sauerstoffpartialdruck als Folge lebhafter Stoffwechselvorgänge wird die Atmung gesteigert, umgekehrt verringert sich die Atmung bei niedrigem Kohlendioxidpartialdruck. Chemorezeptoren in der Aorta messen ständig diese Blutwerte und geben sie an das Atemzentrum weiter, das dann die Atemtätigkeit entsprechend reguliert. Die Gesamtregulation geht nach Art eines Regelkreises vor sich (s. auch S. 228).

Anhäufung von Säuren im Blut führt zu beschleunigter Reizbildung und entsprechender Atmung = *Dyspnoe.* Dabei wird Kohlendioxid vermehrt ausgeschieden und die Blutreaktion schnell wieder auf normale Werte gebracht.

Bei Überangebot von Sauerstoff tritt die Atemruhe = *Apnoe* auf. Während des intrauterinen Lebens tritt keine Reizung des Atemzentrums ein, solange die Versorgung mit Sauerstoff aus dem mütterlichen Blut durch die Plazenta ausreichend ist.

Der erste Atemzug wird nach Unterbrechung der plazentaren Versorgung durch CO_2-Anreicherung des kindlichen Blutes ausgelöst. Unterbrechung des Plazentarkreislaufes vor der Geburt (vorzeitige Plazentaablösung, Einklemmung der Nabelschnur) führt zu vorzeitiger Auslösung der Atmung; es wird Fruchtwasser aspiriert.

Neben der automatischen Steuerung kann die Atmung durch den Willen beeinflußt werden. Auch eine unwillkürliche Beeinflussung ist möglich, so z. B. bei Schreck, Erregung u. a.

Die Haut ist in geringem Maße an der Kohlendioxidabgabe beteiligt; in 24 Stunden beträgt sie etwa 8 g. Bei steigender Umgebungstemperatur und beim Schweißausbruch nimmt die CO_2-Abgabe zu. Die Sauerstoffaufnahme durch die Haut ist vernachlässigbar gering; die Wasserabgabe ist jedoch bedeutend.

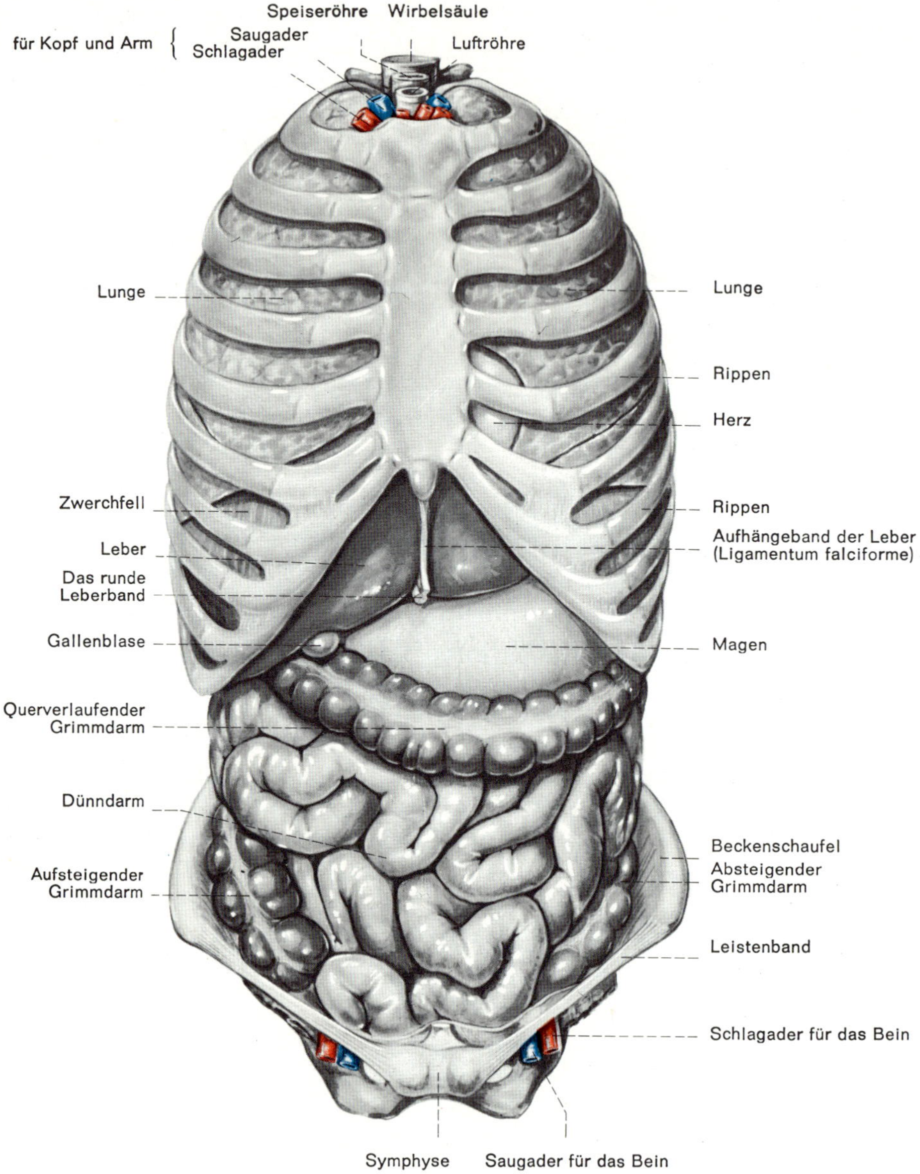

Abb. 70. Die Lage der Baucheingeweide nach Fortnahme des großen Netzes (nach einem Modell von W. His)

Die Verdauungsorgane

Der Verdauungsapparat stellt ein Kanalsystem im Körper dar, das mit seinen vielen Sondereinrichtungen die Aufnahme und Verarbeitung der Nahrungsmittel sowie die Ausscheidung nutzloser Stoffe übernimmt.

Die Verdauung beginnt mit der mechanischen Zerkleinerung der Nahrung durch den Kauakt im Mund. Im Magen und Darm erfolgt eine weitere Zerlegung der Speisen bis zu ihren letzten Bausteinen, woran im wesentlichen die großen und kleinen Drüsen des Verdauungssystems beteiligt sind (Enzymwirkung).

In den unteren Darmabschnitten wirken Mikroorganismen (Bakterien), die im Darm leben, an der Verdauung mit.

Das Verdauungssystem besteht aus folgenden Teilen (Abb. 70):

I. **Oberer Verdauungsabschnitt**
   a) Mundhöhle mit Drüsen und Zähnen b) Rachen c) Speiseröhre

II. **Mittlerer Verdauungsabschnitt**
   a) Magen b) Dünndarm: Zwölffingerdarm, Leerdarm, Krummdarm

III. **Unterer Verdauungsabschnitt (Dickdarm)**
   a) Blinddarm mit Wurmfortsatz
   b) Aufsteigender Grimmdarm
   c) Querverlaufender Grimmdarm
   d) Absteigender Grimmdarm
   e) Die S-förmige Schlinge
   f) Mastdarm

Wie schon im Abschnitt Gewebe angedeutet wurde, finden wir als auskleidendes Gewebe der Körperhöhlen oder als innere Oberfläche der kanalartigen Organe (Magen-, Darm-, Harnsystem) eine Epitheldecke, die in verschiedener Weise mit Bindegewebsschichten, Muskelschichten — vielfach noch ausgestattet mit Drüsen — verbunden ist. Wir bezeichnen diese zarte, feuchte, schleimproduzierende Haut als Schleimhaut (Tunica mucosa).

Je nach den örtlichen Erfordernissen zeigen die Epitheldecken und auch die darunterliegenden Bindegewebs- und Muskelschichten einen verschiedenen Aufbau. Der Aufbau dieser Schichten des Magen-Darm-Kanals zeigt folgenden Plan (Abb. 75):

1. Schleimhaut = Tunica mucosa
   a) Zylinderepithelschicht = Lamina epithelialis mucosae
   b) Bindegewebsschicht = Lamina propria mucosae
   c) Muskelschicht = Lamina muscularis mucosae
2. Bindegewebe = Tunica submucosa
3. Muskelschicht = Tunica muscularis
   a) Ringmuskelschicht
   b) Längsmuskelschicht
   c) Schrägmuskelschicht (Magen)
4. Bauchfell = Tunica serosa

Die Mundhöhle

stellt den Anfangsteil des Verdauungsapparates dar. Ihre Wände werden gebildet von den Wangen, den Lippen, dem harten und weichen Gaumen, von der Zungen- und Mundbodenmuskulatur.

Die Mundhöhle ist von einem derben geschichteten Plattenepithel ausgekleidet; darunter liegt die Bindegewebsschicht, die ohne Einschaltung einer Muskelschicht in eine weitere

Bindegewebslage (Tunica submucosa) übergeht. Diese stellt die Verbindung zu den Wänden der Mundhöhle her (Knochen, Muskulatur). Bei geschlossenem Mund besteht keine eigentliche Höhle mehr, sondern die Zunge legt sich dem Gaumen direkt an.

Die **Zunge** besteht aus quergestreifter Muskulatur. Wir unterscheiden die inneren Zungenmuskeln, welche die eigentliche Zunge bilden, und die äußeren Zungenmuskeln, die z. T. von den umgebenden Knochen kommen und in den Zungenkörper einstrahlen. Sie bilden den eigentlichen Mundboden. Der hintere, festverwachsene Teil der Zunge

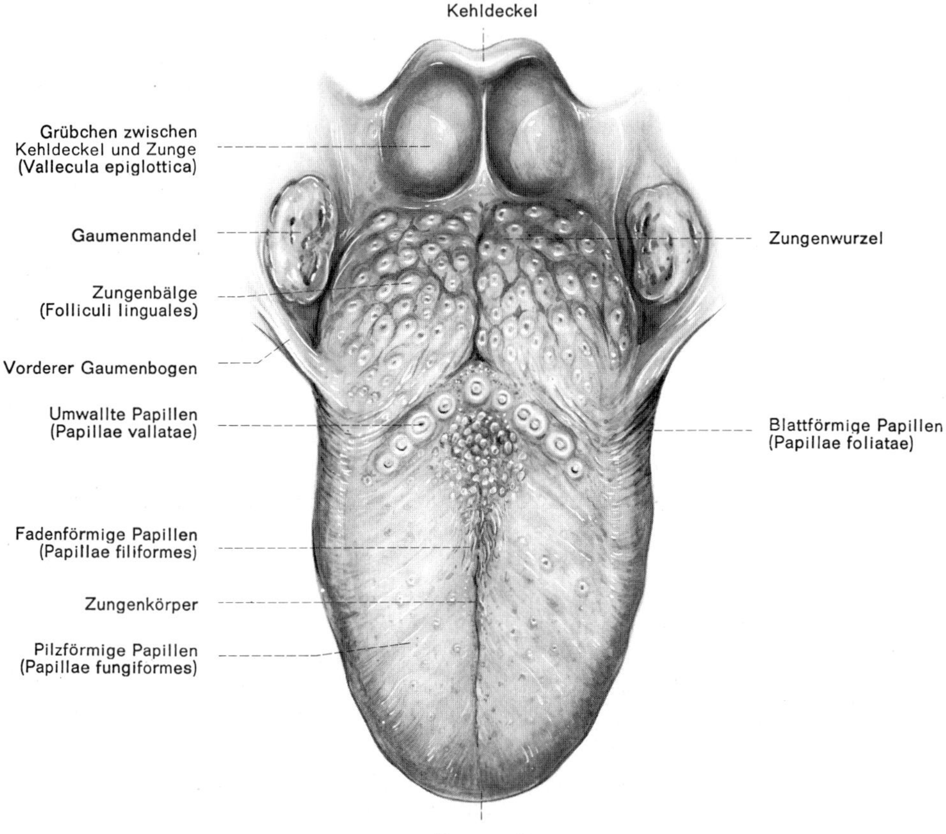

Abb. 71. Die Zunge mit dem Kehldeckel, von oben gesehen

wird als Zungenwurzel bezeichnet; nach vorn geht sie in den Zungenkörper über, der in der Zungenspitze endigt. Am Übergang des Zungengrundes zum Kehldeckel finden sich zwei Grübchen, Vallecula genannt. Überzogen ist die Zunge von einer derben Schleimhaut, die viele kleine warzenartige Erhebungen, die **Papillen**, besitzt. Sie sind fadenförmig, pilzförmig, blattförmig oder von einem Wall umgeben und haben dann entsprechende Bezeichnungen: Papillae filiformes, fungiformes, foliatae und vallatae. Die Papillae foliatae und vallatae sind der Sitz des **Geschmacksorgans.** Es werden 4 Geschmacksqualitäten unterschieden: sauer, süß, salzig und bitter. Bei sehr heißen und kalten Speisen ist die Geschmacksempfindung herabgesetzt. Im Bereich des Zungengrundes liegen die Zungenbälge; es handelt sich um eine Anhäufung von lymphatischem Gewebe. An der Zungenoberfläche stellen sie sich als kleine warzige Erhabenheiten mit einer zentralen punktförmigen Vertiefung dar (Abb. 71).

In den Wandungen der Mundhöhle liegen zahlreiche kleine *Drüsen*, die ihre Sekrete (Speichel) in die Mundhöhle ergießen. Wir unterscheiden einen spärlichen, schleimigen (mukösen) Speichel und einen reichlichen, dünnflüssigen (serösen) Speichel, der das Ptyalin, ein Enzym, das die Kohlenhydrate der Nahrung andaut, enthält. Drei große, paarig angeordnete Drüsen sind besonders hervorzuheben:

1. **Die Unterzungendrüse** (Glandula sublingualis). Sie liegt zwischen der Muskulatur des vorderen Mundbodens.
2. **Die Unterkieferdrüse** (Glandula submandibularis). Am hinteren Mundboden in der Gegend der Kieferwinkel gelegen. Ihr Ausführungsgang mündet mit dem der Unterzungendrüse vorn unter der Zunge.
3. **Die Ohrspeicheldrüse** (Glandula parotis). Sie liegt vor dem Ohrläppchen in der Gegend des aufsteigenden Kieferastes. Ihr Ausführungsgang mündet in der Wangenwand gegenüber dem 2. oberen Mahlzahn (Abb. 46).

Die Zähne

An den Zähnen unterscheiden wir:

1. Die Krone	=	der frei aus dem Zahnfleisch hervorragende Zahnteil, der die Schneide- bzw. Kauflächen bildet.
2. Den Hals	=	der vom Zahnfleisch eingefaßte Teil.
3. Die Wurzel	=	die fest in den Fächern (Alveolen) liegende Verankerung des Zahnes.

Die Schneide- und Eckzähne haben nur eine Wurzel.

Die kleinen vorderen Mahlzähne haben, bis auf den ersten des Oberkiefers, der häufig eine gespaltene Wurzel hat, ebenfalls nur eine Wurzel. Die großen Mahlzähne des Unterkiefers haben zwei, die des Oberkiefers drei Wurzeln.

Im Kronenanteil des Zahnes liegt die Zahnhöhle oder *Pulpahöhle*, in der die Pulpa, ein an Nerven und Gefäßen reiches Bindegewebe, liegt. Von hier aus verlaufen zu den Zahnwurzeln die Wurzelkanäle, die an der Wurzelspitze eine feine Öffnung zu den Alveolen zum Eintritt für die ernährenden Blutgefäße und Nerven haben.

Die Hauptmasse des Zahnes nimmt das *Zahnbein* (Dentin) ein, das die Pulpahöhle umschließt. Im Bereich der Wurzel wird es von einem schmalen Knochensaum, dem *Zement*, umgeben, im Bereich der Krone vom *Schmelz* (Abb. 72).

Der Mensch unterliegt einem Zahnwechsel, der sich etwa vom 7. bis 13. Lebensjahr vom Milchgebiß zum Dauergebiß vollzieht.

I. *Das Milchgebiß*. Der Durchbruch der Zähne beginnt im 7. Lebensmonat mit den unteren Schneidezähnen. Mit dem Abschluß des 2. Lebensjahres sollen im allgemeinen alle 20 Milchzähne durchgebrochen sein.

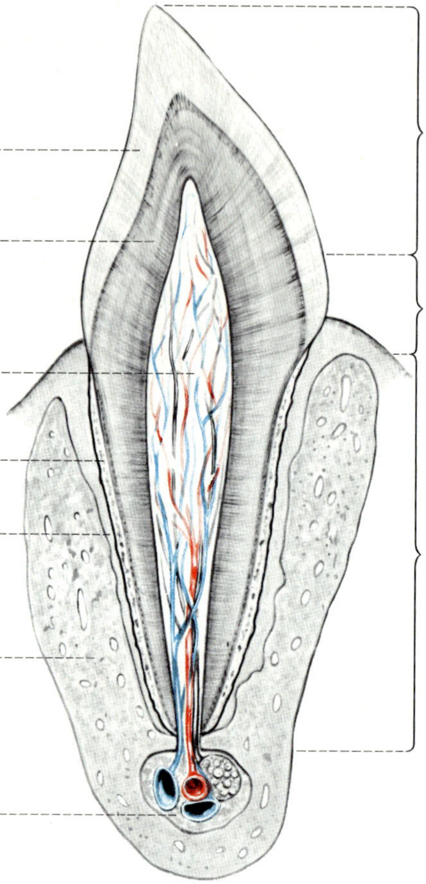

Abb. 72. Längsschnitt durch einen Zahn des Unterkiefers — vergrößert. Venen = blau. Arterien = rot

Das Milchgebiß umfaßt je Kieferhälfte:

2 Schneidezähne
1 Eckzahn
2 Backenzähne

2 1 2	2 1 2	Oberkiefer
2 1 2	2 1 2	Unterkiefer

II. *Das Dauergebiß.* Der zuerst erscheinende Dauerzahn ist der 1. vordere Mahl- oder Backenzahn. Bis zum 13. Lebensjahr sollen 28 Zähne durchgebrochen sein. Der hinterste Backenzahn (Weisheitszahn) erscheint gewöhnlich bis zum 24. Lebensjahr, kann jedoch auch später durchbrechen, aber auch dauernd im Kiefer steckenbleiben.

Das Dauergebiß umfaßt je Kieferhälfte:

2 Schneidezähne (Dens incisivus)
1 Eckzahn (Dens caninus)
2 vordere kleine Mahl- oder Backenzähne (Dens praemolaris)
3 hintere große Mahl- oder Backenzähne (Dens molaris)

3 2 1 2	2 1 2 3	Oberkiefer
3 2 1 2	2 1 2 3	Unterkiefer

Der weiche Gaumen grenzt mit den beiden *vorderen Gaumenbögen,* die in der Mitte das Zäpfchen bilden, die Mundhöhle gegen den Rachen ab. Etwas weiter hinten im Rachen liegen zwei ähnliche bogige Wülste, die *hinteren Gaumenbögen.*

Zwischen vorderem und hinterem Gaumenbogen ist beiderseits die *Gaumenmandel* (Tonsilla palatina) eingebettet (Abb. 71), eine Anhäufung von lymphatischem Gewebe (s. auch Rachenmandel, S. 139; Abb. 64, Nr. 38).

Der Rachen (Pharynx)

stellt die Verbindung zwischen Mundhöhle und Speiseröhre dar. Vordere Gaumenbögen und Zungenrücken bilden die Schlundenge (Isthmus faucium), den Eingang zu einem nach unten sich öffnenden Raum, dessen Wände von breiten Muskelplatten (Schlundmuskulatur) gebildet werden. Es ist ein gemeinsamer Raum für die Atemluft und für die Speise (s. Atmungssystem).

Die Speiseröhre (Oesophagus)

Vom Rachen gelangt die Nahrung in die Speiseröhre, einen muskulösen Schlauch. Die Speiseröhre steigt im Mittelfellraum (Mediastinum) abwärts, durchbohrt das Zwerchfell im Hiatus oesophageus und endigt innerhalb der Bauchhöhle im Magen. Die Speiseröhre ist etwa 25 cm lang; da die Entfernung von den Schneidezähnen bis zur Speiseröhre 15 cm beträgt, würde also ein eingeführter Magenschlauch von 40 cm Länge den Magen erreichen.

Durch Faltung der Speiseröhrenwand legt sich die Innenfläche eng aneinander, so daß im leeren Zustand kein eigentliches Lumen vorhanden ist. Erst beim Schlucken von Speisen weitet sich die Speiseröhre bis zu 3 cm Durchmesser. An drei Stellen aber bleibt die Erweiterung etwas eingeschränkt:

1. Im Anfangsteil, in Höhe des Ringknorpels (Kehlkopf)
2. In Höhe der Bifurkation der Luftröhre
3. Beim Durchtritt durch das Zwerchfell

Von innen nach außen besteht die Speiseröhre aus folgenden Schichten:

1. Geschichtetes Pflasterepithel mit zarter Bindegewebsschicht (Lamina propria mucosae) und dünner Muskelschicht (Lamina muscularis mucosae)
2. Bindegewebsschicht (Tunica submucosa)
3. Muskelschicht (Ring- und Längsmuskulatur)

Der Magen (Ventriculus)

Der Magen stellt ein mit Schleimhaut ausgekleidetes, muskulöses Hohlorgan dar; er liegt zum größten Teil links im Oberbauch und zieht mit seinem Ausgang über die Wirbelsäule hinweg zur rechten Bauchseite. Der Magen besitzt weder eine konstante Form noch eine feste Lage im Bauchraum. Vielfach wird die Gestalt des Magens mit einem Stierhorn oder auch mit einem Angelhaken verglichen. Der stierhornförmige und der angelhakenförmige Magen sind nur Grundtypen, die durch die formenden Kräfte des Magens selbst (Tonus, Peristaltik) und des Bauchraumes (intraabdominaler Druck, Lage und Größe der übrigen Bauchorgane) dauernd abgeändert werden.

So veranlaßt eine Füllung des Magens eine Änderung des Muskeltonus und ein Ingangsetzen bzw. eine Abänderung der Peristaltik; die Folge ist eine dauernd wechselnde Magenform. Hinzu kommen die lage- und formverändernden Einflüsse der übrigen Organe, der Spannungszustand der Bauchdecken, die Stellung des Zwerchfells bei der Atmung und nicht zuletzt die Lage der betreffenden Person. Beim stehenden Menschen sind Lage und Form des Magens anders als beim liegenden Menschen. Berücksichtigt man noch die formbildenden Momente des Alters, des Geschlechts, der Konstitution, so ist es verständlich, daß man von einer festen Form und Lage nicht sprechen kann, sondern nur von der momentanen Form des Magens der betreffenden Person.

Eine gewisse Fixierung der Form und Lage ist allerdings durch die Verbindung zu den Nachbarorganen gegeben. Besonders am *Mageneingang* (Cardia = Ostium cardiacum), am Magenausgang (Pylorus) und an der kleinen Kurvatur bestehen festere flächenhafte Verbindungen.

Der Übergang der Speiseröhre zum Magen heißt *Magenmund* (Cardia). Der Magenausgang, der durch entsprechend angeordnete Muskulatur verschlossen werden kann, wird Pförtner (Pylorus) genannt. Hier geht der Magen in den Zwölffingerdarm über. Nach oben links buchtet sich der Magen zu einem Blindsack aus, *Magengrund* (Fundus oder Fornix). Hier sammelt sich die mitgeschluckte Luft als Luftblase an. Den absteigenden Teil nimmt der *Magenkörper* (Corpus ventriculi) ein, der winklig (Angulus) in den Vorraum des Pförtners (Antrum pyloricum) übergeht (Abb. 73).

Die kürzere, medial oben gelegene Krümmung des Magens wird als *kleine Kurvatur* (Curvatura ventriculi minor), die größere, lateral unten gelegene als *große Kurvatur* (Curvatura ventriculi major) bezeichnet.

Die Magenwand besteht aus 4 Schichten:

1. Schleimhaut (Tunica mucosa), sie umfaßt
   a) die Epithelschicht, darunter liegt
   b) die Bindegewebsschicht (Lamina propria mucosae). Innerhalb dieser aus retikulärem Bindegewebe bestehenden Schicht liegt der große Drüsenkörper des Magens, der wie eine mächtige dicke Drüsenplatte zwischen der Epitheldecke und der folgenden zarten Muskelschicht liegt.
   c) die Muskelschicht der Schleimhaut (Lamina muscularis mucosae).
2. Bindegewebsschicht (Tunica submucosa), eine breite Lage von lockerem Bindegewebe.
3. Muskelschicht des Magens (Tunica muscularis), Längs-, Ring- und Schrägschicht.
4. Bauchfellschicht (Tunica serosa).

Die Schleimhaut des Magens, die in großen geschlängelten Falten aufgeworfen ist, zeigt eine feine Felderung (Areae gastricae) und zahllose kleine Vertiefungen, die Magengrübchen. Die Schleimhautoberfläche erscheint dadurch runzelig.

Die zarte, alles bedeckende Epithelschicht, die auch die Magengrübchen auskleidet, besteht aus einem schleimbildenden Zylinderepithel. Ein zäher alkalischer Magenschleim wird abgesondert, der die ganze Innenschicht des Magens bedeckt und eine Schutzwirkung ausübt.

Der mächtige Drüsenkörper in der Lamina propria zeigt in den verschiedenen Magenregionen einen unterschiedlichen Aufbau und eine unterschiedliche Funktion. Wir trennen zwei Drüsengruppen: die Drüsen der oberen Magenabschnitte, Fundus- oder Corpusdrüsen, und die Drüsen des Magenausgangs, die als Antrum- oder Pylorusdrüsen bezeichnet werden.

Die *Fundusdrüsen* (in der oberen Magenregion) sind schlauchförmige (tubulöse), zum Teil verästelte Drüsen, die Sekrete der verschiedenen Drüsenzellen in die *kurzen* Magengrübchen zur Schleimhautoberfläche entleeren.

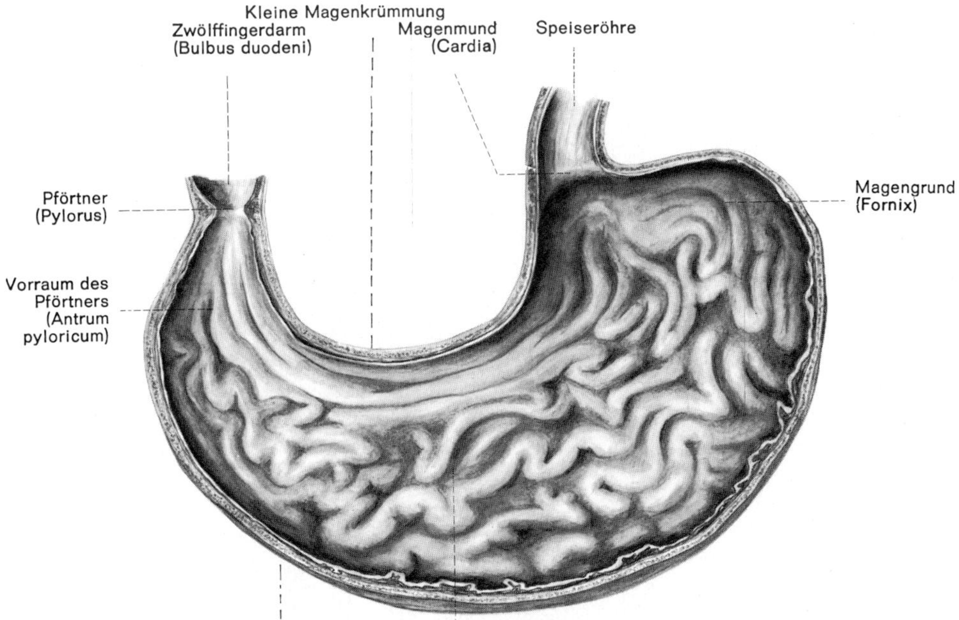

Abb. 73. Magen, entlang den Kurvaturen aufgeschnitten. Man sieht die Falten der Schleimhaut

In diesen Fundusdrüsen sind mehrere Zellarten mit unterschiedlicher Funktion nachzuweisen:

a) Hauptzellen, sie scheiden ein eiweißspaltendes Enzym, das Pepsin, in einer Vorstufe aus.

b) Nebenzellen, Schleim bildende Zellen, denen auch eine Enzymproduktion zugeschrieben wird.

c) Belegzellen, die Salzsäure produzieren. Möglicherweise bilden sie, ebenso wie die Pylorusdrüsen, eine Substanz, die als „intrinsic factor" bezeichnet wird. Dieser Stoff bildet mit einem Vitamin der Nahrung das Castlesche Enzym, das für den Blutaufbau notwendig ist.

Die *Pylorusdrüsen* (in der unteren Magenregion) sind stärker verästelte tubuloalveoläre, nicht so dicht wie im Fundus beieinanderstehende Drüsen, die ihr Sekret in die längeren, *tiefer reichenden* Magengrübchen entleeren. Die einzelnen Drüsenzellen sind ähnlich wie die Hauptzellen der Fundusdrüsen aufgebaut. Über ihre Funktion besteht noch keine völlige Klarheit. Es wird vermutet, daß hier in den Antrumdrüsen, abgesehen von dem „intrinsic factor", das Gastrin gebildet wird, eine Substanz, die über den Blutweg die Fundusdrüsen erreicht und sie zur Absonderung ihrer Enzyme veranlaßt (s. S. 199).

Der Magensaft ist eine stark saure Flüssigkeit. Er enthält neben reichlichem Schleim (Muzin) die Sekrete der Drüsenzellen. Der nüchterne Magen enthält nur geringe Mengen von Magensaft; er kann zur Untersuchung mittels einer Schlauchsonde gewonnen werden, nachdem vorher zur Anregung der Sekretion eine Probemahlzeit eingenommen

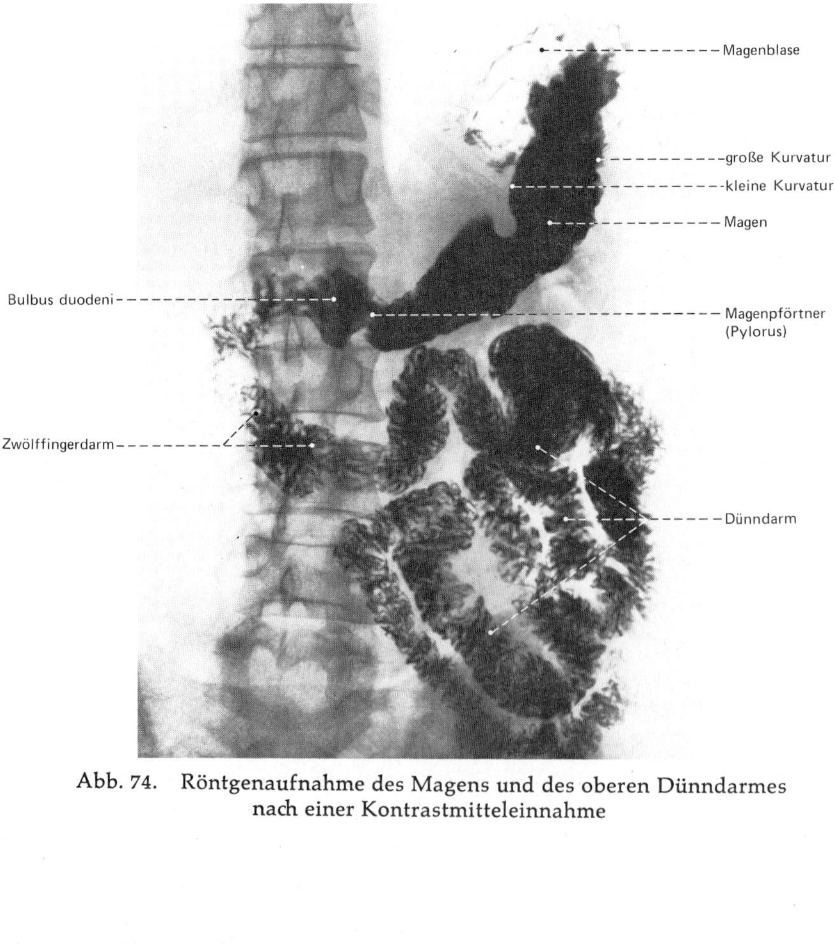

Abb. 74. Röntgenaufnahme des Magens und des oberen Dünndarmes nach einer Kontrastmitteleinnahme

wurde (s. S. 198 f.). Eine jetzt allgemein übliche exaktere Methode bestimmt den Säuregehalt des nüchternen Magens, die sog. Basalsekretion, während einer Stunde. Normal ist ein Säurewert bis 5 mval H^+ (pH 2,3). Anschließend erfolgt durch eine Injektion eines Histaminpräparats eine maximale Steigerung der Salzsäureproduktion, normal bis 35 mval H^+ (pH 1,3).

Auf die Schleimhautschicht folgt eine breite Bindegewebsschicht, die Tunica submucosa, sie besteht aus locker gebautem Bindegewebe, in ihr verlaufen Nerven und Blutgefäße.

Als nächste Schicht folgt die Magenmuskelschicht (Muscularis propria), die aus glatter Muskulatur besteht. Sie besorgt einmal die wellenförmigen Bewegungen der Magenwand, die Peristaltik, zur Weiterführung des Inhaltes und weiterhin den Spannungszustand, den Tonus des Magens, der bewirkt, daß der Magen nicht wie ein schlaffer Gummibeutel in der Bauchhöhle hängt. Die Magenmuskulatur steht dauernd in einem Spannungszustand, es wird gleichsam ein immerwährender Druck auf das Mageninnere ausgeübt. Wird der Magen mit Speisen aufgefüllt, so dehnt er sich zwar insgesamt (Abb. 74), aber auch jetzt erschlafft er nicht wie ein gedehnter Gummibeutel. Die Muskelspannung paßt sich dem Füllungszustand so an, daß die Magenform – abgesehen von der Größenzunahme – in etwa erhalten bleibt, wie bei einer geringen Füllung oder wie beim leeren Magen. Die zweite Muskelfunktion ist die Magenbewegung (Peristaltik). Die Peristaltik stellt eine vom Mageneingang zum Magenausgang fortschreitende wellenartige Wandbewegung dar, wodurch der Mageninhalt pyloruswärts voranbewegt wird. Diese peristaltischen Wellen setzen nach Füllung des Magens ein, wobei die einzelnen peristaltischen Wellen sich in einem Abstand von ca. 20 Sekunden folgen. Diese mit zeitlichen Unterbrechungen ablaufende Peristaltik führt je nach dem Inhalt des Magens in einer relativ kurzen Zeit zur völligen Entleerung des Magens.

Die Muskulatur des Magens besteht aus drei aneinanderliegenden Schichten, einer äußeren längsgerichteten Muskelschicht, einer mittleren ringförmig geordneten und einer spiralig verlaufenden Faserschicht. Am Magenausgang formiert sich aus der Ring- und Längsschicht der Schließmuskel des Pylorus. Dieser Ringmuskel hält gewöhnlich den Magen verschlossen. Er öffnet sich, wenn die peristaltische Welle Mageninhalt heranführt, wobei allerdings nur bei jeder zweiten oder dritten heranlaufenden Welle eine Öffnung und damit eine langsame portionsweise Magenentleerung erfolgt.

An der Einmündung der Speiseröhre in den Magen (Magenmund) besteht ein Verschlußmechanismus, der ein Zurückfließen des Mageninhaltes in die Speiseröhre unterbindet. Der umgekehrte Durchlaß von der Speiseröhre zum Magen hin ist aber immer frei.

Auf diese starke Magenmuskelschicht folgt nach außen eine zarte Deckschicht, die Serosa. Sie überzieht den Magen und verläuft weiter zur Milz, zur Leber und zum Darm, wobei sich freie flächenhafte Gewebsdecken herausbilden, die schürzenartig über Dünndarmschlingen liegen. Es bilden sich auch feste Halte- und Aufhängebänder aus wie an der Leber und an der Milz. Diese Serosa überzieht nicht nur die Bauchhöhlenorgane, sondern geht dann auch auf die gesamte Bauchhöhlenwand wie eine tapetenartige Auskleidungsschicht über (siehe Bauchfell).

Die Blutversorgung des Magens erfolgt aus der Arteria coeliaca (Truncus coeliacus), aus der größere Gefäße entspringen, die entlang den Magenkurvaturen verlaufen. Sie dringen in die Magenwände ein, liegen als Gefäßgeflechte in der breiten Bindegewebsschicht, von wo aus sie mit feineren Ästen die gesamte Magenwand versorgen. Das venöse Blut fließt über die Pfortader ab.

Die nervöse Versorgung geschieht durch das autonome Nervensystem – den Nervus sympathicus und den Nervus vagus.

Der Dünndarm (Intestinum tenue)

Der Dünndarm erstreckt sich in einer Länge von 2,5–5 m vom Pförtner des Magens bis zum Dickdarm. Es handelt sich um einen zartwandigen Darm mit einer Weite von 2,5–3 cm. Der Dünndarm füllt mit zahlreichen Schlingen den zentralen Bauchraum aus. Man unterscheidet 3 Abschnitte:

1. Zwölffingerdarm (Duodenum)
2. Leerdarm (Jejunum)
3. Krummdarm (Ileum)

Der Zwölffingerdarm (Duodenum)

Auf den Magen folgt der Zwölffingerdarm. Er liegt in der Form eines nach links offenen Hufeisens vorwiegend rechts im Oberbauch vor den oberen Lendenwirbeln. Den Anfangsteil des Zwölffingerdarmes bezeichnen wir als **Bulbus duodeni.**

In seinem absteigenden Teil münden auf einer kleinen warzenförmigen Erhebung, der Papille, die Ausführungsgänge der Leber und der Bauchspeicheldrüse (Ductus choledochus und Ductus pancreaticus, Abb. 82). Auf den Zwölffingerdarm folgt der Leerdarm.

Der Leerdarm (Jejunum)

Er liegt in zahlreichen Schlingen vorwiegend im linken oberen Teil der Bauchhöhle. Er geht ohne deutliche Grenze über in den

Krummdarm (Ileum),

der im Unterbauch vorwiegend auf der rechten Seite liegt.

Die wesentliche Aufgabe des Magens bei den Verdauungsvorgängen ist die Produktion des Verdauungssaftes; der Dünndarm hat darüber hinaus die Aufgabe der Resorption, d. h. Aufnahme der entsprechend vorbereiteten Nahrungsstoffe durch die Darmwand (s. S. 200). Je größer die Schleimhautoberfläche ist, um so besser die Möglichkeit der Resorption.

Dieser Oberflächenvergrößerung dienen:

1. die querverlaufenden, angedeutet zirkulären *Kerckringschen Falten.* Aus der flächenhaften Tunica submucosa heben sich diese zirkulär laufenden Wulstungen hervor, die mit Schleimhaut ausgekleidet sind (Abb. 75);
2. zahlreiche kleine Erhebungen der Schleimhaut, die *Darmzotten;* sie sind mit bloßem Auge gerade noch erkennbar (Abb. 76).

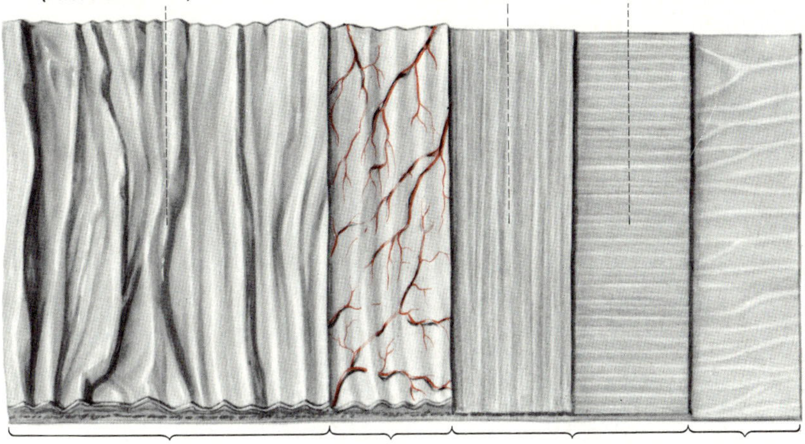

Abb. 75. Dünndarm. Links ist die Innenfläche der Schleimhaut mit den Kerckringschen Falten sichtbar, nach rechts sind durch stufenförmige Abtragung die einzelnen Schichten der Darmwand dargestellt worden

Betrachtet man unter dem Mikroskop einen Querschnitt durch die Darmschleimhaut, so findet man eine Oberfläche, die charakterisiert ist durch sehr feine unregelmäßige Gewebserhebungen, die Zotten, und durch die zwischen den Zotten liegenden Gewebseinsenkungen, die Krypten. Zotten und Krypten sind mit einem einschichtigen Zylinderepithel bekleidet, das zur freien Oberfläche hin einen mehr oder weniger deutlichen Saum, Kutikularsaum, aufweist. Zwischen den Zylinderzellen finden sich zahlreiche schleimproduzierende Becherzellen. Am Grunde der Krypten liegen granulahaltige Zellen *(Panethsche Zellen)*, denen man Drüsencharakter zuspricht. Die gesamte Krypte wird auch als *Lieberkühnsche Darmdrüse* bezeichnet. Vereinzelt kommen noch Zellen vor, die sich mit chromhaltigen Farbstoffen gelb färben (gelbe Zellen).

Auf die bedeckende Zylinderepithelschicht folgt die zarte Bindegewebsschicht (Lamina propria mucosae). Als Abschluß folgt eine feine Muskelschicht (Lamina muscularis mucosae); darauf wie beim Magen die Submucosa, die Ring- und Längsmuskelschicht und schließlich das Bauchfell (Abb. 75).

Im unteren Dünndarm nimmt die Zahl der Zotten allmählich ab. Der Dickdarm besitzt keine Zotten. Die Krypten dagegen finden sich im ganzen Darm.

Als eine besondere Drüsenart, die vorwiegend nur im Duodenum vorkommt, finden wir in der Submucosa, aber auch in der Lamina propria mucosae die *Brunnerschen Duodenaldrüsen.*

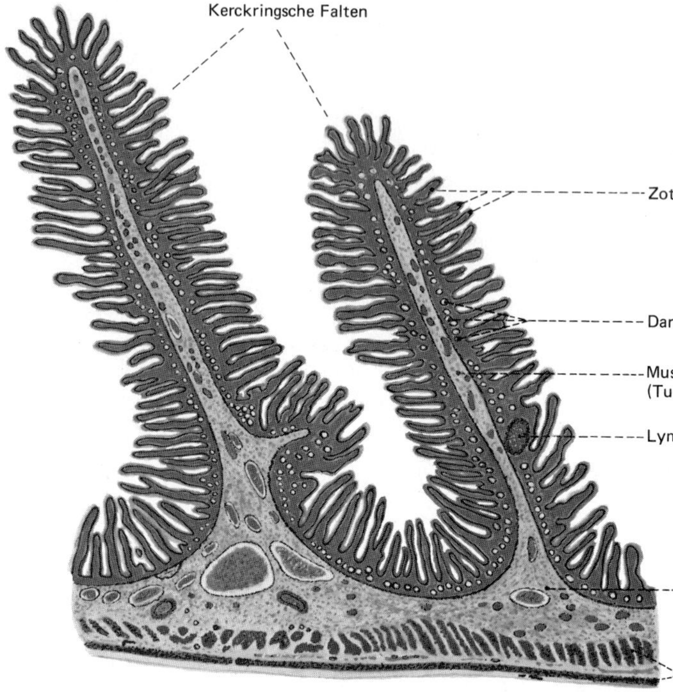

Abb. 76. Dünndarmschleimhautfalte mit den Darmzotten
Jejunum, Längsschnitt, vergrößert

Verstreut in der Schleimhaut finden sich noch Lymphknötchen; sie sind besonders zahlreich im Ileum. Umschriebene Lymphknotenanhäufungen werden *Peyersche Haufen* genannt. Sie bilden Lymphzellen, die in die Lymphbahnen des Darmes gelangen. Die Lymphgefäße der Darmschleimhaut heißen *Chylusgefäße* (Abb. 77).

Das Sekret der Dünndarmdrüsen und der von den Epithelzellen gelieferte Schleim bilden zusammen den Darmsaft. So wie von der Magenschleimhaut im Antrum des Magens das Gastrin ausgeschieden wird, das dann die Säureproduktion veranlaßt, pro-

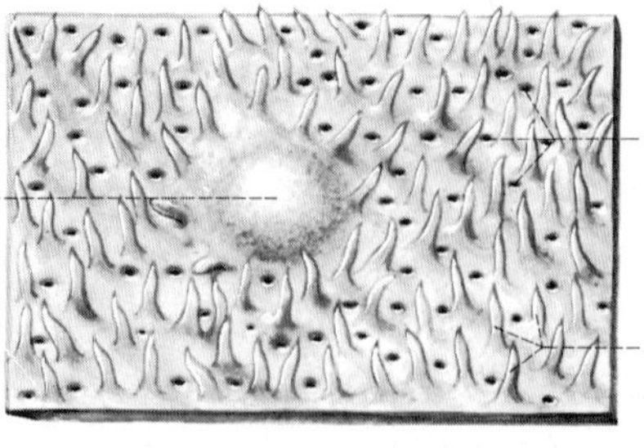

Abb. 77. Die Innenfläche der Dünndarmschleimhaut. 15mal vergrößert

duzieren die Schleimhautzellen des Zwölffingerdarmes und des Jejunum hormonartige Stoffe: das Cholezystokinin, zur Anregung der Gallenblasenentleerung, das Pankreozymin, zur Anregung der Enzymabgabe der Bauchspeicheldrüse, und das Sekretin, das die Magensäureproduktion hemmt, wenn saurer Mageninhalt in den Zwölffingerdarm gelangt. Das Sekretin regt darüber hinaus auch die Bauchspeicheldrüse zur Enzymabgabe an (s. S. 199, Verdauungsvorgänge).

Der Dünndarm, mit Ausnahme des Zwölffingerdarmes, ist mit dem Gekröse (Mesenterium) an der hinteren Bauchwand so befestigt, daß eine ausgiebige Beweglichkeit der Darmschlingen möglich ist. Die Beförderung des Speisebreies im Dünndarm erfolgt wie im gesamten Magen-Darm-Kanal durch wellenförmige, peristaltische Darmbewegungen, wobei Zeiten der Darmbewegungen mit Zeiten der Ruhe alternieren. Die Passagezeit des Speisebreies durch den Dünndarm kann zwischen zwei und sechs Stunden variieren.

Der Dickdarm (Intestinum crassum)

Der Blinddarm (Caecum)

Rechts im Unterbauch mündet der Dünndarm seitlich in den Blinddarm. Am Eintritt findet sich ein Klappenverschluß (Valva ileocaecalis), der den Darminhalt vom Dünndarm zum Dickdarm durchtreten läßt und ein Zurückfließen verhindert.

Der Blinddarm hat einen wurmförmigen, etwa 6–12 cm langen Fortsatz, den *Wurmfortsatz* (Appendix vermiformis) (Abb. 78).

Der Grimmdarm

Aufsteigend geht der Blinddarm in den Grimmdarm über. Wir unterscheiden an ihm:

1. *Den aufsteigenden* Grimmdarm (Colon ascendens). Er reicht bis zur unteren Leberfläche, ist mit seiner hinteren Wand fest an der hinteren Bauchwand fixiert. Unter der Leber biegt er nach links um (Flexura coli dextra) und findet seine Fortsetzung im
2. *querverlaufenden* Grimmdarm (Colon transversum). Dieser Teil des Grimmdarmes ist nicht wie der auf- und absteigende Teil an der hinteren Bauchwand fixiert, sondern besitzt ähnlich wie die Dünndarmschlingen ein Gekröse. Links im Oberbauch, in der Gegend der Milz, biegt er nach abwärts (Flexura coli sinistra). Es folgt
3. *der absteigende* Grimmdarm (Colon descendens). Er ist wieder an der hinteren Bauchwand fixiert. Im Bereich der linken Darmbeinschaufel geht er in
4. die *S-förmige Schlinge* (Colon sigmoideum) über, die frei beweglich ist. Es schließt sich an
5. *der Mastdarm* (Rectum). Er bildet den letzten Teil des Dickdarmes, in der Kreuzbeinkrümmung (Abb. 88) ist er bindegewebig befestigt. Der untere Abschnitt ist bauchig weit (Ampulla recti); hier kann sich Kot ansammeln. Der Mastdarm hat keine Haustren und keine Tänien, s. u. Nach außen wird er durch den Ringmuskel des Afters (Anus) verschlossen. Man unterscheidet dabei den glatten inneren Ringmuskel und den dicken, quergestreiften äußeren Ringmuskel, der dem Willen unterworfen ist. Durch beide Muskeln und durch eine – unter Mitwirkung von Blutgefäßen – polsterartig verdickte Schleimhaut wird ein dichter Afterverschluß erreicht. Die

Kotentleerung erfolgt gewöhnlich durch eine große, wellenförmig über große Teile des Colons ablaufende Darmbewegung, die den Kot wurstförmig nach außen befördert. Durch die Bauchpresse und durch entsprechende Muskelbewegungen des Beckenbodens und des äußeren Schließmuskels kann bewußt eine Entleerung von Kot aus der Ampulla recti erreicht werden, falls hier größere Kotmengen liegengeblieben sind. Eine Kotentleerung aus dem übrigen Colon kann zwar durch die Bauchpresse unterstützt werden, sie ist jedoch vom Willen her nicht beeinflußbar. Sie wird durch den Dehnungs- und Füllungsreiz eingeleitet, den der Darminhalt auf die Darmwand ausübt; der gesamte Ablauf wird vom autonomen Nervensystem gesteuert. Gegenläufige, antiperistaltische Darmbewegungen mit Rücktransport des Darminhaltes kommen normalerweise nur im Dickdarm vor.

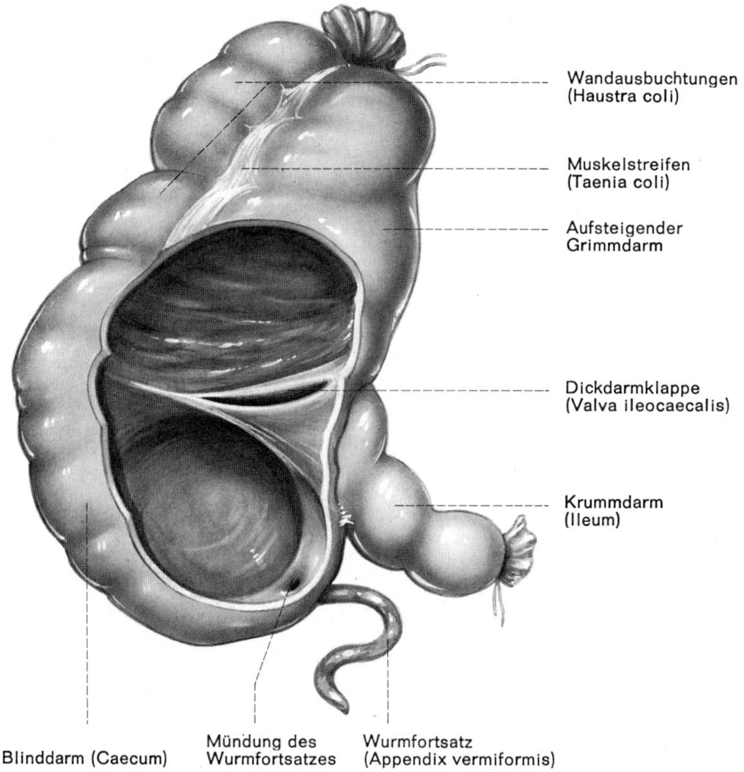

Abb. 78. Übergang des Dünndarms in den Dickdarm. Zur Darstellung des Klappenverschlusses wurde ein Fenster in die Dickdarmwand geschnitten

Besonderheiten des Dickdarmes

1. Die 3 Tänien = längsverlaufende Muskelstreifen.
2. Die Haustren = Ausbuchtungen der Darmwand.
3. Eigenarten der Schleimhaut: An Drüsen besitzt der Dickdarm Schleimzellen und Lieberkühnsche Drüsen (Abb. 79).

Vier Gewebsschichten sind am Aufbau der Darmwandungen beteiligt, von innen nach außen:

1. Schleimhaut, bestehend aus der Zylinderepitheldecke, der zarten Bindegewebsschicht und einer dünnen Muskelschicht
2. Breite Bindegewebsschicht (Tunica submucosa)
3. Muskelschicht (ringförmig- und längsverlaufende Schichten)
4. Bauchfell

Wie bei allen inneren Organen, so erfolgt auch beim Magen- und Darmkanal die nervöse Versorgung durch das vegetative Nervensystem (s. S. 254). Dabei liegen die automatischen Nervenzentren für die Funktionen des Darmes in der Darmwand selbst. Es sind netzartige Nervenzell- und Fasergeflechte (Meissnerscher und Auerbachscher Plexus), die zwischen den Wandschichten liegen. Hier entstehen die Reize für die Darmbewegungen.

Vom sympathischen Nervensystem verläuft der Nervus splanchnicus und vom parasympathischen System der Nervus vagus zu den Zentren in der Darmwand. Diese Nerven haben einen steuernden Einfluß auf die Darmwandzentren, wobei der N. vagus

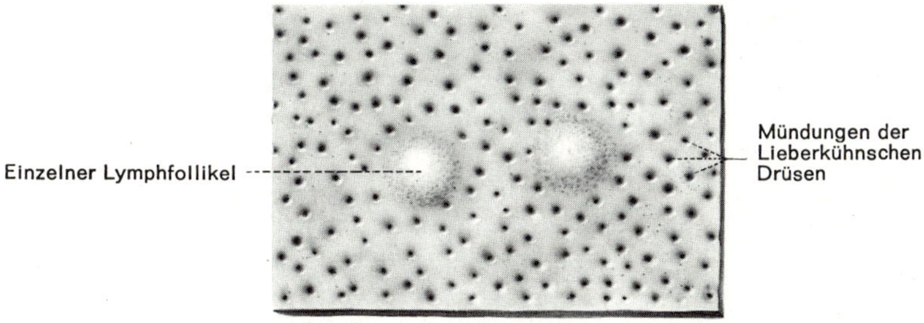

Abb. 79. Die Innenfläche der Dickdarmschleimhaut. 15mal vergrößert

die Funktionen des Darmes fördert, während der N. splanchnicus sie hemmt. Einen Einfluß auf die Bewegungen des Darmes soll das Cholin haben. Man hat es als „Hormon" für die Darmbewegungen bezeichnet.

Die an die Darmwand herantretenden Blutgefäße verlaufen ausgebreitet in der breiten Bindegewebsschicht (Tunica submucosa), von hier aus steigen feine Gefäßäste zur Schleimhaut auf. Die Lymphgefäße des Darms beginnen in der Schleimhaut bzw. in den Darmzotten; sie sammeln sich zu größeren Gefäßen in der Submucosa, verlaufen dann unter der Serosa der Darmwand zu den großen Gefäßen der Aufhängebänder des Darmes (Mesenterium).

Die Bewegungen der oberen Darmabschnitte rufen keine Empfindungen hervor, beim Übertritt des Darminhaltes in den Mastdarm tritt das Gefühl des Stuhldranges auf. Die Entleerung des Kotes erfolgt reflektorisch durch peristaltische Bewegungen des Darmes. Die Entleerung des Darmes kann willkürlich durch die Bauchpresse unterstützt werden.

Die Leber (Hepar)

Die Leber (1500 g) ist das größte Organ des menschlichen Körpers. Sie liegt rechts im Oberbauch und schmiegt sich mit ihrer konvexen oberen Fläche dem Zwerchfell innig an.

Im hinteren Bereich des Zwerchfells ist sie flächenhaft mit ihm verwachsen; außerdem ist sie noch durch ein frontal und sagittal gestelltes Band am Zwerchfell fixiert.

Das sagittale Aufhängeband teilt die Leber in einen rechten und linken Lappen (Lobus dexter und Lobus sinister). Der linke Leberlappen reicht über die Mittellinie des Körpers hinweg bis unter das linke Zwerchfell (Abb. 80, 81).

Die Unterfläche der Leber ist leicht konkav, sie geht mit ziemlich scharfem Rand in die obere, konvexe Fläche über. An der Unterfläche der Leber finden wir neben den Eindrücken der angrenzenden Organe (Impressio colica, renalis, gastrica u. a.) die Leberpforte und die Gallenblase.

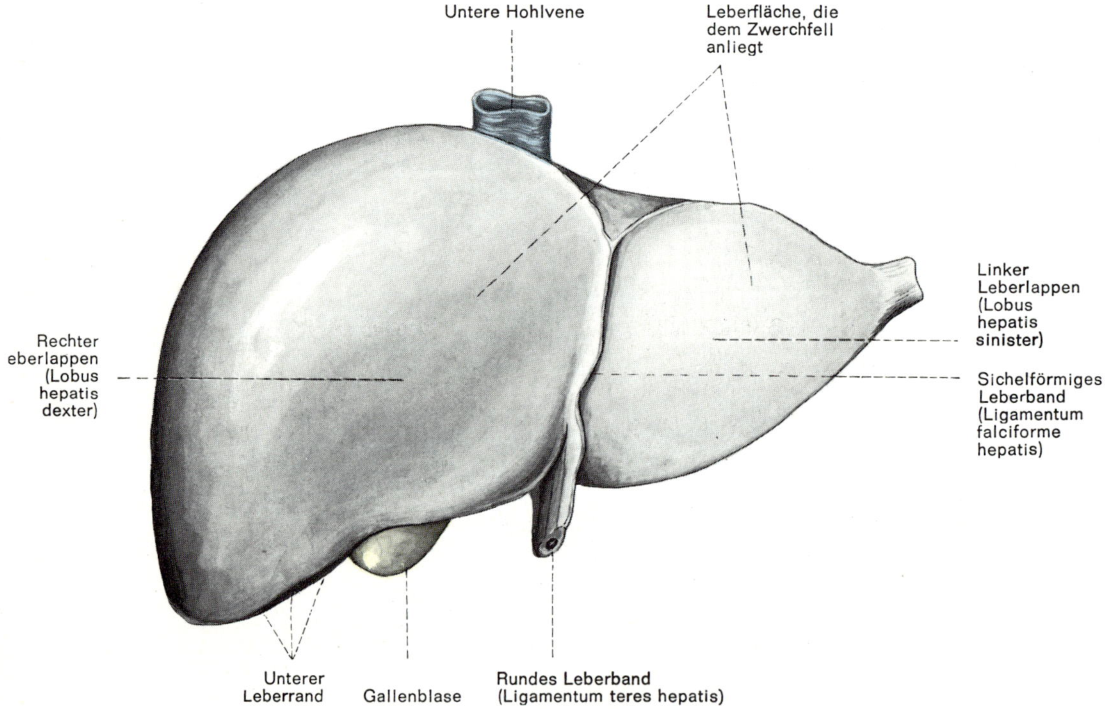

Abb. 80. Die Leber, von vorn oben gesehen

Durch zwei sagittale Vertiefungen und durch eine frontale Furche, die nach Art eines H angeordnet sind, wird die untere Leberfläche unterteilt.

In der Furche, die dem Querbalken des H entspricht, liegt die Leberpforte. Hier treten ein bzw. aus:

1. Pfortader (Vena portae)
2. Leberschlagader
3. Lebergang (Ductus hepaticus)
4. Lymphgefäße
5. Nerven

In der rechten Furche liegen nach vorn die Gallenblase, nach hinten die untere Hohlvene.

In der linken Furche liegen:

1. Das runde Leberband (Lig. teres hepatis) ≙ Nabelvenenstrang
2. Der venöse Strang (Lig. venosum)

Es sind Bänder, die aus der Verödung der embryonalen Nabelvene und des venösen Ganges entstanden sind (s. S. 133).

Die senkrechten Furchen des H grenzen zwischen sich noch zwei kleine Leberlappen ab:

Den viereckigen Lappen (Lobus quadratus)
Den Lobus caudatus

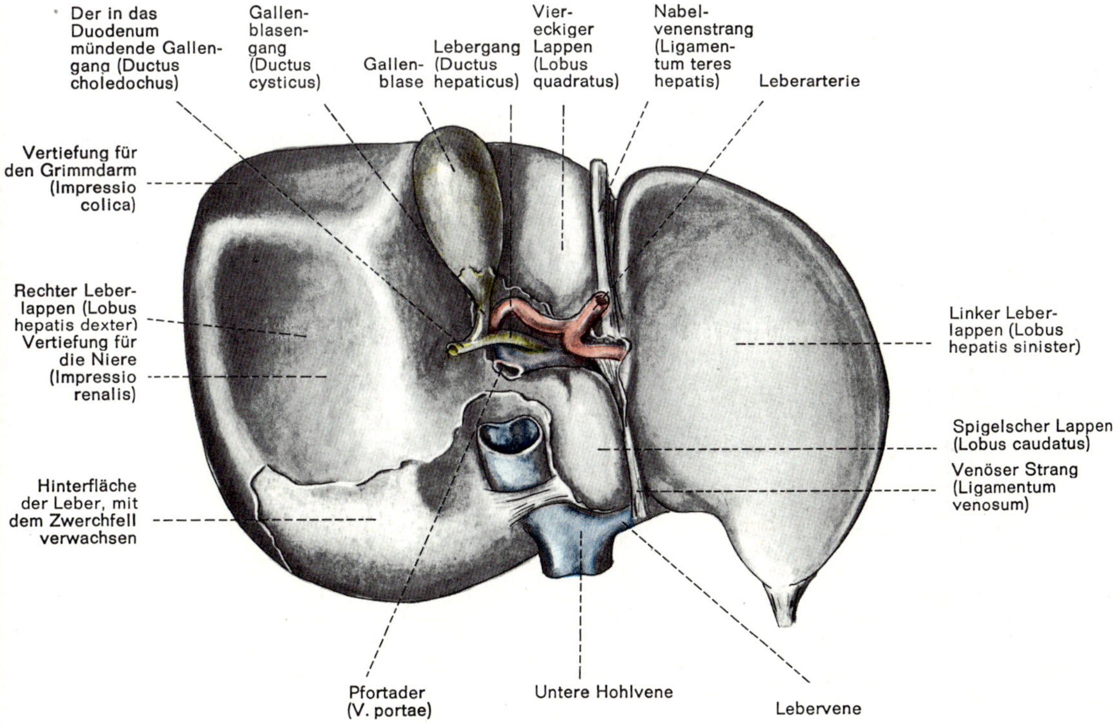

Abb. 81. Die Leber, von unten gesehen

Die Leber ist ein drüsiges Organ, das neben der Gallenproduktion noch weitgehend am inneren Stoffwechsel beteiligt ist.

Durch 2 Gefäßsysteme wird der Leber Blut zugeführt:

1. Durch die Leberarterie (Arteria hepatica). Sie bringt der Leber aus dem großen Kreislauf sauerstoffreiches Blut.

2. Durch die Pfortader (Vena portae). Sie leitet das Blut aus den Darmwänden, das die resorbierten Nahrungsstoffe enthält, zur Leber.

Die Lebervenen (Vena hepatica) verlassen die Leber und münden am hinteren Leberrand, wo die Leber mit dem Zwerchfell verwachsen ist, in die untere Hohlvene. Die Lebervenen bilden für die Leberarterie und für die Pfortader den gemeinsamen Abflußweg.

Das Lebergewebe setzt sich aus den Leberläppchen (Lobuli hepatis) zusammen. Man versteht darunter kleine vieleckige Gebilde, die einen Durchmesser von etwa 2 mm haben. Durch eine zarte Bindegewebsschicht sind die einzelnen Läppchen mehr oder weniger voneinander getrennt. In der Mitte des Läppchens liegt die Zentralvene. Radiär zur Zentralvene liegen die Leberzellen, in Bälkchen angeordnet. An der Peripherie der Läppchen finden wir Äste der Pfortader, der Leberarterie und der Gallengänge.

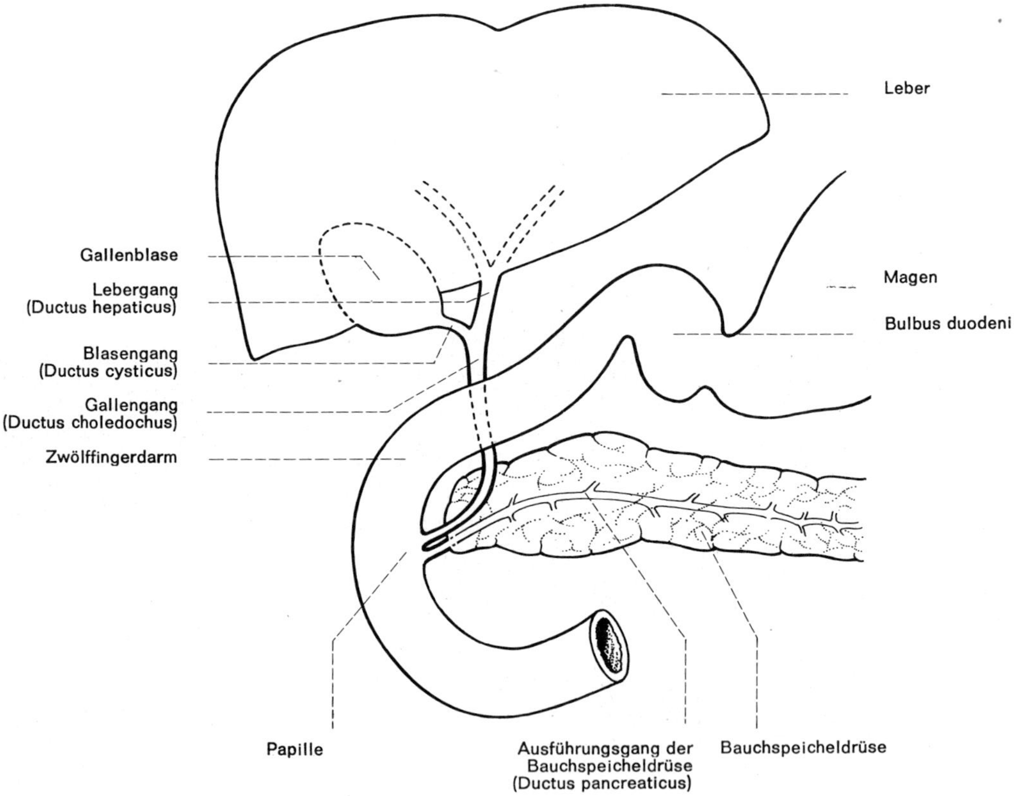

Abb. 82. Ausführungsgänge der Leber und Bauchspeicheldrüse (schematisch)

Die an der Läppchenperipherie gelegenen Äste der Pfortader zweigen sich in viele kleine, das Läppchen umspinnende Gefäße auf, von denen dann Kapillaren radiär das Leberläppchen durchsetzen und sich im Zentrum des Läppchens zur Zentralvene vereinigen. Die Kapillaren umgeben dabei die ebenfalls radiär in gleicher Weise angeordneten Leberzellbälkchen. Die

Leberarterienäste führen ihr sauerstoffreiches Blut zum Teil in die Wandungen der Gallengänge und der größeren Blutgefäße, zum Teil münden sie in die Kapillaren der Pfortader. Aus dem Zusammenschluß der Zentralvenen gehen über immer größere Äste schließlich die Lebervenen hervor, die das Blut aus der Pfortader und der Leberarterie über die untere Hohlvene zum Herzen führen.

Die Gallengänge beginnen als Gallenkapillaren zwischen den Leberzellen, sie verlaufen zur Peripherie der Läppchen. Durch fortwährenden Zusammenschluß der an der Peripherie gelegenen Gänge entstehen schließlich die großen Gallengänge (Ductus hepaticus). In den Kapillaren der Leberläppchen liegen die v. Kupfferschen Sternzellen; sie spielen bei Abwehrfunktionen des Körpers eine große Rolle (Abb. 82).

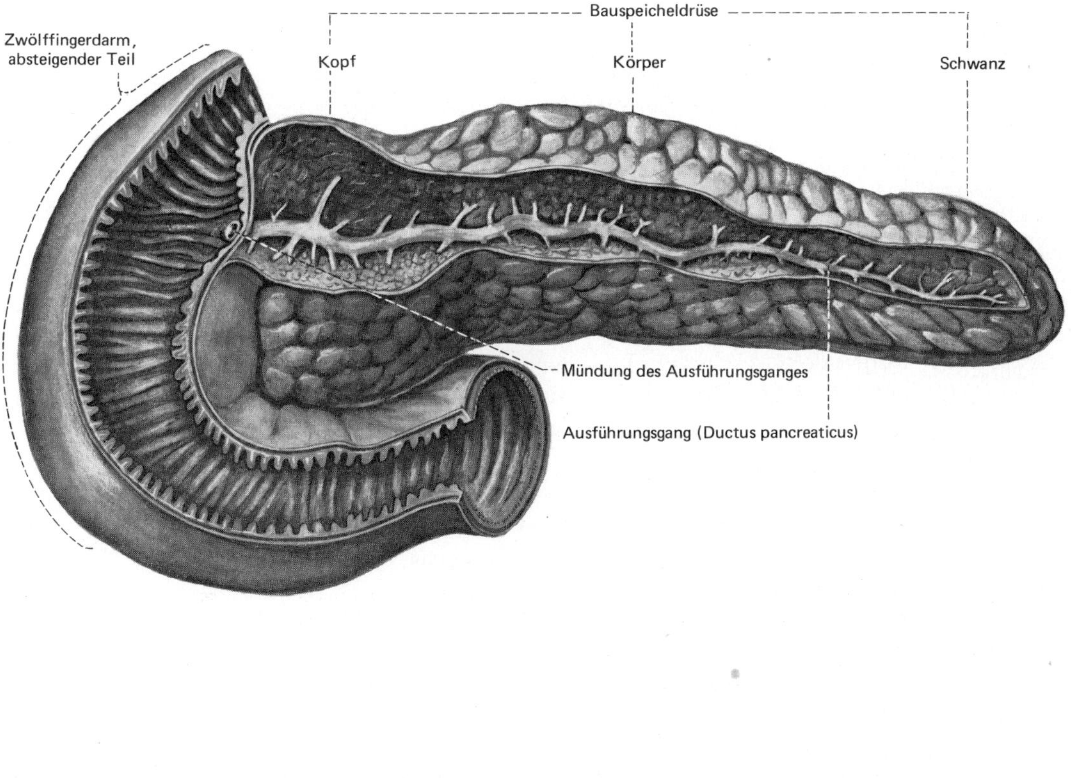

Abb. 83. Bauchspeicheldrüse und Lage des freigelegten Ausführungsganges in den Zwölffingerdarm

Die Gallenblase (Vesica fellea)

Die Gallenblase liegt an der unteren Leberfläche. Sie ist ein birnförmiges Hohlorgan, das eine Länge von 8—10 cm hat und etwa 50 cm^3 Flüssigkeit aufnehmen kann. Die aus Schleimhaut, Muskulatur und Serosa bestehende Wand vermag sich zusammenzuziehen und so den Inhalt der Gallenblase in das Duodenum zu entleeren. Die Entleerung der Gallenblase erfolgt durch die Nahrungsaufnahme. So lösen Fette, auch Eigelb eine Kontraktion und Entleerung der Gallenblase aus. Das Verdauungshormon, das Cholezystokinin, das in der Darmwand gebildet wird, hat dieselbe Wirkung. Das Cholezystokinin wird unter Einwirkung von Verdauungsprodukten in der Duodenalschleimhaut gebildet und regt dann über den Blutweg die Kontraktion der Gallenblase an.

Die *Galle* wird dauernd in der Leber gebildet und verläßt sie durch den Lebergang (Ductus hepaticus), an den als Speicherorgan für die Galle die Gallenblase (Vesica fellea) angeschlossen ist. Die Verbindung vom Ductus hepaticus zur Gallenblase wird als Gallenblasengang (Ductus cysticus) bezeichnet. Der gemeinsame Gang nach Zusammentreffen von Gallenblasen- und Lebergang heißt Gallengang (Ductus choledochus). Er mündet im Duodenum auf einer warzenförmigen Erhebung, der Papille. Die Weite des Gallenganges beträgt etwa 4 mm, seine Länge etwa 10 cm.

Aufgaben der Leber

Die Leber hat viele wichtige Aufgaben zu erfüllen. Sie ist das Hauptstoffwechselorgan des Körpers. Hier gehen der Auf-, Um- und Abbau der lebensnotwendigen Stoffe vor sich. Stoffwechselprodukte, wie Kohlenhydrate, werden gespeichert und bei Bedarf abgegeben; andere für den Körper schädliche Verbindungen werden entgiftet. Bei diesen Umsetzungen entstehen beträchtliche Wärmemengen, die mit zur Aufrechterhaltung der Körpertemperatur dienen.

Von den vielen Funktionen der Leber sollen die wichtigsten hier angeführt werden:

Bildung des Harnstoffes. Beim Abbau der Aminosäuren entsteht Ammoniak, das mit Hilfe von CO_2 in der Leber zu Harnstoff aufgebaut wird. Dadurch entgeht der Körper der Giftwirkung des Ammoniaks. Etwa 20 g Harnstoff werden in 24 Stunden gebildet und mit dem Harn ausgeschieden.

Bildung einiger Aminosäuren und der Harnsäure.

Bildung der Azetonkörper.

Abbau der Fettsäuren und der Aminosäuren.

Umwandlung von Kohlenhydraten in Fette.

Auf- und Abbau sowie Speicherung des Glykogens.

Umlagerung von Zuckerarten (z. B. Fruktose in Glukose).

Entgiftung von Stoffwechselprodukten und körperfremden Stoffen.

Aufbau der Ätherschwefelsäuren. Kommen Eiweißstoffe im Darm zur Fäulnis, so entstehen u. a. Phenol, Kresol, Indol. Diese Stoffe werden von der Darmschleimhaut aufgenommen und der Leber zugeführt, wo sie an Schwefelsäure gebunden werden. Diese Verbindungen werden Ätherschwefelsäuren genannt.

Bildung der Bluteiweißkörper. Albumine und Fibrinogen werden ganz in der Leber aufgebaut, Globuline etwa zu 80 %. Auch das Prothrombin, ein wichtiger Faktor bei der Blutgerinnung, wird in der Leber gebildet.

Das gleiche gilt für viele Enzyme, z. B. Phosphatasen, Transaminasen usw.

Aufbau der Gallensäuren. Die Gallensäuren werden nur in der Leber aufgebaut. Zu ihrer Bildung bedient sich die Leber der Cholsäure, die dem Cholesterin entstammt, des Glykokolls und des Taurins, die aus dem Eiweißstoffwechsel genommen werden.

Umbau des Blutfarbstoffes in Gallenfarbstoff. Beim Zerfall und Abbau der roten Blutkörperchen, die vorwiegend im Knochenmark, in der Milz und in der Leber abgebaut werden, entsteht aus dem Hämoglobin unter Ausschaltung des Eisens der Gallenfarbstoff Bilirubin. Bilirubin und sein Oxydationsprodukt, das Biliverdin, sind Bestandteile der Galle. Im Serum finden sich zwei Formen von Bilirubin, einmal das Bilirubin, das durch die Leber gegangen ist, an Glukuronsäure gekoppelt (direktes Bilirubin), weiterhin das indirekte Bilirubin. Der Normalwert im Serum von beiden zusammen, das Gesamtbilirubin, beträgt 1 mg in 100 ml Serum, davon sind 0,25 mg indirektes Bilirubin.

Abbau des Gallenfarbstoffes. Beim Abbau des Gallenfarbstoffes (Bilirubin) können 2 Stoffe entstehen, das Urobilinogen und das Sterkobilinogen. Das Urobilinogen wird vorzugsweise in der Leber gebildet und von den Nieren ausgeschieden. Bei Lebererkrankungen kann es zu einer gesteigerten Bildung von Urobilinogen und zu einer vermehrten Ausscheidung durch die Nieren kommen. Das Sterkobilinogen entsteht unter Bakterieneinfluß im Dickdarm und wird gewöhnlich mit dem Kot ausgeschieden; es kann aber auch, besonders unter krankhaften Verhältnissen, nach Resorption durch die Darmwand, von der Niere ausgeschieden werden. Durch Oxydation nehmen beide eine braune Farbe an (Kotfarbe). Das mit der Galle in den Darm gelangte Bilirubin kann mit den anderen Umbauprodukten — Urobilinogen, Urobilin — von der Darmwand wieder aufgenommen und zur Leber zur weiteren Verwendung geführt werden.

Bei Lebererkrankungen (Gelbsucht) oder bei einem krankhaft verstärkten Hämoglobinabbau ist die Menge der Gallenfarbstoffe im Serum vermehrt; auch die im Harn normalerweise nur in geringen Mengen auftretenden Farbstoffe steigen dann an.

Bildung der Galle. Die *Lebergalle* ist eine gelblichbraune, fadenziehende Flüssigkeit, die dauernd in einer täglichen Menge von etwa $^3/_4$ Liter abgesondert wird. Sie fließt durch den Lebergang in die als Reservoir angeschlossene Gallenblase. Hier wird sie durch Wasserresorption eingedickt. Die *Blasengalle* hat eine dunkle, braungrüne Farbe. Die Galle besteht neben Wasser aus den Gallenfarbstoffen, den Gallensäuren, weiterhin in geringer Menge aus Cholesterin, Lezithin, Ätherschwefelsäuren, Chloriden und Phosphaten. Von besonderer Bedeutung für die Fettverdauung sind die in der Leber aufgebauten Gallensäuren, die Glykocholsäure und die Taurocholsäure. Es sind Verbindungen von Glykochol bzw. Taurin mit einer der Gallensäuren, der Cholsäure oder der Desoxycholsäure.

Die Gallensäuren bilden mit den aus den Fetten abgespalteten, im Wasser aber nicht löslichen Fettsäuren lösliche Verbindungen. Erst in löslichem Zustand können sie von der Darmwand resorbiert werden. Die mit der Galle in den Darm gelangten Gallensäuren werden auf diese Weise zu etwa 90 % immer wieder über die Darmresorption zur Leber gebracht, um erneut hier ausgeschieden zu werden, um so für die Fettresorption im Darm wieder zur Verfügung zu stehen (enterohepatischer Kreislauf: Leber-Darm-Leber).

Die Leber kann aus dem Blut die verschiedensten Stoffe entnehmen und an die Galle weitergeben, so z. B. Medikamente. Diese Eigenschaft der Leber hat man sich in der Röntgenologie zur Darstellung der Gallenblase nutzbar gemacht (Untersuchung der Gallenblase und der Gallenwege mit Kontrastmitteln).

Die Bauchspeicheldrüse (Pancreas)

Die Bauchspeicheldrüse ist ein schmales, längliches Organ, das quer im Oberbauch in Höhe des ersten Lendenwirbels der hinteren Rumpfwand anliegt. Wir unterscheiden am Pancreas drei Abschnitte, die aber nicht scharf voneinander getrennt sind, den Kopf, Körper und Schwanz. Der Kopf liegt in der hufeisenförmigen Rundung des Zwölffingerdarms, der Schwanz berührt die linke Nebenniere und die Milz (s. Abb. 82, 83).

Die Bauchspeicheldrüse ist

1. eine tubuloazinöse Drüse mit *äußerer* Sekretion (Verdauungssäfte). Der Ausführungsgang mündet auf einer kleinen Papille, häufig zusammen mit dem Gallengang, in den Zwölffingerdarm. Die Absonderung des Pankreassaftes erfolgt sowohl nervösreflektorisch, von der Mundhöhle her, bei der Aufnahme der Speisen und weiterhin vom Darm her. In der Mundhöhle werden die Geschmacksnerven erregt, die dann zentral über den N. vagus (s. autonomes Nervensystem, S. 254) die Speichel-, Magensaft- und Pankreassekretion in Gang setzen. Ein zweiter Weg führt über das Sekretin. Das Sekretin ist in einer Vorstufe in der Dünndarmschleimhaut enthalten. Durch den sauren Speisebrei des Magens wird aus der Vorstufe, dem Prosekretin, das Sekretin, das auf dem Blutweg zum Pankreas gelangt und hier die Ausschüttung einer großen Menge von Bauchspeichelsaft bewirkt.
2. eine Drüse mit *innerer* Sekretion, d. h., sie produziert Hormone, die direkt an das Blut abgegeben werden. Die Bildungsstätten dieser Hormone sind die *Langerhansschen Inseln,* die verstreut im Drüsengewebe liegen. Bei den Inselzellen unterscheidet man u. a. die A- und B-Zellen. Sie liefern die Hormone Glukagon und Insulin, Stoffe, die im Kohlenhydratstoffwechsel eine wichtige Rolle spielen. Glukagon steigert, Insulin senkt den Blutzucker.

Der Stoffwechsel

Unter dem Begriff Stoffwechsel (Metabolismus) fassen wir alle chemischen Vorgänge innerhalb des Körpers zusammen und unterscheiden die aufbauenden chemischen Vorgänge (Anabolismus) von den abbauenden (Katabolismus). Die Ernährung, die Zufuhr von Nahrungsmitteln, der Ab- und Umbau der chemischen Stoffe und ihre Aufnahme in die Zellen ist ein Teil des gesamten Stoffwechsels.

Die dem Körper zugeführte Nahrung dient:

1. zum Aufbau des wachsenden Körpers und zum Ersatz zugrundegegangener Zellen,
2. zum Betrieb der Lebensvorgänge und zur Wärmebildung,
3. zur äußeren Arbeitsleistung.

Die hierzu notwendige Energie ist in den Nahrungsmitteln enthalten. Dieser Energiegehalt kann bei der Verbrennung gemessen werden. Als Maßeinheit der freiwerdenden

Energie dient in der Ernährungslehre die große Kalorie (Kilokalorie, kcal). Wir verstehen darunter die Wärmemenge, mit der man 1 l Wasser um 1 ° erwärmen kann. (Am 1. 1. 78 wurde die Einheit cal durch die Einheit J = Joule ersetzt; 1 kcal = 4,19 kJ.)

Im Körper liefert bei der Verbrennung:

1 g Kohlenhydrate	=	4,1 Kalorien (16,8 J)
1 g Eiweiß	=	4,1 Kalorien (16,8 J)
1 g Fett	=	9,3 Kalorien (39,0 J)

Der gesamte tägliche **Bedarf** eines erwachsenen Menschen von mittlerer Größe beträgt 2500 Kalorien (10475 Joule). Bei schwerer körperlicher Arbeit werden täglich bis zu 5000 Kalorien (20950 Joule) benötigt. Alter, Geschlecht, Körpergröße und Umgebungstemperatur verändern den Energiebedarf. Als die wesentlichsten Energiespender unserer Nahrung sind die Kohlenhydrate und Fette anzusehen. Der eine Stoff läßt sich in der Nahrung durch den anderen weitgehend ersetzen. Eine bestimmte Eiweißmenge kann in unserer Nahrung nicht entbehrt oder durch Kohlenhydrate und Fette ersetzt werden, da das Eiweiß zum Ersatz zugrundegegangener Zellen und zum Aufbau des Organismus unbedingt notwendig ist. Als Mindestmenge werden 50—70 g Eiweiß für den Tag angegeben. Auch eine gewisse Fettmenge ist notwendig, da der Körper bestimmte Fettsäuren nicht aufbauen kann. Hinzu kommt, daß die fettlöslichen Vitamine A und D nur bei Gegenwart von Fetten aufgenommen werden können.

Auch ein Körper, der sich in völliger Ruhe befindet, hat einen Energiebedarf. Zur Erhaltung des Lebens muß er eine Mindestmenge von Stoffen umsetzen. Den hierzu notwendigen Stoffumsatz bezeichnen wir als **Grundumsatz.** Er beträgt für den Erwachsenen von 70 kg Körpergewicht 1600—1700 Kalorien (6700—7100 J) in 24 Stunden. Unter krankhaften Verhältnissen kann der Grundumsatz erhöht, aber auch erniedrigt sein. Bei Jugendlichen ist der Grundumsatz, auf das kg Körpergewicht bezogen, größer als beim Erwachsenen. Im höheren Alter ist der Grundumsatz vermindert.

Die Größe dieser Verbrennungsvorgänge steht in enger Beziehung zu der Sauerstoffzufuhr durch die Atmung. Man kann daher den Grundumsatz auch mit Hilfe des Gaswechsels bei der Atmung messen. Die Menge des eingeatmeten Sauerstoffes und des ausgeatmeten Kohlendioxids gibt uns Auskunft über den Umfang der im Körper abgelaufenen Verbrennungen. Das Verhältnis der beiden Gase zueinander gibt uns weiterhin Auskunft über die Art des Stoffes, der vornehmlich verbraucht wurde, z. B. ob vorwiegend Fett, Kohlenhydrate oder Eiweiß verbrannt wurde. Es geschieht durch Errechnung des *respiratorischen Quotienten,* der das Verhältnis des ausgeatmeten Kohlendioxids (CO_2) zum benötigten Sauerstoff (O_2) darstellt. Beispiel: der Zucker, $C_6H_{12}O_6$, enthält so viel Sauerstoff, daß sein Wasserstoff zu Wasser (6 H_2O) oxydiert werden kann. Zur Oxydation des Kohlenstoffes werden daher zusätzlich 6 Moleküle Sauerstoff, O_2, benötigt, d. h., das Verhältnis des Kohlendioxids zu Sauerstoff beträgt $\frac{6\ CO_2}{6\ O_2} = 1$.

Fette und Eiweiß enthalten prozentual weniger Sauerstoff als die Kohlenhydrate. Ihr eigener Sauerstoff reicht nicht einmal aus, um den in ihnen enthaltenen Wasserstoff, Stickstoff und Schwefel völlig zu verbrennen. Es muß daher aus der Atmung mehr Sauerstoff herangezogen werden, als nur für die Verbrennung von Kohlenstoff notwendig wäre. Dadurch aber ändert sich das Mengenverhältnis des ausgeatmeten Kohlendioxids zum eingeatmeten Sauerstoff. Der respiratorische Quotient $\frac{CO_2}{O_2}$ wird kleiner als 1, weil der Nenner in dem Bruch ja größer wird. Er würde für Eiweiß 0,8 und für Fett 0,7 betragen. Bei der üblichen gemischten Kost ergibt sich ein Durchschnittswert von 0,82.

Der Grundumsatz kann aus dem Sauerstoffverbrauch ermittelt werden. Mit Hilfe eines Spirometers (Atemmeßgerät) wird bei der Grundumsatzbestimmung für die Dauer von 15 Minuten der verbrauchte Sauerstoff in Litern gemessen. Bei einem respiratorischen Quotienten von 0,82 ist dann 1 Liter Sauerstoffverbrauch = 4,9 Kalorien (20,5 J). Der für eine Viertelstunde ermittelte Kalorienverbrauch wird dann auf 24 Stunden umgerechnet, zum Körpergewicht in Beziehung gesetzt und mit bekannten Normalwerten verglichen.

Normalerweise beträgt der Grundumsatz

für 1 kg Körpergewicht für 24 Std. 24 Kalorien (100 J),
für 70 kg Körpergewicht für 24 Std. 1680 Kalorien (7030 J).

Abweichungen von diesem Mittelwert ergeben, in Prozenten ausgedrückt, die Größe der Steigerung oder Herabsetzung des Grundumsatzes.

Die Werte sind nicht sehr genau; exaktere Werte erhält man, wenn der Kalorienverbrauch nicht auf das Körpergewicht, sondern auf die Körperoberfläche berechnet wird. Hierfür gibt es Tabellen und Formeln.

Kohlenwasserstoffverbindungen

Bei den im menschlichen Körper ablaufenden Stoffwechselvorgängen, die neben vielen anderen Substanzen die Eiweißstoffe, die Fette und die Kohlenhydrate betreffen, finden wir einen Auf- oder Abbau von Stoffen, bei denen bestimmte chemische Verbindungen wie Karbonsäuren, Alkohole, Aldehyde und Ketone oder funktionelle Gruppen, die diese chemischen Verbindungen charakterisieren, immer wieder auftreten. Das Verständnis für die vielfach ineinandergreifenden chemischen Prozesse kann vielleicht etwas erleichtert werden, wenn einige chemische Grundbegriffe und Stoffe beschrieben werden und wenn, um nur ein Beispiel anzudeuten, gezeigt wird, wie z. B. durch Oxydation stufenweise aus Alkoholen Aldehyde und Karbonsäuren entstehen können. Die hier sehr begrenzte und vereinfachte Darstellung einiger unter dem Einfluß von Enzymen im Körper ablaufender Prozesse könnte eine Anregung sein für eine weitere intensive Beschäftigung mit diesen Stoffwechselfragen.

Im Mittelpunkt des Interesses steht bei den organischen Verbindungen das Kohlenstoffatom, das befähigt ist, zahllose Verbindungen einzugehen. Es treten dabei die bekannten typischen Reaktionen auf.

1. Oxydation, sie bedeutet Zufuhr von Sauerstoff oder Entziehung von Wasserstoff.
2. Reduktion, umgekehrt bedeutet sie Zufuhr von Wasserstoff oder Entziehung von Sauerstoff (Zufuhr von Wasserstoff wird auch als Hydrierung, Entzug von Wasserstoff wird auch als Dehydrierung bezeichnet).
3. Substitution, der wechselseitige Austausch von Atomen oder Atomgruppen.
4. Addition
   a) von Atomen oder Molekülen, wobei Doppelbindungen aufgelöst werden.
   b) Sprengung des Moleküls in mehrere neue Produkte unter Wasseraufnahmen (Hydrolyse), wichtig beim Eiweiß- und Kohlenhydratstoffwechsel durch Enzyme.
5. Subtraktion, Vereinigung mehrerer Moleküle zu einem einzigen unter Wasseraustritt, z. B. Ätherbildung.

Die Begriffe Oxydation und Reduktion sind erweitert worden: Unter Oxydation wird die Abgabe von Elektronen, unter Reduktion die Aufnahme von Elektronen verstanden. Beispiel für die Oxydation des zweiwertigen Kalzium

$Ca - 2\,e^- \rightarrow Ca^{++}$-Ionen

Der Sauerstoff übernimmt die zwei Elektronen

$O + 2\,e^- \rightarrow O^{--}$ was eine Reduktion für den Sauerstoff bedeutet.

Der Kohlenstoff (C) verbindet sich vor allem mit dem Wasserstoff; die Kohlenwasserstoffe bilden daher die Grundstoffe. Es erscheint zum Verständnis der Lebensvorgänge notwendig, etwas näher auf die Chemie der Kohlenwasserstoffe einzugehen.

Der Kohlenstoff tritt vorwiegend vierwertig auf, das heißt, er kann z. B. vier einwertige Wasserstoffatome an sich binden:

CH_4 oder anders geschrieben:

Strukturformel

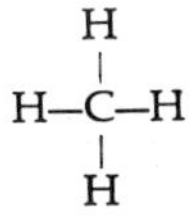

Auch hat der Kohlenstoff die Neigung, andere Kohlenstoffatome mitsamt ihren Atomen an sich zu binden, so daß Ketten oder auch Ringe und Netze von Kohlenstoffverbindungen entstehen. Es finden sich auch Verbindungen, bei denen zwei Kohlenstoffatome eine Doppelbindung — C = C — oder eine Dreifachbindung — C ≡ C — aufweisen.

Man hat die verschiedenen Kohlenwasserstoffverbindungen, die sich durch die zunehmende Zahl der Kohlenstoffatome kennzeichnen lassen, zu größeren Gruppen oder Reihen zusammengefaßt. Eine solche Reihe stellen die sogenannten **Alkane** dar.

Die erste Verbindung dieser Reihe mit einem Atom Kohlenstoff ist das Methan (CH_4).

Die zweite mit zwei Kohlenstoff-Atomen ist das Äthan (C_2H_6) usw.

allgemeiner Name der Reihe: Alkane			spezielle Namen der einzelnen Verbindungen
CH_4	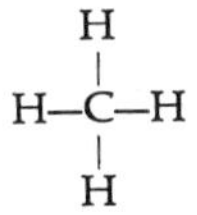	Methan	
C_2H_6	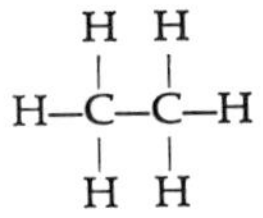	Äthan	
C_3H_8	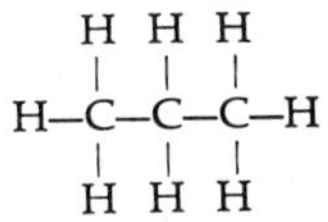	Propan	
C_4H_{10}		Butan	
usw.			

Denkt man sich bei den einzelnen Verbindungen dieser Reihe ein H-Atom entfernt, dann haben wir die sogenannten Radikale dieser Reihe vor uns (R).

Sie haben den allgemeinen Namen **Alkyle.** Wegen der einen freien Valenz können sie in dieser Form nicht existieren. Alkylgruppen nehmen leicht andere Atome oder Atomgruppen auf. Sauerstoff, Stickstoff, Phosphor und Schwefel können so leicht eingebaut werden. Die ersten vier Vertreter dieser Alkyle sind:

allgemeiner Name: Alkyle		spezieller Name der einzelnen Verbindungen
	CH_3	Methyl
	C_2H_5	Äthyl
	C_3H_7	Propyl
	C_4H_9	Butyl

2. Die zweite große Reihe sind die **Alkene.** Sie besitzen eine Doppelbindung, C = C. Die Summenformel ist: C_nH_{2n}. Die Alkene sind wegen ihrer Doppelbindung sehr reaktionsfreudig (Addition von Wasserstoff oder Zusammenlagerung vieler kleiner Moleküle zu größeren „Makromolekülen").

   Einzelne Alkene: Äthen oder auch Äthylen genannt $CH_2 = CH_2$ (Summenformel C_2H_4)
   Propen oder auch Propylen genannt $CH_2=CH \cdot CH_3$ (Summenformel $C_3 \cdot H_6$)
3. Eine dritte große Reihe sind die **Alkine,** sie besitzen eine dreifache C-Bindung $C \equiv C$, (Summenformel C_nH_{2n-2})

   Bekannte Vertreter dieser Reihe sind
   das Äthin, auch als Azetylen bekannt, C_2H_2, weiterhin das Propin und das Butin.

Für den medizinischen Bereich sind besonders die Verbindungen der Alkane von großer Bedeutung.

Gehen wir aus vom Methan CH_4

Trennen wir ein Wasserstoffatom ab, so bleibt der Komplex

CH_3 Methyl

Der Einfachheit halber spricht man dabei von dem Radikal und bezeichnet es mit R.

Das Gebilde, von dem wir ausgegangen sind, CH_4, kann auch anders dargestellt und benannt werden:

CH_3H Methylwasserstoff

Das Wasserstoffatom (H) kann nun leicht z. B. durch Cl ersetzt werden:

CH_3Cl Methylchlorid

Man kann nun das Cl durch ein zweites Radikal CH_3 ersetzen und erhält

$$CH_3 \cdot CH_3 = C_2H_6 \text{ (Äthan)}$$

Die allgemeine Formel dieser im Aufbau ähnlichen Substanzen wie Methan (1 C-Atom), Äthan (2 C-Atome), Propan (3 C-Atome), Butan (4 C-Atome) lautet

$$C_nH_{2n+2}$$

In alle Glieder dieser Gruppe läßt sich leicht Chlor (Cl) einfügen, wobei ein Atom H durch Cl ersetzt wird. So bildet

Äthan $CH_3 \cdot CH_2H$

mit Chlor $CH_3 \cdot CH_2Cl$ = Äthylchlorid (C_2H_5Cl)

Mit Wasser lassen sich daraus Alkohole ableiten:

$$CH_3 \cdot CH_2Cl + H_2O \rightarrow CH_3 \cdot CH_2OH + HCl$$

oder anders geschrieben (das Radikal hier: $CH_3 \cdot CH_2$):

$$R \cdot Cl + H_2O \rightarrow R \cdot OH + HCl$$

Diese **OH**-Gruppe (nicht zu verwechseln mit der ionisierten OH-Gruppe der basischen Stoffe) ist charakteristisch für alle *Alkohole.* Die alkoholische OH-Gruppe wird Hydroxylgruppe zum Unterschied von der Hydroxidgruppe der Basen genannt. Alle Alkohole enthalten neben dem Radikal die OH-Gruppe. Die Benennung der Alkohole erfolgt durch Anhängen der Silbe „ol" an den Namen der Grundsubstanz, z. B. Methan → Methanol oder Propan → Propanol.

Kommt diese OH-Gruppe nur einmal vor, sprechen wir von *einwertigen* Alkoholen.

Kommt diese OH-Gruppe mehrfach vor, haben wir es mit *mehrwertigen* Alkoholen zu tun.

Fügen wir z. B. in beide CH_3-Gruppen des Äthans Chlor ein und ersetzen dann das Chlor durch OH-Gruppen, so entsteht ein mehrwertiger, in diesem Fall ein zweiwertiger Alkohol:

$CH_2Cl \cdot CH_2Cl \rightarrow CH_2OH \cdot CH_2OH$, ein zweiwertiger Alkohol, das Glykol.

Der bekannte Äthylalkohol C_2H_5OH mit der Strukturformel $CH_3 \cdot CH_2OH$ besitzt die Gruppe CH_3 und die Gruppe CH_2OH, die Alkoholgruppe. Man kann nun in der Strukturformel des Äthylalkohols $CH_3 \cdot CH_2OH$ die Gruppe CH_3 durch weitere derartige Gruppen ergänzen, z. B. $CH_3 \cdot CH_2 \cdot CH_2OH$. Immer erhält man Alkohole vom gleichen Typ mit der charakteristischen Gruppe CH_2OH.

Alle Alkohole dieser Art heißen *primäre Alkohole.*

Entzieht man einem primären Alkohol Wasserstoff (Dehydrierung*), z. B. durch ein Kupferoxid, dessen Sauerstoff sich mit dem Wasserstoff verbindet, so entsteht ein *Aldehyd:*

primärer Alkohol	Wasserstoffverlust		Aldehyd
$R \cdot CH_2\,OH$	$-H_2$	$\rightarrow$	$R \cdot COH$, anders geschrieben

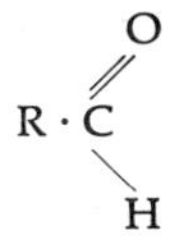

Der allgemeine Name der Aldehyde wird durch Anhängen der Silbe „al" gebildet, z. B. Methan $\rightarrow$ Methanal. Zum Unterschied von der alkoholischen OH-Gruppe liest man die Aldehyde C—H—O. Aus den Aldehyden kann durch Addition von H leicht Alkohol entstehen:

$$R \cdot CHO + 2H \quad R \cdot CH_2OH$$

Wichtige Aldehyde sind das Formaldehyd $H \cdot C \cdot HO$
und das Azetaldehyd $CH_3 \cdot CHO$

Bei weiterer Oxydation der Aldehyde entstehen die organischen Säuren, die auch Fettsäuren oder Karbonsäuren genannt werden:

$$R \cdot COOH$$

Es sind Alkyle, die die Karboxylgruppe COOH enthalten.

Alkyle		Karboxylgruppe	
Methyl	CH_3	COOH ... Essigsäure	$\rightarrow CH_3 \cdot COOH$
Äthyl	C_2H_5	COOH ... Propionsäure	$\rightarrow CH_3 \cdot CH_2 \cdot COOH$
Propyl	C_3H_7	COOH ... Buttersäure	$\rightarrow CH_3 \cdot CH_2 \cdot CH_2 \cdot COOH$

Wir gehen nun von einem anderen Kohlenwasserstoff aus, dem Propan

$$C_3H_8$$

mit der Strukturformel: $CH_3 \cdot CH_2 \cdot CH_3$

Um zu einem Alkohol zu gelangen, muß ein H durch OH ersetzt werden; das kann an beliebiger Stelle geschehen, z. B.

$$CH_3 \cdot CH_2 \cdot CH_2OH.$$

Wir haben wieder die charakteristische Gruppe

$$CH_2OH,$$

ein *primärer* Alkohol, der durch Oxydation in ein Aldehyd übergeht (s. o.). Ersetzen wir aber an der CH_2-Gruppe, dann erhalten wir

$$CH_3 \cdot CHOH \cdot CH_3$$

Die Gruppe CHOH ist aber das Charakteristikum der *sekundären Alkohole.*

Entzieht man einem sekundären Alkohol 2 H-Atome (Dehydrierung), so entsteht ein *Keton.*

* Der Entzug von Wasserstoff, der durch Sauerstoff erfolgt, ist eine Oxydation.

Sekundärer Alkohol	Wasserstoffverlust	Keton
R · CHOH · R	$- H_2$	R · CO · R, anders geschrieben 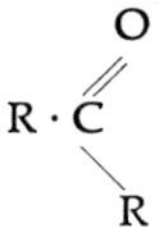

Der allgemeine Name ist Keton. Den speziellen Namen eines einzelnen Ketons erhält man durch Anhängen der Silbe „on" an den betreffenden Kohlenstoff mit der gleichen Anzahl der Kohlenstoffatome, z. B. Propan → Propanon. Der einfachste Vertreter der Ketone ist das Azeton $CH_3 \cdot CO \cdot CH_3$, es kann bei Zuckerkranken im Urin auftreten.

Als Gedächtnisstütze sollte man sich die folgenden Übergangsreihen einprägen:

zwei Beispiele

Alkane ⟶ Alkohole $\xrightarrow{+O \quad -H_2O}$ Aldehyde $\xrightarrow{+O}$ Karbonsäuren

1. Methan CH_4 — Methanol CH_3OH — Formaldehyd H–CHO — Ameisensäure H–COOH

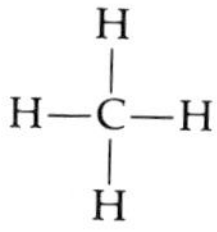
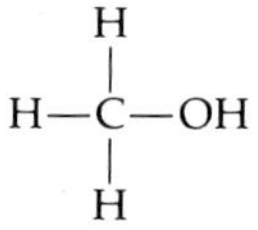
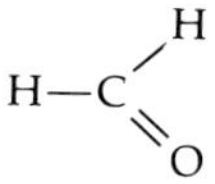
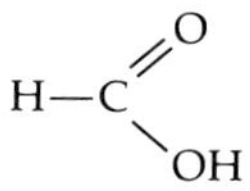

primärer Alkohol ⟶ Aldehyd

....

2. Propan ⟶ Propanol (sekundärer Alkohol) ⟶ Propanon

$CH_3 \cdot CH_2 \cdot CH_3$ $\quad$ $CH_3 \cdot CHOH \cdot CH_3 \xrightarrow{+O \quad -H_2O} CH_3 \cdot CO \cdot CH_3$

oder anders geschrieben

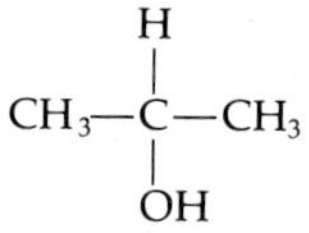

anders geschrieben

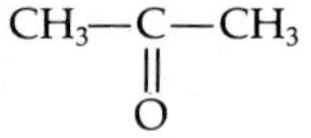 = Dimethylketon oder der bekanntere Name Azeton

sekundärer Alkohol ⟶ Ketone

Die Ketongruppe 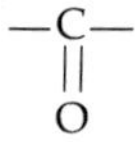 heißt auch Karbonylgruppe, nicht zu verwechseln mit der Karboxylgruppe der Fettsäuren COOH, Strukturformel 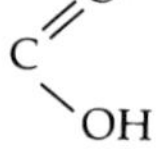

Nun wieder zurück zu den *mehrwertigen* Alkoholen. Fügen wir z. B. in beide CH_3-Gruppen des Äthans Chlor ein, so läßt sich das Chlor wieder durch die OH-Gruppe ersetzen.

Aus $CH_2Cl \cdot CH_2Cl$ entsteht $CH_2OH \cdot CH_2OH$, ein zweiwertiger primärer Alkohol, Glykol (s. o.). Ein dreiwertiger Alkohol ist das Glyzerin: $CH_2OH \cdot CHOH \cdot CH_2OH$.

Wird eine Gruppe oxydiert, bilden sich Aldehyde und anschließend Säuren:

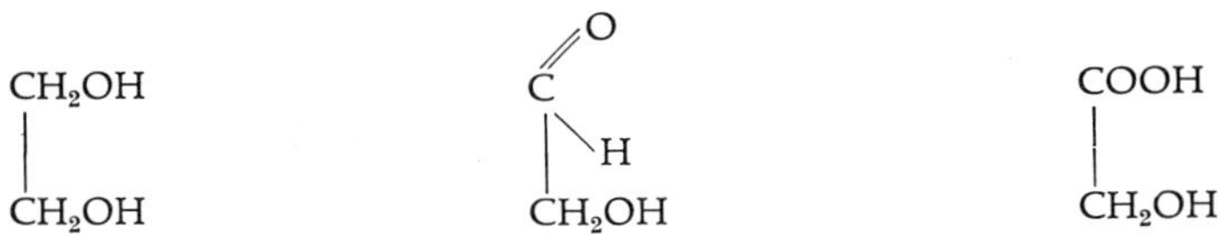

Glykol Glykolaldehyd Glykolsäure

Werden beide Gruppen oxydiert, so entstehen

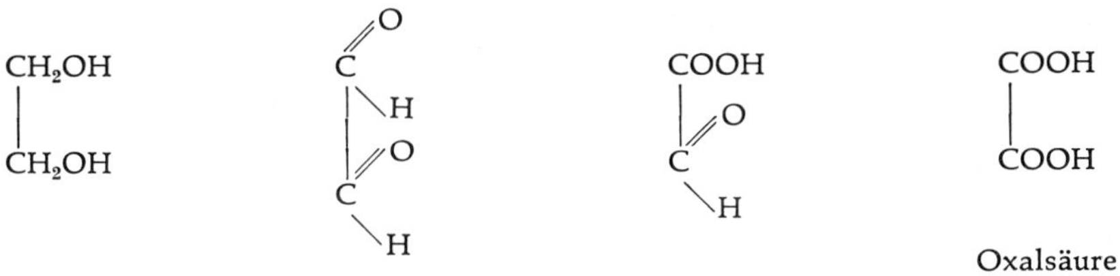

Glykol Glyoxal Glyoxalsäure Oxalsäure (Dikarbonsäure)

Aus einem mehrwertigen *Alkohol*, der gleichzeitig primär und sekundär ist, also die Gruppen CH_2OH und CHOH enthält, entsteht bei der Oxydation Ketosäure, z. B.

$$CH_3 \cdot CHOH \cdot CH_2OH \rightarrow CH_3 \cdot CO \cdot COOH$$

Eine für den Stoffwechsel wichtige Verbindung stellen die Ester dar. Sie entstehen aus Säuren und Alkoholen unter Wasserabspaltung:

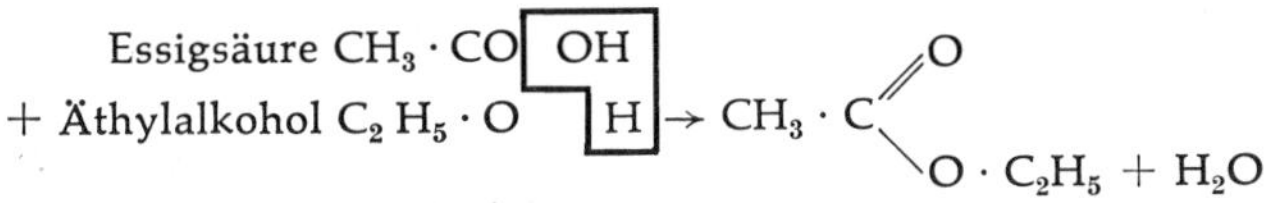

Pflanzenfette und Tierfette sind Ester aus den höheren Fettsäuren und dem Alkohol Glyzerin.

Zu den wichtigsten Vertretern der Kohlenhydrate gehören die **Zucker.** Nach der Zahl der in ihnen enthaltenen Kohlenstoffatome unterscheiden wir die Triosen mit 3, die Tetrosen mit 4, die Pentosen mit 5 und die Hexosen mit 6 Kohlenstoffatomen. Bei den hier besonders interessierenden Hexosen mit 6 Kohlenstoffatomen — sie heißen auch Monosaccharide — besitzen 5 Kohlenstoffatome eine Alkoholgruppe, ein Kohlenstoffatom hat entweder eine Aldehydgruppe (CHO) oder eine Ketogruppe (CO). Diese Monosaccharide sind daher fünfwertige Alkohole und gleichzeitig Aldosen oder Ketosen.

Aldohexose: $CH_2OH \cdot CHOH \cdot CHOH \cdot CHOH \cdot CHOH \cdot \mathbf{CHO}$ (Aldehydgruppe)

Ketohexose: $CH_2OH \cdot CHOH \cdot CHOH \cdot CHOH \cdot \mathbf{CO} \cdot CH_2OH$ (Ketogruppe)

(Über den Ab- und Umbau der Hexosen in der lebenden Zelle s. Kapitel Zwischenstoffwechsel.)

Wie oben bei der Oxydation der primären Alkohole gezeigt wurde, haben **organische Säuren** die charakteristische Karboxylgruppe COOH, z. B.

Ameisensäure	$H \cdot COOH$
Essigsäure	$CH_3 \cdot COOH$
Propionsäure	$CH_3 \cdot CH_2 \cdot COOH$ usw.

Substanzen dieser Art mit **einer** COOH-Gruppe sind die *einbasischen Säuren.*

Auf dem obengenannten Weg läßt sich über Chlor die OH-Gruppe einführen, z. B. bei der Essigsäure

$$CH_3 \cdot COOH \cdots\cdots\rightarrow CH_2OH \cdot COOH$$ (Oxyessigsäure oder Glykolsäure)

So ist eine Verbindung entstanden, *die Säure und Alkohol zugleich ist.* Man bezeichnet solche Verbindungen als Oxysäuren.

Wird in die CH_2-Gruppe der Propionsäure OH eingeführt, so erhalten wir die Oxypropionsäure, die Milchsäure:

$$CH_3 \cdot CH_2 \cdot COOH \cdots\cdots\rightarrow CH_3 \cdot CHOH \cdot COOH$$

Hier haben wir eine Säure, die ebenfalls gleichzeitig ein Alkohol ist, aber wegen der CHOH-Gruppe handelt es sich um einen *sekundären* Alkohol.

Derartige Verbindungen liefern bei weiterer Oxydation die Ketosäuren.

Zwei Beispiele:

1. So wird aus Milchsäure (Oxypropionsäure) mit ihrer CHOH-Gruppe die Brenztraubensäure (Pyruvat), eine Ketosäure.

$$CH_3 \cdot \mathbf{CHOH} \cdot COOH \cdots\cdots\rightarrow CH_3 \cdot \mathbf{CO} \cdot COOH$$

Aus Brenztraubensäure wird durch CO_2-Abspaltung Azetaldehyd:

$$CH_3 \cdot CO \cdot COOH - CO_2 \rightarrow CH_3 \cdot CHO$$

2. Aus der β-Oxybuttersäure wird die Azetessigsäure (Ketobuttersäure):

$$CH_3 \cdot \mathbf{CHOH} \cdot CH_2 \cdot COOH \cdots\cdots\rightarrow CH_3 \cdot CO \cdot CH_2 \cdot COOH$$

Aus Azetessigsäure wird durch CO_2-Abspaltung Azeton:

$$CH_3 \cdot CO \cdot CH_2 \cdot COOH \xrightarrow{-CO_2} CH_3 \cdot CO \cdot CH_3$$

(Die Buchstaben des griechischen Alphabetes [α, β, γ usw.] bezeichnen die Reihenfolge der C-Atome in der Stammgruppe von rechts nach links, beginnend bei dem C-Atom, das der COOH-Gruppe benachbart ist.)

Die Azetessigsäure ist ein normales Stoffwechselglied der Fettsäuren und der Aminosäuren. Normalerweise wird sie weiter abgebaut. Bei der Zuckerkrankheit geht sie durch Reduktion in die β-Oxybuttersäure über und erscheint mit ihr und dem Azeton im Harn.

Eine wichtige Gruppe im Eiweißstoffwechsel sind die *Aminosäuren* (s. S. 186 f.).

Wir erhalten sie durch Einführung von Ammoniak, z. B.

Essigsäure $CH_3 \cdot COOH \cdots\cdots\rightarrow CH_2(NH_2) \cdot COOH$ (Aminoessigsäure oder Glykokoll).

Durch Einführung von 2 Säuregruppen entstehen die *zweibasischen Säuren:*

COOH | COOH	= Oxalsäure
╱COOH CH_2 ╲COOH	= Malonsäure
$CH_2 \cdot COOH$ | $CH_2 \cdot COOH$	= Bernsteinsäure
$H_2C \cdot COOH$ | $HO \cdot C \cdot COOH$ | $H_2C \cdot COOH$	= Zitronensäure, eine sehr wichtige dreibasische Oxysäure (Hydroxy-propan-Trikarbonsäure)

Durch Einführen der NH_2-Gruppe erhalten wir die Aminobernsteinsäure oder Asparaginsäure

$CH\ (NH_2) \cdot COOH$
|
$CH_2 \cdot COOH$

In die mehrbasischen Säuren können auch OH-Gruppen eintreten, z. B.

$CH_2 \cdot COOH$
|
$CHOH \cdot COOH$

Oxybernsteinsäure = Apfelsäure

oder die

$CHOH \cdot COOH$
|
$CHOH \cdot COOH$

Dioxybernsteinsäure = Weinsäure

Zu den Fettsäuren gehören auch die im Fett vorkommenden Palmitinsäure und Stearinsäure. Die Oleinsäure ist eine ungesättigte Säure.

Palmitinsäure	Stearinsäure	Oleinsäure (ungesättigte Säure)
$(C_{16}H_{32}O_2)$	$(C_{18}H_{36}O_2)$	$(C_{18}H_{34}O_2)$
CH_3 $(CH_2)_{14}$ $COOH$	CH_3 $(CH_2)_{16}$ $COOH$	CH_3 $(CH_2)_7$ CH CH $(CH_2)_7$ $COOH$

Der Kohlenstoff kann sich mit sich selbst binden, so daß **lange Ketten** entstehen. Zur Kennzeichnung der einzelnen Kohlenstoffatome werden diese von links nach rechts fortlaufend numeriert.

Wird in einer Kohlenstoffkette ein H-Atom durch ein anderes Atom oder ein Molekül ersetzt, dann wird bei der Namensgebung der Verbindung die betreffende Zahl und die Ersatzgruppe dem Namen der langen Kette vorausgeschickt.

Beispiel: An einer Kohlenwasserstoffverbindung mit 5 C-Atomen wird am 3. C-Atom ein H-Atom durch eine Methylgruppe ersetzt.

Aus dem Pentan wird dann das 3-Methyl-Pentan

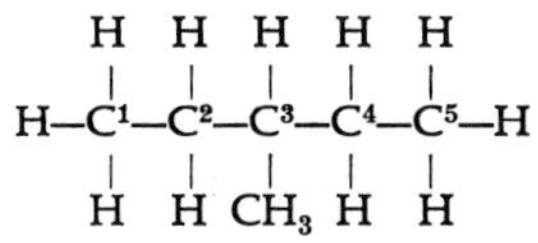

Neben den bisher erwähnten Verbindungen, die eine offene Kette von C-Atomen bilden, gibt es **ringförmige (zyklische) Verbindungen.** Eine wichtige Gruppe ist die des Benzolringes

C_6H_6

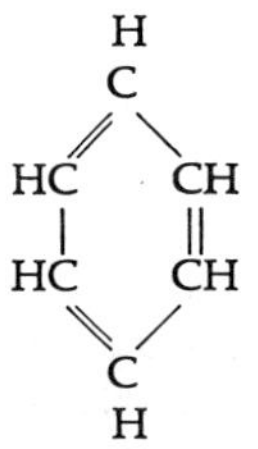

Auch hier können wie bei den Kettenverbindungen Atome oder Atomgruppen, wie NH_2, OH, SO_3H usw., eingeführt werden. Der Benzolringrest C_6H_5 heißt Phenylgruppe.

Phenol

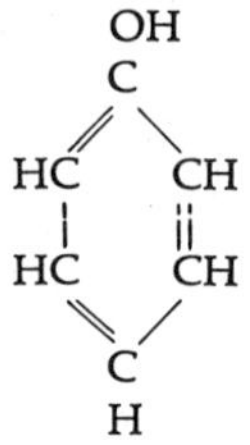

Benzoesäure

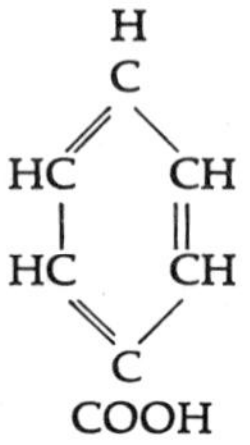

Auch können Seitenketten mit all den vorher beschriebenen Abwandlungen eingeführt werden, z. B.

Toluol

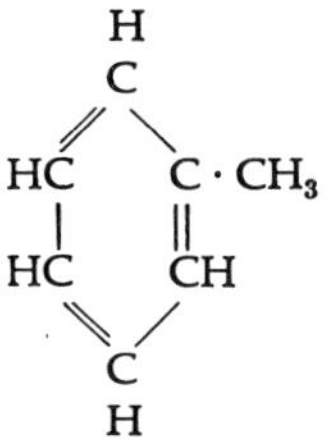

Auch mehrere Substitutionen im Stamm sind möglich. Dabei ist die gegenseitige Stellung der einzelnen Glieder von Bedeutung. Zur Kennzeichnung werden die Substitutionsstellen mit

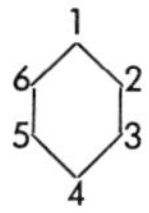

Zahlen von 1—6 bezeichnet. Sollen z. B. 2 OH-Gruppen substituiert werden, so sind folgende Stellungen möglich:

ortho-Stellung = o
oder 1,2

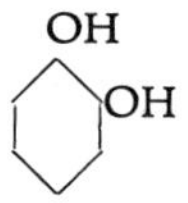

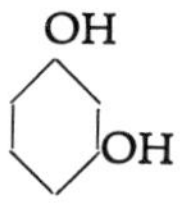

meta-Stellung = m
oder 1,3

para-Stellung = p
oder 1,4

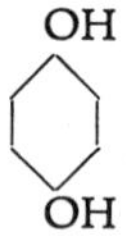

Vielfach werden zur Vereinfachung der Strukturformeln die Angaben von C und H an den Ecken und die Doppelbindungsstriche fortgelassen.

Die Nahrung

Eine ausreichende Nahrung muß enthalten:

1. Wasser. Insgesamt täglich 2000 g. Das Wasser dient als Lösungsmittel und ist so am Stoffaustausch von Zelle zu Zelle wesentlich beteiligt. Zur Ausscheidung der Stoff-

wechselprodukte, die beim Verbleiben im Blut Giftwirkungen entfalten würden, ist Wasser unumgänglich notwendig. Ohne Wasserausscheidung durch die Niere ist eine Ausscheidung der Stoffwechselprodukte nicht möglich. Der größte Teil des aufgenommenen Wassers wird von den Nieren ausgeschieden. Darüber hinaus wird ein Teil des Wassers von den Lungen (Atemluft), der Haut (Schweiß) und dem Darm abgegeben. Eine erhebliche Wassermenge wird zur Bereitstellung der Verdauungssäfte benötigt, die wieder vom Darm aufgenommen werden.

2. Mineralien. Sie sind in den Nahrungsmitteln in genügender Menge enthalten, oder sie werden wie das Kochsalz der Nahrung zugegeben.

3. Eiweiß.

   a) Zum Aufbau des wachsenden Organismus.
   b) Zum Ersatz der zugrundegegangenen Zellen.

   Der Rest des Eiweißes wird verbrannt und zur Energieleistung herangezogen.

4. Fett.
5. Kohlenhydrate.

   } Sind die hauptsächlichsten Energiespender (Tab. 6).

6. Vitamine = Ergänzungsstoffe. Sind zur Aufrechterhaltung des normalen Stoffwechsels unentbehrlich.
7. Genußmittel und Würzstoffe. Dienen zur Schmackhaftmachung der Nahrung. Sie regen die Absonderung der Verdauungssäfte an. Für die Verdauungsarbeit (Transport und Entleerung) sind Ballaststoffe (Zellulose) wichtig.
8. Ergänzungsstoffe: Neben den in größerer Menge notwendigen Mineralien benötigt der Körper noch die Spurenelemente (kommen im Körper nur in Spuren vor): Jod, Fluor, Eisen, Mangan, Kobalt, Zink u. a.

Siehe auch Tabelle 6, Seite 184.

Die **Kohlenhydrate** stellen eine große Gruppe von organischen Verbindungen dar, die, im Pflanzenreich vorwiegend als Baumaterial, dem Menschen als Nahrungsmittel dienen. In reichlichen Mengen sind sie im Getreide, Zucker, Obst und in Kartoffeln vorhanden. Sie bauen sich aus Kohlenstoff (C), Wasserstoff (H) und Sauerstoff (O) auf. Da in den meisten von ihnen Wasserstoff und Sauerstoff im gleichen Verhältnis wie im Wasser ($H_2 : O$) vorhanden sind, nennt man sie Kohlenhydrate (Hydor = das Wasser).

Der Aufbau der Kohlenhydrate geht in den grünen Pflanzen vor sich. Aus dem Kohlendioxid der Luft und dem aus dem Erdreich aufgenommenen Wasser wird mit Hilfe des Blattgrüns (Chlorophyll) Kohlenhydrat aufgebaut. Die notwendige Energie für diesen chemischen Prozeß liefert das Sonnenlicht. Bei diesem chemischen Prozeß wird Sauerstoff frei; er wird an die Luft abgegeben.

$$6\,CO_2 + 6\,H_2O = C_6H_{12}O_6 + 6\,O_2$$

Wir unterteilen die Kohlenhydrate in

1. *Monosaccharide* (Einfachzucker): Nach der Anzahl der Kohlenstoffatome, ob 2, 3, 4, 5 oder 6 Kohlenstoffatome vorhanden sind, werden die Monosaccharide als Diosen, Triosen, Tetrosen, Pentosen, Hexosen usw. bezeichnet.

Tabelle 6. Wertangaben in Kalorien und Joule für die wichtigsten Lebensmittel (Werte für 100 Gramm)

	Kalorien	Joule
Beafsteak, deutsches	128	536
Blutwurst	425	1779
Bockwurst	294	1231
Bratwurst	364	1524
Bückling	232	971
Dauerwurst	548	2294
Eisbein	287	1201
Ente	243	1017
Fleischwurst	315	1319
Forelle	112	469
Gans	364	1524
Hähnchen	144	603
Hammelkotelett	370	1549
Heilbutt	110	460
Hering, mariniert	225	942
Huhn	144	603
Jagdwurst	346	1448
Kalbskotelett	122	511
Karpfen	125	523
Kaviar	284	1176
Knackwurst	372	1557
Lachs, geräuchert	200	837
Leberwurst	449	1880
Makrele, geräuchert	238	996
Mettwurst	541	2265
Mortadella	367	1536
Rinderkeule	205	858
Roastbeef	254	1063
Schellfisch	80	335
Schinkenspeck	395	1053
Schweinebauch	450	1884
Schweinshaxe, vorn	287	1201
Schweinekotelett	358	1499
Schweineschinken	305	1653
Schweinespeck	854	3575
Truthahn	282	1180
Weißwurst	255	1067
Bohnen, grüne	33	138
Brötchen (Stück zu 40 g)	111	465
Erbsen	57	364
Graubrot (Scheibe zu 50 g)	125	523
Grünkohl	46	193
Gurke	10	42
Haferflocken	402	1683
Haselnüsse	694	2905
Kartoffeln	87	364
Knäckebrot (Scheibe zu 10 g)	38	160
Kohlrabi	26	109
Kopfsalat	16	67
Linsen	354	1482
Maisstärke	367	1536
Nudeln	388	1624
Pfifferlinge	23	96
Pumpernickel (Sch. zu 40 g)	99	414
Reis	368	1540
Roggenbrot (Sch. zu 50 g)	127	530
Rosenkohl	52	218
Schwarzwurzel	74	310
Spaghetti	388	1624
Spargel	20	80
Spinat	26	109
Tomaten	19	80
Weißbrot (Scheibe zu 25 g)	65	272
Weizenmehl	367	1536
Zucker	394	1649
Butter	776	3248
Camembert (40% Fett)	297	1243
Edamer Käse (40% Fett)	340	1423
Emmentaler Käse (45% Fett)	417	1746
Ei (60 g)	92	385
Gouda-Käse (45% Fett)	401	1679
Harzer Käse	192	804
Honig	306	1277
Margarine	761	3186
Mehrfruchtmarmelade	233	975
Öl	928	3885
Schlagsahne (28% Fett)	302	1264
Speisequark (40% Fett)	179	749
Altbier (0,5 l)	210	879
Apfelsaft	46	193
Berliner Weiße (0,5 l)	135	565
Bockbier (0,5 l)	310	1298
Exportbier (0,5 l)	230	963
Johannisbeersaft, rot	50	209
Milch (3,5% Fett, 1 l)	654	2738
Pils (0,5 l)	215	900
Rotwein (0,5 l)	330	1382
Weißwein (0,5 l)	350	1466

a) Hexosen enthalten 6 Kohlenstoffatome ($C_6 H_{12} O_6$) dazu gehören
Glukose = Traubenzucker oder Dextrose genannt
Galaktose
Fruktose = Fruchtzucker

Strukturformel der Glukose

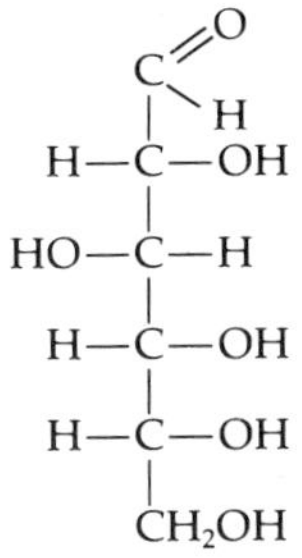

b) Pentosen enthalten 5 Kohlenstoffatome ($C_5 H_{10} O_5$) sie sind Bestandteile der Nukleoproteide des Zellkernes, zu ihnen gehört die Ribose

Strukturformel der Ribose

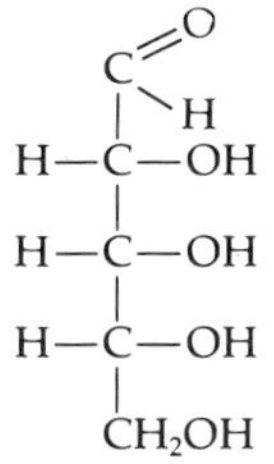

2. *Disaccharide* (Zweifachzucker): Sie entstehen durch Zusammenschluß von zwei Monosacchariden unter Austritt von Wasser.

$$C_6H_{12}O_6 + C_6H_{12}O_6 - H_2O = C_{12}H_{22}O_{11}$$

Durch Enzymwirkung können sie wieder in Monosaccharide zerlegt werden.

a) Maltose (Malzzucker) = Glukose + Glukose
b) Laktose (Milchzucker) = Glukose + Galaktose
c) Saccharose (Rohrzucker) = Glukose + Fruktose

Die Kohlenhydrate sind optisch aktive Körper, d. h., sie drehen die Ebene des polarisierten Lichtes. Man unterscheidet solche, die das polarisierte Licht nach rechts, und andere, die das polarisierte Licht nach links drehen.

Das polarisierte Licht schwingt im Gegensatz zum natürlichen Licht nicht in allen möglichen zur Fortpflanzungsrichtung senkrechten Ebenen, sondern nur in einer ganz bestimmten Ebene. Polarisiertes Licht entsteht beim Durchgang durch ein Prisma aus Kalkspat oder Turmalin. Es gibt Substanzen, die die Schwingungsebene des polarisierten Lichts nach rechts drehen (Traubenzucker), andere Substanzen (Fruchtzucker) drehen die Ebene des polarisierten Lichts nach links. Aus der Größe der Drehung kann die Menge der Substanz, z. B. des Zuckers im Harn, bestimmt werden.

3. *Polysaccharide* (Mehrfachzucker) sind Verbindungen **zahlreicher** Monosaccharide unter Austritt von einem Molekül Wasser auf ein Molekül Monosaccharid: $(C_6H_{10}O_5)n$.

a) Glykogen
b) Stärke
c) Zellulose

Bei der Verdauung werden Di- und Polysaccharide durch entsprechende Enzyme zu Monosacchariden gespalten. Erst diese werden von der Darmwand nach Koppelung an Phosphorsäure (Phosphorylierung) und unter Mitwirkung eines Nebennierenrindenhormons aufgenommen (resorbiert) und dem Blut zugeführt. In den Organen, besonders in der Leber und in der Muskulatur, werden überschüssige Kohlenhydrate, die nicht sofort im Stoffwechsel verbrannt werden, zu einer Dauerform, dem Glykogen, aufgebaut und als Reservestoff abgelagert, um im Bedarfsfall sofort herangezogen werden zu können. Beim Aufbau des Glykogens wirkt das Hormon des Pancreas, das Insulin, mit.

Die **Eiweißkörper** sind die wesentlichen Bestandteile der Zelle. Sie bauen die eigentliche Organ- und Körpersubstanz auf und dienen wie Kohlenhydrate und Fette als Energiespender. Bei Kindern und Jugendlichen ist der Eiweißbedarf wegen der notwendigen Aufbauarbeit größer als beim Erwachsenen. In 24 Stunden brauchen Kleinkinder 3,5 g pro Kilogramm Körpergewicht; der Erwachsene kommt mit 1 g aus. Es sind kompliziert aufgebaute chemische Substanzen, die Kohlenstoff, Sauerstoff, Wasserstoff, Stickstoff und in geringer Menge Schwefel, Phosphor und Eisen enthalten. Dabei ist die stickstoffhaltige Gruppe (Amidgruppe = NH_2) das Charakteristikum. Von den tierischen Nahrungsmitteln sind besonders eiweißreich: Fleisch, Fisch, Eier und Milch; von den pflanzlichen Nahrungsmitteln die Hülsenfrüchte. Geringe Eiweißmengen sind fast in jedem Nahrungsmittel enthalten. Durch den Verdauungsvorgang werden die Eiweißstoffe in ihre Bestandteile zerlegt. Der Abbau im Magen und Darm geht über Zwischenstufen bis zu den **Aminosäuren.**

Die Aminosäuren sind die Bausteine der Eiweißkörper. 20 Aminosäuren finden sich regelmäßig im Eiweiß. Die Aminosäuren sind Fettsäuren bzw. Karbonsäuren, welche die Amidgruppe NH_2 enthalten.

Ein Vergleich mit einer Karbonsäure, z.B. der Essigsäure, zeigt, daß ein an ein Kohlenstoff gebundenes H-Atom durch die Amidgruppe NH_2 ersetzt ist.

$CH_3 \cdot COOH$	$CH_2\ NH_2 \cdot COOH$
Essigsäure	Aminoessigsäure (Glykokoll)

Die Zahl der Amidgruppen und der Säuregruppen (Karboxylgruppen, COOH) kann verschieden sein. Mal findet sich nur je eine NH_2- und COOH-Gruppe, mal sind es mehrere. Da die COOH-Gruppe Säurecharakter hat, die NH_2-Gruppe alkalische Eigenschaften aufweist, können die Aminosäuren und entsprechend auch die Eiweißkörper einen neutralen oder beim Überwiegen einer Gruppe mal sauren, mal basischen Charakter annehmen; so können sie im Stoffwechsel als Säuren oder Laugen agieren und dadurch bei der Aufrechterhaltung des pH-Wertes mitwirken.

Beispiel für neutrale Aminosäuren:	$= CH_3 \cdot CHNH_2 \cdot COOH$ = Alanin
Beispiel für saure Aminosäuren:	$= HOOC \cdot CH_2 \cdot CHNH_2 \cdot COOH$ = Asparaginsäure
Beispiel für basische Aminosäuren:	$= H_2N \cdot CH_2 \cdot CH_2 \cdot CH_2 \cdot CH_2 \cdot CHNH_2 \cdot COOH$ = Lysin

---

Im folgenden soll ein kleiner Überblick über Aminosäuren gegeben werden, deren Kenntnis das Verständnis für Stoffwechselvorgänge erleichtern dürfte.

Monoaminosäuren enthalten eine NH_2-Gruppe

einbasische Aminoessigsäuren	$CH_2NH_2 \cdot COOH$ = Glykokoll oder Glyzin
α-Aminopropionsäure	$CH_3 \cdot CH_2NH_2 \cdot COOH$ = Alanin

Aminoisovaleriansäure

CH_3
$\quad > CH \cdot CHNH_2 \cdot COOH$ = Valin
CH_3

Aminoisobutylessigsäure

CH_3
$\quad > CH \cdot CH_2 \cdot CHNH_2 \cdot COOH$ = Leuzin
CH_3

.....

zweibasische Aminosäuren (enthalten zwei COOH-Gruppen)

α-Aminobernsteinsäure

$CHNH_2 \cdot COOH$ = Asparaginsäure
|
$CH_2 \cdot COOH$

α-Aminoglutarsäure

$CHNH_2 \cdot COOH$
|
CH_2 = Glutaminsäure
|
$CH_2 \cdot COOH$

.....

Diaminosäuren (enthalten zwei NH_2-Gruppen)

$CH_2\,(NH_2) \cdot CH_2 \cdot CH_2 \cdot CH\,(NH_2) \cdot COOH$ = Ornithin
Ornithin α, δ-Diaminovaleriansäure, vereinigt mit Guanidin $NH = C \begin{smallmatrix} / NH_2 \\ \backslash NH_2 \end{smallmatrix}$ ergibt das wichtige

Arginin $NH—C \begin{smallmatrix} / NH_2 \\ \backslash NH \cdot CH_2 \cdot CH_2 \cdot CH_2 \cdot CHNH_2 \cdot COOH \end{smallmatrix}$ = δ-Guanidin-α-Aminovaleriansäure

.....

Kohlensäure $H_2\,CO_3$
anders geschrieben

$O = C \begin{smallmatrix} / OH \\ \backslash OH \end{smallmatrix}$

Harnstoff
Diamid der Kohlensäure

$O = C \begin{smallmatrix} / NH_2 \\ \backslash NH_2 \end{smallmatrix}$

Guanidin
(an Stelle des O die Iminogruppe)

$NH = C \begin{smallmatrix} / NH_2 \\ \backslash NH_2 \end{smallmatrix}$

.....

Guanidinhaltige Verbindungen

Kreatin = Methylguanidinessigsäure

$NH = C \begin{smallmatrix} / NH_2 \\ \backslash N \cdot CH_3 \cdot CH_2 \cdot COOH \end{smallmatrix}$

das Anhydrid ist das Kreatinin

$NH = C \begin{smallmatrix} / NH \cdot CO \\ \backslash N \cdot CH_3 \cdot CH_2 \end{smallmatrix}$

Schwefelhaltige Aminosäuren

Zystein = α-Amino-β-Thiopropionsäure

$CH_2 \cdot SH \cdot CHNH_2 \cdot COOH$

Das Disulfid des Zystein ist das Zystin

$CH_2S \cdot CHNH_2 \cdot COOH$
|
$CH_2S \cdot CHNH_2 \cdot COOH$

Zyklische Verbindungen: sie enthalten einen oder mehrere Ringe im Atom. Wir gehen aus vom Benzol.

Benzol C_6H_6

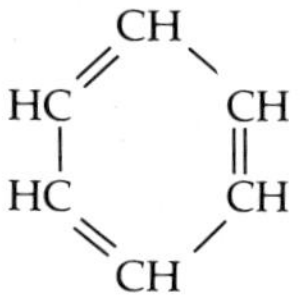

Nach Entfernen eines H Atoms wird der Benzolrest – C_6H_5 Phenyl bezeichnet

Ersatz eines H Atoms durch die Aminopropionsäure ergibt

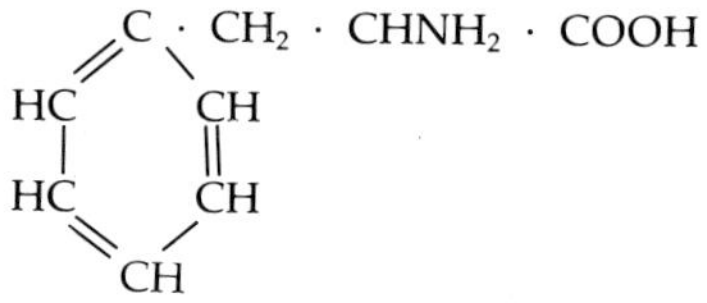

Phenylalanin oder Phenyl-α-aminopropionsäure

Einfügen einer OH Gruppe ergibt

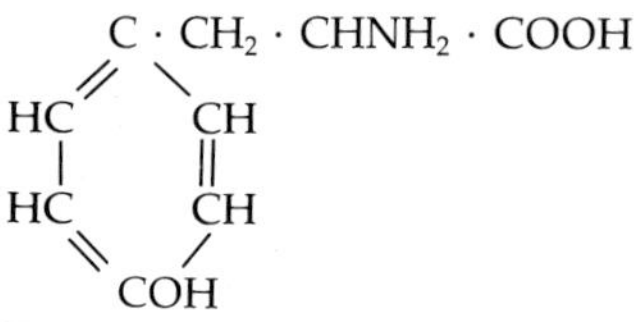

Tyrosin oder p-Oxyphenyl-α-aminopropionsäure

Heterozyklische Verbindungen. Die Ringe enthalten außer C Atomen auch die Atome O oder N oder S. In Verbindung mit dem Benzolring oder Ketten der aliphatischen Reihe ergeben sich noch viele, beim Stoffwechsel auftretende Substanzen, von denen einige dargestellt werden.

Pyrimidin

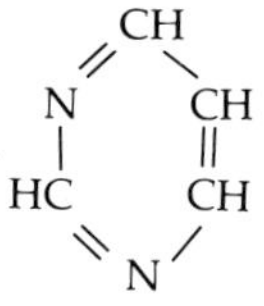

anders geschrieben

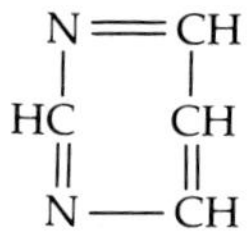

Imidazol

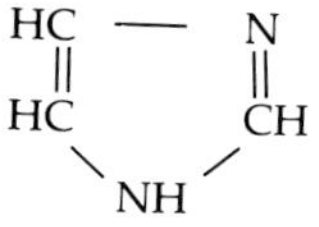

Pyrrol

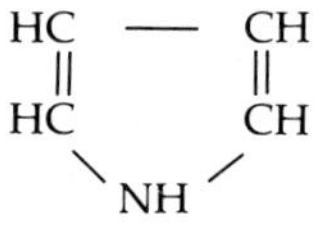

Purin (kann man sich denken aus Pyrimidin und Imidazol

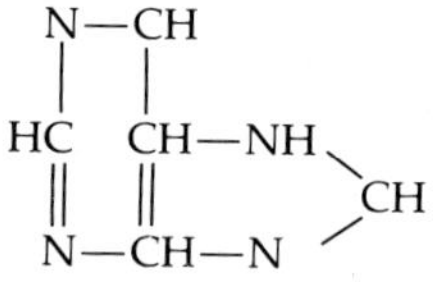

Indol (aus Benzol und Pyrrol)

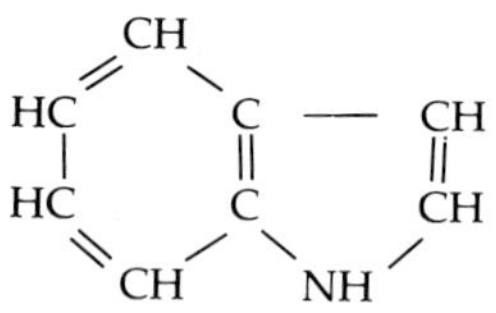

Tryptophan (aus Indol und der Aminopropionsäure)

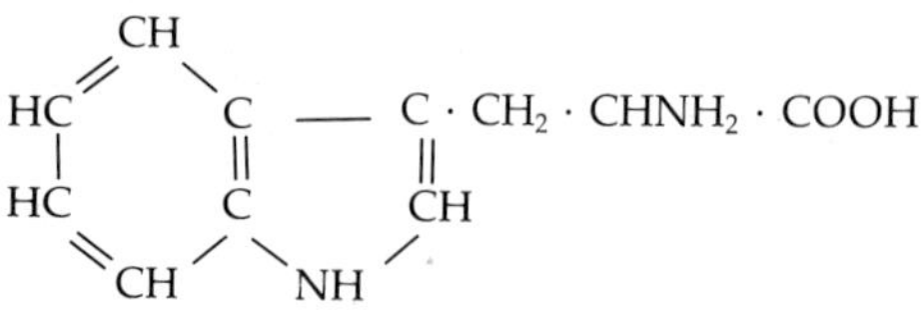

Skatol = Methylindol

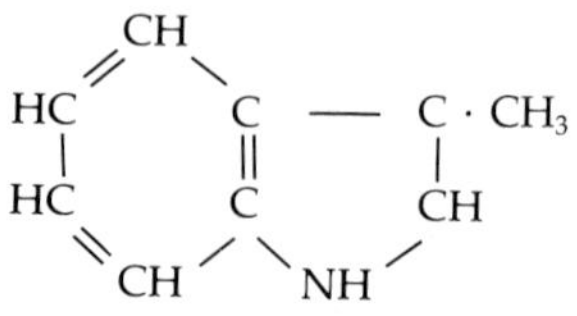

Purin

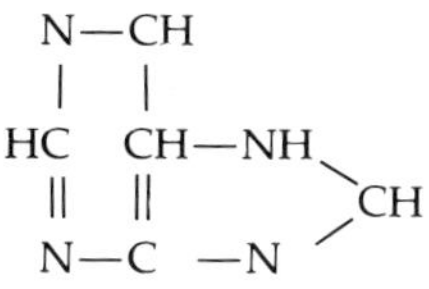

Trioxypurin = Harnsäure

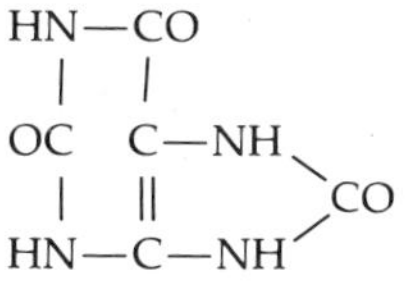

Zu den Purinkörpern kann man auch die Purinbasen zählen, die in den Zellen und Zellkernen von größter Bedeutung sind. Es handelt sich um Nukleinsäuren und Eiweißstoffe. Bei der hydrolytischen Spaltung gehen die Nukleinsäuren in die Nukleotide über, die aus einer Pentose (s. S. 7), und zwar aus einer Ribose oder aus einer Desoxyribose, aus Phosphorsäure und aus den Purinbasen Adenin und Guanin und aus den Pyrimidinbasen Thymin, Zytosin und Urazil bestehen.

Bei der Verknüpfung von zwei Aminosäuren zur Eiweißbildung verbinden sich das COOH der einen Aminosäure mit dem NH_2 der anderen Aminosäure unter Austritt von Wasser, es entsteht ein Dipeptid.

Verbinden sich viele Aminosäuren, so sprechen wir von Polypeptiden. Es sind also kettenförmig verknüpfte Aminosäuren, die große Moleküle (Makromoleküle) bilden. Von einer bestimmten Größe ab — Molekulargewicht über 10 000 — nennt man die Polypeptide Proteine.

Die einzelnen Eiweißstoffe unterscheiden sich dadurch voneinander, daß an ihrem Aufbau verschiedenartige Aminosäuren in wechselnden Mengen und wechselnder Reihenfolge beteiligt sind; außerdem können noch Stoffe nichteiweißartiger Natur hinzutreten.

Bei den Eiweißkörpern unterscheiden wir nach dem Aufbau:

1. Die einfachen Eiweißkörper, die Proteine:
   a) Albumine
   b) Globuline

2. Die zusammengesetzten Eiweißkörper, die Proteide. Sie enthalten neben dem Eiweiß, Protein, die prosthetischen Gruppen: Kohlenhydrate, Farbstoffe oder phosphorhaltige Substanzen.
   a) Glykoproteide: Muzin, kommt im Schleim und in der Galle vor
   b) Chromoproteide: Hämoglobin
   c) Phosphor-Eiweiß-Verbindungen: Nukleoproteide (in den Chromosomen der Zellkerne) Paranukleoproteide (Kasein)

   Auch viele Enzyme gehören zu den Proteiden.

3. Die Albuminoide. Sie sind im wesentlichen nur aus Monoaminosäuren aufgebaut. Zu ihnen gehören:
   a) Chondrin = Knorpelleim
   b) Keratin = Bestandteil der Horngebilde
   c) Elastin und Kollagen, kommen im Bindegewebe vor
   d) Amyloid, tritt im Körper bei schweren chronischen, eitrigen Erkrankungen auf

Die Fette: Die sogenannten Neutralfette, die wir als Körperfett im Unterhautgewebe und in den großen Körperhöhlen, besonders in der Bauchhöhle, finden oder die wir als Nahrungsstoffe in der Form von Butter, Schmalz oder Speck und dergleichen kennen, faßt man mit anderen fettähnlichen Stoffen zu der großen Gruppe der Lipide bzw. Lipoide zusammen. Es sind darunter verschiedenartige Verbindungen, deren gemeinsames Merkmal die Unlöslichkeit in Wasser, aber die Löslichkeit in organischen Lösungsmitteln, z. B. Äther oder Benzin, ist.

Wir teilen die Lipide ein in:

1. Neutralfette	123 mg% (1,23 g/l) Normalwert im Serum
2. Phosphorlipide	210 mg% (2,1 g/l = 2,7 mmol/l) Normalwert im Serum
3. Cholesterin	204 mg% (2,04 g/l = 3,2 mmol/l) Normalwert im Serum
4. freie Fettsäuren	14 mg% (0,14 g/l = 0,50 mmol/l) Normalwert im Serum
Gesamtlipide	551 mg% (5,51 g/l) Normalwert im Serum

Lipide, die an Eiweiß, Proteine, gekoppelt sind, werden als Lipoproteine bezeichnet; als solche sind sie im Serum in löslicher Form vorhanden. Durch ihren verschiedenen Anteil an den unter 1 bis 4 genannten Lipiden zeigen die im menschlichen Serum vorkommenden Lipoproteine eine unterschiedliche elektrophoretische Beweglichkeit. Man unterscheidet u. a. Präbetalipoproteine, β-Lipoproteine, α-Lipoproteine und Chylomikronen.

1. Die Neutralfette, auch Einfachfette genannt, machen den Hauptbestandteil des Körper- und Nahrungsfettes aus. Sie sind die wichtigsten Energiespender unserer Nahrung. Wir entnehmen sie sowohl tierischen als auch pflanzlichen Nahrungsmitteln. In Tierkörpern findet sich das Fett hauptsächlich im Bindegewebe der Muskulatur, im Unterhautbindegewebe und in der Bauchhöhle. Die Pflanzen besitzen größere Fettdepots in ihren Samen (Nüsse, Bucheckern, Rübsamen, Kokosnüsse u. a.). Etwa 35 % der Kalorien unserer gemischten Kost werden von den Fetten geliefert. Flüssige Fette werden Öle genannt. Ein Teil des Nahrungsfettes sollte aus Pflanzenölen bestehen, da die Pflanzenöle einige lebensnotwendige Fettsäuren enthalten.

   Als energiereicher Stoff dienen die Fette nicht nur dem augenblicklichen Stoffwechsel zur Energiegewinnung; sie werden auch als Energiereserven in Fettdepots abgelagert, von wo aus sie jederzeit verfügbar sind.

   Die geringe Wärmeleitfähigkeit des Fettgewebes ist ein wirksamer Schutz des Körpers gegen Auskühlung oder Überwärmung. Die Ansammlung des Fettgewebes im Unterhautgewebe trägt wesentlich zur Formgestaltung des Körpers bei, weiterhin wirkt das Fett als Polster oder druckelastisches Gewebe und schützt so die Knochen oder die Organe vor gefährdenden mechanischen äußeren Einwirkungen, die den Körper treffen.

   Nach dem chemischen Aufbau handelt es sich bei den Fetten um Verbindungen, die aus höheren Fettsäuren und Alkoholen bestehen (Ester). Ein dreiwertiger Alkohol, das Glyzerin, ist vorwiegend der Verbindungspartner. Derartige Verbindungen werden daher auch Glyzeride bzw. Triglyzeride genannt.

Die Triglyceride sind ein Hauptbestandteil der Nahrung. Durch die Pankreaslipase werden sie im Dünndarm in Monoglyceride und freie Fettsäuren gespalten; diese können direkt resorbiert werden. Die Monoglyzeride sind in Wasser unlöslich und können so nicht resorbiert werden. Erst durch die Einwirkung der Gallensäuren entsteht ein Komplex, die Mizellen; diese werden im Jejunum resorbiert und dort in der Mukosa – unter Abtrennung der Gallensäuren – wieder zu Triglyzeriden aufgebaut, die dann auf dem Lymphweg in das Blut gelangen.

Die in den Fetten vorkommenden Fettsäuren gehören zwei Reihen an.

I. Gesättigte Fettsäuren. Sie haben die allgemeine Formel: $C_nH_{2n}O_2$.

Die wichtigsten gesättigten Fettsäuren, die im menschlichen Körper vorkommen, sind die Palmitinsäure, $C_{16}H_{32}O_2$, und die Stearinsäure, $C_{18}H_{36}O_2$.

II. Ungesättigte Fettsäuren. Sie haben die allgemeine Formel: $C_nH_{2n-2}O_2$.

Die wichtigste ungesättigte Fettsäure im menschlichen Körper ist die Oleinsäure: $C_{18}H_{34}O_2$.

Die Fettsäuren stellen lange Ketten vieler geradzahliger Kohlenstoffatome dar.

Bei den gesättigten Fettsäuren hat jedes Kohlenstoffatom der Kette 2 Wasserstoffatome gebunden.

Beispiel für C_4H_9COOH:

Strukturformel:

```
  H H H H
  | | | |
H-C-C-C-C-C-O-H
  | | | | ||
  H H H H O
```

Bei den ungesättigten Fettsäuren haben 2 aufeinanderfolgende Kohlenstoffatome nur je 1 Wasserstoffatom. Die beiden betreffenden Kohlenstoffatome haben eine Doppelbindung.

Beispiel für C_4H_7COOH:

Strukturformel:

```
  H H
  | |
H-C-C-C=C-C-O-H
  | | |  | ||
  H H H  H O
```

Als Beispiel für den chemischen Aufbau eines Neutralfettes aus Fettsäuren und Alkohol sei das Tripalmitin genannt.

3 Moleküle der Palmitinsäure verbinden sich unter Austritt von Wasser mit dem Alkohol Glyzerin:

$$\begin{array}{lcl} C_{15}H_{31}\cdot COOH & HOCH_2 & C_{15}H_{31}\cdot CO\cdot O\cdot CH_2 \\ C_{15}H_{31}\cdot COOH + & HOCH = 3\,H_2O + & C_{15}H_{31}\cdot CO\cdot O\cdot CH \\ C_{15}H_{31}\cdot COOH & HOCH_2 & C_{15}H_{31}\cdot CO\cdot O\cdot CH_2 \end{array}$$

Im Magen-Darm-Kanal bei der Verdauung und in den Körperzellen beim Stoffwechsel werden die Fette durch Enzyme gespalten. Im Magen-Darm-Kanal ist das wirksame Enzym die Lipase der Bauchspeicheldrüse und des Darmsaftes. Sie zerlegt die Fette in ihre beiden Bestandteile. Von der Darmwand resorbiert, werden die beiden Bestandteile bereits in der Darmwand wieder zu Neutralfetten aufgebaut. Sie werden vom Lymphgefäßsystem aufgenommen und anschließend über den Blutweg den Körpergeweben zugeführt.

Überschüssige Mengen, die nicht sofort im Stoffwechsel verbrannt werden, können in Fettdepots als Reservestoff abgelagert werden.

2. Phospholipide. Diese sog. zusammengesetzten Fette enthalten, abgesehen von den Fettsäuren und dem Alkohol Glyzerin (es können auch andere Alkohole mit den Fettsäuren Ester bilden), noch andersartige Bestandteile, z. B. Phosphorsäure. Auch das Lezithin gehört hierzu. Anstelle von Glyzerin finden wir hier den Alkohol Sphingosin. Auch Zuckeranteile, wie die Glukose oder Galaktose, sind Bestandteile von zusammengesetzten Fetten. Sie bilden einen wesentlichen Bestandteil der Myelinhüllen der Nerven.

3. Zu dieser Gruppe von Fettderivaten gehören das Cholesterin, die Gallensäuren, die Hormone. Auch die fettlöslichen Vitamine A, B, E und K gehören hierher.

4. Freie Fettsäuren. In dem wässerigen Milieu des Blutes sind die Triglyzeride und die Fettsäuren nicht löslich. Um sie löslich zu machen, werden sie mit Bluteiweißkörpern, Proteinen, verbunden. Wir sprechen dann von Lipoproteinen. Das große Zentrallaboratorium des Körpers für den Fettstoffwechsel ist die Leber. Nach Bedarf können hier Kohlenstoffketten der Fettsäuren verlängert, verkürzt, ganz abgebaut oder auch umgebaut werden. Auch die Cholesterinsynthese, die das Ausgangsmaterial für Gallensäuren und für viele Hormone liefert, geht hier in der Leber vor sich.

Enzyme

Nahrungsstoffe sind chemisch sehr kompliziert aufgebaute Verbindungen, die durch Verdauungsenzyme (auch Fermente genannt) bis zu ganz bestimmten Spaltprodukten abgebaut werden müssen, bevor sie von den Zellen der Darmwand aufgenommen und auf dem Blut- oder Lymphweg den Körperzellen als Energielieferanten im weiteren Stoffwechsel zur Verfügung gestellt werden. Zum Leben gehört der ständige Aufbau, Abbau und Umbau der Körpersubstanz. All diese Prozesse, ebenso wie die Erhaltung der Körpertemperatur, die Arbeitsleistung der Muskulatur usw., sind nur bei andauernder Zufuhr, Bereitstellung und Verbrauch von Energie möglich. Diese Energie wird in den Körperzellen beim weiteren Abbau der im Darm bereits vorbereiteten und gespaltenen Nahrungsstoffe gewonnen. Die Energiegewinnung in den Körperzellen geht durch einen weiteren stufenweisen Abbau (Oxydation) vor sich, der über zahlreiche Zwischenstationen zu den Endprodukten Wasser, Kohlendioxid, Harnstoff usw. führt. Aber es wird nicht nur abgebaut, sondern es müssen auch neue chemische Verbindungen aufgebaut werden, z. B. die Hormone; auch hierzu wird Energie benötigt.

Diese chemischen Reaktionsketten, die in den Körperzellen ablaufen, werden durch Enzyme (Fermente) gesteuert. Erst durch die Gegenwart und die Führungsaufgabe der Enzyme wird die für die Energiegewinnung notwendige Geschwindigkeit der biochemischen Reaktionen erreicht.

Die Enzyme entfalten dabei eine Wirkung wie Katalysatoren, die den Ablauf einer chemischen Reaktion, die ohne den Katalysator sehr langsam ablaufen würde, sehr stark beschleunigen. Das geschieht durch Herabsetzung der „Aktivierungsenergie".

Bei chemischen Reaktionen im Stoffwechsel wird Energie benötigt – gewissermaßen eine Kraft, welche Moleküle aufbricht oder zusammenfügt. Dadurch, daß ein Substrat sich mit einem Enzym verbindet, wird die für eine Reaktion benötigte Energiemenge, die Aktivierungsenergie, viel kleiner, und die chemischen Prozesse können sich sehr viel schneller und infolgedessen auch häufiger entwickeln. Die Verbindung zwischen dem Substrat und dem Enzym ist kurzlebig. Sie löst sich nach Ablauf der Reaktion wieder; das Enzym steht dann für weitere Stoffwechselprozesse zur Verfügung. Die Enzyme wirken innerhalb der Zelle, teils frei im Zytoplasma der Zelle, teils an Zellorganellen verankert. Wir finden die Enzyme jedoch auch im Plasma und in den Säften der Verdauungsdrüsen, z. B. im Speichel, im Magen- und Dünndarmsaft.

Die Enzyme werden vom Organismus erzeugt. Schon in geringer Menge bestimmen sie Art und Richtung der Reaktionen. Bei all diesen biochemischen Reaktionen, ganz gleich, ob es sich um die Übertragung von Sauerstoff oder Wasserstoff zwischen den Molekülen oder um Übertragungen, Um- und Abbau von Molekülteilen oder Molekülgruppen handelt, tritt immer ein für die jeweilige Reaktion spezifisches Enzym als Initiator und Führer auf.

Enzyme sind Eiweißstoffe (Proteine). Ein Enzym besteht aus zwei Teilen, aus der Trägersubstanz und aus der eigentlich wirksamen Substanz, die als aktives Zentrum bezeichnet wird (Abb. 84). Bei einem Teil der Enzyme ist der für die Wirkung unmittelbar verantwortliche Bezirk, der aktive Bezirk oder das aktive Zentrum, ein Teil des zu den Proteinen gehörenden Moleküls. Bei anderen Enzymen, allgemein als Koenzyme bezeichnet, hat der aktive Teil (Koenzym) einen Nichtproteincharakter. Mit dem für sich allein nicht wirksamen Proteinteil (Apoenzym) verbunden, wird es auch als Holoenzym bezeichnet.

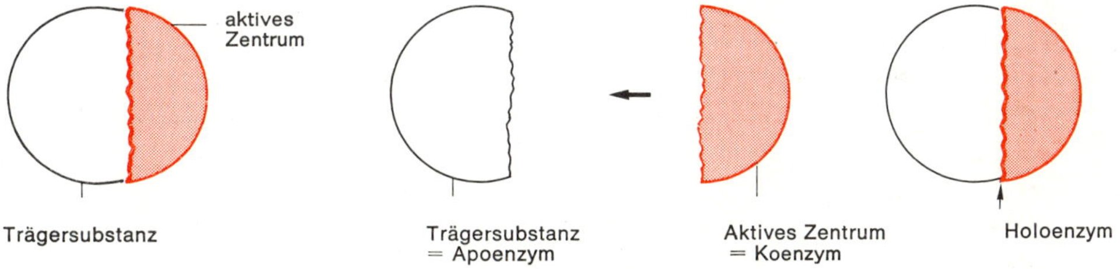

Abb. 84. Bestandteile eines Enzyms

Die Erforschnug der Enzyme begann mit der Untersuchung der Verdauungsenzyme, z. B. mit dem Trypsin oder Chymotrypsin usw. Inzwischen sind aber über 1000 Enzyme in Zellen genauer bekannt geworden. Es wird angenommen, daß mehr als 5000 Enzyme die Stoffwechselabläufe in der Zelle bewirken.

Nach ihrer Wirkung hat man sie in folgende Gruppen klassifiziert:

1. Oxydoreduktase. Die Enzyme katalysieren die Oxydation, früher auch als Oxydasen oder Dehydrogenasen bezeichnet.

2. Transferasen. Die Enzyme transportieren eine Molekülgruppe zwischen zwei Substanzen.

3. Hydrolasen. Sie spalten hydrolytisch z. B. Äther, Ester, Glykoside, Peptide.
4. Ligasen. Sie besorgen die Bindung zweier Substrate unter Lösen einer energiereichen Phosphatbindung (ATP).
5. Lyasen. Sie spalten von einem Substrat einen Teil ab unter Hinterlassung einer Doppelbindung, oder sie lagern eine Gruppe an einer Doppelbindung an.
6. Isomerasen. Sie bewirken die Umwandlung einer Gruppe in ihrem geometrischen Bau.

Die Koenzyme, deren aktives Zentrum einen Nichtproteincharakter hat, lassen sich gruppenweise zusammenfassen.

Koenzyme, auch Kofaktoren oder Kosubstrate genannt, können zum Teil im Körper, zum Teil aber außerhalb des Körpers gebildet werden. Dann müßten sie in der Nahrung zugeführt werden. Viele Vitamine werden vom Körper in Koenzyme eingebaut, sind also Teile des Koenzyms.

Klassifikation der Koenzyme:	Aufgabe
1. Energiereiche Nukleotidphosphate	Transphosphorylierung
Adenosintriphosphat	
2. Gruppenübertragende Koenzyme	
Pyridoxalphosphat	Dekarboxylierung,
Koenzym A	Transaminierung,
	Transfer von Azetylgruppen,
	Oxydation und Synthese von Fettsäuren
3. Wasserstoff- und Sauerstoffüberträger	
Nikotinamid-Adenin-dinukleotidphosphat (NADP)	Wasserstoffüberträger
Nikotinamid-Adenin-dinukleotid (NAD)	Wasserstoffüberträger
Eisenporphyrin	Sauerstoffüberträger

Gemessen wird die Wirkung eines Enzyms nach sogenannten Enzymeinheiten (Units). Ein U ist die Enzymmenge, die unter bestimmter Temperatur und pH-Bedingungen 1 Mikromol eines Substrates je Minute umsetzt. Ein neues Maß ist das Katal (kat). Es bedeutet den Umsatz von 1 Mol Substrat/s. Als Bezugseinheit gelten Serum, sonstige Organsäfte, Urine usw.

Das Koenzym Adenosintriphosphat (ATP), der schnelle Energielieferant bei den Stoffwechselabläufen, ist in jeder Zelle vorhanden. Es wird aus dem Adenin, der Ribose und aus drei Phosphatgruppen von der Zelle selbst aufgebaut mit Hilfe von Energien, die in der Atmungskette freiwerden; insbesondere bei der Wasserbildung aus Wasserstoff und Sauerstoff (H_2 und O_2), bei der ein großer Energiebetrag gewonnen wird. Das Adenosintriphosphat kann leicht Phosphorgruppen unter Freisetzung von Energie abspalten und dabei in das Adenosindiphosphat (ADP) bzw. in das Adenosinmonophosphat (AMP) übergehen. Die dabei freiwerdende Energie wird für die Stoffwechselprozesse bereitgestellt (s. Muskulatur, S. 70). Gleichzeitig kann durch Übertragung freigewordener Phosphatgruppen, z. B. auf die Glukose, diese an und für sich im Stoffwechsel träge Substanz zu einer reaktionsfreudigen Substanz umgewandelt werden.

Bei vielen Stoffwechselprozessen, besonders beim Abbau der Kohlenhydrate, müssen für die neu entstehenden chemischen Verbindungen H^+- oder OH^--Ionen eingebaut werden. Für diese Aufgabe sind Koenzyme zuständig. Soll z. B. im Kohlenhydratstoffwechsel das Pyruvat weiter in Laktat überführt werden, so werden das Enzym Laktatdehydrogenase und ein wasserstoffübertragendes Koenzym benötigt. Das Koenzym mit der Bezeichnung NAD ist der Wasserstoffüberträger bei vielen Reaktionen.

Für den gesamten Stoffwechsel äußerst wichtig ist das Koenzym A. Es ist eine kompliziert aufgebaute Substanz, die mit einer Sulfhydrylgruppe organische Säuregruppen im Stoffwechsel übertragen kann. Zu ihnen gehört das Azetylkoenzym A, das auch als aktivierte Essigsäure bekannt ist. Über die aktivierte Essigsäure mündet der gesamte Stoffwechsel in den sog. Zitronensäurezyklus ein, in dem die Endstufen des Stoffwechsels H_2O und CO_2 sind.

Auch das Azetylcholin, der Reizübermittlerstoff in den Synapsen, ist eine Verbindung (Ester) aus dem Azetylkoenzym A und Alkoholen.

Bei verschiedenen Erkrankungen des Herzens, der Leber, der Niere können organspezifische Enzyme in vermehrter Menge ins Blut gelangen und hier nachgewiesen werden. Dabei ist die Menge der Zellenzyme, die ins Blut gelangen, um so größer, je schwerer das Organ geschädigt wurde, z. B. starkes Ansteigen der Transaminasen im Blut bei Lebererkrankungen.

Zur besseren Merkfähigkeit werden die kompliziert zusammengesetzten Namen in der Praxis durch Buchstabenkombinationen ersetzt:

> Das Enzym GOT (Glutamat-Oxalazetat-Transaminase) bewirkt die Übertragung der Aminogruppe von der Glutaminsäure auf die Oxalessigsäure. Das Enzym findet sich in hoher Konzentration in den Zellen des Herzens und der Leber. Bei Erkrankungen dieser Organe tritt das Enzym vermehrt im Blut auf. Normalwert im Serum bis 18 IU/l.

Ein anderes Enzym, LDH (Laktatdehydrogenase), besorgt die Umsetzung von Milchsäure in Brenztraubensäure. Normalwert im Serum 120—240 IU/l.

Die alkalischen Phosphatasen (aP) (60—170 IU/l) haben besondere Bedeutung bei Knochenerkrankungen. Die sauren Phosphatasen (bis 11 IU/l) usw. treten vermehrt bei Erkrankungen der Vorsteherdrüse auf.

Die Enzymbestimmung kann eine wertvolle Hilfe bei der Erkennung von Krankheiten sein.

Das Enzym CPK (Kreatinphosphokinase) im Serum steigt schon wenige Stunden nach einem Herzinfarkt an und erreicht nach 3 Tagen den Höchstwert von 20 mIU/ml (Milli-IU). Normalwert 0,9 mIU.

Weitere wichtige Enzyme sind die γ-Glutamyltransferase (γ-GT) und die Leuzinaminopeptide (LAP). Die meisten Enzyme werden in der Leber gebildet.

Vitamine

Vitamine sind Ergänzungsstoffe unserer Nahrung, die zur Aufrechterhaltung des normalen Stoffwechsels unbedingt notwendig sind. Sie kommen fast ausschließlich in frischen Nahrungsmitteln vor. Ein Teil von ihnen kann auf synthetischem Wege hergestellt werden (Heilmittel). Nach ihrem Vorkommen in den verschiedenen Nahrungsmitteln und nach ihren chemischen Eigenschaften teilt man die Vitamine ein in fettlösliche und wasserlösliche.

Zu den fettlöslichen gehören die Vitamine A, D, E, K. Wir finden sie vor allem im Fett, aber auch im Gemüse, z. B. das Vitamin A in seiner Vorstufe, dem Karotin.

Zu den wasserlöslichen Vitaminen zählen wir die Vitamine C und B. Die Vitamine sind empfindliche Stoffe, die durch Licht, Luft oder Hitze unwirksam oder zerstört werden können.

Wir unterscheiden:

1. Vitamin A, Retinol oder Axerophthol, kommt in der Butter, im Eigelb, im Lebertran vor. Als Provitamin A (Karotin) findet es sich in Karotten, grünen Pflanzen und Früchten. Es wird in der Leber und wahrscheinlich auch in den Epithelzellen der Darmwand zum Vitamin A umgebaut. Als Mangelkrankheit tritt Nachtblindheit und Hornhauterweichung am Auge auf. (Hitzebeständig, lichtempfindlich und fettlöslich.)

2. Vitamin B ist ein Vitaminkomplex, von dem 16 Faktoren bekannt sind. Bedeutung für den Menschen haben die folgenden:

   a) Vitamin B_1, Thiamin oder Aneurin, kommt vor in der Hefe, in den Samen von Roggen, Weizen, Gerste, Reis, Erbsen, Bohnen, Linsen u. a. Fehlen des Vitamins bedingt Nervenkrankheiten (Neuritiden, Beriberi). Beim Kohlenhydratstoffwechsel spielt das Vitamin B_1 eine wichtige Rolle, als Koenzym bei der Dekarboxylierung* von Ketosäuren. Bei überwiegender Kohlenhydraternährung und Mangel an Fett kann der Bedarf an Vitamin B_1 erheblich ansteigen. Das Vitamin B_1 ist hitzeempfindlich und wasserlöslich.

   b) Vitamin B_2, Laktoflavin oder Riboflavin, findet sich in der Milch, im Käse und im Blattgemüse. Riboflavin nimmt als Koenzym an zahlreichen Oxydationsvorgängen im Stoffwechsel teil. Es entfaltet seine Wirkung an der Haut und an den Augen. Beim Mangel können Augenlinsentrübungen und Entzündungen der Schleimhäute, des Mundes und des Darmkanals die Folge sein.

   c) Zum Vitamin-B-Komplex rechnen wir auch die PP-Faktoren oder die Pellagraschutzstoffe. Hierzu gehört das Nikotinsäureamid. Vorkommen im Fleisch, in der Leber, in Kartoffeln und Gemüsen. Bei einseitiger Ernährung, z. B. mit geschältem Reis, kann die Pellagrakrankheit auftreten. Die Krankheit geht mit einer chronischen Entzündung der Schleimhäute des Magen-Darm-Kanals (Gastritis) einher. Die Haut des Gesichts, des Halses und auch der Hände (Hautabschnitte, die von der Sonne bestrahlt werden können) wird teigig dick und braun pigmentiert. Zu diesem Komplex rechnen wir weiter die Pantothensäure, die als Bestandteil des Koenzyms A bei der Übertragung von Azetylgruppen wirksam ist. Das Auftreten einer schweren Blutkrankheit, der perniziösen Anämie, steht in ursächlichem Zusammenhang mit einem Mangel an Vitamin B_{12}, Kobalamin. Es bildet

---

* Abspaltung von Kohlendioxid (CO_2) aus der Karboxylgruppe von Karbonsäuren.

mit einem Bestandteil des Magensafts — der als Intrinsic factor bezeichnet wird — vereinigt einen Wirkstoff, der das Auftreten der perniziösen Anämie verhindert.

3. Vitamin C, Askorbinsäure, reichlich vorhanden in Früchten, wie Hagebutten, Apfelsinen, Zitronen, Tomaten, Kartoffeln (in der Schale gekochte Kartoffeln bewahren ihre Vitamine) und in frischen Gemüsen. Bei Vitaminmangel treten Schleimhautblutungen auf (Skorbut). Schutzstoff bei Erkältungskrankheiten. Chemisch hat sich das Vitamin als L-Askorbinsäure erwiesen, es ist hitzebeständig, aber sehr leicht oxydierbar. Da es wasserlöslich ist, geht es in das Kochwasser über.

4. Vitamin D, Kalziferol, vorhanden in Butter, Milch und vor allem im Lebertran. Es hat Beziehungen zum Phosphor- und Kalkstoffwechsel und steuert die physiologischen Verkalkungen des Skeletes. Bei Störungen im Vitamin-D-Haushalt tritt bei Kindern die englische Krankheit, die Rachitis, auf.

   Es handelt sich bei diesem Vitamin im wesentlichen um 2 Stoffe, um das aus pflanzlichem Material stammende Vitamin D_2 und das aus tierischem Material gewonnene Vitamin D_3.

   Die Vorstufen dieser beiden Substanzen — das Ergosterin, das besonders in der Hefe vorkommt, und eine Substanz, die im Körper vermutlich aus Cholesterin gebildet wird — werden durch Sonnenbestrahlung der Haut in das Vitamin umgewandelt. Reicht infolge ungenügender Sonnenbestrahlung diese Vitaminquelle nicht aus, dann muß insbesondere beim Kleinkind der Vitamingehalt der Nahrung zusätzlich gesteigert werden. Die beste Vitamin-D-Quelle ist der Lebertran. (Hitzebeständig bis zu 180 °, fettlöslich.)

In Weizenkeimlingen findet sich das Vitamin E, Tokopherol. Bedeutsam für den Stoffwechsel und für die Funktion der Fortpflanzungsorgane.

Für die Entwicklung und Erneuerung von Haut und Haaren wird das Vitamin H, Biotin, verantwortlich gemacht. Biotin kommt in vielen Pflanzen, in Hefen und in tierischen Organen vor. Es erfüllt eine Koenzymfunktion mit Fixierungen und Übertragungen von CO_2. Das Vitamin H wird heute dem Vitamin-B-Komplex zugeordnet.

In grünen Pflanzen kommt das fettlösliche Vitamin K, Phyllochinon, vor; es kann auch von Darmbakterien gebildet werden.

Das Vitamin K veranlaßt die Leber zur Bildung von Prothrombin (s. Blutgerinnung).

Die Verdauungsvorgänge im Magen-Darm-Kanal

Unter Verdauung fassen wir die Vorgänge zusammen, denen die eingeführten Nahrungsmittel bis zur Aufnahme durch die Darmwand ins Blut unterliegen. Wasser und Salze können ohne besondere Bearbeitung von der Darmwand aufgenommen werden; dagegen müssen Eiweiß, Fett und Kohlenhydrate bis zu ihren letzten Bausteinen abgebaut werden und gelangen dann erst zur Resorption.

Die Verdauung der Nahrung beginnt mit der *mechanischen* Zerkleinerung durch die Zähne und die Mundmuskulatur beim Kauakt. Dabei erfolgt eine Durchfeuchtung der Nahrung mit dem Mundspeichel. Dieser macht die zerkleinerte Speise

1. schlüpfrig für den weiteren Transport,
2. bewirkt das Speichel-*Enzym*, **Ptyalin,** eine Zerlegung der Kohlenhydrate. Stärke und Glykogen werden vom Ptyalin bis zum Malzzucker gespalten. (Fett und Eiweiß werden vom Speichel nicht angegriffen.) Der Speichel stammt aus den großen und den vielen kleinen Speicheldrüsen des Mundes.

Nach Einspeichelung des Bissens wird er durch Anpressen der Zunge gegen den Gaumen rachenwärts geschoben. Beim Berühren der Rachenwand tritt der unwillkürliche *Schling*-Mechanismus ein, der durch Zusammenziehung der mundwärts gelegenen Muskeln und durch gleichzeitige Erschlaffung der magenwärts gelegenen Muskeln den Bissen durch den Rachen und die Speiseröhre in den Magen leitet.

Um ein Verschlucken der Speise in den Nasen-Rachen-Raum und in den Kehlkopf zu verhindern, wird

1. der weiche Gaumen gegen die hintere Rachenwand gelegt,
2. der Kehlkopf mit dem Eingang zu den tieferen Luftwegen nach oben und vorn unter den Zungengrund gehoben, wodurch sich der Kehldeckel (Epiglottis) über den Kehlkopf legt,
3. der Atem angehalten und die Stimmritze geschlossen.

Berühren die Speisen die Schleimhaut der Speiseröhre im unteren Drittel, so erfolgt automatische Öffnung des Magenmundes und Eintritt der Speisen in den Magen. Hier setzt die weitere Verdauung durch den Magensaft ein.

Der Magensaft ist eine klare, saure Flüssigkeit; er enthält:

I. Salzsäure
II. Enzyme, die die Verdauung bewirken
  1. Pepsin und Kathepsin
  2. Labenzym
  3. Steapsin (in geringer Menge)
III. Schleim

Die Absonderung des Magensaftes erfolgt beim Appetit und bei entsprechenden psychischen Vorstellungen, weiterhin nach Reizung von Empfindungsnerven der Mund- und Rachenschleimhaut, und schließlich veranlassen die Speisen im Magen die Bildung eines Stoffes, *Gastrin*, der die Magendrüsen zur Saftbildung, insbesondere zur Salzsäuresekretion, anregt.

Wir unterscheiden die an die Eiweißstoffe der Nahrung „gebundene" Salzsäure und die darüber hinaus noch produzierte, überschüssige „freie" Salzsäure. Gebundene + freie Salzsäure = Gesamtazidität. Zur mengenmäßigen Bestimmung der Gesamtazidität und der freien Salzsäure wird ein Titrierverfahren angewandt.

Gesamtazidität: 10 cm^3 Magensaft werden mit einigen Tropfen einer Phenolphthaleinlösung versetzt. Hierauf läßt man $^1/_{10}$-n-Natronlauge zufließen, bis ein dauernder Farbumschlag nach Rot eintritt.

Freie Salzsäure: Das gleiche Verfahren, nur wird statt Phenolphthalein als Farbstoffindikator Dimethylaminoazobenzol zugesetzt (Farbumschlag von Rot in Orange).

Die Menge der verbrauchten Natronlauge, in Kubikzentimeter gemessen, umgerechnet auf 100 cm^3 Magensaft, ergibt die Werte für die Gesamtazidität und die freie Salzsäure in Aziditätsgraden. Normalwerte für die Gasamtazidität 30—70, für die freie Salzsäure 20—50 (s. S. 158).

Durch Einwirkung des Pepsins, des Kathepsins und der Salzsäure werden die **Eiweißkörper** abgebaut, zwar noch nicht bis zu ihren letzten Bausteinen, sondern erst bis zu einer Zwischenstufe, den Peptonen. Der weitere Abbau bis zu den Aminosäuren erfolgt erst im Darm.

Das Labenzym bringt das **Kasein** der Milch zur Gerinnung.

Das Steapsin, das in geringer Menge im Fundusteil des Magens gebildet wird, leitet die **Fett**-Verdauung ein; jedoch kommen nur Fette in feinster Verteilung (Emulsion), Milch und Eierfett, in Frage. Die Hauptarbeit bei der Fettverdauung geht erst im Dünndarm vor sich.

Eine Einwirkung auf die **Kohlenhydrate** findet durch den Magensaft nicht statt. Das verschluckte Ptyalin wirkt jedoch im Magen so lange auf Kohlenhydrate ein, bis es vom Magensaft zerstört wird.

Der Magensaft enthält ferner einen Teil des sog. Castleschen Faktors; dieser bildet zusammen mit dem Vitamin B_{12} der Nahrung einen Stoff, der die Reifung der roten Blutkörperchen bewirkt.

Der Magensaft wirkt durch seinen Salzsäuregehalt fäulniswidrig; Bakterien können abgetötet werden.

Durch peristaltische (wellenförmige) Magenbewegungen wird der Speisebrei zum Pylorus getrieben. Dieser öffnet sich zeitweise, um eine kleine Portion des Mageninhaltes, die durch eine peristaltische Welle herangeführt wird, in den Zwölffingerdarm treten zu lassen.

Die peristaltischen Wellen folgen etwa in Abständen von 20 Sekunden aufeinander, aber nicht mit jeder peristaltischen Welle wird Mageninhalt entleert. Der Pylorus öffnet sich unregelmäßig. Dadurch gelangt der Speisebrei in kleinen Portionen und mit zeitlichem Abstand in den Dünndarm.

Während im Munde nur die Kohlenhydrate, im Magen im wesentlichen nur die Eiweißkörper **angedaut** werden, erfolgt im Dünndarm die Aufspaltung aller drei Nahrungsstoffe bis zu den **letzten** Bausteinen.

Die Sekrete werden von der Bauchspeicheldrüse und der Schleimhaut des Dünndarmes geliefert. Das Sekret der Leber, die Galle, unterstützt die Fettverdauung.

Der Pancreassaft enthält:

1. Ein Enzym mit Wirkung auf die **Kohlenhydrate.** Das *Pancreasptyalin* oder die Pancreasdiastase hat die gleiche Wirkung wie das Speichelenzym. Die Spaltung der Stärke und des Glykogens geht bis zum Malzzucker (Maltose). Die weitere Zerlegung bis zum Traubenzucker (Glukose) übernimmt der Darmsaft.
2. Ein Enzym mit Wirkung auf die **Eiweißkörper.** Das wirksame Enzym, *Trypsin,* spaltet die Eiweißkörper bis zu den einfachsten Bausteinen, den Aminosäuren.

Das Trypsin ist kein einheitliches Enzym, es läßt sich in Tryptase und Erepsin zerlegen. Die Tryptase hat etwa die Wirkung des Pepsins, es zerlegt Eiweiß über Peptone in Polypeptide. Die weitere Aufbereitung der Polypeptide bis zu den Aminosäuren übernimmt das Erepsin. Der frisch aus dem Pancreas entleerte Saft enthält diese Enzyme noch in einer Vorstufe. Erst durch Einwirkung der Enterokinase des Dünndarmsaftes werden die Enzyme wirksam.

3. Ein Enzym mit Wirkung auf die **Fette.** Um den Wirkungsgrad des Enzyms zu verbessern, müssen zur Herabsetzung der Oberflächenspannung die großen Fetttropfen in eine feine Verteilung gebracht (emulgiert) werden. Diese Emulgierung erfolgt durch Gallensäuren. Dann erst spaltet das Steapsin oder die Lipase die neutralen Fette in Glyzerin und Fettsäuren. Die Wirkung des Enzyms wird durch die Galle unterstützt. Das in Wasser lösliche Glyzerin kann ohne weiteres von der Darmwand aufgenommen werden. Die Fettsäuren sind nicht wasserlöslich, können daher erst von der Darmwand aufgenommen werden, nachdem die Galle und die Enzyme des Pancreas auf sie eingewirkt haben (Cholesterinester).

Enzyme der Darmschleimhaut

Der Darmsaft wird von den Drüsen der Schleimhaut abgesondert. Die größte Menge liefern die Lieberkühnschen und die Brunnerschen *Drüsen.* Seine Wirkung entfaltet der Darmsaft auf:

1. Kohlenhydrate. **Maltase** spaltet Malzzucker (Maltose) in Traubenzucker (Glukose). **Invertin** spaltet Rohrzucker in Traubenzucker und Fruchtzucker. **Laktase** spaltet Milchzucker in Traubenzucker und Galaktose. Traubenzucker, Fruchtzucker und Galaktose stellen einfache Zucker dar, die von der Darmschleimhaut resorbiert werden.
2. Eiweiß. **Das Erepsin des Darmsaftes** (identisch mit dem Erepsin des Pancreas) zerlegt die Polypeptide in Aminosäuren, die von der Schleimhaut aufgenommen werden können.
3. Fett. In der Darmschleimhaut findet sich auch eine **Lipase** zur Fettspaltung; weiterhin werden die Fette durch den Darmsaft emulgiert und verseift.

Die so bis zu den letzten Bausteinen aufgespaltenen Nahrungsmittel werden von der Darmschleimhaut resorbiert.

Nach der Resorption werden die einfachen Zucker und die Aminosäuren in den Blutgefäßen fortgeführt. Der Zucker wird als Glykogen in der Leber und in der Muskulatur gespeichert.

Die Spaltprodukte der Fette werden in den Lymphgefäßen des Darmes (Chylusgefäße) abtransportiert. Die Lymphgefäße münden in die großen Venen; so gelangen auch die Fette über diesen Umweg in die Blutbahn.

Von diesen Verdauungsvorgängen, die durch Enzyme betrieben werden, unterscheiden wir noch die Zersetzung durch *Gärung* und *Fäulnis,* die durch Spaltpilze des Darmes unter Gasentwicklung vor sich geht. Für die Ernährung des Menschen spielt diese Aufspaltung eine untergeordnete Rolle. Diese Gärungsvorgänge beziehen sich, wie die fermentative Spaltung, auf Fette, Eiweiß und Kohlenhydrate. Unter den Spaltpilzen überwiegen die Milchsäure- und Kolikeime. Bei der Gärung der Kohlenhydrate, die hauptsächlich im Dünndarm vor sich geht, entstehen Milchsäure, Buttersäure und Essigsäure neben Kohlendioxid und Wasserstoff.

Die Zersetzung der Fette führt zur Spaltung in Glyzerin und Fettsäure.

Die Fäulnis der Eiweißstoffe geht im Dickdarm vor sich. Es entstehen u. a. dabei Phenol und Kresol, die, von der Darmwand resorbiert, in der Leber an Schwefelsäure gebunden werden. Die Phenol- bzw. Kresolschwefelsäuren, auch Ätherschwefelsäuren genannt, werden von der Niere im Harn ausgeschieden.

Weiterhin treten bei der Eiweißfäulnis im Darm Indol und Skatol auf. Auch das Indol wird, nachdem es resorbiert und oxydiert worden ist, an Schwefelsäure gebunden und im Harn als Indikan ausgeschieden.

Der im Dünndarm noch wäßrig-breiige Darminhalt wird, nachdem die für den Körper nutzbaren Stoffe von der Schleimhaut aufgenommen sind, im Dickdarm durch Wasserresorption zum Kot (Fäzes) eingedickt, dessen Farbe von der Art der Nahrung (Fleisch – dunkelbraun, Milch – hellgelb) und von den Gallenfarbstoffen herrührt. Der Kot enthält die unverdauten Reste der Nahrung. Bei Fleischnahrung ist die Kotmenge geringer als bei Pflanzenkost. Neben diesen unverdaulichen Rückständen enthält der Kot reichliche Mengen von Bakterien*; daneben finden sich Mineralien, u. a. Kalzium, Eisen und Magnesium. Auch im Dünndarm finden sich Bakterien, die an den Abbauprozessen der Nahrung teilnehmen. Der Magen ist frei von Bakterien.

Der Zwischenstoffwechsel

Mit der Aufnahme der verdauten Nahrungsstoffe durch die Darmwand in das Blut ist die erste Phase des Stoffwechsels erreicht. Für den Körper bieten sich jetzt zwei Möglichkeiten der weiteren Verwendung:

Erstens kann bei sofortigem Bedarf der resorbierte Stoff den Körperzellen zugeführt werden, um hier verbrannt und nutzbar gemacht zu werden. Das Prinzip liegt darin, die energiereichen Stoffe, wie Kohlenhydrate, Fette und Eiweiß, in die energielosen Endprodukte Kohlendioxid und Wasser bzw. in die energiearmen Stoffe, wie Harnstoff, Harnsäure, Kreatinin u. a., zu überführen. Die bei der Verbrennung frei werdenden Energiemengen werden für die Lebensprozesse, Wärmebildung und Arbeit verbraucht.

Zweitens können die aufgenommenen Stoffe in Depots zur späteren Verwertung abgelagert werden. Der Körper baut zu diesem Zweck die resorbierten Substanzen wieder auf, und zwar die Kohlenhydrate zu Glykogen, Glyzerin und Fettsäuren zu neutralem Fett und die Aminosäuren zu arteigenem Eiweiß.

Alle Nahrungsmittel, die im Stoffwechsel zu den für den Körper energielosen Endprodukten Wasser und Kohlendioxid verbrannt werden, können nicht wie in einem physikalischen Versuch durch eine momentane, bis zu den Endgliedern ablaufende

* Bakterien sind einzellige pflanzliche Lebewesen. Sie haben Kugelform (Kokken), Stäbchenform (Bazillen) und gewundene Formen (Spirillen). Sie sind Krankheitserreger oder bewirken Fäulnis- und Gärungsprozesse.

Reaktion oxydiert werden, weil der Körper die großen Mengen der plötzlich freiwerdenden Energie nicht verwerten kann. Der Körper braucht eine konstante, stetige Energienachfuhr zur Aufrechterhaltung der Körperwärme, zur Unterhaltung aller Lebensfunktionen wie zur Arbeit der Muskulatur, der Drüsen, der großen Organe oder zum Aufbau der Körpersubstanz usw.

Die Nahrungsmittel werden daher über viele Stufen schrittweise abgebaut, oxydiert. Der Abbau kann sowohl in einer Zuführung von Sauerstoff als auch in einer Wegführung von Wasserstoff vor sich gehen. Bei einem jeden dieser Abbauschritte wird Energie frei, über die der Körper verfügt, bis schließlich in der letzten Abbaustufe der Wasserstoff mit dem Sauerstoff in der Atmungskette verbrannt wird, wobei eine ganz erhebliche Energiemenge freigesetzt wird.

Zum Ingangkommen des Abbaus der Nahrungsmittel muß aber ein energischer Anstoß gegeben werden. Stoffe, wie Fette oder Glukose, die im Stoffwechsel nur träge reagieren, müssen zur Reaktion angeregt, aktiviert werden. Sie müssen geradezu einen Energiestoß bekommen, um im Stoffwechsel zu reagieren. Die Substanz, die diesen Anstoß zu geben vermag, ist das energiegeladene Adenosintriphosphat (ATP); es stellt einen Energiespeicher dar. Diese Substanz kann leicht die notwendige Energie freimachen und an den abzubauenden Stoff übertragen; dabei wandelt sich das ATP durch Abgabe von Phosphorsäure in das energieärmere Adenosindiphosphat (ADP) um. Durch die freigewordene und übertragene Energie beginnt der erste Schritt des Abbaus. Bei dem ersten Abbauschritt wird bereits eine Energiemenge frei, die nicht nur für die augenblicklichen Lebensvorgänge (Körperwärme, Muskelarbeit usw.) ausreicht, sondern die auch noch das Adenosindiphosphat wieder in das energiereichere Adenosintriphosphat zurückverwandeln kann, um so immer wieder für neue Reaktionen verfügbar zu sein.

All die weiteren Schritte des Abbaus, durch Enzyme geführt und durch Freisetzung und Übertragung von Wasserstoff charakterisiert, sind jeweils mit Energiefreisetzung verbunden. Durch diesen schrittweisen, gesteuerten Verbrennungsprozeß der Nahrungsmittel verfügt der Körper über die Energiemenge, die nach Zeit und Umständen jeweils erforderlich ist.

Die im Darm zu den Monosacchariden abgebauten **Kohlenhydrate** werden in die Blutbahn aufgenommen und gelangen mit dem Blut der Pfortader zur Leber. Hier wird der Teil der Monosaccharide, der nicht zur sofortigen Verbrennung herangezogen werden soll, zum *Glykogen* aufgebaut und dann in der Leber und in den Muskeln abgelagert. Neuerdings glaubt man, daß der Aufbau zu Glykogen schon in der Darmwand beginnt. Man nimmt an, daß beim Aufbau des Glykogens das Hormon des Pancreas, das Insulin, notwendig ist. Die Umlagerung der Monosaccharide zu der Dauerform Glykogen schützt das Blut vor einer Überflutung mit Zucker. Der Blutzuckergehalt des Gesunden beträgt 80—110 mg% (4,4—6,1 mmol/l). Übersteigt der Blutzucker diesen Schwellenwert, so wird Zucker von der Niere im Harn ausgeschieden.

Das Glykogen ist ein Stoff, der bei Bedarf wieder leicht zu mobilisieren ist. Der Körper greift zuerst die Kohlenhydrate an. Der Abbau des Glykogens zu Traubenzucker geht infolge der Enzymwirkung in der Leber prinzipiell genauso wie im Darm vor sich.

Der Abbau der Monosaccharide geht in zwei Phasen vor sich. In der ersten, der anaeroben Phase werden mit Hilfe der Phosphorylierung aus den Monosacchariden mit ihren 6 Kohlenstoffatomen ($C_6H_{12}O_6$) jeweils zwei, nur je 3 Kohlenstoffatome enthaltende Brenztraubensäuren gebildet ($2CH_3 \cdot CO \cdot COOH$). Die beim Übergang der Monosaccharide in die Brenztraubensäure freiwerdenden Wasserstoffatome werden auf das Enzym NAD übertragen: → NADH.

Der weitere Abbau der Brenztraubensäure kann über zwei Wege führen:

1. Unter Verbrauch von Sauerstoff. Der Abbau verläuft über viele Zwischenstufen im Zitronensäurezyklus und in der Atmungskette bis zu den Endprodukten Kohlendioxid und Wasser. Von der Brenztraubensäure mit ihren drei Kohlenstoffatomen führt der nächste Schritt unter Abspaltung eines Kohlenstoffatoms zu Verbindungen mit zwei Kohlenstoffatomen, Essigsäure = $CH_3 \cdot COOH$.

$$\underset{\text{Brenztraubensäure}}{CH_3 \cdot CO \cdot COOH} + \underset{\text{Wasser}}{H_2O} = \underset{\text{Essigsäure}}{CH_3 \cdot COOH} + CO_2 + H_2 + \text{Energie}$$

   Zusammen mit der Essigsäure bildet das Koenzym A die Verbindung der aktivierten Essigsäure (Azetyl-CoA). Die aktivierte Essigsäure ist die Zentralfigur im intermediären Stoffwechsel. Der Abbau der Kohlenhydrate, der Fette und der Eiweiße führt zur aktivierten Essigsäure, um dann in den für alle drei gemeinsamen Endweg des Zitronensäurezyklus einzumünden. In der letzten Phase des Abbaus in der Atmungskette wird der freigewordene Wasserstoff mit dem Sauerstoff zu Wasser oxydiert. Die Endprodukte Kohlendioxid und Wasser werden ausgeschieden. Der größte Teil des Energievorrats, der in den Kohlenhydraten steckende, wird in der mit Sauerstoffverbrauch einhergehenden zweiten Phase im Zitronensäurezyklus bzw. in der Atmungskette frei.

2. Im intermediären Stoffwechsel des Muskels wird ein Teil der Brenztraubensäure unter Mitwirkung des wasserstoffübertragenden Enzyms NADH in Milchsäure überführt ($CH_3 \cdot CHOH \cdot COOH$). Die Milchsäure ist jedoch kein Endprodukt; teils wird sie wieder zu Glukose aufgebaut, teils aber wird sie in Brenztraubensäure zurückgeführt und dann im Zitronensäurezyklus weiter abgebaut.

In dem als Zitronensäurezyklus ablaufenden Stoffwechselgeschehen handelt es sich nicht allein um einen zu energielosen Endprodukten führenden Abbau, sondern gleichzeitig auch um einen Aufbau von Körpersubstanzen (Biosynthese).

Die Gewinnung der Energie unter biologischen Verhältnissen in der Zelle verläuft also in einem stufenartigen Abbau, wobei die biologische Oxydation anfangs in einer Dehydrierung (Wasserstoffentzug) besteht. Dabei wird der freigewordene Wasserstoff durch nacheinander wirksam werdende Enzyme von Stoffgruppe zu Stoffgruppe weiterübertragen. Erst in der Schlußphase erfolgt die Oxydation zu Wasser unter Ausnutzung des durch die Atmung herangeführten Sauerstoffes. Diese Wasserbildung ist der entscheidende energieliefernde Vorgang im Stoffwechsel.

Für den intermediären Stoffwechsel sind zwei Koenzyme besonders wichtig:

1. das Koenzym A,
2. das Koenzym DPN.

Das Koenzym A stellt eine komplizierte Verbindung dar. Sie enthält u. a. das Pantheinphosphat und das Adenosindiphosphat. Die weiterhin darin enthaltenen Schwefelwasserstoffgruppen, die Sulfhydrylgruppen, vermögen durch Bildung von Estern die Essigsäurereste zu übertragen. Der Abbau geht über Anlagerung von Wasser (H_2O), wobei Kohlendioxid und Wasserstoff auftreten:

$$\text{aktive Essigsäure } CH_3 \cdot CO\text{-}S\text{-}CoA + 3H_2O \rightarrow 2CO_2 + 8H + HS - CoA$$

Das Kohlendioxid wird als Endprodukt ausgeschieden; der Wasserstoff kann dann von dem Koenzym DPN im intermediären Stoffwechsel übernommen und weitergeführt werden oder schließlich unter Wasserbildung ausgeschieden werden. Die Oxydation des Wasserstoffes zu Wasser ist ein entscheidender Vorgang im Stoffwechsel für die Freisetzung großer Energiemengen in der Atmungskette. Die Reaktionen gehen dabei in der Atmungskette in kleinen Schritten vor sich, so daß fortlaufend ein hoher Nutzeffekt erreicht wird.

Das Koenzym A ist ebenso wie all die übrigen Enzyme nur ein Transportmittel, das die Bruchstücke aus dem Kohlenhydrat-, Fett- oder Eiweißstoffwechsel in den Zitronensäurezyklus befördert und so die endgültige Verbrennung ermöglicht. Die Transportmittel, die Koenzyme, werden dabei immer wieder zur weiteren Verwendung frei.

Die Mobilisierung des Glykogens zum Abbau erfolgt erstens auf nervösem Weg, zweitens durch ein Hormon der Nebenniere, das Adrenalin, und das Hormon des Pancreas, Glukagon. Besteht in Körperzellen Bedarf nach Zuckerausschüttung, so wird durch den Zuckermangel das *Zuckerzentrum* im Zwischenhirn erregt, das einmal direkt Nervenreize zur Leberzelle schickt und diese zum Abbau des Glykogens veranlaßt; daneben kann das Zentrum durch Nervenreiz und durch ein Hypophysenhormon die Nebenniere zur Abgabe des Adrenalins bzw. das Pancreas zur Abgabe des Glukagons anregen. Diese gelangen dann auf dem Blutweg zur Muskulatur und zur Leber und veranlassen so die Mobilisierung des Glykogens. Um eine Überschwemmung des Blutes mit Zucker zu verhüten, greift als Gegenspieler des Adrenalins das Hormon der Bauchspeicheldrüse, das *Insulin*, ein, das eine schnellere Verbrennung des Zuckers zu den Endprodukten veranlaßt und auch beim Aufbau des Zuckers zu Glykogen in der Leber eine wichtige Rolle spielt.

Die Leber ist nun nicht in der Lage, unbegrenzte Mengen Zucker, die in kurzer Zeit aufgenommen werden, zu Glykogen aufzubauen (assimilieren). Die Assimilationsgrenze liegt für Glukose und Lävulose bei 150 g, für Galaktose bei 40 g. Darüber hinaus auf einmal aufgenommene Mengen werden mit dem Harn ausgeschieden (Funktionsprüfung der Leber).

Das **Eiweiß** der Nahrung wird im Darm zu den Aminosäuren abgebaut. Die von der Darmwand aufgenommenen Aminosäuren können einmal direkt als Energiespender zur Verbrennung herangezogen werden, weiterhin können sie zum Aufbau der Körpersubstanz verwandt werden. Der Aufbau zum Zelleiweiß geht in den Organen unter Heranziehung von Enzymen vor sich. Beim Abbau des Eiweißes in der Zelle wird der gleiche Weg wie im Darm eingeschlagen. Bei diesem Auf- und Abbau entstehen u. a. spezifisch hochwirksame Stoffe, so z. B. aus Histidin Histamin usw. Die eiweißspaltenden Enzyme des Gewebes führen den Abbau bis zu den Aminosäuren durch. Dann wird die Aminosäure ihres eigentlichen Charakters durch Herausnahme der Stickstoffgruppe entkleidet. Dieser Vorgang wird als Desaminierung bezeichnet. Die Aminogruppe wird als Ammoniak (NH_3) abgetrennt.

Dabei entsteht eine Ketosäure, die Brenztraubensäure, die unter Aufnahme von H_2O in Essigsäure übergeht (S. 203, Formel). Auch der umgekehrte Weg, die Bildung von Aminosäuren aus einer Ketosäure und Ammoniak, ist in der Leber möglich.

Die Ketosäure wird unter Abspaltung von Kohlendioxid zu einer um ein Kohlenstoffatom ärmeren Säure oxydiert, die dann wie die Fettsäuren weiter abgebaut wird.

Das bei der Desaminierung entstandene Ammoniak wird mit dem Kohlendioxid in der Leber zu Harnstoff aufgebaut und von der Niere ausgeschieden. Ein Teil des Ammoniaks wird an Schwefel- oder Phosphorsäure gebunden und erscheint als deren Salz im Harn (s. auch S. 217).

Ein weiteres Endprodukt des Eiweißstoffwechsels ist die Harnsäure, die beim Abbau der Nukleoproteide entsteht.

Nachdem das **Fett** der Nahrung emulgiert und durch das Steapsin des Pancreas und des Darmsaftes in Glyzerin und Fettsäuren gespalten worden ist, erfolgt die Resorption durch die Darmwand. Glyzerin kann dabei ohne weiteres aufgenommen werden. Die Fettsäuren werden wahrscheinlich mit Cholin zu Cholesterinestern umgebaut und so resorbiert. Es ist wahrscheinlich, daß bereits in der Darmwand wieder Fettsäuren aus den Cholesterinestern entstehen.

Glyzerin und Fettsäuren können nunmehr entweder direkt im Stoffwechsel verbrannt werden, oder es kann ein Aufbau aus beiden zu körpereigenem Fett erfolgen, das in den bekannten Fettdepots abgelagert wird. Wird dieses Körperfett wieder abgebaut, so beginnt auch im Zwischenstoffwechsel der Abbau mit einer Zerlegung in Glyzerin und Fettsäuren. Das wirksame Enzym ist die Lipase, die überall im Körper vorkommt. Das Glyzerin wird zu Kohlendioxid und Wasser verbrannt. Die Fettsäuren sind reaktionsarm. Die Aktivierung erfolgt über die Bildung eines Thioesters mit dem Koenzym A. Die zur Herstellung dieser Verbindung notwendige Energie liefert das Adenosintriphosphat.

Beim Abbau tritt eine Oxydation an dem β-Kohlenstoffatom ein; dabei entsteht die β-Oxysäure, aus dieser entsteht die β-Ketosäure. Nun tritt eine Spaltung zwischen dem α- und β-Kohlenstoffatom ein, wobei Essigsäure abgespalten wird und eine um zwei Kohlenstoffatome ärmere Säure übrigbleibt. Dieser Vorgang wiederholt sich unter Abspaltung von Essigsäure immer wieder, bis schließlich Essigsäure übrigbleibt. Die Essigsäure wird jeweils in die aktivierte Essigsäure (Azetyl-CoA) überführt und wie im Kohlenhydratstoffwechsel zu CO_2 und H_2O oxydiert.

Die letzte Phase des Zwischenstoffwechsel der Kohlenhydrate, der Fette und der Eiweiße mündet in den Zitronensäurezyklus ein. Man versteht darunter einen Abbau und Umbau von Stoffwechselprodukten, wobei Zitrate (Zitronensäure) im Mittelpunkt des Geschehens stehen. Das Ziel ist die schrittweise Energiegewinnung durch Abbau der Nahrungsstoffe zu den energielosen Endprodukten Kohlendioxid und Wasser.

Der Körper besitzt die Fähigkeit, aus den Kohlenhydraten Fette aufzubauen. Die Mobilisierung des Fettes in den Fettdepots erfolgt durch nervöse Impulse und über den Hormonweg. Während der nervöse Impuls eine augenblickliche Mobilisierung des Fettes veranlaßt, bewirken die Hormone der Hypophyse, der Schilddrüse und der Keimdrüsen eine dauernde Regulierung.

Der Thymus

Der Thymus ist ein Organ von weicher, schwammiger Beschaffenheit, das sich in der ersten Lebensperiode bis zur Zeit der Geschlechtsreife am stärksten entfaltet, sich dann aber im Erwachsenenalter mehr und mehr zurückbildet. Zur Zeit der Geburt beträgt das Thymusgewicht etwa 12 g; bis zur Pubertät steigt es auf etwa 35 g an; im Alter beträgt es etwa nur noch 6 g. Der Thymus liegt mit zwei Lappen hinter dem Brustbein im vorderen Mediastinum, etwa von der unteren Halsgrenze bis zu den großen Gefäßen und dem Herzbeutel. Die beiden Seitenlappen können durch Gewebsbrücken miteinander verwachsen sein. Das Organ baut sich, von einer Bindegewebskapsel umgeben, aus zahlreichen Lappen und Läppchen auf, bei denen man bei mikroskopischer Betrachtung eine zentrale, hell erscheinende Markzone von einer dunkleren, zellreichen Rindenzone unterscheiden kann. In der Markzone finden sich neben Lymphozyten und den großen Epithelialzellen die Hassallschen Körperchen. Es sind zwiebelschalenartig geschichtete, kugelige Zellgebilde mit einem hyalinen Kern. Die Rindenzone ist dicht mit Lymphozyten angefüllt.

Der Thymus spielt eine bedeutende Rolle beim Aufbau der Abwehrkräfte des Körpers. Es wird angenommen, daß ein Thymusfaktor einen prägenden Einfluß auf die lymphoretikulären Stammzellen ausübt. Die so geprägten Stammzellen gelangen in die lymphatischen Organe (Lymphknoten, Milz, Knochenmark), und die sich daraus entwickelnden Lymphozyten haben den Charakter von Immunzellen, wobei durch eine zelluläre Antigen-Antikörper-Reaktion Schadstoffe ausgeschaltet werden. Derartige durch den Thymus geprägte Immunzellen werden als T-Lymphozyten bezeichnet.

Wärmeregulation

Die konstant bleibende Körpertemperatur des Menschen ist das Ergebnis aus der Wärmeproduktion des Körpers und der Wärmeabgabe an die Außenwelt.

Der größte Teil der Wärme wird sozusagen als Nebenprodukt bei den chemischen Umsetzungen der Muskelarbeit der großen Skeletmuskulatur, des Herzmuskels und der Atemmuskulatur gebildet. Außerdem entsteht Wärme als Stoffwechselprodukt der Leber, Niere und anderer Organe. Droht nun dem Körper bei abnehmender Außentemperatur Unterkühlung, so wird vermehrt Wärme durch willkürliche und unwillkürliche Muskelarbeit (Zittern, Hautmuskelkontraktion = Gänsehaut) produziert. Über den Weg der sympathischen Nerven beteiligt sich die Leber durch gesteigerten Stoffwechsel an dieser zusätzlichen Wärmeproduktion. Diese Vorgänge der Wärmeproduktion werden als *chemische* Wärmeregulation bezeichnet.

Steigt die Temperatur der Umgebung an, so daß Überhitzung des Körpers droht, so tritt die *physikalische* Wärmeregulation mit vermehrter Wärmeabgabe in Kraft, und zwar durch Leitung, Strahlung und Wasserverdunstung durch Haut und Lungen sowie durch vermehrte Schweißproduktion der Schweißdrüsen. Die Hautgefäße werden erweitert und stärker gefüllt (rote Haut), Wärme wird vermehrt abgegeben. Die durchschnittliche Temperatur ist, in der Achselhöhle gemessen, 36,9° und im Mastdarm

37,2 °. Sie unterliegt während des Tages geringen Schwankungen mit dem Maximum am späten Nachmittag, Minimum in den frühen Morgenstunden.

Alle diese wärmeregulatorischen Vorgänge werden im *Wärmezentrum* (Zwischenhirn) zentral gelenkt. Wird dieses Wärmezentrum durch Bakteriengifte oder auch durch Eiweißabbauprodukte abnorm gereizt, so entsteht Fieber.

Das Harn- und Geschlechtssystem

I. Die Harnorgane

Die beiden Organsysteme werden gemeinsam besprochen, da sie entwicklungsgeschichtlich nächste Beziehungen zueinander haben und nach ihrer Lage und ihren Ausführungsgängen aufs engste zusammengehören.

Zu den Harnorganen gehören:

1. Niere (Ren)
2. Harnleiter (Ureter)
3. Harnblase (Vesica urinaria)
4. Harnröhre (Urethra)

Die Nieren

Die beiden Nieren haben bohnenförmige Gestalt, ihr Längsdurchmesser beträgt durchschnittlich 12 cm. Sie liegen zu beiden Seiten der Lendenwirbelsäule an der hinteren Rumpfwand mit der konvexen Fläche nach lateral, Gewicht 200—300 g.

Die linke Niere reicht vom 11. Brustwirbel bis zum 3. Lendenwirbel; die rechte Niere liegt gewöhnlich etwas tiefer und reicht bis zum 4. Lendenwirbel.

An der medialen Fläche findet sich die Nierenpforte (Hilus). Harnleiter, Blutgefäße und Nerven treten hier ein und aus. Die weiten Nierenarterien kommen aus der Bauchaorta, sie ziehen zusammen mit Nervenfasern des Nervus sympathicus in die Niere (Abb. 85).

Die hormonelle Steuerung der Nierenfunktion erfolgt über ein Hormon der Nebenniere und der Hypophyse.

Die Niere selbst produziert das proteinspaltende Enzym Renin, das über Zwischensubstanzen (Angiotensin) die Höhe des Blutdrucks steuert (s. S. 217).

Niere, Harnleiter und Blase liegen außerhalb der eigentlichen Bauchhöhle. Das Bauchfell, das die Bauchhöhle auskleidet, trennt sie von den Eingeweiden der Bauchhöhle.

Umgeben ist die Niere von einer bindegewebigen Kapsel, die dem Organ fest anliegt, darauf folgt nach außen eine Fettkapsel. Durch diese beiden Kapseln und durch das Bauchfell wird die Niere in ihrer Lage gehalten.

Ein Längsschnitt durch die Niere mit Eröffnung des zentral gelegenen Nierenbeckens läßt den feineren Aufbau des Organs erkennen (Abb. 86).

Unter der Nierenkapsel liegt eine etwa 7 mm breite Schicht von körnigem Aussehen, die *Rindensubstanz.* Sie enthält neben den geraden und gewundenen Kanälchen (s. u.) noch die Knäuel (Glomerulus). Die Knäuel sind gewundene Haargefäßschlingen, die von einer becherförmigen Kapsel umgeben sind. Die Rindenschicht umgibt mantelförmig die

Marksubstanz. Dieses Markgewebe besteht aus pyramidenförmigen Körpern, wobei die Spitze der Pyramide, die Nierenpapille, zentralwärts zum Nierenbecken gerichtet ist. Zwischen den Markpyramiden liegt Rindengewebe.

Das Markgewebe hat ein gestreiftes Aussehen. Es besteht aus den geraden Nierenkanälchen. Das Endstück der geraden Nierenkanälchen endet als Ductus papillaris auf der Spitze der Nierenpapille. Jede Nierenpapille hat etwa 10 bis 15 derartige Harnporen.

Die Nierenpapillen werden kelchartig von den Nierenkelchen umfaßt; es sind kürzere oder längere Gänge, die sich zum Nierenbecken hin erweitern.

Der in den Knäueln und in den Harnkanälchen produzierte Harn fließt durch die Harnporen der Papillen in die Nierenkelche, von hier unter peristaltischen Wellen in das

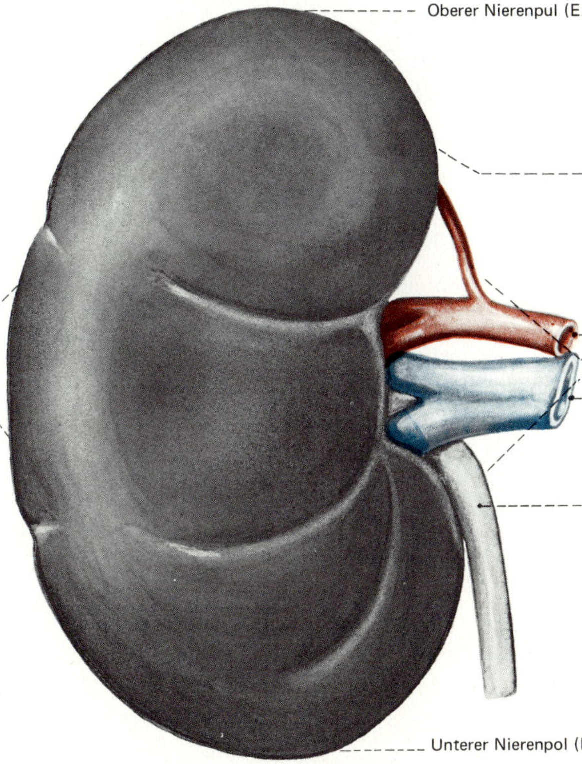

Abb. 85. Außenansicht der Niere

Nierenbecken, das ein Fassungsvermögen von 5—10 cm³ hat. Der Abfluß aus dem Nierenbecken erfolgt unter peristaltischen Bewegungen durch den Harnleiter in die Blase (Abb. 87).

Der feinere Aufbau der Niere zeigt ein Kanälchensystem, das mit speziellen Elementen des Blutgefäßsystems eine für die Niere typische Funktionseinheit bildet. Wir haben zwei hintereinandergeschaltete Kapillarsysteme, die mit zwei funktionell unterschiedlichen Kanälchensystemen zusammenarbeiten.

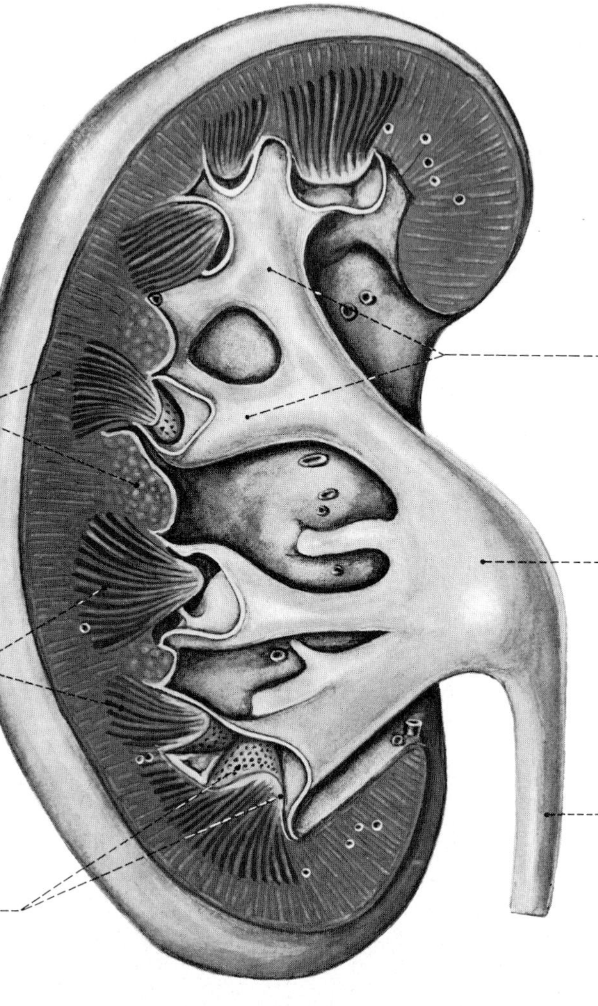

Abb. 86. Längsschnitt einer Niere mit Eröffnung des Nierenbeckens

Die am Nierenhilus eintretenden Blutgefäße senden Äste zur Nierenrinde, wo sie das erste Gefäßschlingennetz, den Glomerulus, bilden. Dieses kugelige, aus Kapillaren bestehende Gefäßknäuel ist von einer doppelwandigen Kapsel, der *Bowmanschen Kapsel,* umgeben. Man stelle sich eine Blase, etwa einen Luftballon, vor; würde man von außen ein Knäuel (Gefäßknäuel) in den Ballon einstülpen, so wäre das Knäuel umgeben von einer doppelwandigen Kapsel. Zwischen den eingestülpten Wänden der Blase bleibt ein spaltförmiger Raum bestehen, der einen Abfluß in das sich anschließende Harnkanälchensystem hat. Die dem eingestülpten Knäuel anliegende Kapselwand bildet zusammen mit den Kapillarwänden die Filtrierfläche, durch die der Harn aus den Kapillaren durch feine Poren in die Harnkanälchen gelangt. Das Gefäßknäuel wird zusammen mit der Bowmanschen Kapseln als Malpighisches Körperchen bezeichnet; mit dem angeschlossenen Tubulussystem bildet es eine funktionelle Einheit, ein Nephron. Eine Niere hat etwa eine Million Nephronen.

Das von der Kapsel ausgehende Harnkanälchen (Tubulusabschnitt) liegt in mehrfachen Windungen in der Nähe des Glomerulus in der Nierenrinde. Es schließt sich ein längeres Kanälchen an, das in die Marksubstanz in Richtung zum Nierenbecken absteigt, dann in einer haarnadelartigen Schleife *(Henlesche Schleife)* umbiegt und wieder zur Nierenrinde gelangt; es schließt sich hier wieder ein gewundenes Kanälchensystem an, das in ein zur Nierenpapille absteigendes Kanälchen übergeht; nach Vereinigung mit

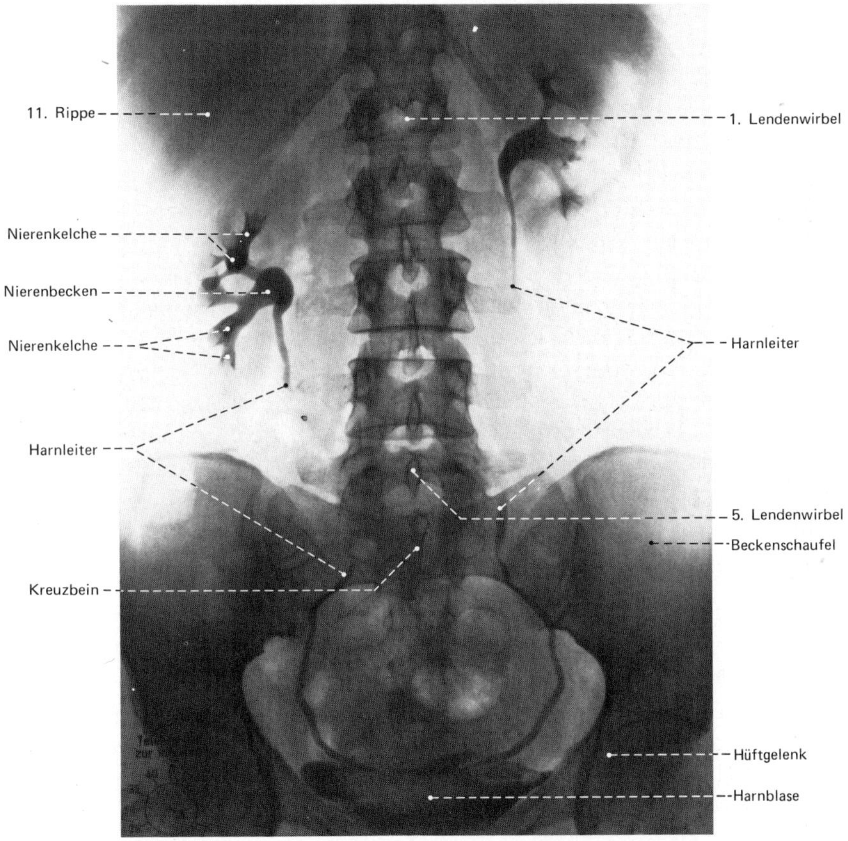

Abb. 87. Röntgenaufnahme der Harnorgane

anderen Kanälchen endigt das System in der Harnpore einer Papille. Dieser zweite Kanälchenabschnitt, der Bereich der gewundenen Kanälchen (Tubulusapparat), tritt nun in enge räumliche und funktionelle Beziehungen mit dem oben genannten zweiten Kapillarsystem. Aus dem Glomerulus fließt Blut in das zweite, den Tubulusabschnitt versorgende Kapillarsystem; erst hiernach erfolgt der Blutabfluß über das venöse Gefäßsystem.

Der Harnleiter (Ureter)

Die beiden Harnleiter sind lange, dünne Muskelschläuche. Sie entspringen trichterförmig am Nierenbecken, ziehen hinter dem Bauchfell nach abwärts zur Blasenhinterwand, die sie in schräger Richtung durchbohren. Der schräge Verlauf des Ureters in der Blasenwand verhindert bei starker Auffüllung der Blase einen Rückfluß des Harns in die Nierenbecken.

Die Harnblase (Vesica urinaria)

Die Harnblase ist ein muskulöses Hohlorgan. In geleertem Zustande liegt sie im kleinen Becken hinter der Schamfuge. Mit Harn gefüllt, ragt sie aus dem kleinen Becken heraus und kann in extremen Fällen bis zum Nabel reichen.

Die Innenfläche ist wie beim Nierenbecken und beim Harnleiter mit mehrschichtigem Epithel ausgekleidet (s. S. 10); darauf folgt nach außen eine Muskelschicht in 3 Lagen. Am Übergang zur Harnröhre bildet die Muskulatur den ringförmigen inneren Schließmuskel. Auf ihn folgt der äußere Schließmuskel; er gehört als quergestreifter Muskel zur Muskulatur des Beckenbodens. Die nervöse Versorgung erfolgt durch den N. sympathicus und den N. parasympathicus.

Bei Reizung des N. sympathicus wird der Tonus der Blase herabgesetzt; die Blase weitet sich; gleichzeitig wird der Tonus des Schließmuskels verstärkt. Umgekehrt wird bei Reizung des N. parasympathicus der Tonus der Blasenmuskulatur verstärkt und der Tonus des Schließmuskels herabgesetzt, wodurch die Entleerung der Blase eingeleitet wird. Bei genügender Dehnung der Blasenwand durch die zunehmende Harnmenge kommt es zur Erregung der sensiblen Nerven der Blasenwand, die dann zur Entleerung führt. Der Entleerungsreflex kann vom Großhirn unterbrochen werden, wodurch dann die Blasenentleerung unterbleibt. Fassungsvermögen der Harnblase etwa 500 cm^3.

Die Harnröhre (Urethra)

Die Harnröhre ist bei der Frau sehr kurz, sie mündet in den Vorhof der Scheide. Die männliche Harnröhre ist sehr viel länger, sie verläuft durch das Glied; man unterscheidet an ihr einen hinteren, einen mittleren und einen vorderen Teil.

Im hinteren Teil der männlichen Harnröhre münden die Ausführungsgänge der inneren Geschlechtsorgane. Der mittlere Teil ist eng und kurz und nach außen durch einen Schließmuskel abgegrenzt. Der vordere Teil verläuft zwischen den Harnröhrenschwellkörpern des Gliedes.

Aufgaben der Nieren

Die Nieren sind lebenswichtige Organe, die einen großen Teil der Stoffwechselendprodukte, insbesondere die des Eiweißumsatzes, Harnsäure und Harnstoff, in Wasser gelöst als Harn absondern.

Das Wasser ist ein unentbehrliches Element des Körpers. Es ist die vornehmliche Nierenaufgabe, das Wasser in der notwendigen Menge im Körper zu erhalten, aber auch überflüssige Mengen zusammen mit den Endprodukten des Stoffwechsels auszuscheiden. Die gesamte Menge des Körperwassers macht beim Erwachsenen etwa 60% des Körpergewichts aus. Ein Körper von 70 kg Gewicht würde danach etwa 42 l Wasser enthalten. Wasser wird dem Körper zusammen mit der Nahrung direkt, aber auch in den Nahrungsmitteln, also indirekt, ständig zugeführt. Weiter entsteht Wasser bei den Verbrennungsvorgängen im Stoffwechsel. Größere Wasserverschiebungen finden sich dauernd im Körper. So wird Wasser in größeren Mengen von den Verdauungsdrüsen (Speichel-, Magen-, Darmsaft) produziert und anschließend mit den abgebauten Speisen vom Darm wieder resorbiert. Ohne Wassergehalt und ohne Wasseraustausch der Zellen ist kein Lebensprozeß möglich.

Bei der Verteilung des Wassers im menschlichen Körper haben wir zu unterscheiden zwischen dem Wasser innerhalb der Zellen, dem sog. intrazellulären Wasser, und dem Wasser zwischen den Zellen, dem interzellulären Wasser, sowie dem Wasser innerhalb der Gefäße, dem intravasalen Wasser. Diese 3 Wasserräume, die Zellen, der Zellenzwischenraum und der Gefäßraum, sind durch Wände voneinander getrennt. Um eine ausgewogene Wasserverteilung zu erhalten, muß ein kontrollierter Austausch von Wasser und den darin gelösten Substanzen erfolgen. Der Körper ist bemüht, das hier herrschende osmotische Gleichgewicht zu erhalten. Die Spezialaufgabe der Nieren ist es, überflüssiges Wasser und die darin gelösten Elektrolyte, Salze und Stoffwechselendprodukte mit der Harnbildung auszuscheiden und damit auch den osmotischen Zustand des Gewebes zu erhalten.

Bei der Ausscheidung der Nieren sprechen wir von Filtration. In den Kapillaren des Blutgefäßsystems, also auch im Glomerulus der Nieren, herrscht ein sehr viel höherer Druck als im umgebenden Zwischenzellenraum. Durch den höheren Druck wird Wasser durch die sehr feinen Poren der Gefäßwände hindurchgepreßt; dabei werden Stoffe wie Natrium, Kalium, Chlor, Harnstoff usw., deren Moleküle ebenfalls noch so klein sind, daß sie die Wandporen passieren können, mitgenommen, während andere Stoffe mit großen Molekülen wie Eiweißstoffe zurückgehalten werden.

Körpereigene Stoffe im Blut oder im Gewebe, die normalerweise in einer bestimmten Menge (Schwellenwert) vorhanden sind, nehmen auch an diesen Vorgängen im Glomerulus der ersten Funktionsstufe der Niere teil. In dem auf den Glomerulus folgenden Tubulusabschnitt der zweiten Funktionsstufe der Niere wird dann erst der Endharn sowohl in bezug auf die Menge des auszuscheidenden Wassers als auch in bezug auf die aus dem Körper zu entfernenden Substanzen produziert. Die Zellen des Tubulusapparates haben die Fähigkeit, durch eine selbständige Arbeitsleistung Substanzen in das Tubuluslumen auszuscheiden und auch umgekehrt Substanzen durch Rückresorption wieder aus dem Tubulusinhalt in die Tubuluszelle zurückzuholen, so kann z. B. Natrium, das bereits in der Tubulusflüssigkeit ist, gegen Wasserstoff aus der Tubuluszelle ausgetauscht werden, um so Natrium für die Aufrechterhaltung der Blutreaktion zur Verfügung zu haben (s. S. 216).

Zur Erledigung dieser Aufgaben muß die gesamte Blutmenge in kurzer Zeit immer wieder die Niere passieren. Man hat errechnet, daß in 24 Stunden etwa 1500 Liter Blut die Nieren durchfließen. Dabei werden durchschnittlich $1^1/_2$ Liter Harn abgesondert. Nimmt der Körper besonders große Flüssigkeitsmengen auf oder werden größere

Mengen von auszuscheidenden (harnpflichtigen) Stoffen oder Medikamente aufgenommen, die als harntreibend bekannt sind, so kann die Harnmenge bis auf 3 Liter ansteigen. Beim Dürsten, Schwitzen, Fieber, bei Blutverlusten oder auch bei Nierenerkrankungen kann die Harnmenge erheblich absinken oder völlig versiegen.

Die Harnbereitung beginnt im Glomerulus. Aus dem durchströmenden Blut wird der Primärharn in die Bowmansche Kapsel filtriert. Dieser Primärharn ist ein dem Blutplasma isotonisches Filtrat, das, abgesehen von Eiweiß, das nur in Spuren vorhanden ist, alle Bestandteile des Plasmas enthält. In den auf die *Bowmansche Kapsel* folgenden Harnkanälchen, dem Tubulusapparat, setzt eine qualitativ und quantitativ abgestimmte Rückresorption von Wasser und von den übrigen Bestandteilen des Primärharnes in das Kapillargefäßsystem ein. Erst durch diese resorptive Arbeit der Zellen des Tubulusapparates wird aus dem Primärharn der endgültige Harn. Die Tubuluszelle bestimmt dabei sowohl durch Ausscheidung als auch durch Rückresorption der verschiedenen Substanzen, wie Wasser, Wasserstoff, Bikarbonate, Natrium, Kalium, Ammoniak usw. entsprechend den Erfordernissen des Gesamtstoffwechsels die Zusammensetzung des Endharnes, der durch die Poren der Nierenpapillen in das Nierenbecken fließt. Von hier gelangt er unter peristaltischen Wandbewegungen der beiden Harnleiter in die Blase. Bei einer bestimmten variablen Füllungsmenge der Blase macht sich der Harndrang bemerkbar, der zur Blasenentleerung führt und bis zu einer gewissen Grenze dem Willen unterliegt.

Das spezifische Gewicht*, das uns Auskunft über die im Harn gelösten Stoffe gibt, schwankt zwischen 1,015 und 1,030. Werden größere Harnmengen, wie nach reichlichem Trinken, abgesondert, so finden wir ein niedriges spezifisches Gewicht (1,002), d. h., ein stark verdünnter Harn wird produziert. Beim Durst dagegen werden nur geringe Harnmengen mit einem hohen spezifischen Gewicht (bis 1,040) abgegeben. Die Niere hat im ersten Fall eine Verdünnungsarbeit, im zweiten Fall eine Konzentrationsarbeit geleistet.

Stark verdünnter Harn ist blaßgelblich, konzentrierter Harn braun-rötlich. Durch krankhafte Beimengungen (Blut, Gallenfarbstoffe oder Medikamente) wird der Harn dunkel verfärbt.

Eine Methode zur Nierenprüfung ist die sog. Clearance-Probe, bei der die Ausscheidungsarbeit der Nieren für ganz bestimmte Substanzen geprüft wird. Bei dieser Prüfung wird von der Gesamtmenge des Blutplasmas diejenige Menge des Plasmas errechnet, die in 1 Min. durch die Nierenarbeit von einer vorher verabreichten Prüfsubstanz gereinigt worden ist. Ein häufig benutzter Prüfstoff ist das Inulin. Der Normalwert für Inulin beträgt 120—130 cm^3 Plasma in 1 Min.

Für eine andere Prüfsubstanz, PAH (p-Aminohippursäure), beträgt der Clearancewert 600 cm^3 Plasma/Min.

Die Berechnung erfolgt nach der Formel

$$\text{Clearance (Reinigung)} = \frac{U \times V}{P}$$

* Spezifisches Gewicht eines Stoffes = Gewicht der Volumeneinheit; gibt an, wievielmal schwerer ein Stoff ist als das gleiche Volumen Wasser von 4 °C.

U = Harnkonzentration
V = die in 1 Min. ausgeschieden Harnmenge
P = Plasmakonzentration des untersuchten Stoffes (s. B. Inulin)

Zur weiteren Prüfung der Nieren gehört die Untersuchung des Harns auf seine Bestandteile.

Die Arbeit der Nieren zielt darauf ab, nutzlose oder schädliche Substanzen aus dem Körper zu entfernen und die Zusammensetzung der Körperflüssigkeiten konstant zu erhalten. Diese Fähigkeit der Niere, Substanzen wahlweise auszuscheiden, sobald sie für den Körper gefährlich werden, garantiert einen konstanten osmotischen Druck (Isotonie) und ein Gleichgewicht zwischen den sauren und basischen Substanzen (Isohydrie). Die Isotonie ist beim Stoffaustausch der Zellen untereinander und mit dem Blut und der Gewebsflüssigkeit von wesentlicher Bedeutung. Die hierzu notwendigen Mineralien unterliegen qualitativ und quantitativ der Nierenkontrolle.

Auch die Erhaltung der normalen Blutreaktion gehört mit zum Aufgabenbereich der Nieren. Sie können einen schwach bis stark sauren oder gar einen alkalischen Harn produzieren und so Stoffe aus dem Blut entfernen, die die Blutreaktion verschieben könnten. Der normale Harn reagiert sauer bei der Prüfung mit Lackmuspapier. Nach reichlicher Gemüsekost (pflanzensaure Alkalien) kann der Harn schwach sauer bis alkalisch werden.

Ob eine Flüssigkeit sauer oder basisch (alkalisch) reagiert, richtet sich nach der Menge der Wasserstoff-Ionen H^+ bzw. Hydroxid-Ionen OH^-. Säuren, Basen und Salze unterliegen in einer Lösung der elektrolytischen Dissoziation, d. h., sie werden in Ionen* gespalten; z. B. Salzsäure = HCl in H^+ und Cl^- oder Natronlauge = NaOH in Na^+- und OH^--Ionen. Starke Säuren und starke Basen (Laugen) sind stark dissoziiert. Auch im Wasser = H_2O findet sich eine Dissoziation in H^+- und OH^--Ionen, allerdings in sehr geringem Umfang; dabei ist die Menge der Wasserstoff- und der Hydroxid-Ionen gleich. Aus diesem Grunde nennen wir eine Lösung, die den Dissoziationsgrad des Wassers hat, neutral. Die Wasserstoffionenkonzentration sagt uns, wieviel Gramm H-Ionen pro Liter vorhanden sind. Diese Zahl der H-Ionen beträgt in 1 Liter Wasser rund ein Zehnmillionstel Gramm

$$\text{(in Zahlen: } \frac{1}{10\,000\,000} \text{ oder } 10^{-7}\text{).}$$

Das gleiche gilt für die OH-Ionen, auch hier haben wir rund 10^{-7} Gramm Ionen pro Liter. Das Produkt der Konzentrationen der beiden Ionenarten ist für Wasser und auch für jede andere der obengenannten Flüssigkeiten = 10^{-14}. Entscheidend für den Charakter der Flüssigkeit ist also der jeweilige Anteil der H- bzw. OH-Ionen. Bei saurer Reaktion haben wir eine Erhöhung der Wasserstoffionenkonzentration und eine Abnahme der Hydroxidionenkonzentration. Bei alkalischer Reaktion haben wir den umgekehrten Vorgang. Es genügt also auch zur Charakterisierung einer derartigen Flüssigkeit die alleinige Angabe der Wasserstoffionenkonzentration; sie wird als logarithmischer Wert angegeben. Man nennt diesen Wert — unter Fortlassung des Minuszeichens — den Wasserstoffexponenten einer Lösung und kennzeichnet ihn durch das Symbol pH. Man darf jedoch nicht vergessen, daß wegen des negativen Vorzeichens des Exponenten

$$(10^{-7} = \frac{1}{10^7})$$

* Unter Ionen verstehen wir Atome oder Moleküle, die durch eine Abtrennung oder Anlagerung eines Elektrons (Träger einer elektrischen Ladung) eine positive oder negative Ladung erhalten haben.

die Wasserstoffionenkonzentration um so größer ist, je kleiner der Wert pH ist. Der Wasserstoffexponent des reinen Wassers beträgt 7,068; für normale Salzsäure (HCl) ist er 0,1 und für normale Natronlauge (NaOH) 14,05.

Die Erhaltung der Blutreaktion (pH) ist für den Körper sehr wichtig. Durch Nahrungsaufnahme und durch Stoffwechselvorgänge ist die Blutreaktion dauernd bedroht, mal durch Säuren, mal durch Basen. Hier können die Nieren regulierend durch Produktion eines stark sauren oder gar alkalischen Harns eingreifen. Bei der üblichen gemischten Kost des Menschen entstehen saure Stoffwechselprodukte in der Überzahl, so daß der ausgeschiedene Harn eine saure Reaktion hat (Schwefel- und Phosphorsäuren). Nach Genuß von säurehaltigen Speisen und Getränken, nach reichhaltigen Fleischmahlzeiten und auch nach starker Muskeltätigkeit nimmt die Säuerung des Harnes zu. Diese anfallenden Säuren werden zuerst von dem Puffersystem des Blutes abgefangen, wobei die Säuren durch das Bikarbonat neutralisiert werden (s. S. 104). Die Aufgabe der Niere ist es nun, die Säuren auszuscheiden, ohne dabei das Na und das HCO_3 zu verlieren, was ja zu einer Störung des Säure-Basen-Gleichgewichtes führen könnte. Zu diesem Zweck vermag die Tubuluszelle der Nierenkanälchen das Natrium (Na^+) aus dem Primärharn zu resorbieren und gegen Wasserstoff (H^+) auszutauschen. In der Tubuluszelle entsteht aus CO_2 und H_2O die Kohlensäure H_2CO_3, diese dissoziiert in H^+ und HCO_3^-. Dieses H^+ wandert aus der Tubuluszelle in den Harn im Austausch gegen Na^+, das in die Tubuluszelle gelangt und so dem Körper erhalten bleibt.

So wird aus dem

$Na^+ HCO_3^-$ des Primärharnes

$H^+ HCO_3^-$, daraus CO_2 und H_2O des Endharnes;

aus $Na^+ Na^+ HPO_4^{--}$ wird durch Austausch

$H^+ Na^+ HPO_4^{--}$

Die Niere hat also die Möglichkeit, zur Regulierung der Stoffwechsellage Natrium auszuscheiden oder zurückzuhalten. Die Bildung eines stark sauren Harnes geschieht z. B. dadurch, daß die Phosphorsäure als Mononatriumphosphat (NaH_2PO_4) ausgeschieden wird. Ist umgekehrt die Blutreaktion von der alkalischen Seite bedroht (Alkalose), sei es nach reichlicher Gemüsekost oder nach Verlust von Magensäure durch anhaltendes Erbrechen, dann können die Nieren Phosphorsäure mit der doppelten Alkalimenge als Binatriumphosphat (Na_2HPO_4) ausscheiden.

Eine Einsparung des Natriums kann auch durch das Ammoniak (NH_3), das beim Abbau der Eiweißkörper entsteht, erfolgen:

aus $Na^+ Cl^-$ wird durch Austausch $H^+ Cl^-$.

Das $H^+ Cl^-$ des Endharnes wird dann durch das Ammoniak (NH_3), das aus der Tubuluszelle in den Tubulusharn gelangt, zu Ammoniumchlorid ($NH_4^+ Cl^-$).

Die Niere verfügt im Bereich der Glomeruli über einen Kontrollapparat, mit dem die Filtrationsleistung der Glomeruli und auch die Natriumausscheidung überwacht und nach Bedarf abgeändert werden können. In der Umgebung des Glomeruluspoles, da wo ein Blutgefäß (Vas afferens) in den Glomerulus eintritt und ein anderes Gefäß (Vas efferens) den Glomerulus verläßt, liegt der **juxtaglomeruläre Apparat.**

Es gehören dazu:

1. die granulierten Zellen in den Wandungen des Vas afferens und des Vas efferens;
2. Zellhaufen in der Nähe des Poles zwischen den beiden Gefäßen, die sog. Polzellen;
3. Zellen in der Wand eines Harnkanälchens, das ebenfalls am Gefäßpol vorbeiführt. Dieses Harnkanälchen ist die Fortsetzung der Henleschen Schleife. Die Zellgruppe wird als Macula densa bezeichnet. In den Zellen des juxtaglomerulären Apparates wird bei einer verminderten Filtrationsleistung des Glomerulus, z. B. bei Abnahme des Blutplasmavolumens oder bei abfallendem Blutdruck auf Grund toxischer oder nervöser Ursachen usw., das Enzym Renin freigesetzt. Das Renin überführt das in der Leber gebildete Angiotensinogen in das Angiotensin I. Durch ein weiteres Enzym (converting enzyme) entsteht daraus das Angiotensin II. Seine verschiedenen Wirkungen sind:

1. Engstellung der Arteriolen → Wirkung : Blutdruckerhöhung.
2. In der Nebennierenrinde wird durch das Angiotensin II die Freisetzung von Aldosteron angeregt, das nun wiederum die Natrium-Rückresorption bewirkt. Die Folge ist Erhöhung der Plasmamolarität, die durch Wasseraufnahme zur Vergrößerung des Plasmavolumens führt. Damit wird eine Blutdruckerhöhung eingeleitet.

Die Aufgaben der Nieren sind sehr vielseitig. Neben der Ausscheidung der Stoffwechselendprodukte ist es die konstante Erhaltung des sogenannten inneren Körpermilieus, die in der Überwachung und Regulierung des Wasser-, des Elektrolyt- und des Säure-Basen-Haushaltes besteht. Die Niere vermag wahlweise Elektrolyte wie Kalium und Natrium abzugeben oder zurückzuhalten. Bei solchen Austauschvorgängen in der Tubuluszelle ist ein Hormon der Nebenniere, das Aldosteron, beteiligt.

Der sinnfällige Ausdruck all dieser Arbeiten ist der Harn.

(Andere Regulationseinrichtungen zur Erhaltung der Blutreaktion s. S. 105.)

Der Harn besteht zu 98 % aus Wasser. Der Rest enthält:

1. *Salze.* Das Kochsalz (NaCl) steht mengenmäßig an der Spitze. Durchschnittlich werden täglich 15 g ausgeschieden, etwa die Menge des in der Nahrung zugeführten Kochsalzes. Bei fehlender Zufuhr verringert sich die Ausscheidung, nach längerem Hungern fehlt Kochsalz ganz im Harn. Auch geringere Mengen von Kalium (bis zu 3 g), Kalzium und Magnesium werden ausgeschieden.

Die Phosphorsäure (etwa 3 g pro Tag) stammt aus der Nahrung und aus dem Eiweißstoffwechsel. Sie kommt, an Natrium und Kalium gebunden, als Alkaliphosphat und, an Kalzium und Magnesium gebunden, als Erdphosphat im Harn vor.

Die Schwefelsäure erscheint im Harn, wie schon erwähnt, als Ätherschwefelsäure und in Verbindung mit Alkalien. Sie stammt aus den schwefelhaltigen Eiweißstoffen der Nahrung.

2. *Stockstoffhaltige Substanzen.* Unter ihnen steht der Harnstoff $O = C\begin{smallmatrix} NH_2 \\ NH_2 \end{smallmatrix}$ mit einer täglichen Ausscheidungsmenge von 30–40 g an erster Stelle. Er wird in der Leber aus Kohlendioxid (CO_2) und Ammoniak (NH_3), das bei der Desaminierung der Aminosäuren frei wird, gebildet. Außerhalb des Körpers wird der Harnstoff durch Bakterien zersetzt, er zerfällt wieder in CO_2 und NH_3.

Die Menge der in 24 Stunden ausgeschiedenen Harnsäure beträgt etwa 1g. Sie ist das Stoffwechselendprodukt der Nukleoproteide (Zellkerneiweiß). Sie kommt als freie Säure oder als Salz des Natriums oder Kaliums vor (Mononatriumurat, Monokaliumurat). Die Salze bilden mit einem Farbstoff das rote Ziegelmehlsediment (Sedimentum lateritium), das sich gelegentlich im stehenden Harn absetzt, ohne krankhafte Bedeutung zu haben.

Zu den stickstoffhaltigen Substanzen gehören ferner das Kreatinin (s. S. 187) und die Hippursäure.

3. *Farbstoffe.* Das Urobilinogen wandelt sich im stehenden Harn in Urobilin um; es entsteht aus dem Gallenfarbstoff Bilirubin. Ein weiterer Farbstoff ist das Uroerythrin.

4. *Organische Säuren.* Im Harn des Gesunden kommen noch geringe Mengen von organischen Säuren vor: Milchsäure, Zitronensäure und Oxalsäure. Die Oxalsäure stammt im wesentlichen aus der pflanzlichen Nahrung (z. B. Spinat). Auch Enzyme, z. B. die Diastase, sowie Vitamine und Hormone werden im Harn ausgeschieden. Unter krankhaften Verhältnissen, z. B. bei der Zuckerkrankheit (Diabetes mellitus), finden sich neben dem Zucker organische Säuren (Azetonkörper) im Harn.

Bei Nierenkrankheiten kommen im Harn Eiweiß, Erythrozyten, Leukozyten und die sog. Harnzylinder vor. Man unterscheidet granulierte und hyaline Zylinder, Epithel-, Leukozyten- und Erythrozytenzylinder.

Steine können sich in den Hohlräumen des Harnsystems bilden. Je nach der Hauptmasse der am Aufbau der Steine beteiligten Substanzen unterscheiden wir Urat-, Phosphat- und Oxalatsteine. Auch Zystin- und Xanthinsteine kommen vor.

Im Sediment des sauren Harns kann man harnsaure Kristalle (Wetzsteinform) und Kristalle des oxalsauren Kalkes (Briefkuvertform) finden; im alkalischen Harn dagegen Kristalle von Ammoniummagnesiumphosphat (Sargdeckelform) und von saurem harnsaurem Ammonium (Morgensternform). Kristalle von phosphorsaurem und oxalsaurem Kalk finden sich im alkalischen und im sauren Harn.

Auch die in den Körper eingebrachten Medikamente können verändert oder auch unverändert im Harn ausgeschieden werden.

Für die Röntgenuntersuchung der Nieren und der ableitenden Harnwege werden jodhaltige Stoffe benutzt, die von den Nieren unverändert abgegeben werden und so die Darstellung der Harnorgane ermöglichen.

II. Die Geschlechtsorgane

Die Geschlechtsorgane lassen sich in *innere* und *äußere* einteilen.

Die äußeren Geschlechtsorgane des Mannes

Glied (Penis)
Hodensack (Scrotum)

Das männliche Glied ist ein zylindrisch geformtes Organ. Den Hauptteil des Gewebes nimmt der langgestreckte Schwellkörper ein, an dessen Unterseite in einer Rinne die Harnröhre mit einem zweiten Schwellkörper liegt. Das Glied endigt in der Eichel, die durch eine seichte Furche, den Hals, vom Penisschaft getrennt ist. Die Haut des Gliedes hebt sich im Bereich des Halses vom Schaft ab und bildet eine frei über die Eichel verschiebliche Hautfalte, die Vorhaut oder Praeputium genannt wird. Die Schwellkörper (Abb. 91) bestehen aus einem schwammartig gebauten Gewebe mit zahlreichen Blutkammern. Starke Auffüllung der Blutkammern führt zur Versteifung des Gliedes (Erektion).

Der Hodensack stellt eine beutelförmige Ausstülpung der Bauchwand dar. Im späten Fetalleben wandern die Hoden aus der Bauchhöhle durch den Leistenkanal in den Hodensack.

Zurückbleiben der Hoden in der Bauchhöhle als angeborene Mißbildung wird Kryptorchismus benannt, ein Steckenbleiben im Leistenkanal als Leistenhoden bezeichnet.

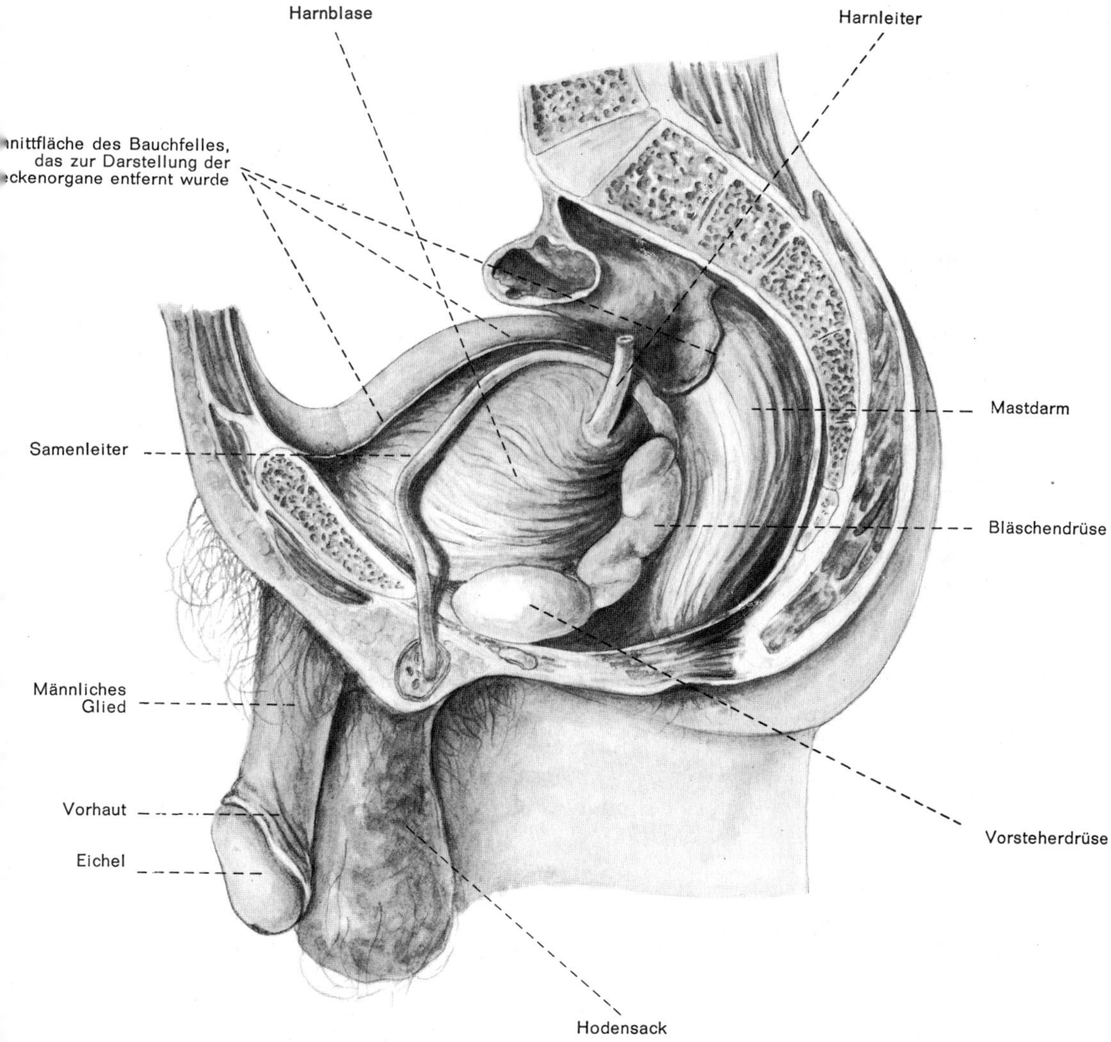

Abb. 88. Die männlichen Geschlechtsorgane und die Organe des kleinen Beckens, von der Seite gesehen

Die inneren Geschlechtsorgane des Mannes (Abb. 88)

Die Hoden (Testis), zwei drüsige Organe von der Größe eines kleinen Hühnereies, liegen im Hodensack. Sie bilden das männliche Keimdrüsenhormon (Testosteron). Sie bestehen aus gewundenen Kanälchen, in deren Epithel sich aus den Ursamenzellen die Samenfäden oder Spermien entwickeln und vermehren. Die Ausführungsgänge gehen in die Nebenhoden.

Die Nebenhoden (Epididymis) sitzen den Hoden als kleine längliche Organe auf; sie bestehen aus vielen gewundenen Kanälchen, die ein Sekret abgeben, den Samen speichern und ableiten. Sie münden in

die Samenleiter (Ductus deferens), 40 cm lange muskulöse Schläuche, die mit Flimmerepithel ausgekleidet sind. Diese verlaufen zu beiden Seiten aus dem Hodensack nach oben durch den Leistenkanal, durchbohren die Vorsteherdrüse und münden in die Harnröhre.

Die Bläschendrüsen (Vesicula seminalis) liegen zwischen Blasengrund und Mastdarm. Der Ausführungsgang mündet mit dem Samenleiter zusammen. Sie sondern eine eiweißhaltige Flüssigkeit ab.

Die Vorsteherdrüse (Prostata) ist eine kastanienförmige Drüse, die den hinteren Teil der Harnröhre umgibt. Sie besteht aus glatter Muskulatur und etwa 20 Einzeldrüsen, die Sekret abgeben. Die Ausführungsgänge münden in die Harnröhre.

Der männliche Samen, das Sperma, wird in einer Menge von 2–5 cm^3 beim Geschlechtsakt in die weibliche Scheide entleert. Das Sperma besteht aus den Samenfäden (Spermien) und der Samenflüssigkeit. Letztere ist das Sekret aus Nebenhoden, Bläschendrüse und Vorsteherdrüse. Es ist eine weißliche, klebrige Flüssigkeit von alkalischer Reaktion, die sich im wesentlichen aus Wasser, Schleim, Eiweißkörpern, Fetten und Kohlenhydraten zusammensetzt. Sie dient den Spermien als Transportmittel und zum Schutz (u. a. gegen das saure Scheidensekret). Der Samenfaden hat eine Länge von etwa 50 μm und besteht aus einem eiförmigen, abgeflachten Kopf und einem dünnen, etwa zehnmal so langen Schwanzfaden, der Geißel. Nach der Vermischung mit der Samenflüssigkeit erlangt der Samenfaden eine lebhafte Eigenbeweglichkeit, die ihn befähigt, durch den Muttermund und den Uterus in die Eileiter zu wandern, wo es, wenn er auf eine Eizelle trifft, zur Befruchtung kommt. Es dringt hierbei nur jeweils ein Samenfaden mit seinem Kopf unter Auflösung der Geißel in die Eizelle ein. Aus dem Kopf wird innerhalb der Eizelle der Spermakern, der mit dem Eizellenkern zu einem neuen Kern verschmilzt. Aus dieser befruchteten Eizelle entwickelt sich das Kind.

Die äußeren Geschlechtsorgane der Frau

Die großen Schamlippen (Labium majus pudendi)
Die kleinen Schamlippen (Labium minus pudendi)
Die Bartholinschen Drüsen
Der Kitzler (Clitoris)
Der Scheidenvorhof (Vestibulum vaginae)

Die großen Schamlippen stellen zwei dicke Hautfalten dar, die aus der Symphysengegend (Mons pubis) in sagittaler Richtung nach dorsal verlaufen. Sie umschließen einen spaltförmigen Raum, in dem vorn der Kitzler (Clitoris) liegt. Der Kitzler besteht aus Schwellkörpergewebe. Aus der Clitorisgegend kommen zwei kleinere Hautfalten, die kleinen Schamlippen, die, ähnlich wie die großen, einen Raum umgrenzen, den Scheidenvorhof.

Im vorderen zentralen Teil des Vorhofes mündet die Harnröhre. Dahinter liegt der Scheideneingang, der vom Jungfernhäutchen (Hymen) eingeengt wird.

Die Bartholinschen Drüsen sind zwei bohnengroße Drüsen, die neben dem Scheideneingang liegen. Hier finden sich außerdem noch zahlreiche kleine Schleimdrüsen.

Die inneren Geschlechtsorgane der Frau (Abb. 89, 90)

Die Eierstöcke (Ovarien) haben die Form einer ovalen Scheibe mit einem Längsdurchmesser von 2,5–5 cm. Sie sind überzogen vom Keimepithel. Man unterscheidet 2 Schichten: die innere Marksubstanz aus Bindegewebe mit Blutgefäßen – sie hat die ernährende Funktion des Organs – und die Rindensubstanz, die aus Drüsengewebe mit den Eizellen besteht.

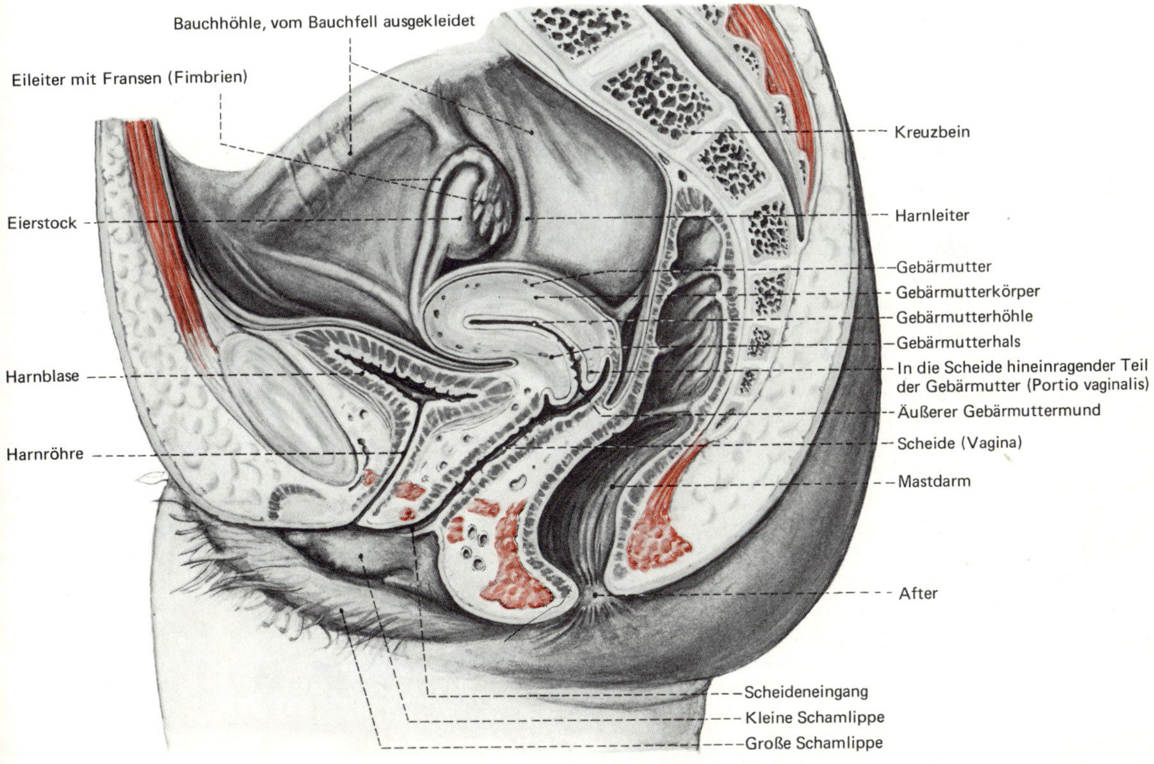

Abb. 89. Medianschnitt durch die weiblichen Beckenorgane

Die beiden Eierstöcke sind jederseits durch das Eierstockband mit dem oberen seitlichen Rand der Gebärmutter verbunden.

Die *Eileiter* (Tuben) sind zwei 9—16 cm lange, etwa 0,5 cm dicke muskulöse Röhrchen. Innen sind sie mit Flimmerepithel ausgekleidet. Sie münden in den seitlichen, oberen Ecken der Gebärmutter (Tubenwinkel). Die nach lateral weisenden Enden der Tuben haben eine freie Öffnung zur Bauchhöhle. Diese freien Tubenenden tragen fransenartige Fortsätze (Fimbrien), die wie die Finger einer Hand die Eierstöcke umgreifen.

Die *Gebärmutter* (Uterus) ist ein birnförmiges, muskulöses Hohlorgan. Man unterscheidet an ihr den Körper (Corpus uteri) und den Hals (Cervix uteri).

Die Gebärmutter liegt im kleinen Becken zwischen Harnblase und Mastdarm. Der Gebärmutterkörper ist nach vorn geneigt (anteflektiert), der Hals ist nach hinten unten gerichtet. In ihrer Lage gehalten und befestigt wird die Gebärmutter durch ihre Verbindung mit der Scheide, durch das breite Mutterband (Lig. latum uteri), durch die Beckenbinde (Fascia pelvis) und durch das runde Mutterband (Ligamentum teres uteri). Das runde Mutterband zieht von der Gebärmuttervorderfläche jederseits an der seitlichen Beckenwand — wie beim Mann der Samenleiter — durch den Leistenkanal und setzt breit in der Schamgegend und in den großen Schamlippen an.

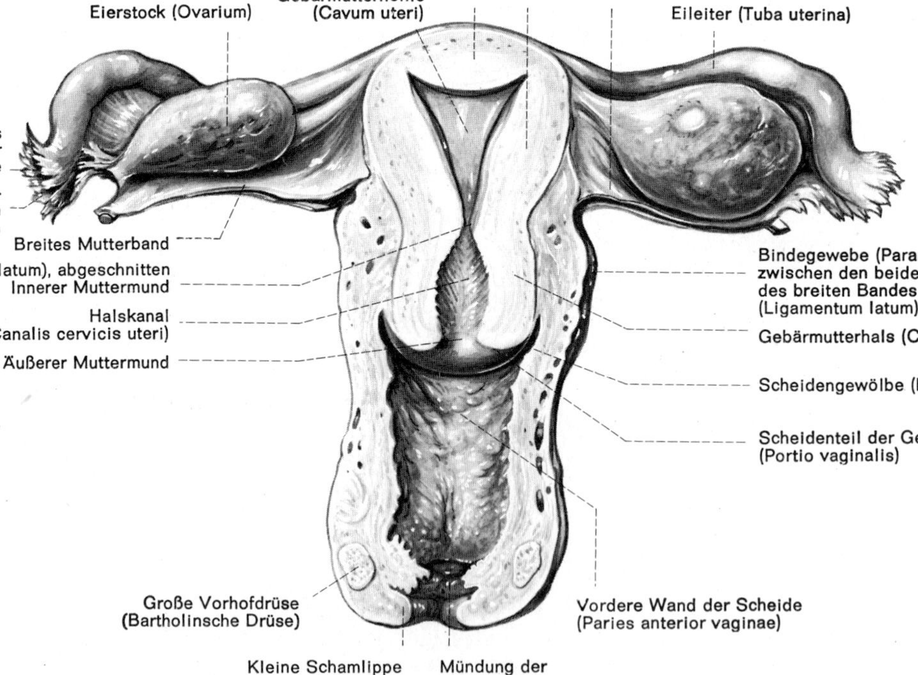

Abb. 90. Frontalschnitt durch die Gebärmutter und Scheide

Diese Befestigungen der Gebärmutter sind beweglich und locker, können dadurch krankhafte Lageveränderungen zulassen (Knickungen), aber sie ermöglichen auch die enormen Vergrößerungen der Gebärmutter in der Schwangerschaft.

Die Gebärmutterwand besteht aus 3 Schichten, von außen nach innen aus:

1. Bauchfellüberzug (Serosa). Das Bauchfell schließt in einer großen Falte als breites Mutterband (Ligamentum latum uteri) Gebärmutter, Eierstöcke, Eileiter, Eierstockbänder und die runden Mutterbänder ein und trennt dadurch diese Organe von der eigentlichen Bauchhöhle. Der Raum seitlich vom Uterus zwischen den beiden Blättern der großen Bauchfellfalte ist mit Bindegewebe, Blutgefäßen, Lymphknoten und Nerven ausgefüllt und wird Parametrium genannt. Unter dem Bauchfellüberzug folgt
2. die Muskulatur in einer Dicke bis zu 3 cm. Es handelt sich um glatte Muskulatur, die in 3 Schichten verläuft, in einer Anordnung, wie wir sie bei der Magenwand kennen. Die Gebärmutter ist innen ausgekleidet mit
3. der Schleimhaut. Sie ist etwa 1,5 mm dick, mit Flimmerepithel überzogen und mit vielen Drüsen versehen. Sie ist während des Zyklus und der Schwangerschaft großen Veränderungen unterworfen (siehe Fortpflanzung).

Die Gebärmutter umschließt einen flachen Raum, die Gebärmutterhöhle (Cavum uteri). Diese hat die Form eines gleichschenkligen Dreiecks, dessen Spitze nach unten zeigt. Die der Basis des Dreiecks entsprechende, oben gelegene Fläche der Uterushöhle nennt man Gebärmuttergrund (Fundus uteri). Hier münden an den beiden seitlichen Ecken der Gebärmutterhöhle die Eileiter. Unten geht die Gebärmutterhöhle mit dem inneren Muttermund in den Halskanal über. Dieser mündet mit dem äußeren Muttermund im Scheidengewölbe. Den in das Scheidengewölbe hineinragenden Teil des Gebärmutterhalses nennt man Portio.

Die Scheide (Vagina) ist ein häutig-muskulöser, dehnbarer Schlauch, der zwischen Harnblase und Harnröhre einerseits und Mastdarm andererseits liegt. Das obere Ende heißt Scheidengewölbe (Fornix vaginae). Unten endet die Scheide im Scheidenvorhof, in den auch die Harnröhre mündet.

Die Scheidenwand besteht von außen nach innen aus folgenden 3 Schichten:

a) äußere Bindegewebsschicht, die in ihrem unteren Abschnitt fest mit Harnblase, Harnröhre und Mastdarm verbunden ist,
b) mittlere Muskelschicht aus glatter Muskulatur,
c) innere Schleimhautschicht mit Papillen und querverlaufenden Wülsten. Sie ist mit geschichtetem Plattenepithel überzogen.

Die Fortpflanzung

Die Keimdrüsen beider Geschlechter bilden die Geschlechtszellen und als innersekretorische Drüsen die Sexualhormone. Diese Vorgänge werden vom Großhirn und von einem Hypophysenvorderlappenhormon gesteuert. Dieses Hypophysenvorderlappenhormon regt die Tätigkeit der Geschlechtsdrüsen an; es wird daher gonadotropes Hormon genannt.

Die in den Keimdrüsen aufgebauten Sexualhormone bewirken einmal die *primären* Geschlechtsmerkmale (Reifung der Geschlechtsorgane, Produktion der Geschlechtszellen), und zum anderen rufen sie in der Zeit der Pubertät das typische Aussehen der beiden Geschlechter durch die *sekundären* Geschlechtsmerkmale hervor (Wachsen der Brustdrüsen, der Scham- und Achselhaare, die Ausbildung der typisch weiblichen Beckenform; beim Knaben Anwachsen des Kehlkopfes, mit Stimmbruch verbunden, Sprießen der Barthaare usw.).

Bei der Frau kommt es in der Pubertät zu den Menstruationsblutungen. Alle 28 Tage wird meist abwechselnd in einem der beiden Eierstöcke der geschlechtsreifen Frau ein reifes Ei ausgestoßen. Dabei werden nacheinander das Follikelhormon und das Corpus-luteum-Hormon gebildet, die Einfluß auf die Uterusschleimhaut nehmen, um sie für die Aufnahme des befruchteten Eies vorzubereiten.

In der Rindensubstanz der Eierstöcke liegen etwa 400 000 Primärfollikel, Eizellen, die von einem einschichtigen Epithel (Follikelepithel) umschlossen sind. Von der Pubertät bis zur Menopause (s. u.) kommen nur etwa 400 Follikel zur Reife; die meisten gehen zugrunde. Der Follikel reift und wächst schließlich zum reifen Bläschenfollikel von fast Kirschgröße; dabei wird das Follikelepithel mehrschichtig (Sekundärfollikel). Beim Weiterwachsen bildet sich eine mit Flüssigkeit prall gefüllte Höhle, in der die Eizelle liegt (Tertiärfollikel oder *Graafscher Follikel*). Das Hormon dieses Follikels (Östradiol) bewirkt ein Dickerwerden der Uterusschleimhaut und ein Anwachsen ihrer Drüsen (Proliferationsphase). Der Tertiärfollikel drängt schließlich zur Oberfläche des Eierstockes.

Etwa am 10.—15. Tag nach Eintritt der letzten Menstruationsblutung kommt es zum Follikelsprung (Ovulation); das Ei wird aus dem Eierstock ausgestoßen, es gelangt in den Eileiter und wird darin durch Flimmerbewegungen des Epithels und durch Muskelkontraktionen des Eileiters in etwa 10 Tagen zur Gebärmutter geleitet. Auf diesem Weg kann das Ei befruchtet werden, es nistet sich dann in der Gebärmutterschleimhaut ein. Die Körpertemperatur, die während der Reifezeit des Follikels etwas absinkt, steigt beim Follikelsprung um 0,5 °C wieder an. Dadurch wird eine Bestimmung des Ovulationstermins möglich.

Der Rest des gesprungenen Follikels wird unter Einlagerung von Fett und gelben Farbstoffen zum Gelbkörper, Corpus luteum, umgebaut. Das Corpus luteum wird dabei doppelt so groß wie der frühere Follikel. Hier wird jetzt nach dem Aufhören der Follikelhormonausschüttung das Corpus-luteum-Hormon gebildet, das nun seinerseits die Uterusschleimhaut beeinflußt. Es wandelt die Schleimhaut der Gebärmutter in ihrer Struktur so um, daß sie das befruchtete Ei aufnehmen und ernähren kann. Die Schleimdrüsen beginnen mit der Sekretion (Transplantations- oder Sekretionsphase).

Kommt es nicht zur Schwangerschaft, so bildet sich das Corpus luteum zurück. Die Uterusschleimhaut löst sich in ihren oberflächlichen Schichten auf und wird unter Schleim- und Blutabgang ausgestoßen (Menstruationsblutung). Dieses geschieht also 14 Tage nach der Ovulation und gewöhnlich 28 Tage nach dem Eintritt der letzten Menstruation.

Die Menstruation setzt erstmalig in der Pubertät ein (Menarche); sie hört bei der älteren Frau mit 45—50 Jahren unter Ausfallserscheinungen wieder auf (Klimakterium, Menopause).

Ist eine Befruchtung eingetreten, dann vergrößert sich das Corpus luteum und bleibt während der Schwangerschaft bestehen. Es unterhält die beginnende Schwangerschaft, sorgt für das Entstehen des Mutterkuchens (Plazenta, s. S. 133), bereitet die Brustdrüsen auf die Milchsekretion vor und verhindert weitere Follikelreifungen während der Schwangerschaft. Während der Schwangerschaft selbst, etwa zwischen dem 60. und 90. Tag, übernimmt die Plazenta selbst die hormonellen Aufgaben des Corpus luteum. Dies bedeutet dann ein Signal für das Ovar, alle Tätigkeiten einzustellen, bis das Kind geboren ist.

In 280 Tagen (= 10 „Schwangerschaftsmonaten") wächst die Frucht zum reifen Kind in der Gebärmutter heran.

Dringt ein Samenfaden in eine Eizelle ein, so verschmelzen die beiden Kerne, nachdem vorher in jeder Zelle der Chromosomensatz auf die Hälfte reduziert worden ist. Durch die Verschmelzung der beiden Zellen ist nun wieder der volle Chromosomensatz, also 46 Chromosomen, vorhanden. Aus dem haploiden Chromosomensatz der Ei- und der Samenzelle geht der endgültige, diploide Chromosomensatz mit 46 Chromosomen hervor.

Das Geschlecht des werdenden Individuums wird von den Geschlechtschromosomen festgelegt. Bei der Reduktionsteilung kann in der männlichen Samenzelle entweder der Satz mit dem X- oder der mit dem Y-Chromosom zurückbleiben und zur Verschmelzung gelangen. Trifft der Teil, der mit dem Y-Chromosom versehen ist, mit dem weiblichen Satz, der ja ein X-Chromosom enthält, zusammen, so entsteht die Kombination XY, ein männliches Individuum. Verschmilzt dagegen der männliche Chromosomensatz mit dem X-Chromosom mit dem weiblichen X-Chromosomensatz, entsteht ein weibliches Individuum.

Ist es ausnahmsweise zum Reifen zweier Eizellen gekommen, so können sie beide von je einem Samenfaden befruchtet werden, es entstehen zweieiige Zwillinge. Eineiige Zwillinge, die sich durch größte Ähnlichkeit auszeichnen, bilden sich aus einem Samenfaden und einer Eizelle, die eine abnorme Spaltung erfährt.

Tabelle 7. Körperlängenmaße und -gewichte (Durchschnittswerte)

Geburt	50 cm	3,4 kg	6 Jahre	117 cm	21,0 kg
6 Monate	66 cm	7,5 kg	8 Jahre	130 cm	27,0 kg
12 Monate	75 cm	10,0 kg	10 Jahre	140 cm	32,0 kg
2 Jahre	87 cm	12,5 kg	12 Jahre	150 cm	38,0 kg
4 Jahre	103 cm	16,5 kg	14 Jahre	162 cm	48,0 kg

In den ersten 48 Stunden nach der Geburt tritt normalerweise ein Gewichtsverlust von etwa 200 g ein. Dann erfolgt fortlaufend eine Gewichtszunahme, die bis zur 4. Woche etwa täglich 30 g beträgt (Tab. 7);

von der 5.—12. Woche etwa 26 g
von der 13.—20. Woche etwa 24 g
von der 21.—36. Woche etwa 16 g
von der 37.—52. Woche etwa 5—10 g

Normalgewichte für Erwachsene lassen sich kaum angeben, da Alter, Geschlecht und Körperbau große Unterschiede bewirken.

Nach BROCA soll das Normalgewicht, ausgedrückt in kg, so viel betragen wie die Körperlänge des Betreffenden in Zentimetern minus 100.

Die Bauchhöhle

Die Bauchhöhle wird von einer zarten, spiegelnden Haut, dem Bauchfell (Serosa), ausgekleidet. Das Bauchfell schlägt sich auf die Bauchorgane über, überzieht sie und bildet deren Aufhängebänder (beim Darm als Gekröse [Mesenterium] bezeichnet). Ein flächenhaft ausgespannter Teil des Mesenteriums zwischen Leber und Magen heißt kleines Netz (Omentum minus); ein schürzenartig die Darmschlingen bedeckender Teil, der vom Magen und vom querverlaufenden Grimmdarm herunterkommt, wird großes Netz (Omentum majus) genannt (Abb. 91).

Außerhalb des Bauchfelles liegen:

1. Die Bauchspeicheldrüse
2. Die Harnorgane und ein Teil der Geschlechtsorgane
3. Ein Teil des Zwölffingerdarmes und der Mastdarm

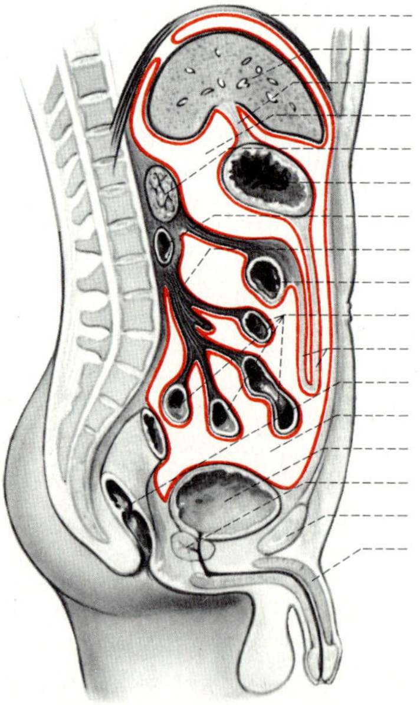

Abb. 91. Verlauf des Bauchfells (rote Linie) Auskleidung der Bauchhöhle durch das Bauchfell mit Übergang des Bauchfelles auf die Organe innerhalb der Bauchhöhle. Das große Netz überdeckt schürzenartig die Darmschlingen

Drüsen mit innerer Sekretion

Neben den Drüsen mit äußerer Sekretion, wie wir sie vom Verdauungsapparat kennen, besitzt der Körper Drüsen, die keinen Ausführungsgang für ihre Sekrete haben. Diese Organe übergeben ihre Stoffe, auch Inkrete oder *Hormone* genannt, direkt dem Blut. Die Wichtigkeit und Wirkung der Hormone geht aus den krankhaften Erscheinungen hervor, die bei zu großem oder zu kleinem Angebot von Hormonen entstehen können. Sie sind für die geregelte Zusammenarbeit der Organe verantwortlich, indem sie einzelne Organe veranlassen, eine ganz bestimmte Arbeitsrichtung einzuhalten. Die Wirkungsdauer der Hormone auf die Organe ist dabei viel länger und anhaltender als bei einer Anregung über den Nervenweg. Daneben beherrschen die Hormone entscheidend die körperliche, geistige und seelische Entwicklung und Haltung.

Man hat zu unterscheiden zwischen den Hormonen, die in den endokrinen Organen gebildet werden, den sog. glandulären Hormonen, z. B. den Hormonen der Schilddrüse, des Pankreas oder des Ovars usw., und den Hormonen, die nicht auf ein spezielles Organ beschränkt sind, den sog. Gewebshormonen. Zu ihnen rechnen wir Hormone des Magen-Darm-Kanals wie z. B. das Cholezystokinin und das Gastrin; andere Gewebshormone sind das Azetylcholin und das Histamin.

Das allen innersekretorischen Organen übergeordnete Steuerungszentrum ist der Hypothalamus. Der Hypothalamus ist ein Teil des Zwischenhirns; er liegt nahe der Schädelbasis oberhalb des Türkensattels.

Im Hypothalamus werden Nervenreize, die von außen oder aus dem Körperinneren kommen, ebenso wie auch Hormonmeldungen über den Stoffwechsel verarbeitet und in eine eigene Hormonproduktion umgesetzt, die dann auf das nächste Glied der Reaktionskette, die Hypophyse, einwirkt.

Dabei haben wir zu unterscheiden zwischen Hypothalamushormonen — man spricht auch von Hypothalamusfaktoren —, die auf die Hormonausschüttung der Hypophyse fördernd einwirken, die Releasing-Hormone (RH), und andere Hormone, die auf die Hormonausschüttung der Hypophyse hemmend einwirken, die Inhibiting-Hormone (IH).

Im Hypothalamus konnte eine Anzahl von Hormonen bzw. Faktoren nachgewiesen werden, welche die Hormonproduktion der Hypophyse fördern und auch hemmen (in den Abkürzungen der Namen wird häufig statt H = Hormon ein F = Faktor benutzt). Zu den fördernden Hormonen gehören u. a. das kortikotropinfreisetzende Hormon (corticotropin-releasing hormone, CRH), das thyreotropinfreisetzende Hormon (thyreotropin-releasing hormone, TRH), das somatotropinfreisetzende Hormon (somatropin-releasing hormone, SRH). Zu den hemmenden gehören das somatotropinhemmende Hormon (somatotropin-inhibiting hormone, SIH) und das prolaktinhemmende Hormon (prolactin-inhibiting hormone, PIH).

Die nächsten nachgeordneten Organe in dieser Funktionskette, also nach dem Hypothalamus und nach der Hypophyse, sind dann die Schilddrüse, die Nebennieren, die Gonaden (Eierstock und Hoden) und die Bauchspeicheldrüse. Erst die Hormone dieser peripher gelegenen Organe entfalten ihre Wirkung an den Zielorganen oder im allgemeinen Stoffwechselablauf. So kann z. B. die Schilddrüse durch das Hormon des

Hypothalamus über das Hormon der Hypophyse zu einer vermehrten Arbeitsleistung, d. h. zu einer verstärkten Hormonausschüttung, angeregt werden.

Die Schilddrüse würde dann die Hormone T_3 und T_4 ausschütten. Andererseits ist aber auch wieder eine Bremse eingebaut. Ein übermäßig produziertes Schilddrüsenhormon kann Rückwirkungen auf die Hypophyse und auf den Hypothalamus haben und deren Hormonausschüttung (die ja zur Anregung der Schilddrüse dient) bremsen. Man spricht von einer Rückkoppelung (Feedback), die sowohl noch zur weiteren Hormonproduktion, wenn nötig aber auch zu einer Hemmung der Hormonproduktion im Zentrum führen kann.

Alle Hormone unterliegen im Körper Kontrollorganen, die sowohl zeitlich als auch mengenmäßig die Hormone überwachen. Da die Kontrollen in unterschiedlicher Weise jeweils in bestimmten definierten Regionen geregelt vor sich gehen, spricht man auch von Regelkreisen. In einem Regelkreis der Hormone sind gewöhnlich zahlreiche Schaltstellen eingebaut. Derartige Regelkreise gehen vielfach über das zentrale Nervensystem bzw. über den Hypothalamus als übergeordnetes Zentrum; von hier aus kann der Weg über die Hypophyse zur endokrinen Drüse und von hier zum Zellverband, der beeinflußt werden soll, oder zu bestimmten Stoffwechselprozessen gehen.

Eine Hormonausschüttung muß rechtzeitig, d. h. wenn der Sollbedarf erreicht ist, unterbrochen werden können. Dafür sorgen Rezeptoren in der Peripherie, die Rückmeldungen zur Zentrale im Hypothalamus geben. Aber auch Rezeptoren im Hypothalamus selbst können die Meldung aufnehmen.

Derartige Regelkreise können sehr einfache, kurze, aber auch sehr lange und komplizierte Wege darstellen. Ein recht aufwendiger Weg ist der Regelkreis des Schilddrüsenhormons. Eine Verminderung des Schilddrüsenhormons im Serum führt im Hypothalamus zu einer Ausschüttung des thyreotropinfreisetzenden Hormons (thyreotropin-releasing hormone, TRH), daraufhin reagiert die Hypophyse mit der Ausschüttung des thyreoideastimulierenden Hormons (thyroid-stimulating hormone, TSH). Dieses Hormon wiederum veranlaßt die Schilddrüse zur Ausschüttung ihrer Hormone T_3 und T_4. Bei genügender Menge der Hormone im Serum erfolgt Rückmeldung an den Hypothalamus zur Einstellung bzw. Reduzierung seiner Hormon-(TRH-)Ausschüttung.

Ein ähnlicher komplizierter Weg liegt beim Regelkreis des Wasserhaushalts vor. Die Funktionen des Stoffwechsels laufen nach vorgegebenen Regeln ab, wobei eine schrittweise Verknüpfung der fortlaufenden Funktionsglieder besteht; dabei können Abweichungen von dem Plan erkannt und korrigiert werden. Durch den so steuerbaren Funktionsablauf werden die gesamten Stoffwechselvorgänge in einer dem Leben des Induviduums dienlichen Weise gesteuert.

An einem Beispiel, dem Blutwassergehalt bzw. dem Wasserhaushalt des Körpers, soll etwas ausführlicher – wenn auch der Übersichtlichkeit wegen nicht ohne Einschränkung – ein derartiger Regelkreis schematisch dargestellt werden (Abb. 92). Wir wählen den Wasserhaushalt, weil zumindest zwei Stationen dieses Regelkreises zum bewußten Empfinden werden: das Gefühl, Wasser aufnehmen zu müssen, der Durst, und das Gefühl, Wasser ausscheiden zu müssen, der Harndrang. Es leuchtet ein, daß

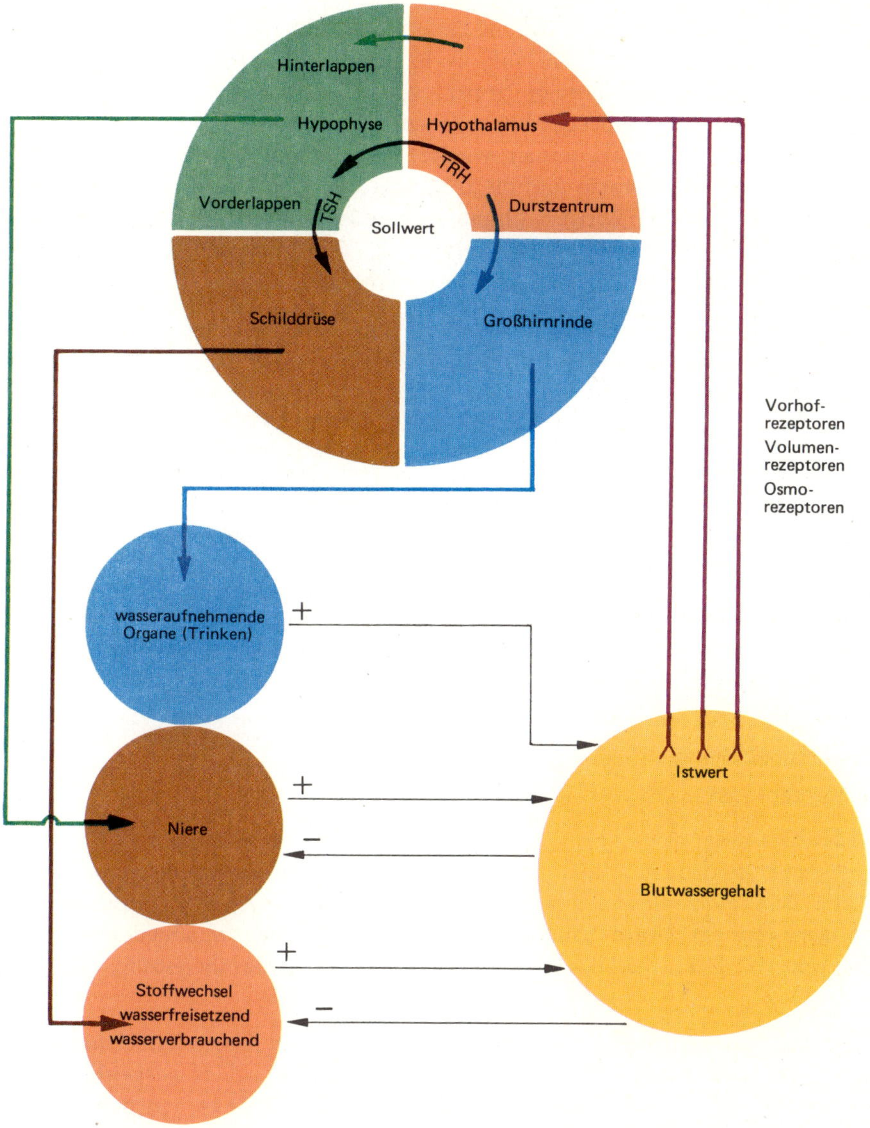

Abb. 92. Beispiel für die Regulation des Blutwassergehalts. Die drei Rezeptoren prüfen den Istwert des Blutwassers, und melden den Wert dem Hypothalamus. Hier wird der momentane Istwert mit dem Sollwert verglichen. Falls der Istwert zu niedrig ist, wird vermehrt Adiuretin ausgeschieden. Dieses gelangt in den Hypophysenhinterlappen, von hier in die Blutbahn zur Niere. Die Niere hält nun vermehrt Wasser zurück. Weiterhin wird im Hypothalamus das Durstzentrum erregt; die Großhirnrinde veranlaßt das Trinken von Flüssigkeit. Weiterhin wird im Hypothalamus das Hormon TRH vermehrt gebildet, dieses regt in der Hypophyse die Bildung des Hormons TSH an, und dieses veranlaßt die Schilddrüse, verstärkt Stoffwechselvorgänge einzuleiten, bei denen Wasser gebildet wird. Auf diese Weise steigt der Blutwassergehalt, so daß der dem Hypothalamus von den Rezeptoren gemeldete Istwert dem Sollwert entspricht.

ein im Stoffwechsel notwendiger Stoff in einer für den Normalzustand des Körpers notwendigen Menge vorhanden sein soll, d. h., der *Sollwert* muß ständig mit dem augenblicklich sich schnell ändernden *Istwert* verglichen werden. Es muß also nicht nur fortlaufend gemessen und verglichen werden, sondern es müssen bei Abweichungen des Istwerts vom Sollwert immer wieder Korrekturen eingeleitet werden. Der Blutwassergehalt, der die Isotonie und die Isohydrie, die Herzarbeit und davon wieder abhängig die Funktion aller übrigen Organe garantieren muß, soll Ausgang unserer Betrachtung sein. *Störgrößen* für ein Abweichen der Blutwassermenge von der Norm mit Wasserverlust sind:

Schweißabsonderung, Wasserabgabe mit der Atemluft oder unter krankhaften Bedingungen: Blutverlust, Erbrechen und Durchfall. Eine Abweichung von der Norm mit Vermehrung des Blutwassergehalts besteht bei übermäßigem Trinken oder bei einer krankhaften Wasserzurückhaltung, z. B. bei einer Funktionsstörung der Nieren.

Die Regelung des Wasserhaushalts erfolgt letztlich durch die sog. *Stellglieder,* in erster Linie durch die Nieren, weiterhin durch wasserfreisetzende und wasserverbrauchende Stoffwechselvorgänge und auch durch das Tätigwerden von Organen zur Befriedigung des Dursts unter Kontrolle bzw. Leitung des bewußten Empfindens.

Bei den Abweichungen von der Norm kann der Blutwassergehalt in folgender Weise beeinflußt werden. Der Istwert des Blutwassergehalts wird von Meßorganen, den sog. Rezeptoren, gemessen. Derartige Rezeptoren für das Volumen des Blutes finden sich

1. in den Vorhöfen des Herzens,
2. im Halsschlagaderknoten (Sinus der A. carotis),
3. als Osmorezeptoren im Hypothalamus und in der Leber

Die Meldung erfolgt vorwiegend über den nervösen Weg. Das übergeordnete *Regelglied* ist der Hypothalamus; hier wird der für die Art des Individuums festliegende Sollwert mit dem momentanen Istwert, den die Rezeptoren melden, verglichen. Bei Abweichungen von der Norm kann der Blutwassergehalt auf verschiedenen Wegen beeinflußt werden. Der wirksamste Weg führt über die Harnbereitung durch die Nieren.

Im Hypothalamus wird das Hormon Adiuretin aufgebaut. Über den Hypophysenstiel gelangt das Hormon in den Hypophysenhinterlappen, wo es gespeichert wird. In einer dem augenblicklichen Bedarf angepaßten Menge gelangt es von hier auf dem Blutweg zur Niere. Die Niere gilt als das Stellglied, das in direkter Antwort auf die Adiuretinmenge das Volumen des auszuscheidenden Harnwassers bestimmt und damit die Blutwassermenge verändert. Je größer die Adiuretinmenge ist, um so mehr Wasser des Primärharnes wird von der Tubuluszelle der Niere zurückresorbiert und bleibt für die Auffüllung des Blutwassers erhalten. Umgekehrt wird bei einer geringen Adiuretinmenge auch nur wenig Wasser rückresorbiert; eine größere Menge des Endharnes wird dann ausgeschieden.

Ein anderer Weg, Wasser vermehrt bereitzustellen oder aber die Bereitstellung von Wasser einzuschränken, kann über den Stoffwechsel erfolgen, wobei die Schilddrüse ein zentrales Regelglied darstellt. Über die bereits genannten Fühler wird der Istwert des Blutwassergehalts im Hypothalamus mit dem Sollwert verglichen. Ein Hormon des Hypothalamus, das TRH, gelangt zur Hypophyse. Im Vorderlappen der Hypophyse wird als Antwort das TSH gebildet. Als Antwort werden von der Schilddrüse die Hormone T_3 und T_4 (Trijodthyronin und Thyroxin) aufgebaut. Sie regeln die allgemeinen Stoffwechselabläufe, wobei ein Mehr an Hormonen eine Steigerung der Oxydationsprozesse und damit Freisetzung und Bildung von Wasser bedeutet; andererseits kann jedoch auch der Blutwassergehalt vermindert werden, z. B. für die Bildung großer benötigter Mengen von Verdauungssäften im Magen-Darm-Kanal.

Ein weiterer Weg, den Wasserhaushalt und damit auch den Blutwassergehalt zu beeinflussen, führt über eine Meldung des Durstzentrums im Hypothalamus an die Hirnrinde. Das bewußte Empfinden schaltet nun direkt über motorische Nerven die für die Befriedigung des Dursts notwendigen Muskelbewegungen ein (Beschaffung des Trunks, Trink- und Schluckvorgänge).

Die peripheren innersekretorischen Organe können auch direkt über den Nervenweg zu einer Hormonausschüttung angeregt werden. Das gilt besonders für die Hormonausschüttung des Nebennierenmarks, das Adrenalin und Noradrenalin aufbaut, und für die Hormonausschüttung der Bauchspeicheldrüse, in deren Inselzellen das Insulin und das Glukagon gebildet werden.

Der Hirnanhang (Hypophyse oder Glandula pituitaria). Die Drüse liegt im Türkensattel des Keilbeinkörpers (Abb. 25 und 64). Man unterscheidet einen Vorder-, Mittel- und Hinterlappen. Durch den Hypophysenstiel besteht eine direkte Verbindung mit dem Zwischenhirn, das der Hypophyse als Steuerungszentrum übergeordnet ist. Von hier können Arbeitsbefehle an die Hypophyse vermittelt werden. Die Hypophyse ist wiederum anderen innersekretorischen Drüsen übergeordnet, auf deren Tätigkeit die Hypophyse durch ihre Hormone fördernd oder hemmend einwirken kann. So kann z. B. die Schilddrüse durch ein Hormon der Hypophyse zu einer vermehrten Arbeitsleistung angeregt werden; andererseits kann aber auch ein übermäßig produziertes Schilddrüsenhormon Rückwirkungen auf die Hypophyse haben und deren Hormonausschüttung (die ja zur Anregung der Schilddrüse dient) bremsen.

Am bekanntesten sind die Hormone des Hypophysenvorderlappens. Eines der Hormone, das Wachstumshormon, wirkt direkt ohne Zwischenschaltung einer innersekretorischen Drüse auf die Wachstumsvorgänge des Körpers; andere dagegen beeinflussen die Tätigkeit anderer innersekretorischer Drüsen.

a) Das Wachstumshormon (Somatotropin, Bezeichnung STH; es wird in den eosinophilen Zellen des Vorderlappens gebildet). Fehlt dieses Hormon im Entwicklungsalter, entsteht der Hypophysenzwerg mit normaler geistiger Entwicklung (Liliputaner). Bei Überproduktion im Wachstumsalter bildet sich der hypophysäre Riesenwuchs aus; der Erwachsene wird unter den gleichen Bedingungen von der Akromegalie befallen (Spitzenwachstum und Vergröberung der Knochen und Weichteile).

b) Das Hypophysenhormon mit Wirkung auf die Schilddrüse (Thyreotropin, Bezeichnung TSH).

c) Das Hypophysenhormon mit Wirkung auf die Nebennierenrinde (Bezeichnung ACTH); es wird in den basophilen Zellen des Hypophysenvorderlappens gebildet. Es regt in der Nebennierenrinde die Bildung von Hormonen an, die bei Belastungen und Überbelastungen des Körpers Abwehrmaßnahmen und Anpassungsvorgänge des Körpers bewirken (s. u.).

d) Hypophysenhormone mit Wirkung auf die Geschlechtsdrüsen, Gonadotropine. Das die weiblichen Follikel stimulierende Hormon hat die Bezeichnung FSH, das luteinisierende wird mit LH bezeichnet; das auf die Hoden einwirkende hat die Bezeichnung ICSH.

e) Das Hormon Prolaktin beeinflußt die Brustdrüsen (s. S. 273) (Bezeichnung LTH).

Die Hormone des Hinterlappens beeinflussen den Blutdruck, den Wasserhaushalt, den Tonus der glatten Muskulatur, die Peristaltik des Darmes, der Gallenblase und die Uterustätigkeit (Kontraktionen bei der Geburt). Im Hypophysenhinterlappen werden zwei Hormone gespeichert, die im Hypothalamus gebildet werden. Vom Hypothalamus gelangen die Hormone durch den Hypophysenstiel in den Hinterlappen der Hypophyse. Das eine Hormon, das Oxytozin, regt die glatte Muskulatur an, z. B. die Wehen auslösenden Kontraktionen der Gebärmuttermuskulatur bei Beginn und während der Geburt. Auch die glatte Muskulatur des Darmes und der Gallenblase werden von dem Hormon zur Tätigkeit angeregt. Das zweite Hormon im Hypophysenhinterlappen ist das Vasopressin, das einmal durch Kontraktion der Blutgefäße einen Blutdruckanstieg hervorruft und weiterhin, bekannt unter dem Namen Adiuretin, bei der Wasserausscheidung der Niere als regulierendes Hormon auftritt. Von der großen Menge des Primärharnes wird durch Adiuretinwirkung in den unteren Harnkanälchen die große Menge des Primärharnes durch Wasserrückresorption auf die übliche tägliche Harnmenge von 1,5 bis 2 l gebracht.

Die Funktion des Mittellappens ist beim Menschen noch nicht genügend bekannt. Es wird angenommen, daß Hormone des Mittellappens die Pigmentzellen der Haut stimulieren.

Die Schilddrüse (Glandula thyreoidea) ist ein etwa 30 bis 40 g schweres Organ, das aus zwei Seitenlappen und einem verbindenden Mittelteil besteht. An der Vorderseite des Halses liegt sie der Luftröhre in Höhe des 1.—4. Luftröhrenringes an (s. Abb. 60, 66). Sie besteht aus vielen großen und kleinen Läppchen, diese enthalten kleine Bläschen, die Follikel. In diesen Follikeln befindet sich eine Flüssigkeit, das Kolloid, eine eiweiß- und hormonhaltige Substanz.

Die Schilddrüse baut ein jodhaltiges Hormon auf. Das mit der Nahrung aufgenommene Jod wird in der Schilddrüse in die Aminosäure Tyrosin (s. S. 185) eingebaut. Durch Zusammenkuppeln von mehreren Jodtyrosinen werden dann die eigentlich wirksamen

Hormonstoffe, das

Trijodthyronin (T_3) und das

Tetrajodthyronin (T_4), aufgebaut.

Das Tetrajodthyronin wird auch Thyroxin genannt. Diese Hormone werden dann an einen Eiweißkörper gebunden und im Kolloid der Schilddrüsenfollikel als Thyreoglobulin abgelagert. Bei Bedarf werden dann die Hormone, nachdem sie aus dem Thyreoglobulinverband freigesetzt worden sind, an das Blut und damit an die Körperzellen abgegeben. Im Blut werden die Hormone wieder an Eiweißkörper gebunden. Auch hier sind wieder vorwiegend die Globuline die Hauptträger der Schilddrüsenhormone.

Die Schilddrüsenhormone beeinflussen in nachhaltiger Weise den gesamten Stoffwechsel. Ihre Wirkung wird besonders auffällig bei einer Hyperfunktion der Schilddrüse (Hyperthyreose). Dabei entsteht eine Steigerung der gesamten Verbrennungsvorgänge in den Zellen (Grundumsatzsteigerung), es tritt eine Übererregbarkeit des Nervensystems auf. Auffallende Erscheinungen der Hyperfunktion sind Abmagerung, Schwitzen, Haarausfall, Herzklopfen und leichte Erregbarkeit (Basedowsche Krankheit).

Eine Unterfunktion der Schilddrüse setzt alle Stoffwechselvorgänge herab (Grundumsatzerniedrigung). Von Kretinismus sprechen wir bei einer kropfigen Entartung der Schilddrüse (starke Vergrößerung der Drüse), wobei kein funktionstüchtiges Gewebe mehr besteht, also der Wirkstoff der Schilddrüse nicht mehr gebildet wird. Kretinismus entsteht im frühesten

Kindesalter, gekennzeichnet durch Wachstumsstörungen, eigentümliche Hautveränderungen, Grundumsatzerniedrigung, Idiotie. Es gibt auch eine Kropfbildung ohne die genannten Funktionsstörungen. Wir finden dann eine sehr starke Vergrößerung der Schilddrüse, die auf Nachbarorgane wie Luftröhre und Speiseröhre verdrängend und einengend einwirkt.

Geht das Schilddrüsengewebe durch Entzündung oder auch durch Operation verloren, entsteht ein Zustandsbild, das als Myxödem bezeichnet wird. Das Krankheitsbild ist gekennzeichnet durch körperliche und geistige Trägheit, Grundumsatzerniedrigung und teigige Hautveränderungen.

Die Schilddrüse ist Glied eines Reglermechanismus, dem noch andere wichtige Steuerungszentren des Körpers angehören:

1. das Zwischenhirn, und zwar der Hypothalamus,
2. der Hypophysenvorderlappen,
3. die Körperperipherie, also die Organzellen mit ihrem Hormonbedarf.

Durch diesen Reglermechanismus kann je nach Körperbedarf die Ausschüttung oder die Zurückhaltung von Schilddrüsenhormon bewirkt werden.

Beispiel: Der Stoffwechsel benötigt Schilddrüsenhormon. Der Hormonbedarf wird vom Zwischenhirn (Hypothalamus) registriert. Der Hypothalamus produziert einen Faktor (TRH), der bewirkt, daß in der Hypophyse ein Hormon mit Wirkung auf die Schilddrüse freigesetzt wird. Dieses Hypophysenhormon nennt man TSH. Das TSH veranlaßt nun die Schilddrüse, schneller Jod aufzunehmen und schneller und mehr Hormon (T_3 oder T_4) zu produzieren. An jeder Schaltstelle kann eingegriffen werden. Wenn zuviel Schilddrüsenhormon vorhanden ist, kann bei intaktem Reglermechanismus von der Hypophyse oder vom Hypothalamus aus die Hormonproduktion in der Schilddrüse gedrosselt werden. Auch bei einer Hormonzufuhr von außen als Medikament tritt dieser Reglermechanismus in Aktion.

Die Epithelkörperchen (Glandula parathyreoidea) sind vier kleine ovale Organe von nur wenigen Millimetern Durchmesser. Sie liegen an der Hinterfläche der Schilddrüse. Ihre Aufgabe ist, den Kalkstoffwechsel zu überwachen. Das Kalzium ist für den Körper ein sehr wichtiges Element. Die Härte und Festigkeit des Knochens beruht auf dem Gehalt an Kalzium. 99% des Körperkalziums liegen im Knochen, der Rest in den übrigen Geweben. Kalzium ist auch ein unentbehrlicher Faktor bei der Blutgerinnung und bei der Tätigkeit der Muskulatur. Das wirksame Hormon der Nebenschilddrüse ist das Parathormon. Es sorgt für den gleichbleibenden, notwendigen Kalziumgehalt des Bluts, sei es durch Steigerung der Kalziumaufnahme im Darm oder durch Zurückhaltung des Kalziums bei der Ausscheidung durch die Nieren. Schließlich kann aber auch noch bei Kalziummangel im Blut durch einen Knochenabbau, wobei Kalzium frei wird, weiteres Kalzium für den Körper verfügbar werden.

Ein Gegenspieler des Parathormons ist das Kalzitonin. Es wird in den C-Zellen der Schilddrüse gebildet. Das Kalzitonin, ein weiteres Hormon der Schilddrüse, überwacht gleichsam als Gegenspieler des Parathormons ebenso wie dieses den Kalziumstoffwechsel. Kalzium wird stets mit der Nahrung in größeren Mengen aufgenommen, weiterhin wird beim normalen ständigen Um- und Wiederaufbau der Knochensubstanz Kalzium frei, das in die Blutbahn gelangt. Um eine Überflutung mit Kalzium zu verhindern, kann unter Kalzitoninwirkung die Kalziumaufnahme im Darm gedrosselt werden, und das

Kalzium kann verstärkt von den Nieren ausgeschieden werden. Weiterhin kann es vermehrt im Knochen eingebaut werden. Auf diese Weise kann der Kalziumspiegel im Serum, der normalerweise 2,7 mmol/l beträgt, konstant gehalten werden.

Das Kalzitonin und das Parathormon beeinflussen also in entgegengesetzter Weise den Kalziumgehalt des Blutes. Das Kalzitonin senkt den Blutkalziumspiegel, das Parathormon hebt ihn an. Maßgebend dabei ist immer die Höhe des Kalziumgehaltes im Blut, der einen konstanten Wert behalten soll.

Die Nebennieren (Glandula suprarenalis). Sie sitzen kappenförmig den beiden oberen Nierenpolen auf. Das Gewebe läßt eine deutliche Trennung in Rinden- und Marksubstanz erkennen. Beide bilden Hormone.

Die Hormone der Nebennierenrinde und der Gonaden werden als Steroidhormone zusammengefaßt. Der Körper baut diese Steroidhormone aus dem Cholesterin auf, das er selbst in der Leber und auch in den Drüsen mit innersekretorischer Funktion bildet (Nebennierenrinde, Ovar, Hoden).

Das Cholesterin ist die Grundsubstanz; daraus entsteht über Pregnolon das Progesteron, aus dem dann in den jeweiligen Organen das spezifische Organhormon gebildet wird, z. B. in den Ovarien die Östrogene, im Hoden die Androgene.

Nach dem geweblichen Aufbau der **Nebennierenrinde** unterscheiden wir drei Zonen:

1. Die Zona glomerulosa. Sie baut die **Mineralokortikoide** auf. Zu ihnen gehören das Aldosteron und das Kortikosteron, die den Natriumstoffwechsel überwachen und regulieren. Sie fördern die Natriumrückresorption in der Niere; dabei wird ein Natriumion gegen ein Wasserstoffion ausgetauscht.
2. Die Zona fasciculata. Sie ist die Bildungsstätte der **Glukokortikoide.** Zu ihnen rechnen wir das Kortison und das Hydrokortison, die den Kohlenhydrat- und Eiweißstoffwechsel überwachen.
3. Die Zona reticularis. In der Zona reticularis werden die **Androgene** aufgebaut, die dem gesamten Gewebsan- und -aufbau dienen.

Die Wirkung der Rindenhormone ist außerordentlich bedeutsam. Sie regulieren das Gleichgewicht im Mineralhaushalt, steuern den Stoffwechsel der Kohlenhydrate, beschleunigen die Phosphorylierungsprozesse bei der Verbrennung der Kohlenhydrate und setzen die allgemeinen Abwehrmaßnahmen des Körpers bei besonderen Belastungen (Streß) in Gang. Die Bereitstellung der Rindenhormone, insbesondere die der Glukokortikoide, erfolgt u. a. durch die Wirkung eines Hypophysenvorderlappenhormons, des ACTH.

Im **Mark der Nebenniere** werden zwei Hormone aufgebaut, das Noradrenalin und das Adrenalin. Beide zusammen werden auch als Katecholamine bezeichnet. Die Hormone des Nebennierenmarks wirken wie der Sympathicusnerv auf den Kreislauf und auf den Zuckerstoffwechsel. Für den Kreislauf bedeutet das eine Erhöhung der Pulszahl und eine Vergrößerung des Herzminutenvolumens. Als Gegenspieler des Bauchspeicheldrüsenhormons, des Insulins, mobilisiert das Adrenalin bei Bedarf das Glykogen der Leber für den Verbrennungsprozeß. Das Glykogen wird in der Leber gespeichert, unter Mitwirkung des Insulins.

Eine wesentliche Noradrenalinwirkung ist die Engstellung der kleinen Arteriolen, die zu einer Anhebung des Blutdruckes führt.

Bei erhöhten Anforderungen, die an den Körper gestellt werden, sei es durch Muskelarbeit oder auch durch Stoffwechselvorgänge, z. B. beim Abbau von Fetten oder Kohlenhydraten, werden vermehrt Katecholamine bereitgestellt, die dann in den Zellen diesen Abbau der Fette und Kohlenhydrate veranlassen und so die benötigte Energie liefern.

Die Langerhansschen Inseln. Die Inselzellen der Langerhansschen Inseln liegen verstreut in der Bauchspeicheldrüse. Sie machen etwa 3% des Bauchspeicheldrüsengewebes aus.

In den Inselzellen werden zwei Hormone aufgebaut:

1. in den α-Zellen entsteht das Glukagon,
2. in den β-Zellen entsteht das Insulin.

Das Glukagon der α-Zellen entfaltet in der Leber eine ähnliche Wirkung wie das Adrenalin des Nebennierenmarks. Durch das Glukagon wird das Glykogen der Leber mobilisiert und enzymatisch zu Zucker umgebaut; dadurch kann der Blutzuckerspiegel in der notwendigen Höhe gehalten werden.

Das Insulin der β-Zellen beeinflußt den Kohlenhydratstoffwechsel und auch den Fett- und Eiweißstoffwechsel. In Abstimmung mit der Glukagonwirkung vermag das Insulin sowohl den erhöhten als auch den normalen Blutzuckerspiegel zu senken; das geschieht einmal dadurch, daß unter Insulinwirkung Zucker in der Leber und in den Muskelzellen beschleunigt und vermehrt aufgenommen wird und in der Dauerform des Glykogens abgelagert wird. Andererseits kann gleichzeitig in den Geweben der Peripherie der Zucker beschleunigt abgebaut werden. Wenn bei Insulinmangel die Regulation fehlt, steigt der Zuckergehalt des Blutes an; dann tritt die Niere in Tätigkeit; ein Teil des Zuckers wird mit dem Harn ausgeschieden (Zuckerkrankheit).

Glukagon und Insulin kann man als Gegenspieler auffassen, die sich gegenseitig kontrollieren; so sorgt das Glukagon dafür, daß bei Bedarf Zucker für den Stoffwechsel bereitgestellt wird, das Insulin sorgt bei einem Überangebot von Zucker für eine schnelle Verminderung durch Überführung in das Glykogen.

Ein relativ großer Teil des mit den Nahrungsmitteln aufgenommenen Zuckers wird mit Hilfe des Insulins in Fett umgebaut und als solches abgelagert. Der Einfluß auf den Eiweißstoffwechsel wird im wesentlichen in einer Verbesserung des Durchtritts der Aminosäuren durch die Zellwand in die Zelle hinein gesehen. Es soll jedoch auch der Eiweißaufbau durch das Insulin gefördert werden.

Eierstöcke und Hoden. Neben der Bildung der Ei- und Samenzellen werden Hormone aufgebaut. Die Grundsubstanz für die weiblichen und männlichen Hormone ist das Hormon Progesteron, aus dem das weibliche Hormon Östrogen und auch das männliche Hormon Testosteron vom Körper entwickelt werden.

In den Eierstöcken werden zwei Hormone gebildet, das Östradiol, ein abgewandeltes Östrogen, und das Gestagen. Sie steuern u. a. den monatlichen Zyklus der Frau und damit die Vorbereitung der Gebärmutter für eine evtl. entstehende Schwangerschaft. Die beiden Hormone der Eierstöcke unterliegen dem regulierenden Einfluß von Hypophysenhormonen, die ihrerseits wieder von dem Hirnzentrum, dem Hypothalamus, gesteuert werden. Das follikelstimulierende Hormon (FSH) und das luteinisierende Hormon (LH) der Hypophyse regen im Follikel bzw. im Gelbkörper des Ovars die Hormonproduktion der Östrogene und der Gestagene an. Diese bewirken den Menstruationszyklus oder eventuell die Durchführung einer Schwangerschaft.

Bei der geschlechtsreifen Frau wird in der ersten Hälfte des Zyklus das Östradiol wirksam. Die Gebärmutterschleimhaut wächst zu einer dicken Schicht heran; man spricht von einer Proliferationsphase. Sie ist die notwendige Voraussetzung für die Einnistung eines befruchteten Eis in die Schleimhaut. Eine zweite Aufbauphase der Gebärmutterschleimhaut, die Sekretionsphase, schließt sich an. Sie wird von dem Hormon Progesteron in Gang gesetzt. Dieses Hormon wird im Gelbkörper (Corpus luteum) des Ovars gebildet. Tritt eine Schwangerschaft ein, übernimmt später der Mutterkuchen (Plazenta) der Gebärmutter die Hormonproduktion. Das Hormon ist für die Fortdauer der Schwangerschaft verantwortlich.

Am Ende des normalen Zyklus sinkt der Progesterongehalt; es tritt die Blutung mit Abstoßung der Gebärmutterschleimhaut ein.

Ähnlich wie bei der Funktion der Schilddrüse kann auch zwischen der Hypophyse und den Eierstöcken ein Reglermechanismus wirksam werden. Auch kann bei einer äußeren, medikamentösen Zufuhr von Ovarialhormonen die Hypophyse dieses Überangebot als ein Zuviel erkennen und die Ovarien veranlassen, ihre eigene Hormonproduktion einzustellen.

Eine Konzeptionsverhütung kann entweder erreicht werden durch eine Hemmung des zentralen Steuerungszentrums im Hypothalamus, das ja über Zwischenstufen die Funktion der Ovarien steuert, oder aber auch durch die laufende Einnahme von Gestagenen und Östrogenen (Pille). Die Gestagene sind es, die das Cervixsekret ändern und damit die Bereitschaft der Gebärmutterschleimhaut zur Einnistung des Eis verändern. Durch Östrogene besteht die Möglichkeit, die Ovulation (Eisprung) hintanzuhalten. Die Proliferations- und die Sekretionsphasen der Gebärmutterschleimhaut laufen indessen weiter. Bei Unterbrechung der Hormonzufuhr tritt dann die Abbruchblutung ein.

Das Hormon des Hodens ist das Testosteron; auch hier wird die Produktion des Hormons von der Hypophyse überwacht. Das Testosteron und ähnliche auch als Medikamente wirkende Stoffe werden Androgene genannt. Die Entwicklung der sekundären Geschlechtsmerkmale, so Bartwuchs, Körperbau und Kehlkopfgröße ebenso wie Samenbildung und Geschlechtstrieb, werden vom Testosteron bewirkt.

Gewebshormone

Neben den in den endogenen Drüsen gebildeten Hormonen gibt es noch die Gewebshormone. Sie werden nicht in einem bestimmten Organ, sondern in verschiedenen Geweben unterschiedlicher Zellart produziert. Dazu zählen wir auch die sogenannten Neurohormone; sie werden im Nervengewebe gebildet und auch im Nerven transportiert. Zu ihnen gehört das Azetylcholin. Eine zentrale Bildungsstätte von Gewebshormonen ist auch der Hypothalamus.

Serotonin, ein Gewebshormon, das aus der Aminosäure Tryptophan gebildet wird. Es entsteht in den sogenannten gelben Zellen der Darmschleimhaut. Seine erregende Wirkung betrifft die glatte Muskulatur des Darms, der Gebärmutter und der Bronchien. Auch der Blutdruck kann durch Serotonin beeinflußt werden.

Gastrin, ein Polypeptid, das die Säureproduktion des Magens anregt. Durch den Nahrungsreiz der Speisen wird im Antrum des Magens in der Schleimhaut das Gastrin gebildet. Es gelangt in die Blutbahn und wird so zu den säureproduzierenden Zellen der Magenschleimhaut gebracht. Hier entfaltet es seine Wirkung.

Renin wird in der Niere gebildet (s. d.); es spaltet aus dem Angiotensinogen das Angiotensin I, das in die wirksame Form Angiotensin II übergeht. Dieses hat blutdrucksteigernde Wirkung und beeinflußt die Natriumretention in den Tubuli der Niere. Die durch die Natriumretention verursachte vermehrte Wasserrückresorption in die Blutbahn hinein hat ebenfalls eine Steigerung des Blutdruckes zur Folge.

Azetylcholin ist die Reizüberträgersubstanz für die Impulse von Nerv zu Nerv bzw. vom Nerv zum Erfolgsorgan. Die Substanz befindet sich in der Übergangsregion der Nerven in kleine Bläschen, aus denen es durch den Nervenimpuls freigesetzt wird. Dadurch wird der Nervenimpuls auf chemischem Wege weitergegeben. Azetylcholin wirkt auf alle Synapsen (s. d.) des vegetativen Systems und auch auf die postganglionären Nervenfasern des Parasympathicus; weiterhin wirkt es auf die motorischen Endplatten des Muskels (s. auch Nervenphysiologie).

Prostaglandine. Sie werden in verschiedenen Geweben, u. a. auch reichlich in den Samenbläschen aufgebaut. Ihre Wirkung erstreckt sich auf den Blutdruck, den Tonus der glatten Muskulatur und auf den Fettstoffwechsel. Auch während der Geburt haben die Prostaglandine eine anregende Wirkung auf die Wehentätigkeit.

Erythropoetin. Die Bildung und Entwicklung der roten Blutkörperchen, Erythrozyten, wird stimuliert. Der Glomerulus setzt bei Blutarmut und auch bei Sauerstoffmangel im Nierengewebe Erythropoetin frei, das dann die Bildung der roten Blutkörperchen und den Aufbau des Hämoglobins, den roten Blutfarbstoff, in Gang setzt.

Zu den Neurohormonen können wir auch noch das Oxytozin zählen, das u. a. die Wehen der Gebärmutter bei der Geburt unterhält.

Kinine ist die Sammelbezeichnung für eine Gruppe von aktiven Peptiden, die ihre Wirkung auf den Blutdruck, die glatte Muskulatur und auch auf die Durchlässigkeit der Gefäßwände erstrecken; ferner sind sie von Bedeutung bei der Ausbildung eines Schockzustandes und auch bei Gewebsentzündungen. Zu den Hauptvertretern zählen wir das Kalidin und das Bradykinin.

Auch in den Eosinophilen und Basophilen Granula der entsprechenden Leukozyten finden sich Wirkstoffe, z. B. das Enzym Plasmin, welches Fibringerüste spaltet. Weiterhin in den Basophilen Granula finden wir das Histamin, das u. a. eine Bedeutung bei Überempfindlichkeitsreaktionen des Gewebes hat.

Das Nervensystem

Betrachtet man die ungeheure Mannigfaltigkeit all der Funktionsabläufe und Tätigkeiten der Körperorgane oder der Gewebe, der Zellen und Körpersäfte, so scheint ein geordneter, mit dem Leben vereinbarer Ablauf nur dann möglich zu sein, wenn ein übergeordnetes Prinzip alle diese Lebensabläufe steuert. Der Körper besitzt nun 2 Systeme, um diese Körperfunktionen zu steuern und aufeinander abzustimmen. Ein Weg führt über die Hormone und der zweite über das Nervensystem.

Am Nervensystem unterscheiden wir 3 Hauptabteilungen:

I. *Das zentrale Nervensystem:*
Gehirn
Rückenmark

II. *Das periphere Nervensystem:*
Die peripheren Nerven mit ihren Nervenknoten

III. *Das autonome oder vegetative Nervensystem:*
Sympathicus
Parasympathicus

Das Zentralnervensystem kann als die große Schaltzentrale des Körpers betrachtet werden. Die unendlich vielen nervösen Impulse, die aus dem Körper selbst oder aus der Außenwelt kommen, werden hier so verarbeitet, daß eine sinngemäße, dem Leben dienende Organreaktion eintritt. Dabei haben wir zu unterscheiden zwischen Regionen, in denen die Nervenzellen (Zentren) vorherrschen, und anderen Regionen mit Leitungsbahnen, welche die Verbindungen zwischen den Zentren darstellen. In der Rindenschicht, der äußeren Schicht des Endhirns, in den Sehhügeln (Thalamus), im verlängerten Mark und in den massiert angeordneten Ganglienzellzentren bzw. in den sogenannten Kernen liegen die Schaltzentren, welche die Überwachung, die Koordinierung und die Ingangsetzung von Organfunktionen verursachen und unterhalten, seien sie chemischer oder physikalischer Art.

Das periphere Nervensystem wird durch die Leitungsbahnen in der Peripherie dargestellt. In seinen zentripetalen — zum Zentrum führenden — Fasern (Gefühlsnerven) leitet es die Empfindungsreize aus dem Körper selbst oder aus der Außenwelt dem Zentralnervensystem zu. Über die zentrifugalen — vom Zentrum wegführenden — Fasern (Bewegungsnerven) wird ein entsprechender Befehl vom Zentralnervensystem an die Muskulatur geschickt.

Das autonome Nervensystem ist das unserem Willen nicht unterworfene System. Es sind die Nerven der inneren Organe, der Drüsen, der Blutgefäße, der glatten Muskulatur. Es führt, wenn auch eng verknüpft mit dem Zentralnervensystem, gewissermaßen ein Eigenleben. Es ist autonom, indem es sich in etwa selbst steuert.

Die Existenz des Organismus setzt nun voraus, daß er auf die vielfältigen Reize, die ihn dauernd treffen, anspricht, d. h. daß er erregbar ist. Diese Erregbarkeit ist eine spezifische Eigenschaft des Zytoplasmas. Als ein Zeichen der Erregbarkeit sind elektrische Erscheinungen anzusehen, die sowohl in der Ruhe als auch besonders bei der Aktion an speziellen Organstrukturen, z. B. des Nervensystems oder der Muskelzelle, auftreten. Diese elektrischen Zeichen werden auf Bewegungen und Verschiebungen von elektrisch geladenen Atomen oder Molekülen (Ionen) an den Grenzflächen der Zellen zurückgeführt. Die umhüllende Zellmembran trennt das Zellinnere von der Zellumgebung; sie verhindert einen freien Stoffdurchtritt vom Zellinnern in das umgebende Medium und umgekehrt. Das die Zelle umgebende Medium ist reich an Natrium und Chlor (Na^+, Cl^-), enthält aber wenig Kalium (K^+). Das Zellinnere dagegen hat reichlich Kalium, aber wenig Natrium und Chlor. Diese elektrisch geladenen Teilchen können nun nicht in gleicher Weise die Membran durchwandern, es bilden sich Spannungs- oder Potentialdifferenzen aus. Das labile Ionenverhältnis zwischen innen und außen ändert sich bei eintreffenden Reizen, dabei ändert sich die Potentialdifferenz — die Erregung wird weitergegeben. Die auftretenden elektrischen Ströme können gemessen werden.

Bei der Aufnahme, Verarbeitung und Übertragung von Reizen oder Signalen laufen im Nervensystem die obengenannten bioelektrischen Vorgänge ab. Alle diese Leistungen werden von einer ungeheuren Vielzahl von Nervenzellen, ca 13 Milliarden, bewältigt, die untereinander in Kontakt stehen. Diese Verbindungen erfolgen durch Oberflächenkontakte der Neuriten mit der Zellmembran einer anderen Nervenzelle oder deren Dendriten. Die Kontakte werden von speziellen Strukturen, den Synapsen, hergestellt. Unter Synapsen versteht man die endständigen kolbigen Anschwellungen der Neuriten und deren Nebenäste (Kollateralen). In dem Plasma der Synapsen liegen Mitochondrien (s. S. 3) und feine Bläschen. Ein feiner Spaltraum trennt die Membran der Synapsen von der anliegenden Membran des Zelleibes. In den Synapsen werden alle über den Neuriten einlaufenden Reize gesichtet, geordnet, integriert, zur anliegenden Zelle weitergeleitet oder auch unterdrückt. Diese Fülle funktioneller Aufgaben macht die Synapsen zum wichtigsten Glied im Funktionsablauf des Nervensystems. Es wird angenommen, daß die Erregungsübermittlung von Neuron zu Neuron durch die oben genannten Ionenwanderungen erfolgt, unter Mitwirkung eines spezifischen Erregungsübertragungsstoffes (Azetylcholin), der von den Bläschen der Synapsen geliefert wird.

Das Gehirn

Das Gehirn ist Sitz und Quelle unseres geistigen Lebens. In den Funktionen der Großhirnrinde wird der Mensch sich selbst als geistiges Wesen bewußt, indem er empfindet, denkt, sich kundtut und in schöpferischer Weise handelt.

Das Gehirn entspricht in seiner Form und Größe etwa der Schädelhöhle, in der es untergebracht ist. Sein Gewicht beträgt etwa 1400 g. Man unterteilt das Gehirn in:

1 Endhirn (Telencephalon) mit Großhirnhemisphären, Gehirnstamm, den beiden Seitenventrikeln und Riechhirn;

2. Zwischenhirn (Diencephalon) mit Thalamus, Hypothalamus, Hypophyse und III. Ventrikel;

3. Mittelhirn (Mesencephalon) mit Vierhügelplatte, Haube, Hirnschenkel und Äquädukt;

4. Rautenhirn (Rhombencephalon):

   a) Hinterhirn (Metencephalon) mit Brücke, Kleinhirn und vorderem Abschnitt des IV. Ventrikels,

   b) Nachhirn (Myelencephalon) mit verlängertem Mark und hinterem Abschnitt des IV. Ventrikels.

Das Endhirn

Die Hauptmasse des Gehirns nimmt das Endhirn mit den beiden fast halbkugelig geformten Hemisphären ein, sie umgreifen und überdecken die im Zentrum zur Schädelbasis hin gelegenen Hirnabschnitte. Zwischen den beiden Hemisphären liegt, entsprechend dem Verlauf der Sagittalnaht des Schädels, eine tiefe Furche. In dieser Furche liegt eine breite, bindegewebige Membran, die Großhirnsichel (Falx cerebri). Sie reicht von der Crista galli der vorderen Schädelgrube bis zur Protuberantia occipitalis interna des Hinterhauptbeins. In ihr verlaufen große Blutleiter. Unterhalb der Hirnsichel sind die rechte und linke Hemisphäre u. a. durch den Balken (Corpus callosum) miteinander verbunden (s. Abb. 64).

Die Oberfläche der Hemisphäre ist reich gegliedert durch zahlreiche Furchen (Sulcus), die kleinere Abschnitte oder auch große Hirnlappen (Lobus) abgrenzen. So unterscheiden wir Stirn-, Schläfen-, Scheitel- und Hinterhauptlappen. Das zwischen den Furchen erhabene Gewebe bezeichnet man als Hirnwindungen (Abb. 93).

In der Hemisphärenrinde findet sich eine massierte Anhäufung von Ganglienzellen, die wegen ihrer grauen Farbe als „graue Substanz" bezeichnet werden. Man unterscheidet sechs verschiedene Ganglienzellschichten. Die äußere Schicht enthält wenige kleine Nervenzellen und zahlreiche Nervenfasern, die aus tieferen Schichten aufsteigen. Es folgt die äußere Körnerschicht mit vielen kleinen Zellen, dann die äußere Pyramidenschicht mit großen, kegelförmigen Zellkörpern, dann die innere Körnerschicht, dann die innere Pyramidenschicht und als sechste eine Schicht verschiedenster Zellformen. Diese sechs Schichten sind jedoch nicht in gleicher Weise in der gesamten Hirnrinde ausgebildet; stellenweise sind die Schichten nur schwach angelegt, oder einzelne Schichten können auch fehlen. Die Felderungen der Hirnrinde, die ein Ausdruck lokal umgrenzter sensibler oder sensorischer Bezirke sind, lassen unterschiedliche Schichtdicken erkennen. Unter der Hirnrinde liegt die große Masse der „weißen Substanz". Es ist das Gebiet der Leitungs- und der Verbindungsbahnen, aber auch innerhalb der weißen Substanz des Endhirns liegen noch Ganglienzellanhäufungen: die sog. Stammganglien des Hirnstamms. Zu ihnen gehören unter anderem der Nucleus caudatus und das Putamen (beide zusammen als Striatum bezeichnet), der Globus pallidus und der Nucleus subthalamicus (hypothalamicus).

In der Hirnrinde liegen die Zentren für die geistigen und seelischen Leistungen, für die Bewegungsvorgänge der Muskulatur, für Sinnesempfindungen aller Art: Gehör-, Seh-, Geruchszentren usw. Diese Zentren sind umschrieben lokalisiert. Im Bereich der vorderen Zentralwindung (Abb. 94) liegen die motorischen Zentren für die Muskulatur. An der tiefsten Stelle der Windung sind die motorischen Zentren für die Kopf-, Gesichts- und Mundmuskulatur lokalisiert. Höher hinauf zum Scheitel folgen die Felder für die Finger, Hände und Ellenbogen; am Scheitel liegen die Zentren für den Rumpf, die Hüften und die Knie, und im Bereich des Medialspalts finden sich die Zentren für die Füße und die Zehen. Die sensiblen Zentren liegen entsprechend den motorischen in der hinteren Zentralwindung. Zwischen den sensiblen und den motorischen Zentren der Zentralwindung bestehen enge Nervenbahnverbindungen. Die Nervenfortsätze, sowohl die sensiblen als auch die motorischen, verlaufen von den Zentren — die einen auf-, die anderen absteigend — im zentralen Bereich des Großhirns durch die innere Kapsel und, soweit sie Rumpf- und Gliedmaßen versorgen, zum Rückenmark. Hier steigen die motorischen, die efferenten Nervenfortsätze in bestimmten Bahnen abwärts. Sie finden dann an den Ganglienzellen der grauen Substanz des Vorderhornes vom Rückenmark Anschluß an die Nervenzellen der peripheren Spinalnerven. Die sensiblen Nervenfasern, die Empfindungen aus der Außenwelt oder dem Körperinnern auf bestimmten Bahnen im Rückenmark aufwärtssteigend, z. T. nach Umschaltung, über Thalamus und innere Kapsel zur Großhirnrinde leiten, gelangen in die entsprechenden Felder der hinteren Zentralwindung. Hier werden die Empfindungen nach Verknüpfung mit vielen Feldern der übrigen Hirnrinde zum bewußten Erlebnis.

Neben den genannten Bewegungszentren und den Empfindungszentren der vorderen und der hinteren Zentralwindung kennen wir zahlreiche sensorische Felder wie das Sprachzentrum, das Hörzentrum, das Sehzentrum usw. Als Folge von Hirnverletzungen und auch durch experimentelle Studien konnten eingehende Kenntnisse über die Lokalisation von motorischen und sensorischen Feldern gesammelt werden. So ließen sich Felder für das Verständnis für Musik, für Farberkennen, für Ortssinn, für Namen usw. festlegen. Im Stirnbereich der Großhirnrinde werden Felder für Denkprozesse angenommen. All die geistigen und sensorischen Eigenschaften dürfen jedoch nicht eng begrenzt wie die straffe Felderung eines Schachbretts oder wie die Felderung einer Landkarte mit völlig eigenständiger Leistung gesehen werden. Erst durch das Zusammenspielen und die Einstimmung zahlreicher Rindengebiete können die geistigen und auch die sensorischen Leistungen zustandekommen. Auch ist bekannt, daß durch Erfahren, Lernen und Üben eine Prägung und feldmäßige Fixierung erfolgt. Im jugendlichen Alter kann eine Funktion, die durch Krankheit eines bestimmten Bezirks ausgefallen ist, von einer anderen Region übernommen werden.

Zu den Zentren, in denen sich der Vorgang einer bewußten, höheren sinnlichen Wahrnehmung vollzieht, gehören Bezirke, in denen Erinnerungsbilder von früheren Sinneswahrnehmungen niedergelegt werden. Mittels dieser hier fixierten Erinnerungsbilder lassen sich neue Sinneswahrnehmungen als das, was sie sind, wiedererkennen. Aufgrund derartiger Sinneswahrnehmungen lassen sich dann Vorstellungen entwickeln. In den Sinneszentren sind die Orte, in denen die Erinnerungsbilder abgelagert, gespeichert werden, räumlich von dem Ort getrennt, wo die Sinneswahrnehmung stattfindet. Durch Assoziationsfasern sind die beiden Stellen miteinander verbunden. Wenn infolge von Krankheit die Stelle, an der die Sinnesbilder in ihren eigentümlichen Merkmalen erkannt werden, ausfällt, so kann bei ungestörter Tätigkeit des Sinnesorgans die Wahrnehmung nicht verwertet werden. Ist z. B. das optische Erinnerungsfeld ausgefallen, so sprechen wir von Seelenblindheit. Der Kranke vermag die Gegenstände nach ihrer Form und Farbe deutlich und scharf zu sehen; aber sie machen dem Kranken einen fremdartigen Eindruck; sie werden, da die Erinnerungsbilder fehlen, nicht wieder-

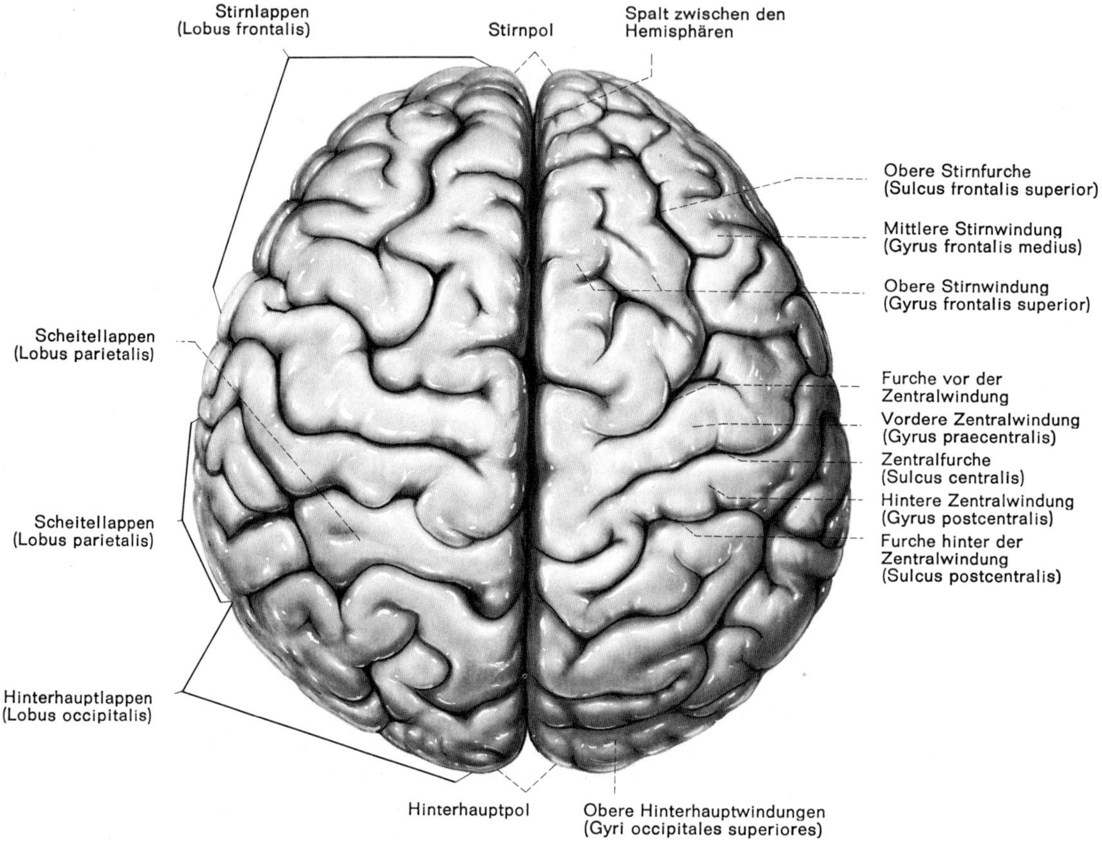

Abb. 93. Furchen und Windungen des Großhirns (von oben gesehen)

erkannt. Entsprechende Vorgänge finden wir bei der Wortblindheit, wo der Erkrankte die Schriftzeichen sieht, aber nicht mehr als solche erkennt, oder beim Ausfall der Erinnerungsfelder für die Oberflächen- und Tiefensensibilität. Der Kranke vermag Druck, Zug oder Wärme zu empfinden, aber er versteht nicht, was er tastet oder fühlt, da ihm die Erinnerungsbilder zum Vergleich fehlen. Das Sprachzentrum umfaßt drei Felder. Wir unterscheiden das motorische, das akustische und das optische Sprachzentrum (Lesezentrum). Beim Ausfall des motorischen Zentrums besteht eine Unfähigkeit zu sprechen, ohne daß die Sprachmuskeln (Kehlkopf, Rachen, Mund) gelähmt sind; fällt das akustische Zentrum aus, tritt ein Verlust des Sprachverständnisses auf. Der Patient kann sprechen, aber er spricht beziehungslos. Fällt das optische Sprachzentrum aus, so sieht der Patient die Buchstaben und Zeichen, aber er verbindet mit ihnen keinen Sinn (Wortblindheit).

Beide Großhirnhälften entsprechen sich spiegelbildlich; die linke Hemisphäre ist für die rechte Körperhälfte zuständig und umgekehrt die rechte Hemisphäre für die linke Körperhälfte. In der Zuordnung bestimmter Fähigkeiten ergeben sich jedoch zwischen rechts und links Unterschiede. So ist das Sprechen, das Schreiben und das Rechnen linksseitig lokalisiert, während das räumliche Erkennen rechts lokalisiert ist.

Beide Großhirnhemisphären sind durch große Nervenfasermassen, z. B. durch die des Balkens, miteinander verbunden.

Das Zwischenhirn

Im Zentrum des Großhirns, in kaudaler Richtung vom Endhirn, liegt das Zwischenhirn. Man unterscheidet den dorsalen Teil, den Thalamus, und den darunter auf der Schädelbasis gelegenen Hypothalamus. Auch die Kerne der oben erwähnten Basalganglien (Nucleus caudatus und Nucleus lentiformis), die mit tiefer gelegenen Kernen (Nucleus ruber) enge Bahnverbindungen haben und als extrapyramidales motorisches System zusammengefaßt werden, sind hier zu erwähnen. Dieses extrapyramidale System reguliert und ordnet Muskelbewegungen sowie Spannungszustände der Muskulatur.

Der Thalamus, auch Sehhügel genannt, besteht aus grauer und weißer Substanz, d. h. aus grauen Nervenzellen und Faserschichten. Hier ist eine wichtige Umschaltstelle der sensiblen Nervenbahnen (Gefühl, Schmerz), die vom Rückenmark zur Großhirnrinde führen.

Hier und im benachbarten limbischen System werden ankommende Reize umgeschaltet, überprüft; es werden Reflexreaktionen (bei Schmerz z. B. Fluchtbewegungen) instinktiver Handlungen in Gang gesetzt. Nach Prüfung im Thalamusbereich kann eine Weiterleitung des Reizes zu den entsprechenden Feldern der Großhirnrinde erfolgen. Es besteht immer eine koordinierte Zusammenarbeit vieler Felder, wobei Überprüfungen, Vergleiche mit Erinnerungsbildern und bekannten Handlungsprogrammen erfolgen und erst dann eine zweckmäßige Reaktion eingeleitet wird. Soweit es sich dabei um Bewegungsabläufe handelt, erfolgt die Reizumschaltung auf die motorischen Neurone der vorderen Zentralwindung. Von hier aus verläuft der Reiz über die Pyramidenbahn zum Muskel. Auch auf diesem Weg erfolgen immer wieder zahlreiche Prüfungen und Einschaltungen von Begleitfunktionen wie Regelung des Muskeltonus, Prüfung des Gleichgewichts usw.

Der Hypothalamus trägt an der Unterfläche den Sehnervenstrang, die Sehnervenkreuzung und den *Hirnanhang*, die **Hypophyse** (Vorder-, Mittel- und Hinterlappen). Dieses innersekretorische Organ ruht in einer kleinen Knochenbucht, in der Sattelgrube des Keilbeins (Sella turcica) (Abb. 64). Der Hinterlappen der Hypophyse bildet sich aus einer Ausstülpung des Hypothalamus, während der Vorderlappen der Hypophyse (Adenohypophyse) aus der embryonalen Mundhöhle entsteht. Beide Lappen ver-

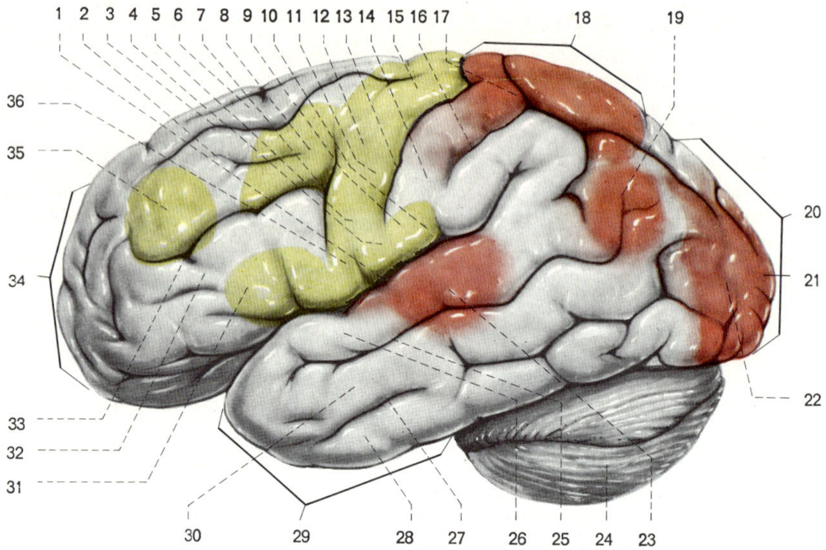

1 Seitliche Furche (Sulcus lateralis)
2 Mittlere Stirnwindung (Gyrus frontalis medius)
3 Obere Stirnfurche (Sulcus frontalis superior)
4 Kehlkopfzentrum
5 Mundzentrum
6 Obere Stirnwindung (Gyrus frontalis superior)
7 Furche vor der Zentralwindung (Sulcus praecentralis)
8 Schreibzentrum
9 Kauzentrum
10 Schlundzentrum
11 Vordere Zentralwindung (Gyrus praecentralis)
12 Armzentrum
13 Zentralfurche (Sulcus centralis)
14 Hintere Zentralwindung (Gyrus postcentralis)
15 Beinzentrum
16 Furche hinter der Zentralwindung (Sulcus postcentralis)
17 Körperfühlsphäre
18 Scheitellappen (Lobus parietalis)
19 Optisches Sprachzentrum
20 Hinterhauptlappen (Lobus occipitalis)
21 Obere Hinterhauptwindung (Gyrus occipitalis superior)
22 Optische Erinnerungsbilder
23 Akustisches Sprachzentrum
24 Kleinhirn
25 Obere Schläfenfurche (Sulcus temporalis superior)
26 Obere Schläfenwindung (Gyrus temporalis superior)
27 Mittlere Schläfenfurche (Sulcus temporalis medius)
28 Untere Schläfenwindung (Gyrus temporalis inferior)
29 Schläfenlappen (Lobus temporalis)
30 Mittlere Schläfenwindung (Gyrus temporalis medius)
31 Motorisches Sprachzentrum
32 Untere Stirnwindung (Gyrus frontalis inferior)
33 Untere Stirnfurche (Sulcus frontalis inferior)
34 Stirnlappen (Lobus frontalis)
35 Kopf- und Augenbewegungszentren
36 Zungenzentrum

Abb. 94. Die Rindenzentren des Großhirns. Die linke Hirnhälfte, von der Seite gesehen (nach einem Entwurf von TH. ZIELEN)
Gelb = motorische Zentren. Dunkelrot = sensible bzw. sensorische Zentren

schmelzen miteinander und bilden die Hypophyse, die ihren Verbindungsgang zum Hypothalamus, den Hypophysenstiel, beibehält. So bestehen enge nervöse und hormonale Verbindungswege zwischen Hypophyse und Hypothalamus.

Innerhalb des Zwischenhirns (Diencephalon), im Bereich des Hypothalamus, liegt in sagittaler Richtung ein spaltförmiger Hohlraum, der III. Ventrikel. Oberhalb und zu beiden Seiten davon in den Hemisphären des Endhirns (Telencephalon) liegen, durch ein Loch mit dem III. Ventrikel verbunden, die beiden großen Seitenventrikel, an denen man mehrere Abschnitte unterscheidet: Vorderhorn, Mittelteil, Hinterhorn und Unterhorn

Aus dem rückwärtigen Abschnitt des III. Ventrikels führt ein enger Kanal (Aquädukt) durch das Mittelhirn (Mesencephalon) zum IV. Ventrikel, der im Bereich des Nachhirns und des angrenzenden verlängerten Marks liegt.

In den Seitenwandungen des III. Ventrikels liegen zahlreiche Nervenkerngebiete. Sie werden zusammen als zentrales Höhlengrau bezeichnet. In diesen Kernen liegen einmal Steuerungszentren für Prüforgane, auch Rezeptoren genannt, die z. B. den osmotischen Druck, die Körpertemperatur oder den Wasserhaushalt und dergleichen kontrollieren. Weiterhin finden sich dort andere Zentren, welche die Hormonlage des Körpers überwachen und bei Bedarf dann selbst hormonartige Stoffe freisetzen. Diese im Hypothalamus freigesetzten Hormonstoffe gelangen über den Hypophysenstiel zur Hypophyse. Dadurch wird die Hypophyse ihrerseits zur Hormonbildung angeregt (s. S. 227).

Das Mittelhirn

Auf das Zwischenhirn, in Richtung zum Rückenmark, folgt das Mittelhirn. Es ist ein relativ kleiner Hirnabschnitt. Wir rechnen zu ihm

die dorsal gelegene Vierhügelplatte (optische und akustische Zentren),

die zentral gelegenen Hauben (Tegmentum),

die Hirnschenkel (Pyramidenbahn).

Unter der Vierhügelplatte zieht die Wasserleitung (Aquädukt) nach hinten zum IV. Ventrikel. In der Vierhügelplatte und den Hauben finden sich vorwiegend Ganglienzellanhäufungen, während die beiden an der Hirnbasis hervortretenden Hirnschenkel, die, aus der Gegend der Basalganglien kommend, zur Brücke ziehen, Leitungsbahnen enthalten. An der Basis des Mittelhirns tritt ein Hirnnerv hervor (N. oculomotorius).

Das Rautenhirn

Auf das Mittelhirn folgt das Rautenhirn, bestehend aus Hinterhirn und Nachhirn. Im Rautenhirn liegen die Kerne der Hirnnerven V–XII. Hier liegt auch das Atemzentrum, das aus mehreren räumlich getrennten Zentren besteht, die koordiniert arbeiten. Es werden Zentren für die Einatmung und für die Ausatmung unterschieden. Von den Zentren verlaufen die Reize zu den Atmungsorganen (Lungen, Atemmuskulatur, Zwerchfell), umgekehrt fließen Reize von den Organen den Zentren zu. Hinzu kommen noch Zentren, die auf die chemische Zusammensetzung des Blutes ansprechen. So führt eine Erhöhung der Kohlendioxidspannung im Blut zu einer Vergrößerung des Atemvolumens. Auch Zentren für den Kreislauf und für das Herz sind im Rautenhirn lokalisiert. Alle diese Zentren und Schaltstellen sind mit anderen Zentren, z. B. der Hirnrinde, verbunden, wodurch auch eine willkürliche Beeinflussung möglich ist. Psychische Erregungen, wie Schreck und Angst, nehmen Einfluß auf das Herz und den Kreislauf (Herzklopfen, Blässe, Ohnmacht).

Das Hinterhirn

mit den Abschnitten: Brücke (Pons) und Kleinhirn (Cerebellum) (Abb. 64).

Die Brücke, eine Fortsetzung des Mittelhirns, liegt an der Schädelbasis; hier treten zahlreiche Hirnnerven aus. Dorsal von der Brücke liegt das Kleinhirn.

Auch beim Kleinhirn unterscheiden wir wie beim Großhirn 2 Hemisphären, die Furchen und Windungen erkennen lassen, weiterhin die grauen Kerne und die weiße Substanz, das Mark. Durch 3 paarig angeordnete Stiele (Pedunculus cerebellaris) bestehen die Verbindungen zum übrigen Hirn: zur Vierhügelplatte, zur Brücke und zum verlängerten Mark.

Das Kleinhirn liegt in der hinteren Schädelgrube. Zwischen seinen beiden Hemisphären besitzt es eine sichelförmige, bindegewebige Platte, die Kleinhirnsichel (Falx cerebelli). Zwischen den Hinterhauptlappen des Endhirns und dem Kleinhirn ist noch eine zeltförmige bindegewebige Platte ausgespannt, das Tentorium cerebelli, das Kleinhirnzelt.

Das Kleinhirn ist der Sitz zahlreicher Regulationseinrichtungen, die zur Erhaltung des Körpergleichgewichtes sowie zur sinnvollen Zusammenarbeit zahlreicher Muskelgruppen dienen.

Zwischen der Brücke und dem Kleinhirn liegt zentral der IV. Ventrikel, der weiter abwärts noch in den Bereich des verlängerten Markes hineinragt. Der IV. Ventrikel besitzt 3 kleine Öffnungen zum Subarachnoidalraum (s. u.).

Das Nachhirn oder das verlängerte Mark (Medulla oblongata)

stellt den Übergang zum Rückenmark dar, in das es, sich konisch verjüngend, allmählich übergeht. Hier findet sich eine Anhäufung von Kernen und Leitungsbahnen.

Das Rückenmark (Medulla spinalis) und die Spinalnerven

Das Rückenmark ist ein etwa 40 cm langes stabförmiges Organ, das, im Wirbelkanal gelegen, etwa bis zum 2. Lendenwirbel herabreicht. Hier geht es in ein fadenförmiges Endstück über (Filum terminale), das bis zur Kreuzbeingegend reicht. Das Rückenmark ist von Flüssigkeit (Liquor cerebrospinalis) und von mehreren Häuten umgeben. Die äußere Hülle ist die derbe weiße Haut (Dura mater spinalis), sie reicht bis zum 2. Kreuzwirbel herab. Die mittlere Hülle (Arachnoidea spinalis), die der äußeren innig anliegt, ist eine zarte Membran. Sie bildet ebenfalls einen schlauchförmigen Sack bis zum 2. Kreuzwirbel. Die innere Hülle (Pia mater spinalis) bildet einen das Rückenmark und die Nerven bedeckenden Belag. Distal geht sie auf das Filum terminale über. Zwischen der mittleren und inneren Hülle findet sich der relativ weite spaltförmige Subarachnoidalraum, der die Rückenmarksflüssigkeit enthält.

Die Nerven des Rückenmarks verlassen in seitlich kaudaler Richtung durch die Zwischenwirbellöcher den Wirbelkanal. Dabei ziehen besonders die Nerven vom unteren Teil des Rückenmarkes noch eine beträchtliche Strecke im Wirbelkanal nach abwärts. Da das Rückenmark selbst nur bis zum 1. bis 2. Lendenwirbel reicht, finden wir weiter abwärts im Wirbelkanal nur das Büschel der herabziehenden Nervenfasern. Eine Punktion in dieser Gegend, etwa zur Entnahme von Liquor, kann das Rückenmark selbst nicht mehr treffen oder verletzen.

An den leicht abgeplatteten Vorder- und Hinterflächen des Rückenmarkes findet sich ein längsverlaufender Spalt bzw. eine Furche. Zwei weitere Furchen finden sich an jeder Seite, wodurch die im Rückenmark verlaufenden Faserstränge begrenzt werden.

Auf einem Querschnitt des Rückenmarkes sieht man zentral, in Schmetterlingsform angeordnet, die graue Substanz. Sie besteht vorwiegend aus Nervenzellen. Die ventral liegenden zwei Säulen der grauen Substanz werden als Vorderhörner bezeichnet. Aus den Nervenzellen der Vorderhörner gehen die motorischen Wurzeln der Spinalnerven hervor.

Dorsal liegen die beiden Hinterhörner. Hier treten aus der Peripherie, vom Spinalnerven kommend, die sensiblen Wurzeln ein (Abb. 95).

Zentral im Rückenmark in der grauen Substanz findet sich der zarte Rückenmarkkanal.

Die aus dem Vorderhorn austretenden Bewegungsnervenfasern (motorische Wurzel) und die in das Hinterhorn eintretenden Gefühlsnervenfasern (sensible Wurzel) ver-

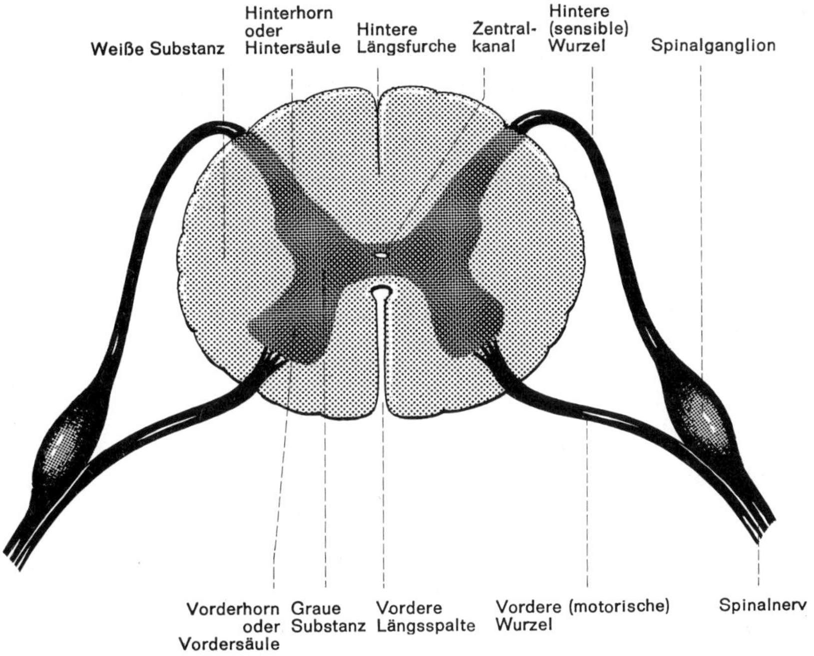

Abb. 95. Rückenmarksquerschnitt (schematisch)

einigen sich im Bereich des Zwischenwirbelloches zum gemischten Nerven, dem Spinalnerven. In die hintere Wurzel schaltet sich innerhalb des Wirbelkanals eine Nervenzellanhäufung ein, das Spinalganglion. Die vorderen, motorischen Wurzeln kommen aus den Ganglienzellen des grauen Vorderhornes. Die Nervenfasern der hinteren sensiblen Wurzel kommen aus den Ganglienzellen der Spinalganglien, die außerhalb des Rückenmarks im Bereich der Zwischenwirbellöcher liegen. Der Nervenfortsatz aus dem Spinalganglion teilt sich γ-förmig. Ein Fortsatz zieht zum sensiblen Endapparat der Peripherie (Haut); der andere Fortsatz zieht zum Hinterhorn des Rückenmarkes, wo eine Umschaltung auf die Ganglienzellen der aufsteigenden, sensiblen Nervenbahnen des Rückenmarkes erfolgt.

Ein Spinalnerv, z. B. der Ischiasnerv, ist also ein gemischter Nerv, der über die vordere Wurzel Bewegungsimpulse zur Körperperipherie leitet und aus der Peripherie über die hintere Wurzel Gefühlsreize zum Zentralorgan bringt.

Die weiße Substanz des Rückenmarks, die aus markhaltigen Fasern besteht, umgibt die graue Substanz. In ihr lassen sich viele gesonderte Faserstränge, Leitungsbahnen, nachweisen. Man unterscheidet dabei: 1. kürzere Fasersysteme, die als Verbindungsbahnen, z. B. zur Reflexübermittlung (siehe Reizleitung) innerhalb des Rückenmarks, dienen, und

2. längere auf- und absteigende Faserbahnen, die Reize zum Zentralorgan, dem Gehirn, oder zur Peripherie vermitteln.

Zu den absteigenden Faserbahnen des Rückenmarks gehören:

1. Pyramidenbahn. Sie hat ihren Ursprung in Nervenzellen der vorderen Zentralwindung der Hirnrinde. Die absteigenden Fasern verlaufen durch die innere Kapsel und durch den Hirnstamm zur Medulla oblongata (Nachhirn). Hier teilt sich die Bahn in zwei ungleiche Faserbündel. Das größere Bündel kreuzt zur Gegenseite, also von rechts nach links und umgekehrt; das kleinere Bündel steigt ungekreuzt im Rückenmark abwärts. Ein Teil dieser Fasern kreuzt weiter abwärts im Rückenmark noch zur anderen Seite. Die Bahnen enden an den motorischen Nervenzellen der Vorderhörner. Hier erfolgt die Umschaltung an das Neuron der Spinalnerven.
2. Extrapyramidale motorische Bahn. Hierzu rechnen wir Bahnen, die vom Kleinhirn, vom Labyrinth des Ohres und von den Augen kommen. Ihre Aufgabe ist es im wesentlichen, koordinierende Bewegungen auf akustische und visuelle Reize hin zu veranlassen. Weiterhin rechnen wir dazu Nervenbahnen, die von tiefer gelegenen Kernen des Gehirns kommen und im Rückenmark absteigen. Sie regulieren u. a. den Spannungszustand, den Tonus der Muskulatur. Sie sind dem Willen nicht unterworfen. Die Nervenfasern dieser extrapyramidalen Bahnen enden auch an den Nervenzellen der Vorderhörner im Rückenmark. Hier erfolgt die Umschaltung auf den Spinalnerv.

Die sensiblen und sensorischen Nerven, die ihre Empfindungsreize aus der Peripherie zentralwärts leiten, enden an den Ganglienzellen des Hinterhornes im Rückenmark. Hier erfolgt eine Umschaltung auf eine zweite Bahn. Diese langen aufsteigenden Nervenbahnen verlaufen in den Hintersträngen und in den Seitensträngen des Rückenmarks. Zu ihnen gehören:

1. Bahnen für die Sensibilität der Haut. Diese Hinterstrangbahnen steigen im Rückenmark ungekreuzt aufwärts und enden in Kernen in der Medulla oblongata. Von hier verlaufen Fasern unter Kreuzung zur Gegenseite zum Thalamus (sensorische Kreuzung).

   Die Bahnen vermitteln Berührung, Druck, räumliche Unterscheidung.
2. Bahnen für die Tiefensensibilität. Sie verlaufen vom Rückenmark zum Kleinhirn. Einige dieser Bahnen kreuzen zur anderen Seite. Diese Bahnen vermitteln Reize von den Gelenken, den Muskeln und Sehnen, wodurch eine Kontrolle der Bewegung, der Lage, des Tonus und damit auch eine Koordinierung der Muskeln, Sehnen und Gelenke bei Bewegungen bewirkt wird.
3. Bahnen für die Temperatur- und Schmerzempfindungen. Sie verlaufen gekreuzt im Rückenmark aufwärts zum Thalamus und von hier aus zur Großhirnrinde.

Sowohl in der grauen als auch in der weißen Substanz des Rückenmarks findet sich die Neuroglia als Stützsubstanz (s. S. 20).

Die Spinalnerven

Die Spinalnerven gehen mit zwei Wurzeln aus dem Rückenmark hervor, der motorischen Wurzel – sie führt Bewegungsnervenfasern – und der sensiblen Wurzel mit ihren Empfindungsnervenfasern. Noch innerhalb des Duraraumes streben beide Wurzeln aufeinander zu, und, von einer Durascheide umgeben, verlassen sie zusammen den Duraraum, um im weiteren Verlauf, durch die Zwischenwirbellöcher ziehend, in die Körperperipherie zu gelangen. Die sensible Wurzel schwillt noch im Bereich des Zwischenwirbelloches durch eine Anhäufung zahlreicher Nervenzellen zu einem Nervenknoten, dem Ganglion spinale, an. Diese Nervenzellen stellen die Ursprungskerne der jeweiligen sensiblen Wurzel dar. Die aus der Nervenzelle entspringenden Nervenfasern verzweigen sich nach Verlassen der Nervenzelle y-förmig. Der eine Ast zieht zentralwärts zum Rückenmark, der andere Ast zu seinem peripheren sensiblen Endapparat. Die motorischen Nervenfasern sind an dem Ganglion spinale nicht beteiligt; ihre Ursprungskerne liegen im Vorderhorn des Rückenmarks.

Jenseits des Ganglion spinale vermischen sich die sensiblen und die motorischen Nervenfasern zum gemeinsamen gemischten Nerven, dem Spinalnerven.

Jeder Spinalnerv teilt sich in vier Äste auf:

1. hinterer Ast (Ramus dorsalis),
2. vorderer Ast (Ramus ventralis),
3. Verbindungsast (Ramus communicans),
4. Ast der Rückenmarkshäute (Ramus meningeus).

Zu 1. und 2. Die hinteren und die vorderen Äste führen die Bewegungs- und Gefühlsnerven für die Muskulatur und die Haut, wobei die hinteren Äste der Spinalnerven die Muskulatur und die Haut des Rückens und die vorderen Äste die des Bauches und der Gliedmaßen versorgen.

Zu 3. Die Verbindungsäste stellen Verbindungen zwischen dem Spinalnerven und dem Grenzstrang des Sympathicus her; dabei führen die sog. weißen Fasern als präganglionäre Fasern vom Zentralnervensystem zum N. sympathicus, und die grauen Fasern ziehen als postganglionäre Fasern rückläufig vom N. sympathicus zum Spinalnerven und mit dessen Verzweigungen zur Körperperipherie. Ihre Versorgungsgebiete sind die Blutgefäße und die Eingeweide.

Zu 4. Der Ast der Rückenmarkshäute tritt als sensibler Nerv in den Wirbelkanal ein und versorgt die Rückenmarkshäute (Meningen).

Durch die Zwischenwirbellöcher der Wirbelsäule treten nach beiden Körperseiten je 31 Spinalnerven des Rückenmarks aus: 8 Hals-(Zervikal-), 12 Brust-(Thorakal-), 5 Lenden-(Lumbal-), 5 Kreuz-(Sakral-) und 1—2 Steißnerven-(Kokzygealnerven).

Die starken vorderen Äste der Spinalnerven bilden teilweise untereinander Nervengeflechte. (Die sensiblen Nervenäste werden mit ihren Versorgungsbezirken, abgesehen von den Nerven der Hand und den Hirnnerven, im einzelnen nicht aufgeführt.)

1. **Halsgeflecht,** Plexus cervicalis.
2. **Armgeflecht,** Plexus brachialis:
   a) Mittelhandnerv, N. medianus, versorgt Beugemuskeln des Unterarmes und des Daumenballens. Seine sensiblen Äste versorgen die Haut des 1., 2. und 3. Fingers und die radiale Fingerhälfte des 4. Fingers auf der Beugeseite der Finger.
   b) Ellennerv, N. ulnaris, versorgt Fingerbeuger und Fingerspreizer der Hand an der Ellenseite. Seine sensiblen Fasern versorgen auf der Beugeseite die Haut des 5. Fingers und die ulnare Hälfte des 4. Fingers. Auf der Streckseite versorgen die

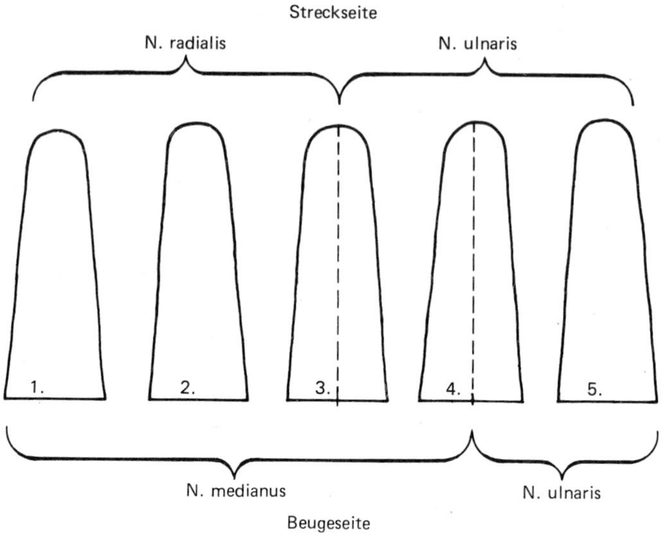

Abb. 95a. Die sensible Hautversorgung der Finger auf der Streck- und Beugeseite

sensiblen Fasern die ulnare Fingerhälfte vom 3. Finger und den 4. und 5. Finger ganz.

c) Speichennerv, N. radialis, versorgt Streckmuskeln und die Haut des Handrückens an der Daumenseite. Seine sensiblen Fasern versorgen die Streckseiten des ersten und zweiten Fingers und die radiale Hälfte des dritten Fingers (Abb. 95 a.).

3. **Die vorderen Äste der Brustnerven.** Sie bilden kein Geflecht, sie ziehen als Zwischenrippennerven, *Nervi intercostales*, nach vorn.

4. **Lendengeflecht,** daraus entspringt der Oberschenkelnerv; er versorgt insbesondere den vierköpfigen Oberschenkelstrecker, M. quadriceps.

5. **Sakralgeflecht,** Plexus sacralis, hieraus stammt der Hüftnerv, N. ischiadicus, der größte Nerv des Körpers; er verläuft an der Hinterfläche des Oberschenkels und teilt sich in Höhe des Kniegelenkes in

   a) Wadenbeinnerv, N. peronaeus; seine Wirkung erstreckt sich auf die vorderen Muskeln des Unterschenkels, die Fußheber und Zehenstrecker;

   b) Schienbeinnerv, N. tibialis; er innerviert im wesentlichen die Muskulatur an der Hinterseite des Unterschenkels.

6. **Schamgeflecht,** Plexus pudendalis (N. pudendus), für die Scham- und Dammgegend.

Der größte Teil der Nervenzellen des Gehirns schickt seine Nervenfasern über das Nachhirn zum Rückenmark, von wo sie zur Peripherie laufen. Zwölf Hirnnervenpaare aber verlassen schon innerhalb der Schädelhöhle das Gehirn, zum Teil reine Bewegungs- oder reine Empfindungsnerven, zum Teil auch als gemischte Nerven (Bewegungs- und Empfindungsnerven) gemeinsam verlaufend.

	Austrittsstelle am Schädel	Funktion
1. Riechnerven (Nervi olfactorii)	Lamina cribrosa	Riechorgan, Schleimhaut der Nase
2. Sehnerv (Nervus opticus)	Foramen opticum	Augen, Sehen
3. Gemeinsamer Augenmuskelnerv (Nervus oculomotorius)	Fissura orbitalis superior	motorischer Nerv. Bewegungsfasern für die äußeren Augenmuskeln und für das Augenlid und Nervenfasern für das autonome System, für die Akkomodation und für die Pupillenweite
4. Oberer Augenmuskelnerv (Nervus trochlearis)	Fissura orbitalis superior	rein motorischer Nerv. Bewegung des Auges nach außen und Rollbewegung
5. Dreiteiliger Nerv (Nervus trigeminus) (3 Äste, gemischter Nerv)	1. Ast, Fissura orbitalis superior	1. Ast führt sensible Fasern für die Haut des Auges, des Augenlides, der Stirnhaut und der Nase und weiterhin Sekretinonsfasern zur Tränendrüse
	2. Ast, Foramen rotundum	Der 2. Ast führt sensible Fasern für die Schläfe, die Wange, die Augenwinkel, den Oberkiefer, die Zähne und das Zahnfleisch
	3. Ast, Foramen ovale	Der 3. Ast führt sensible, motorische und sensorische Fasern (Chorda tympani). Die motorischen Fasern versorgen die Kaumuskulatur, die sensiblen Nervenfasern versorgen das äußere Ohr, die Wangen- und Mundschleimhaut, Lippen und Zunge; die sekretorischen Fasern versorgen die Speicheldrüsen und stellen Geschmacksfasern für die Zunge dar
6. Äußerer Augenmuskelnerv (Nervus abducens)	Fissura orbitalis	rein motorischer Nerv
7. Antlitznerv (Nervus facialis)	Foramen stylomastoideum	motorischer und sekretorischer Nerv. Gesichtsmuskulatur, Speicheldrüsen
8. Hörnerv (Nervus statoacusticus N. vestibulocochlearis	Meatus acusticus internus	Hör- und Gleichgewichtsnerv
9. Zungen-Schlund-Kopfnerv (Nervus glossopharyngeus)	Foramen jugulare	Der Nerv führt motorische, sensible und sekretorische Fasern. Versorgt werden die Hals- und Kehlkopfmuskeln, der Rachen, die Zunge, der Kehldeckel und die Ohr-Speicheldrüse
10. Lungen-Magen-Nerv (Nervus vagus)	Foramen jugulare	sensibler und motorischer Nerv für die Eingeweide. Schlund, Kehlkopf, Speiseröhre, Magen, Lunge, Herz
11. Beinerv (Nervus accessorius) (seine Äste mischen sich anderen Nerven bei, z. B. dem Nervus vagus)	Foramen jugulare	vorwiegend motorischer Nerv für die Halsmuskulatur
12. Zungenmuskelnerv (Nervus hypoglossus)	Canalis hypoglossus	motorischer Nerv für die Zunge

Rückenmarkssegmente

Beim Rückenmark und seinen Nerven und bei den versorgten Organen hat man unter Berücksichtigung gewisser Korrelationen eine Einteilung nach Segmenten vorgenommen (Zervikal-, Thorakal-, Lumbal-, Sakralsegment). Man versteht unter einem Rückenmarkssegment einen bestimmten Abschnitt oder Bezirk des Rückenmarkes mit den zugeordneten Bezirken der Haut, der Muskulatur und der inneren Organe, einschließlich ihrer Reflexbeziehungen. Die Benennung der Segmente erfolgt nicht nach dem Wirbel, der in gleicher Höhe liegt, sondern nach dem Wirbelloch, durch das der entsprechende Nerv den Wirbelkanal verläßt, was gewöhnlich eine Strecke weiter kaudalwärts erfolgt. So verstehen wir z. B. unter dem 1. Lumbalsegment einen Rückenmarksbezirk in Höhe des 10. Brustwirbels, dessen Nerv im 1. Lumbalzwischenwirbelloch den Wirbelkanal verläßt. Im Halsbereich beträgt diese Verschiebung eine Wirbelhöhe, im oberen Brustbereich beträgt sie zwei; vom 7. bis 10. Brustwirbel drei. Der Bezirk des 11. und 12. Brustwirbels entspricht dem 3. bis 5. Lumbalsegment. Den Sakralsegmenten 1—5 entspricht ein Rückenmarksbezirk in Höhe des 1. und 2. Lendenwirbels.

Praktische Bedeutung: Finde ich z. B. an einem Hautbezirk eines Beines, der zum 3. Lumbalsegment gehört, eine Störung, die auf eine umschriebene Erkrankung des Rückenmarkes deutet, so sagt der Segmentbezug, in welcher Höhe des Rückenmarkes krankhafte Veränderungen zu suchen sind.

Die segmentale Gliederung findet sich nicht nur an der Wirbelsäule und am Rückenmark, sondern auch an der Haut, der Muskulatur, dem Skelet und den inneren Organen. Während der Entwicklung wird bei sehr jungen Keimen Gewebe, aus denen sich später das Skelet, die Muskulatur und die Bindegewebe entwickeln, in Form größerer Gewebsplatten zu beiden Seiten der Rückenlinie angelegt und in viele Abschnitte (Segmente) in Kopf-Steiß-Richtung aufgeteilt. Das Nervensystem folgt dieser Segmentierung; jedes Gewebssegment wird von Nerven eines entsprechenden spinalen Segmentes versorgt. So entsteht eine feste Verbindung zwischen den Nerven und den aus den einzelnen Segmenten hervorgehenden Skelet-, Muskel- und Bindegewebsanteilen. Die Verbindung bleibt bestehen, wenn sich bei der weiteren Entwicklung des Keimes das Gewebe zum Aufbau der Organe verlagert.

Die vordere Wurzel des spinalen Nerven führt motorische Fasern für den zugehörigen Muskel und autonome Fasern für die inneren Organe und die Haut. Die hintere Wurzel führt die entsprechenden sensiblen Fasern aus den Muskeln und den inneren Organen und der Haut.

Wir kennzeichnen nun als Segment das gesamte Gebiet, das ein einzelner Spinalnerv an verschiedenartigen Geweben versorgt; dabei werden noch Unterabschnitte im Bereich der Haut als Dermatome innerhalb der Muskeln als Myotome und innerhalb der inneren Organe als Enterotome bezeichnet. Die zueinandergehörenden Segmentabschnitte liegen durchaus nicht immer unmittelbar beieinander.

Die Bezeichnung der Segmente erfolgt nach der Austrittsstelle des versorgenden Spinalnerven aus dem Wirbelloch (s. oben).

An der Haut lassen sich die entsprechenden Zonen, die von den Spinalnerven versorgt werden, abgrenzen. Die Grenzen dieser Hautabschnitte sind jedoch nicht sehr scharf, vielfach kommen Überschneidungen vor. Die Hautzonen werden nach den versorgenden

Nerven benannt. Am Kopf und an der Schultergegend haben wir die Zervikal-(Hals-) Segmente 1—5, am Arm und an der Hand die Zervikalsegmente 5—8 und die Thorakal-(Brust-)Segmente 1 und 2; an der Brust, am Rücken und am Oberbauch die Thorakalsegmente 3—12, am Unterbauch, am tiefen Rücken, an den Vorder- und Innenflächen der Beine die Lumbal-(Lenden-)Segmente 1—4; am Gesäß und an der Unterfläche der Beine die Sakralsegmente 1—5.

Ein entsprechender Segmentbezug ordnet einzelne Muskeln oder Muskelgruppen bestimmten Spinalnerven zu, mit entsprechender Benennung. Auch hier finden sich Überschneidungen zwischen den einzelnen Segmenten.

Auch für die inneren Organe gilt der Segmentbezug, doch sind hier die Grenzen noch weniger scharf als bei den Hautzonen.

Wie hat man sich nun vorzustellen, daß z. B. Hautzonen einen segmentalen Einfluß auf die inneren Organe oder die Muskulatur nehmen können? Die von der Haut kommenden sensiblen Nervenfasern, deren Ganglienzellen im Ganglion spinale liegen, treten über die hintere Wurzel in das Hinterhorn des Rückenmarkes ein (Abb. 95). (Auch die aus den Muskeln kommenden schmerzleitenden Bahnen und die viszerosensiblen Fasern, welche die Empfindungen von den Eingeweiden vermitteln, treten über die hintere Wurzel in das Hinterhorn ein und enden hier.) Ein auf diesen Wegen ankommender Reiz wird nun einmal über die aufsteigenden Rückenmarksbahnen zum Gehirn geleitet. Der Reiz kann aber auch von den Hinterhornzellen über eine kurze Zwischenleitung im Bereich seines Segmentes weitergeleitet werden, z. B. zu den im Vorderhorn liegenden Nervenzellen der motorischen Bahnen der Skeletmuskulatur, wobei dann eine dem Segment entsprechende Muskelkontraktion auftreten könnte. Wird der einlaufende Reiz den zum Segment gehörigen vegetativen Nervenzellen des Rückenmarkes zugeleitet, so können im Bereich der Haut die Schweißdrüsen oder die Blutgefäße beeinflußt werden oder im Bereich der Eingeweide deren glatte Muskulatur oder Drüsenfunktionen in Aktion gesetzt werden. Auf diesen Wegen können z. B. bestimmte Hauterscheinungen auf eine Erkrankung eines inneren Organes, das zum gleichen Segment gehört, hinweisen.

Die Hirnhäute

Das Zentralnervensystem (Gehirn und Rückenmark) ist von 3 Hüllen umgeben:

Die **harte Hirnhaut,** Dura mater encephali, ist eine feste, derbe, fibröse Haut. Sie liegt der knöchernen Innenfläche der Schädelhöhle an. Als Dura mater spinalis überzieht sie schlauchförmig im Wirbelkanal das Rückenmark und reicht bis zum Kreuzbein. Die beiden Hirnsicheln und das Hirnzelt stellen Fortsetzungen der harten Hirnhaut dar. Unter der harten Hirnhaut liegen 2 zarte Hüllen:

die **Spinnwebenhaut,** Arachnoidea, und
die **weiche Hirnhaut,** Pia mater.

Zwischen der Spinnwebenhaut und der weichen Hirnhaut findet sich ein spaltförmiger Raum (Subarachnoidalraum), der sich an einigen Stellen, besonders an der Hirnbasis, zu *Zisternen* erweitert. Die größte dieser Zisternen ist die auf der Rückseite zwischen Kleinhirn und Rückenmark gelegene Cisterna cerebellomedullaris (Punktionsstelle zur Entnahme von Rückenmarksflüssigkeit).

Die Hirnventrikel stehen untereinander und mit dem Subarachnoidalraum durch 3 kleine Öffnungen im IV. Ventrikel in Verbindung. In den Ventrikeln und im Subarachnoidalraum findet sich die **Gehirnflüssigkeit,** der Liquor cerebrospinalis. Die Menge beträgt etwa 150—250 cm³. Sie wird von einem Gefäßgeflecht (Plexus chorioideus) produziert. Der Liquor steht unter Druck (beim liegenden Menschen 120 mm Wassersäule = 1180 kPa, beim stehenden 200—300 mm = 1960—2940 kPa). Der Liquor ist eine wasserklare Flüssigkeit mit geringen Mengen von Eiweiß (20 mg⁰/₀ = 200 mg/l), Salzen und Zucker (60 mg⁰/₀ = 3,3 mmol/l). Auch normalerweise finden sich im Liquor einige Zellen (etwa 5 im Kubikmillimeter).*

Die Blutversorgung des Gehirns

Arteria cerebri anterior Arteria cerebri media	Sie entspringen aus der A. carotis int., die an der Unterfläche der Pyramide in die Schädelhöhle eintritt (s. S. 39).
Arteria cerebri posterior Arteria cerebelli	Endäste der Art. vertebralis, die aus der Schlüsselbeinschlagader entspringt (s. S. 129).

Der Rückfluß des Blutes erfolgt über die Venen des Gehirns und über die großen Blutleiter, von dort über die Vena jugularis zur oberen Hohlvene.

Das Gehirn ist auf einen ununterbrochenen Stoffaustausch angewiesen. Schon kurzfristige Unterbrechungen der Blutversorgung führen zu irreparablen Hirnschäden. In 24 Stunden fließen etwa 1000 l Blut durch das Gehirn, dabei werden 70 l Sauerstoff verbraucht. Der Energiebedarf wird durch Glukose gedeckt.

Das autonome Nervensystem

Im Gegensatz zu den Nerven, die dem Willen des Menschen unterworfen sind, besitzt der Körper noch Nerven, die all die Körperfunktionen regeln, die unserem Willen nicht direkt zugänglich sind. Es sind die Nerven der inneren Organe, der Drüsen, der Blutgefäße und der glatten Muskulatur. Dieses Nervensystem wird das autonome oder das vegetative genannt. Es gehören dazu der

Nervus sympathicus (Pars sympathica) und der

Nervus parasympathicus (Pars parasympathica).

Obwohl der eine dieser beiden Nerven oft als der Gegenspieler des anderen auftritt, muß man sie als einheitliches System auffassen, deren Tätigkeit so aufeinander abgestimmt ist, daß es zu einem vegetativ harmonischen Gleichgewicht kommt.

Die Nervenfasern des **Sympathicus** kommen aus dem Brust- und Lendenmark, sie verlaufen zum Grenzstrang des Sympathicus. Unter Grenzstrang versteht man ein Ge-

* Der Inhalt der Zählkammer beträgt 3 mm³, daher wird die Zellzahl für 1 mm³ Liquor in Dritteln angegeben, z. B. 15/3 heißt 5 Zellen pro 1 mm³.

flecht von Ganglienzellen und Nervenfasern an beiden Seiten der Wirbelsäule. Ein Teil der aus dem Rückenmark kommenden Nervenfasern wird in diesen Ganglien umgeschaltet, z. B. im Ganglion coeliacum oder im Ganglion mesentericum.

Schließlich gibt es Nervenfasern, die direkt bis zu Ganglien in den Organen selbst ziehen. So finden sich zum Beispiel im Magen-Darm-Kanal zwischen den Gewebsschichten Ganglienzellanhäufungen, die hier als „Plexus" bezeichnet werden (Auerbachscher und Meissnerscher Plexus).

Die Nervenfasern vom Zentralnervensystem bis zu den unterbrechenden Ganglien werden präganglionäre Fasern genannt; die Fasern vom unterbrechenden Ganglion zum Organ postganglionäre Fasern.

Die postganglionären Fasern verlaufen zu den Organen entweder mit den Blutgefäßen, oder sie schließen sich den Spinalnerven an.

Die Fasern des **Parasympathicus** entspringen im Rückenmark und in Kernen des Mittelhirns und des verlängerten Markes. Auch beim Parasympathicus unterscheiden wir die prä- und postganglionären Fasern sowie die Umschaltstellen, die Ganglien. Parasympathische Fasern sind in folgenden Nerven enthalten:

1. im 3. Hirnnerv (N. oculomotorius), sie regulieren die Akkomodation (Anpassung des Auges für Nah- und Fernsicht) und die Pupillenweite.
2. im 7. Hirnnerv (N. facialis). Die parasympathischen Fasern verlaufen zur Tränendrüse, zu den Speicheldrüsen der Zunge und des Unterkiefers.
3. im 9. Hirnnerv (N. glossopharyngeus) zur Ohrspeicheldrüse.
4. im 10. Hirnnerv (N. vagus), sie gehen zur Speiseröhre, zum Magen und Darm, zum Herzen und zu den großen Gefäßen und zur Lunge.

Vom Sakralmark verlaufen parasympathische Fasern zusammen mit den spinalen Sakralnerven 3 und 4 zu den Beckenorganen.

Die Reizübertragung an den Umschaltstellen und auch im Übergang zum versorgten Organ erfolgt auf chemischem Wege. Der Überträgerstoff für den Parasympathicus ist das Azetylcholin. Beim Sympathicus erfolgt die Reizübertragung im präganglionären Bereich ebenfalls durch Azetylcholin, während die Reizübertragung auf das Endorgan durch das Noradrenalin erfolgt. Noradrenalin und Adrenalin werden im Nebennierenmark und in den sympathischen Ganglien gebildet. Man faßt beide unter dem Namen Katecholamine zusammen.

Das Azetylcholin wird in den Nervenenden aufgebaut und in kleinen Bläschen gespeichert. Beim Eintreffen eines Reizes tritt es aus den Bläschen aus, gelangt in den synaptischen Spalt, diffundiert dann durch die postsynaptische Membran und löst so dann wieder einen Reiz aus.

Das Noradrenalin ist der Überträgerstoff im sympathischen Nervensystem. Es wird in den Nervenendigungen gespeichert. Beim Eintreffen des Reizes wird es freigesetzt und übermittelt den Reiz auf chemischem Weg an das nächste Neuron. Für diese adrenerge Substanz lassen sich an den Organen zwei Aufnahmegebilde nachweisen, die sog. α-Rezeptoren und die β_1- und β_2-Rezeptoren. Durch Blockierung dieser Rezeptoren mit Medikamenten können die Organe beeinflußt werden. So kann eine unerwünschte Erregung der β_1-Rezeptoren, die am Herzen zu einer Frequenz- und Blutdrucksteigerung führt, medikamentös durch eine Blockade der β_1-Rezeptoren unterbunden werden.

Bei einer Reizung des Sympathicus tritt am Herzen eine Beschleunigung und Verstärkung der Aktion und eine Erweiterung der Herzkranzgefäße ein, die Blutgefäße der Peripherie und der Bauchorgane verengen sich, die Pupille des Auges wird weit, die Peristaltik des Magen-Darm-Kanals wird gehemmt, der Tonus der glatten Muskulatur sinkt. Das Hormon Adrenalin wird vermehrt abgegeben. Die Reizung des Parasympathicus ruft entgegengesetzte Wirkungen hervor (Tab. 8).

Tabelle 8. Wirkung von Sympathicus und Parasympathicus auf die verschiedenen Organe

	Herz	Magen-Darm	Bauch- und periphere Gefäße	Glatte Muskulatur der Bronchien	Auge
Sympathicus-Wirkung	beschleunigte Aktion	Hemmung d. Peristaltik	Verengung	erweiternd	weite Pupille
Parasympathicus-Wirkung	verlangsamte Aktion	Anregung d. Peristaltik	Erweiterung	verengend	Akkomodation, enge Pupille

Tabelle 9. Wirkung verschiedener Medikamente auf Sympathicus und Parasympathicus

	unterstützend	aufhebend
Sympathicus-Wirkung	Noradrenalin, Adrenalin, Ephedrin	Alkaloide des Mutterkorns
Parasympathicus-Wirkung	Azetylcholin Physostigmin Pilokarpin	Atropin Skopolamin

Es gibt Medikamente, die die Wirkung der beiden Systeme unterstützen oder aufheben (Tab. 9).

Die einzelnen Teile des vegetativen Nervensystems können funktionell selbständig auftreten. Es ist jedoch wahrscheinlich, daß im Gehirn übergeordnete Zentren bestehen, die eine allgemeine Koordinierung der Lebensvorgänge steuern. Fallen die zentralen Steuerorgane aus, so übernehmen die peripheren Teile des autonomen Nervensystems die Aufgaben selbständig.

Im Bereich des verlängerten Markes, der Brücke und des Zwischenhirns liegen **automatische Zentren** für die Atmung, den Kreislauf, für Stoffwechselvorgänge u. a. Die Ganglienzellen dieser Zentren haben in sich selbst die Fähigkeit, Reize für die notwendige Tätigkeit zu bilden. Ihre Funktionen laufen gewöhnlich ohne Einschaltung einer bewußten Steuerung durch die Großhirnrinde ab, ihre Tätigkeit ist autonom.

Reizleitung

Wird ein Nerv in der Peripherie erregt, so verläuft der Reiz über die Empfindungsfasern des Spinalnerven zum Rückenmark (bei den 12 Hirnnerven direkt zum Gehirn).

Der Reiz gelangt über die hintere Wurzel zum Rückenmark, steigt über die Leitungsbahnen des Rückenmarks aufwärts zur Hirnrinde und kann hier zum *bewußten* Empfinden gelangen.

Soll nun eine motorische Reaktion erfolgen, so wird der Bewegungsimpuls von der Großhirnrinde durch entsprechende Leitungsbahnen des Rückenmarkes abwärts bis zur Austrittsstelle der entsprechenden motorischen Wurzel geleitet. Von hier gelangt der Impuls über die vordere Wurzel — Spinalnerv — zum Erfolgsorgan.

Also: die *Empfindungsbahnen* (sensible Nerven) leiten den Reiz von der Peripherie durch die *hintere Wurzel* zum Zentralorgan. Die *Bewegungsbahnen* (motorische Nerven) leiten den Reiz von den Zentralorganen durch die *vordere* Wurzel zur Peripherie.

Nicht jeder Reiz gelangt bis zur Großhirnrinde, d. h. bis zum Bewußtsein, sondern es kann schon in den Nervenzellen des Rückenmarkes eine Überleitung des Reizes von den Empfindungsbahnen *direkt* auf die Bewegungsbahnen erfolgen und so eine Reaktion ausgelöst werden, die nicht zum Bewußtsein gelangt und unwillkürlich erfolgt (Abwehr-, Schreckbewegungen).

Diesen Vorgang einer direkten Überleitung eines Nervenreizes von der sensiblen auf die motorische Nervenbahn unter Ausschaltung des Bewußtwerdens und des Willens nennen wir *Reflex*. Reflexvorgänge beziehen sich nicht nur auf Bewegungen der Muskulatur, sondern auch auf die Tätigkeit der inneren Organe (Würgreflex, Absonderung der Verdauungssäfte, Verengung der Pupille bei Lichteinfall, Hustenreflex, Patellarsehnenreflex usw.).

Beispiel für den Erregungsablauf einer willkürlichen Muskelbewegung: Das Zentrum für die willkürlichen Muskelbewegungen liegt in der Rinde der vorderen Zentralwindung des Endhirns. Von hier verlaufen die Nervenbahnen (Pyramidenbahnen) durch die sogenannte innere Kapsel, dann durch die Nervenstiele, die Brücke, das verlängerte Mark und schließlich durch das Rückenmark nach abwärts. Die Fasern treten in das Vorderhorn ein und enden an den Ganglienzellen. Von den Ganglienzellen entspringen dann die Fasern, die im Spinalnerv zum Muskel gelangen. Die Pyramidenbahn wechselt dabei die Seite. Fasern, die von der rechten Hirnrinde kommen, versorgen die Muskeln der linken Körperhälfte und umgekehrt.

Ähnlich wie beim Herzen, bei dessen Tätigkeit ein elektrischer Strom entsteht, der als das bekannte EKG registriert wird, so kann man auch die elektrischen Erscheinungen, welche die Tätigkeit der Nervenzellen des Gehirns begleiten, ableiten und registrieren. Die Kurve nennt man Elektroenzephalogramm (EEG).

Die Sinnesorgane

Der Körper empfängt Eindrücke aus seiner Umwelt. Er hat die Fähigkeit, Reize der Außenwelt oder des Körperinnern durch besondere Reizempfänger (Rezeptoren) aufzunehmen, diese physikalischen oder chemischen Einwirkungen zu einer physiologischen Erregung umzuwandeln, sie über die Sinnesnerven den sensorischen Feldern des Großhirns zuzuleiten und so zum bewußten Empfinden werden zu lassen. Daneben steht noch die unbewußte reflektorische Wirkung.

Die ursprüngliche Einteilung der Sinne in fünf Kategorien mußte erweitert werden. Neben dem Gesicht, Gehör, Geruch und Geschmack unterscheiden wir den Tast-, Schmerz-, Warm-, Kaltsinn, den Sinn für die Körperlage im Raum und die Körperbeschleunigung. Hinzu kommen noch Empfindungen, die als Gemeingefühle bezeichnet werden. Sie beziehen sich auf angenehme oder unangenehme Empfindungen aus dem eigenen Körper, wie Hunger, Durst, Sättigung, allgemeines Wohlbefinden, Stuhl- und Harndrang usw. (s. auch die betreffenden Organe Nase, Mund, Haut).

Obwohl ein Sinnesorgan auf die verschiedensten Reize anspricht, besteht eine besonders gesteigerte Empfindlichkeit für den typischen, sogenannten adäquaten Reiz; dieser löst schon bei nur geringer Stärke eine Erregung aus. Der adäquate Reiz für das Auge ist das Licht (elektromagnetische Schwingungen). Auch ein harter Stoß gegen das Auge (inadäquater Reiz) würde eine Lichtempfindung hervorrufen (man sieht Sterne). Die zur Erregungsauslösung notwendige Energie ist im ersten Fall (beim adäquaten Reiz) sehr viel geringer als im zweiten Fall. Im allgemeinen wird unter den natürlichen Bedingungen nur der adäquate Reiz zu einer Empfindung führen, andernfalls wäre der Organismus fortwährenden Sinnestäuschungen ausgesetzt.

Das Sehorgan

A. Das Auge

1. Augapfel
2. Sehnerv

B. Hilfsorgane des Auges

1. Augenmuskeln
2. Bindehaut
3. Tränenapparat
4. Augenlider
5. Augenbrauen

Das Auge

Der *Augapfel* liegt, von Fett umgeben, in der Augenhöhle, er hat die Form einer Kugel und besteht aus:

1. den umhüllenden Augenhäuten (Kapsel) und
2. den im Innern gelegenen lichtbrechenden Organen.

Der *Sehnerv* geht aus der Sehnervenkreuzung (Chiasma opticum) hervor, tritt durch den Sehnervenkanal (Canalis opticus) in die Augenhöhle und durchbohrt den Augapfel an seinem hinteren Pol.

Die *Augenhäute* der Kapsel, von außen nach innen gesehen (Abb. 96):

1. Die *äußere* Haut; sie heißt hinten: *Lederhaut* (Sclera), vorn: *Hornhaut* (Cornea).

   Die *Lederhaut* ist eine harte, weiße und undurchsichtige Membran, deren Bindegewebszüge an der Eintrittsstelle des Sehnerven und den Ansätzen der Augenmuskeln besonders stark entwickelt sind.

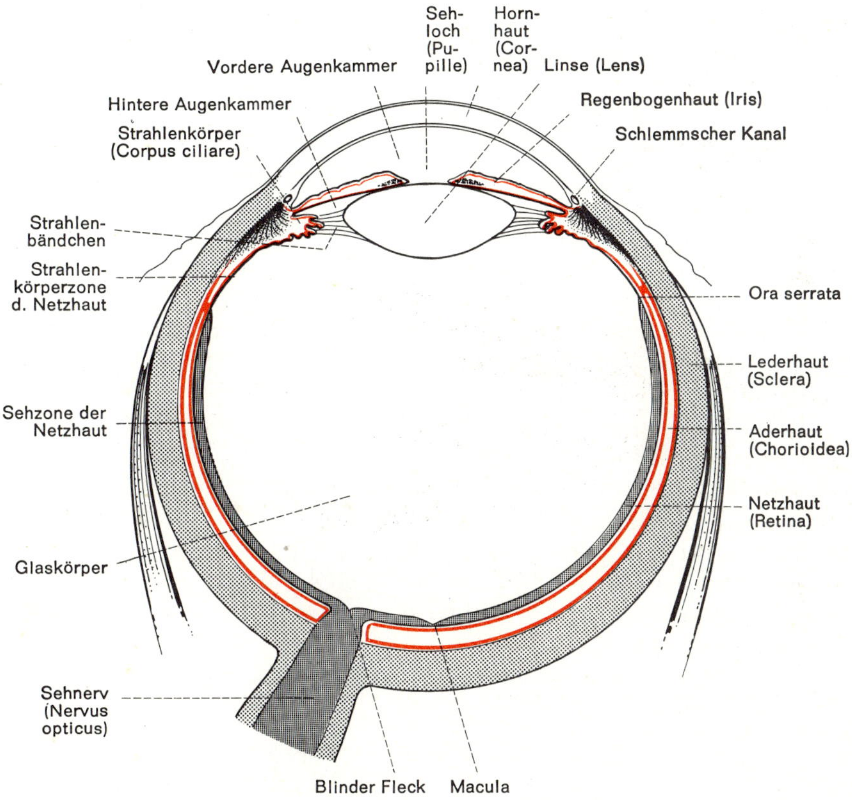

Abb. 96. Horizontaler Schnitt durch das rechte Auge (schematisch)

Nach vorn geht die Lederhaut über in die etwas mehr gewölbte *Hornhaut,* die von den überstehenden Rändern der Lederhaut eingefaßt wird. An dieser Übergangstelle verläuft ein ringförmiger Kanal, der Schlemmsche Kanal. Die Hornhaut ist eine durchsichtige, glasklare, gefäßlose Membran.

2. Die *mittlere* Haut = Gefäßhaut. Sie heißt hinten *Aderhaut* (Chorioidea), vorn geht sie über in den *Strahlenkörper* (Corpus ciliare), der im wesentlichen aus dem Akkom-

modationsmuskel besteht und dessen Fortsetzung nach vorn die *Regenbogenhaut* (Iris) ist, eine kreisförmige Platte, die zentral das runde Sehloch, die Pupille, hat. Die Regenbogenhaut enthält Pigmenteinlagerungen, welche die Farbe der Augen bestimmen. In dem lockeren, gefäßreichen Bindegewebe der Iris sind zwei glatte, ringförmige Muskeln eingelagert, die die Pupille bei Lichteinfall und Nahsehen verengen (M. sphincter pupillae), im Dunkeln und beim Sehen in die Ferne erweitern (M. dilator pupillae).

3. Die *innere* Haut = Netzhaut (Retina), hinten: Sehzone der Netzhaut (Pars optica), vorn setzt sie sich als Strahlenteil (Pars ciliaris) in Strahlenkörper und Iris fort. An der Übergangsstelle findet sich eine schmale, gezackte Linie, die Ora serrata.

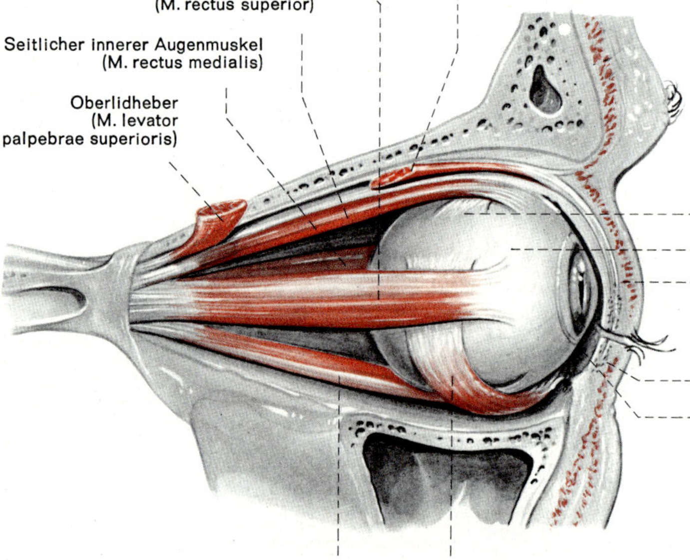

Abb. 97. Die Augenhöhle mit dem Augapfel, den vier geraden, den zwei schrägen Augapfelmuskeln und dem Heber des Oberlides

Die Sehzone ist der allein lichtempfindliche Teil, hier strahlen die Fasern des Sehnerven aus. Sie besteht aus mehreren Schichten, die zu zwei Gruppen zusammengefaßt werden:

a) Die *Gehirnschicht* oder innere Schicht (vom Zentrum des Auges aus gesehen). Ihre wesentlichen Bestandteile sind Nervenfasern und Nervenzellen.

b) Die *Sinnesepithelschicht* oder äußere Schicht. Ihre lichtempfindlichen Elemente sind Stäbchen- und Zapfensehzellen; diese nehmen den Reiz der Lichtstrahlen auf und geben ihn an den Sehnerven und das Gehirn weiter.

Die Eintrittstelle des Sehnerven in den Augapfel ist lichtunempfindlich und wird der „blinde Fleck" genannt. Lateral, in der Mitte der Sehachse, liegt die Stelle des deutlichsten Sehens, der „gelbe Fleck" (Macula lutea).

Die lichtbrechenden Teile

1. Vordere und hintere *Augenkammer.* Zwischen Linse und Hornhaut gelegen, stellen sie mit klarer Flüssigkeit gefüllte Räume dar, die miteinander in Verbindung stehen und durch die Iris getrennt werden. Das Kammerwasser stammt aus den Gefäßen des Corpus ciliare und fließt durch den Schlemmschen Kanal ab.
2. *Der Glaskörper* füllt den größten Teil des Augapfels aus. Er besteht aus einer homogenen, gallertartigen Substanz.
3. *Die Kristallinse* ist vorn in den Glaskörper eingelagert; sie besteht aus einer elastischen Masse, die von einer festen Kapsel umgeben ist. Durch ein an der Kapsel ansetzendes, ringförmiges, aus Fasern bestehendes Band wird die Linse am Ziliarkörper befestigt. Durch An- bzw. Entspannung dieses Bandes kann die Linse stärker abgeflacht oder stärker gewölbt werden. Dadurch ändert sich ihre Brechkraft so, daß die einfallenden Strahlen sich immer auf der Netzhaut vereinigen und ein scharfes Bild entwerfen. Diesen Vorgang, durch Abflachung oder Wölbung der Linse die Brechkraft des Auges zu verändern und in der Nähe und Ferne scharf zu sehen, bezeichnet man als **Akkommodation.**

Die Veränderung der Linse geht etwa so vor sich: Die elastische Linse wird durch den Zug eines ringförmigen, am Linsenrand ansetzenden Bandes, die Zonula ciliaris, gegen den hinter ihr liegenden Glaskörper in der Ruhelage gepreßt und abgeflacht gehalten. Bei der Akkomodation, entsprechend einer Reizung der parasympathischen Fasern des Nervus oculomotorius, zieht der Musculus ciliaris den Rand der Choriodea nach vorn; der eng der Linse anliegende Halteapparat die Zonula ciliaris wird dadurch entspannt, und die Linse geht, dank ihrer Elastizität, in eine stärker gewölbte Form über; sie wird dicker, ihre Brechkraft nimmt zu. Als Mitbewegung tritt gleichzeitig eine Verengung der Pupille ein, wodurch störende Randstrahlen ausgeschaltet werden.

Die Iris, die Regenbogenhaut, mit ihrer zentralen Öffnung, der Pupille, wirkt wie die Blende eines Fotoapparates, mit der die auf den Film fallende Lichtmenge reguliert wird. So verengt am Auge bei starkem Lichteinfall ein Muskel der Iris, der Sphincter pupillae, die Pupille, bei geringem Lichteinfall erweitert der Musculus dilatator pupillae die Pupille. Der Sphincter wird von parasympathischen Fasern, der Dilatator von sympathischen Fasern versorgt. Eine Atropingabe lähmt den Nervus parasympathicus, eine Akkommodation ist jetzt nicht mehr möglich. Die Pupille wird weit.

Hilfsorgane des Auges

Die Bewegungen des Auges werden durch 6 Muskeln ausgeführt, die von der knöchernen Wand der Augenhöhle kommen und an der Lederhaut ansetzen. Die Augenhöhle selbst ist zum großen Teil mit Fett ausgefüllt, das den Augapfel hinten und seitlich umgibt. Die Augenmuskeln sind so angeordnet, daß eine Bewegung des Auges nach allen Seiten und eine Rollbewegung nach innen und außen erfolgen kann. Die Innervation der Muskeln an beiden Augen erfolgt immer symmetrisch, so daß beide Augen gleichartige Bewegungen ausführen. Treten Abweichungen in der Länge oder Funktion eines Augenmuskels ein, so steht ein Augapfel schief, es tritt *Schielen* ein (Abb. 97).

Durch das obere und untere Augenlid kann das Auge verschlossen werden. Die Innenfläche der Augenlider ist mit einer zarten Haut, der Bindehaut, ausgekleidet. Von den Augenlidern schlägt sich diese Haut auf den sichtbaren Teil des Augapfels über. Im äußeren oberen Augenwinkel liegt die *Tränendrüse.* Sie sondert ein Sekret ab, das durch den Lidschlag über die ganze Bindehaut verteilt und durch den Tränenkanal zur Nase abgeleitet wird. Am inneren Augenwinkel, am Ober- und Unterlid, liegen die beiden Tränenpunkte. Sie sind der Beginn zweier feiner Tränenkanälchen, die in dem etwas weiteren Tränensack münden. Von hier führt der schlauchartige Tränennasengang in die Nasenhöhle. Er mündet unter der unteren Nasenmuschel. Bei einer heftigen Tränenabsonderung (Reiz des Auges, Weinen) kann das zarte Gangsystem die Tränenflut nicht schnell genug ableiten. Die Tränen stürzen dann aus der Lidspalte hervor. Die Absonderung der Tränen wird reflektorisch durch die Augenbindehaut (Fremdkörper, Lichtreize) und bei starken Gemütsbewegungen ausgelöst.

Die freien Lidränder tragen neben den Talg und Schweiß absondernden Drüsen *(Meibomsche* und *Mollsche Drüsen)* die Wimpern, die zum Schutz gegen Fremdkörper (Staub) und zum Abschirmen von Strahlen (Blendung) dienen. Einen ähnlichen Schutz bieten auch die Augenbrauen.

Das Sehen

Die Lichtstrahlen gelangen durch die Hornhaut — vordere Augenkammer — Linse — Glaskörper zur Netzhaut. Hier entsteht durch die Brechkraft dieses optischen Systems ein Reizzustand in den lichtempfindlichen Zapfen und Stäbchen. Dieser Reizzustand — nach Art und Verteilung in der Netzhaut einem umgekehrten verkleinerten Abbild des äußeren Gegenstandes entsprechend — wird vom Sehnerven zur Sehregion des Großhirns geleitet, wo er als Abbild der Außenwelt bewußt wird. Da die einfallenden Strahlen immer in beiden Augen korrespondierende Nervenzellen der Netzhaut treffen, sehen wir mit beiden Augen nur ein Bild. Weicht ein Auge in seiner Stellung von der Norm ab, können Doppelbilder auftreten. Das Sehen mit zwei Augen bringt den Vorteil des räumlichen Sehens.

Die Lichtstrahlen, die von einem in der Ferne beobachteten Gegenstand in unser Auge gelangen, werden durch die Brechkraft dieses optischen Augensystems so abgelenkt bzw. gebrochen, daß sie in der Netzhaut auftreffen und dadurch ein scharfes Bild vom fernen Gegenstand erzeugen. Um Lichtstrahlen von nah gelegenen Gegenständen in gleicher Weise zu einem scharfen Bild in der Netzhaut zu vereinigen, muß die Brechkraft des optischen Systems geändert werden, sie muß verstärkt werden, da sich sonst die Lichtstrahlen vom nahen Gegenstand erst hinter der Netzhaut des Auges treffen würden. Die Änderung der Brechkraft unseres Auges geschieht im wesentlichen durch die Linse; sie kann sich — in Abhängigkeit von der Tätigkeit des Akkomodationsmuskels — stärker wölben oder stärker abflachen und dadurch die Brechkraft vergrößern oder verringern.

Unter der Brechkraft eines optischen Systems verstehen wir den Kehrwert der in Metern gemessenen Brennweite. Lassen wir z. B. durch eine Sammellinse (Brennglas) ein paralleles Strahlenbündel fallen, so vereinigen sich die Strahlen hinter der Linse in einem *Brennpunkt;*

der Abstand dieses Brennpunktes von der Linse heißt die Brennweite der Linse. Der Kehrwert dieser Brennweite ist die Brechkraft:

$$\frac{1}{\text{Brennweite}} = \text{Brechkraft}$$

Die Einheit der Brechkraft ist die Dioptrie, in dieser Einheit wird auch die Brillenstärke zur Korrektur von Augenfehlern angegeben. Die Einheit wird in Metern bzw. in Bruchteilen davon angegeben, z. B. 0,2 oder 0,5 m usw.

Eine Linse von 0,20 m Brennweite hat, in Dioptrien angegeben, eine Brechkraft von

$$\frac{1}{0{,}20} = 5 \text{ Dioptrien}$$

Das Auge muß in der Lage sein, wenn es Gegenstände der Ferne und der Nähe scharf sehen soll, seine Brechkraft und damit die Brennweite des Auges schnell zu ändern. Betrachtet das Auge ferne Gegenstände, dann werden diese aus der Ferne kommenden parallelen Lichtstrahlen im Auge so gebrochen (aus der Richtung abgelenkt), daß sie sich in einem Abstand von 17 mm hinter dem brechenden optischen System (Linse) in der Netzhaut treffen und ein scharfes Bild erzeugen. Bei dieser Brennweite von 17 mm (oder 0,017 m) beträgt die Brechkraft des Auges

$$\frac{1}{0{,}017} = \text{rund 58 Dioptrien (dpt)}$$

Von nah gelegenen Gegenständen würden sich die Strahlen – könnte sich die Brechkraft der Linse nicht ändern – erst hinter der Netzhaut treffen. Die Brechkraft der Linse muß daher verstärkt werden. Durch die Akkomodation – verstärkte Wölbung der Linse – kann ihre Brechkraft um ca. 14 Dioptrien verstärkt werden. Dadurch wird auch von nahe gelegenen Gegenständen ein scharfes Bild in der Netzhaut erzeugt.

Im Alter schwindet die Anpassungsfähigkeit der Linse. Die fehlenden Dioptrien müssen dann durch entsprechende Brillengläser ersetzt werden.

Auch der Normalsichtige kann nicht gleichzeitig in großer Nähe und in der Ferne scharf sehen. Die Anpassung der Linse beim Wechsel von nah nach fern erfolgt so schnell, daß der Übergang kaum bemerkt wird. Das normale Auge sieht auch bei wechselnder Distanz die Gegenstände praktisch immer scharf.

Die verstärkte Krümmung mit zunehmender Brechkraft der Linse bei Anpassung von fern auf nah hat auch eine Grenze. Während Gegenstände aus der Ferne bis zu einem Augenabstand von 25 cm ohne Anstrengung des Auges gesehen werden, wirkt ein Abstand von 25–10 cm bei längerer Dauer ermüdend für das Auge. Gegenstände, die näher als 10 cm an das Auge herangebracht werden, können trotz stärkster Akkomodation nicht mehr scharf gesehen werden. Man bezeichnet diesen Punkt (10 cm) als Nahpunkt. Beim älteren Menschen jenseits des 45. Lebensjahres rückt der Nahpunkt weiter vom Auge weg. Die Brechkraft und damit die Wölbung der Linse ist geringer geworden. Nahe liegende Gegenstände erzeugen nur ein unscharfes Bild, da sich die Strahlen erst hinter der Netzhaut treffen: die sogenannte *Altersweitsichtigkeit.* Man kann die fehlende Brechkraft des alternden Auges durch eine vorgesetzte Sammellinse* ausgleichen.

---

* Eine Sammellinse ist in der Mitte dicker als am Rand. Eine Zerstreuungslinse ist in der Mitte dünner als am Rand.

Kurzsichtigkeit: Beim Sehen in die Ferne treffen sich die Strahlen schon vor der Netzhaut. Um eine Vereinigung auf der Netzhaut zu erreichen, müssen daher die Strahlen stärker auseinandergeschoben werden. Dieses erreicht man durch eine *Zerstreuungslinse.** Die Ursache dieses Augenfehlers ist häufig ein zu langer Augapfel. Bei der *Weitsichtigkeit* ist der Augapfel meistens *zu kurz.* Die Strahlen, die sich hier erst hinter der Netzhaut zu einem Bilde treffen, können trotz maximal gewölbter Linse sich nicht auf der Netzhaut vereinigen. Dieser Sehfehler kann durch eine *Sammellinse* korrigiert werden, welche die Brechkraft der Linse verstärkt.

Die Fähigkeit des Auges, in bestimmter Entfernung feine Einzelheiten eines Gegenstandes zu erkennen, bezeichnen wir als Sehschärfe. Die Sehschärfe hängt u. a. von der Zahl der erregten Sinneszellen pro Flächeneinheit ab. Je mehr Sinneszellen z. B. auf einer Fläche von 1 mm^2 vorhanden sind, um so kleiner kann der Gegenstand sein, der noch erkannt wird. Als normales Maß gilt die Sehschärfe 1, sie besteht dann, wenn Einzelheiten eines Gegenstandes erkannt werden, die unter einem Sehwinkel von einer Bogenminute erscheinen. Muß ein Objekt — um erkannt werden zu können — 10mal größer sein, so liegt nur eine Sehschärfe von $^1/_{10}$ vor; sie reicht zum Lesen nicht mehr aus. Verminderung der Sehschärfe wird in Brüchen wie $^1/_2$, $^1/_4$, $^1/_{10}$ usw. angegeben.

Die begrenzenden Strahlen eines Gegenstandes, die in das Auge fallen, bilden einen Winkel, den wir den Sehwinkel nennen. Zwei kleine Objektpunkte sind dann noch als getrennte Punkte erkennbar, wenn der Sehwinkel 1 Bogenminute beträgt; auf der Netzhaut werden dann gerade zwei Sinneszellen erregt, zwischen denen dann noch eine nicht erregte Sinneszelle liegen muß. Würden zwei unmittelbar nebeneinander liegende Sinneszellen erregt werden, würden die beiden Objektpunkte nicht mehr als Punkte, sondern als Strich gesehen werden.

Das scharfe Sehen findet in der Macula statt (s. Abb. 96). Hier stehen die Sinneszellen (Zäpfchen) der Netzhaut besonders dicht. Beim direkten Sehen (Fixieren eines Objektes) fallen die Lichtstrahlen von dem betreffenden Gegenstand in Richtung der Sehachse auf die Macula. Die zahlreichen sehr dicht gedrängt stehenden Zapfenzellen der Maculagegend erlauben — obwohl sie weniger lichtempfindlich sind als die Stäbchenzellen —, bei ausreichender Helligkeit und beim Fixieren des Gegenstandes ein scharfes Bild zu sehen. Bei schlechter Beleuchtung oder in der Dunkelheit ist durch Fixieren kein scharfes Bild zu erhalten, weil die Zapfenzellen der Maculagegend nicht genügend lichtempfindlich sind und die hoch lichtempfindlichen Stäbchenzellen hier in der Maculagegend nicht in genügender Menge vorhanden sind. Die hoch lichtempfindlichen Stäbchen sitzen außerhalb der Macula in der Peripherie der Netzhaut.

In der Dunkelheit ist also durch Fixieren des Gegenstandes kein gutes Bild zu erreichen; hier muß das indirekte Sehen, also das Sehen mit den lichtempfindlichen Stäbchenzellen der Netzhautperipherie, erfolgen. Da ihre Zahl pro Flächeneinheit geringer ist als die der Zapfenzellen der Maculagegend, entsteht ein weniger scharfes Bild.

Die Lichtempfindlichkeit der Stäbchen kann noch durch die Bildung des sogenannten Sehpurpurs gesteigert werden, der beim Dämmerungssehen entsteht. Der Sehpurpur in den Stäbchen bildet sich nach einem Aufenthalt im Dunkeln von ca. 10—30 Minuten.

---

* s. S. 263

Gegenstände in einem verdunkelten Raum oder in dunkler Nacht, die anfangs nicht gesehen werden, können nach einiger Zeit wahrgenommen werden (Dunkeladaptation). Da aber die Stäbchen nicht in der Zone des scharfen Sehens (Macula), sondern – weniger dicht – in der Netzhautperipherie liegen, ist die Schärfe beim Dämmerungssehen eingeschränkt.

Während die Stäbchen nur hell bzw. dunkel erkennen, unterscheiden die Zapfen auch die Farben. Man nimmt heute an, daß es verschieden farbempfindliche Zäpfchen gibt; solche für kurzwellige Strahlen für das blaue Licht, andere für grünes Licht von mittlerer Wellenlänge und solche für das langwellige Rotlicht. Die Farbempfindlichkeit ist an die verschiedenen Wellenlängen des Lichtes gebunden, die von einem Gegenstand aus unser Auge treffen. **Lichtstrahlen mit einer Wellenlänge von 6300 bis 7600 *Ångström** werden** als rot, solche mit einer Wellenlänge von 4500 bis 4800 als blau empfunden. Weißes Licht ist ein Gemisch verschiedener Wellenlängen, wobei sich die Farben der einzelnen Wellenlängen zu der hellen Farbe Weiß ergänzen. Fällt Licht auf ein Objekt, so wird ein Teil des Lichtes von dem Objekt verschluckt, ein anderer Teil des Lichtes wird zurückgeworfen und ruft in unserem Auge eine Farbempfindung hervor. Ein uns rot erscheinender Körper verschluckt die Gegenfarbe (Komplementärfarbe) Grün und reflektiert Strahlen, die uns den Körper rot erscheinen lassen. Weiß erscheint ein Körper, wenn das auffallende Licht gleichmäßig und voll zurückgeworfen wird. Schwarz erscheint ein Körper, der auftreffendes Licht weitgehend verschluckt, absorbiert.

Das Gehörorgan und das Gleichgewichtsorgan

Wegen ihrer engen anatomischen Verbundenheit werden diese beiden Sinnesorgane, die vollkommen verschiedene Aufgaben haben, zusammen abgehandelt. Wir unterscheiden

1. *das äußere Ohr;* es besteht aus:
   a) der Ohrmuschel,
   b) dem äußeren Gehörgang (Meatus acusticus externus), darauf folgt nach innen, durch das Trommelfell abgetrennt:
2. *das Mittelohr,* es umfaßt:
   a) die Paukenhöhle (Cavum tympani) mit den Gehörknöchelchen,
   b) einen Zugang zum Warzenfortsatz (Antrum mastoideum) und die Warzenfortsatzzellen (Cellulae mastoideae),
   c) die Ohrtrompete (Tuba auditiva = Eustachische Tube) (Abb. 98);
3. *das Innenohr;* es liegt in der Pyramide des Felsenbeines. Zu ihm gehören das *knöcherne Labyrinth,* welches das *häutige Labyrinth* umgibt, und der innere Gehörgang (Meatus acusticus internus).

---

* 1 Ångström-Einheit = 1 zehnmillionstel Millimeter (10^{-7} mm).

Am häutigen Labyrinth unterscheiden wir:

a) die Schnecke (Cochlea); sie birgt die Sinneszellen für das Hörorgan;

b) die 3 Bogengänge. Sie liegen senkrecht zueinander;

c) die beiden Bläschen, Sacculus und Utriculus, im Vorhof (Vestibulum) gelegen.

Die Bogengänge und die beiden Bläschen beherbergen je eine Sinnesendstelle für das statische Organ.

Das äußere Ohr

Es besteht aus der Ohrmuschel, die bis auf das Ohrläppchen knorpelig aufgebaut ist. Ihre schalltrichterartige Form verjüngt sich zum äußeren Gehörgang, der außen knorpelig, nach innen knöchern ist.

Abgeschlossen wird der äußere Gehörgang nach innen durch das Trommelfell, das in schräger Richtung von oben-außen nach innen-unten verläuft. In der Haut des äußeren Gehörganges liegen zahlreiche Drüsen, die das Ohrschmalz absondern.

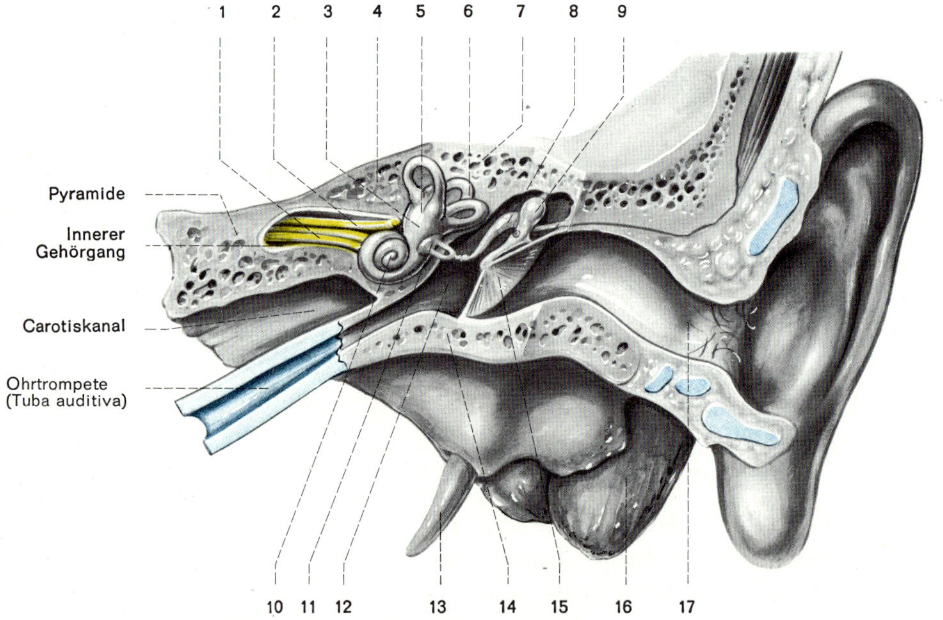

1 Hörnerv
2 Antlitznerv (N. facialis)
3 Vorhof
4 Felsenteil (Pars petrosa)
5 Knöchernes Labyrinth
6 Bogengänge
7 Felsenteil (Pars petrosa)
8 Amboß
9 Hammer
10 Schnecke
11 Steigbügel
12 Paukenhöhle
13 Griffelfortsatz (Processus styloideus)
14 Paukenteil (Pars tympanica)
15 Trommelfell
16 Warzenfortsatz
17 Äußerer Gehörgang

Abb. 98. Das Gehörorgan (halbschematisch). Darstellung des Innenohres mit dem knöchernen Labyrinth und der Paukenhöhle des Mittelohres mit den drei Gehörknöchelchen. Nerven = gelb. Knorpel = blau

Das Mittelohr

wird im wesentlichen von der Paukenhöhle eingenommen. Nach hinten steht die Paukenhöhle mit den Zellen des Warzenfortsatzes in Verbindung. Nach vorn und unten zieht von der Paukenhöhle zum oberen Nasen-Rachen-Raum die *Ohrtrompete,* die einen Luftausgleich zwischen beiden Räumen dadurch vermittelt, daß sie bei jedem Schluckakt durch Schlundmuskeln automatisch geöffnet wird.

In der Paukenhöhle liegen die drei gelenkig miteinander verbundenen *Gehörknöchelchen.* Der *Hammer* ist mit dem Trommelfell fest verbunden. Auf den Hammer folgt mit gelenkiger Verbindung der *Amboß,* darauf der *Steigbügel,* der mit seiner Fußplatte, die bindegewebig in dem ovalen Fenster des Vorhofes des Innenohres befestigt ist, die Verbindung zum Innenohr herstellt.

Das Innenohr

umfaßt die Sinneszellen des statischen Organes und des Hörorganes. Beide Organe sind gemeinsam im Labyrinth der Schläfenbeinpyramide untergebracht.

Das statische Organ vermittelt die Empfindung für Beschleunigung und Verlangsamung der Körperbewegungen und das Gefühl für die Erdschwere, das Hörorgan nimmt die Luftschwingungen des Schalles auf und leitet sie weiter.

Das Felsenbein besitzt ein knöchernes Kanalsystem, das knöcherne Labyrinth, in dem ein ähnlich geformtes häutiges Kanalsystem, von Flüssigkeit (der Perilymphe) umgeben, ruht. Am knöchernen Labyrinth unterscheiden wir die knöcherne Schnecke, die drei knöchernen Bogengänge und den knöchernen Vorhof (Vestibulum). Der Vorhof hat zum Mittelohr hin eine ovale Knochenlücke, die durch eine Membran geschlossen ist. Auf dieser Membran ruht eines der Gehörknöchelchen, der Steigbügel.

Das häutige Kanalsystem (Labyrinth) besteht aus der Schnecke, die dem Hören dient, und aus dem Gleichgewichtsorgan; letzteres besteht aus drei aufeinander senkrecht stehenden Bogengängen, von denen jeder eine Erweiterung, die Ampulle, besitzt. Da, wo die drei Bogengänge zusammenstoßen, ist das Gangsystem ebenfalls erweitert (Utriculus). Weiter gehört zu dem System noch ein kleines Säckchen (Sacculus). Alle die genannten Teile des häutigen Labyrinths sind untereinander verbunden und enthalten eine Flüssigkeit, die Endolymphe. Die beiden Erweiterungen, der Urticulus und der Sacculus, liegen in dem knöchernen Vorhof, dem Vestibulum.

In den Erweiterungen der Bogengänge (Ampulla) und im Utriculus und im Sacculus befinden sich die nervösen Endstellen des statischen Organs. Auf Leisten bzw. punktförmigen Verdickungen ihrer Innenhaut sitzen die sogenannten H-Zellen (Sinneszellen). Auf ihnen ruht eine gallertartige Masse mit eingelagerten Kristallen, die Statolithen. Bei Bewegung des Kopfes ändert sich die Druck- und Zugbelastung der Sinneszellen bzw. der Sinneshaare. Die Endolymphe in den Bogengängen und in den beiden Bläschen, Sacculus und Urticulus, wird bei Lageänderung bzw. Bewegung des Kopfes verschoben. Die Statolithen machen die Bewegung mit, und so werden die Sinneszellen erregt.

Der Reiz der Erregung des Hör- und Gleichgewichtsorgans gelangt über den Hör- und Gleichgewichtsnerv durch einen knöchernen Kanal, den Meatus acusticus internus, zum

Gehirn. Der Nerv besteht aus zwei Strängen, aus dem eigentlichen Hörnerv und dem Nerv des Gleichgewichtsorganes. Während das statische Organ durch Änderungen der Körperlage und Körperbewegungen erregt wird, wird das Hörorgan durch Schallwellen erregt.

Die Schallwellen der Luft dringen durch den äußeren Gehörgang zum Trommelfell, das durch die Schallwellen in Schwingungen versetzt wird. Die Bewegungen des Trommelfelles gelangen über die Gehörknöchelchen zum ovalen Fenster des Labyrinthes. Die Schwingungen des ovalen Fensters übertragen sich auf die Flüssigkeit (Lymphe) des häutigen Labyrinthes und erregen die Hörsinneszellen. Der Hörnerv leitet die Empfindung der Sinneszellen weiter zum Gehirn.

Neben dieser Luftleitung kennen wir noch die *Knochenleitung;* dabei übertragen die Schädelknochen die Schallwellen direkt auf das Innenohr.

Das Gehör ist ein Sinnesorgan, das eine Fülle von Empfindungen übermittelt, die wir als Geräusch oder Töne bezeichnen können. Töne und Geräusche entstehen durch regelmäßige bzw. unregelmäßige Schwingungen von Körpern. Derartige Schwingungen werden von der Luft übertragen und gelangen so an unser Ohr. Wir sprechen dabei von den Schallwellen; sie entstehen durch regelmäßig aufeinanderfolgende Luftverdichtungen und Luftverdünnungen, die sich wellenförmig ausbreiten. Die Zahl der in einer Sekunde auftretenden Luftverdichtungen und Verdünnungen (Schallwellen) wird als Frequenz bezeichnet. Hohe Töne haben eine höhere Frequenz als tiefere Töne. Die Angabe der Frequenz erfolgt in Hertz (Hz)*. 1 Hz = 1 Schwingung pro Sekunde.

Das menschliche Ohr kann nur Schallwellen zwischen 16 und 20 000 Schwingungen pro Sekunde hören. Es gibt Tiere, insbesondere Insekten, die Schallwellen von sehr viel höherer Frequenz wahrnehmen. Die obere Frequenz der Hörbarkeit nimmt mit dem Alter ab, für Menschen über 50 Jahre liegt die Grenze dann bei ca. 12 000 Hz.

Die Ton- oder Lautstärke hängt von der Stärke des Schwingungsvorganges ab. Werden die Luftteilchen stark aus ihrer Ruhelage gebracht, entsteht auch ein starker Ton. Die Ton- oder — allgemein gesprochen — die Lautstärke wird in Phon gemessen. Die Unterhaltungssprache hat eine Lautstärke von etwa 40 Phon, ein Motorrad hat 90 Phon, bei einem Flugzeug werden etwa 130 Phon gemessen.

Die Sprache

Die menschliche Stimme kommt durch das Zusammenwirken mehrerer Organe, die eine Funktionseinheit bilden, zustande:

1. Lungen und Luftröhre
2. Kehlkopf mit Stimmlippen
3. Mund und Rachen

Der Luftstrom der Ausatmungsluft erfährt durch die Schwingungen der in ihrer Stellung und Spannung veränderlichen Stimmbänder periodische Unterbrechungen oder Schwächungen der Intensität, wobei der Ton entsteht. Von der Zahl der Schwingungen (Frequenz) in der Sekunde hängt die Höhe des Tones ab.

---

* Nach dem Physiker H. Hertz benannt.

Die Änderung der Stimmritzenweite und die Spannung der Stimmbänder werden von den kleinen inneren Kehlkopfmuskeln und vom Stimmbandmuskel besorgt. Die Stimmbänder bestimmen die Tonhöhe, während die Laut- und Sprachbildung durch den Mund-Nasen-Rachen-Raum mit Hilfe von Lippen, Zunge, Wangen, Zähnen usw. entstehen.

Die Änderung der Stimmritzenweite und die Spannung der Stimmbänder werden von den kleinen inneren Kehlkopfmuskeln und vom Stimmbandmuskel besorgt. Die Stimmbänder bestimmen die Tonhöhe, während die Laut- und Sprachbildung und die Klangfarbe durch den Mund-Nasen-Rachen-Raum mit Hilfe von Lippen, Zunge, Wangen, Zähnen und durch den Brustraum entstehen.

Die Stimm- und Lautbildung erfolgt durch den Luftstrom der Ausatmung. Die Ausatmung wird gegenüber der Einatmung verlängert und in Stärke und Ausmaß nach den Erfordernissen der beabsichtigten Lautstärke und Lautdauer dosiert.

In Phon gemessen, beträgt die Lautstärke bei der Unterhaltungssprache etwa 40 Phon.

Die menschliche Stimme umfaßt etwa 2 Oktaven; ein Sänger gelangt bis zu 3 Oktaven. Beim Baß treten etwa 80 Schwingungen in der Sekunde auf, beim hohen Sopran sind es etwa 2000.

Der Laut a entsteht bei weit geöffnetem Mund und großer Mundhöhle. Beim Laut u wird die Mundhöhle enger durch buckelförmiges Anheben des hinteren Zungenkörpers. Beim Laut i wird die Mundhöhle noch kleiner, die Zunge liegt fast dem Gaumen an, und nur ein kleiner freier Raum verbleibt zwischen den vorderen Zähnen und der Zunge. Die Konsonantenbildung geht in ähnlicher Weise, jedoch sehr viel komplizierter, vor sich.

Zur Zeit der Pubertät ändert sich die Stimmlage (Stimmwechsel). Beim Mann wachsen die Stimmlippen um etwa 1 cm, bei der Frau um 3 bis 4 mm. Die Stimme sinkt infolgedessen um eine Oktave bzw. um eine Terz.

Die nervöse Versorgung des Kehlkopfes erfolgt zu beiden Seiten des Kehlkopfes durch je 2 Äste des Nervus vagus (X. Hirnnerv); die Versorgung des Mundes, des Rachens und der Zunge durch Äste aus dem V., VII., IX. und XII. Hirnnerven.

Die Haut

Die Haut mit ihren Anhangsgebilden, den Haaren, Nägeln und Hautdrüsen, stellt eine schützende Hülle des Körpers gegen physikalische, chemische und bakterielle Einwirkungen dar. Sie ist wesentlich an der Erhaltung der Körpertemperatur und durch ihr Fettpolster an der Prägung der Körperformen beteiligt. Als Sinnesorgan nimmt sie Reize aus der Außenwelt auf. Schließlich ist sie noch wichtiges Stoffwechsel- und Speicherorgan; so werden zum Beispiel in der Haut Fette, Zucker und Kochsalz gespeichert. Die Haut baut unter Einwirkung des Sonnenlichtes Vitamin D auf.

Die Haut setzt sich aus 3 Schichten zusammen, von außen nach innen (Abb. 99):

1. *Oberhaut* = Epidermis; sie hat 2 Schichten.
   a) Die oberflächliche Hornschicht (Stratum corneum). Sie ist an den verschiedenen Körperstellen unterschiedlich dick angelegt. An stark druckbelasteten Stellen, wie in der Handfläche und an den Fußsohlen, ist sie besonders stark und kann hier

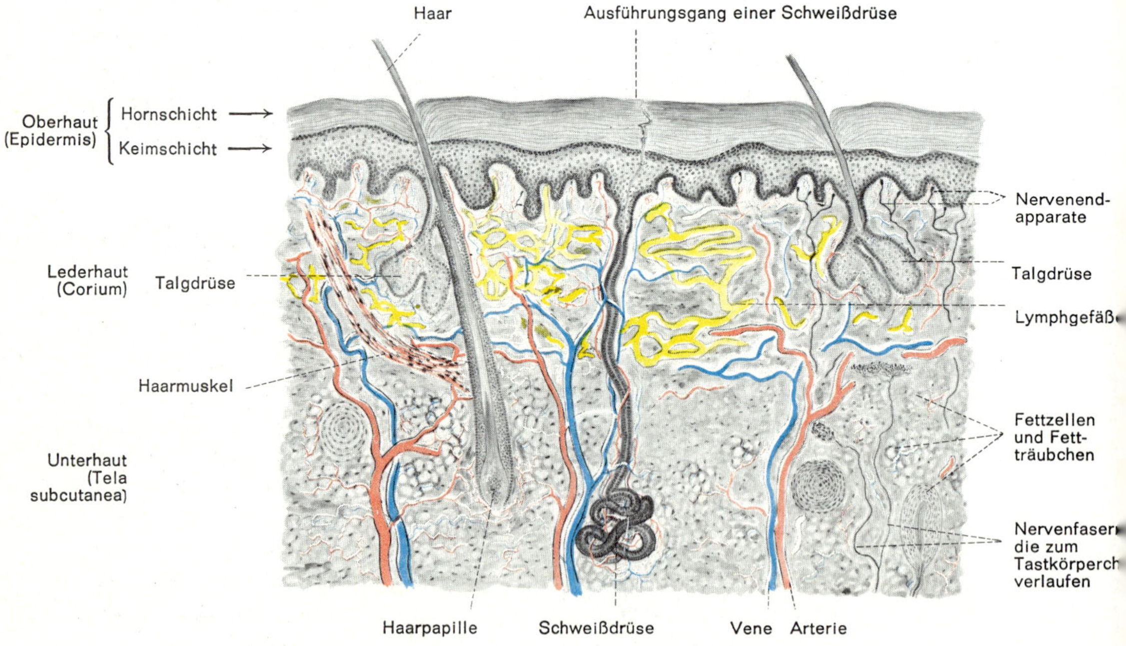

Abb. 99. Schnitt durch die Haut — stark vergrößert und schematisch.
Arterien = rot. Venen = blau. Lymphgefäße = gelb

Schwielen bilden. Sie besteht aus vielen Lagen platter, verhornter Zellen, die aus der darunterfolgenden Schicht erneuert werden; sie verlieren ihre Zellkerne und schuppen sich an der Oberfläche ständig ab (Selbstreinigung der Haut). Dieser Hornschicht, Stratum corneum, folgt zur Tiefe hin die ebenfalls zellkernfreie Glanzschicht, Stratum lucidum. Als nächsttiefere Schicht folgt

b) die Keimschicht. Die oberen Zellagen werden als Körnerschicht (Stratum granulosum) bezeichnet, die folgende Schicht heißt Stachelschicht (Stratum spinosum). Die einzelnen Zellen sind durch feine Fäserchen wie durch Brücken verbunden. In der folgenden Basalschicht oder der eigentlichen Keimschicht finden sich zylinderförmige Zellen, die sich mit strahligen Ausläufern fest mit der folgenden Bindegewebsschicht verbinden. Außerdem liegen hier Zellen, die einen Farbstoff, das Melanin, enthalten. Die Menge des Farbstoffs bestimmt die Hautfarbe.

Mit dem Schweiß, der zu 98 % aus Wasser besteht, scheidet der Körper auch Elektrolyte wie Natrium, Kalium und Kalzium und auch organische Substanzen wie Stickstoffverbindungen, z. B. Harnstoff, und in geringen Mengen auch Harnsäure und Ammoniak aus.

Die beiden Schichten der Oberhaut haben keine Blutgefäße.

2. *Lederhaut* = Corium. Sie besteht aus einem Geflecht von Bindegewebe und elastischen Fasern mit vielen Blut- und Lymphgefäßen, Nerven und mit glatter Muskulatur. Durch die Anordnung und den verschiedenen Verlauf der Bindegewebsfasern entstehen die auf der Oberhaut sichtbare feine Felderung und die Spaltrichtungen der Haut. Die Lederhaut ragt in die Oberhaut mit vielen kegelförmigen Vorsprüngen, den Papillen, hinein. Diese Papillen enthalten feine Blutgefäßnetze (Kapillaren); sie übernehmen die Ernährung der gefäßlosen Oberhaut. An den Innenflächen der Hände und Füße, besonders an den Fingerbeeren, sind hohe und weniger hohe Papillen in parallelen Linien so angeordnet, daß auf der Hautoberfläche feine Leisten und Rillen entstehen, die bei jedem Menschen verschieden sind und den charakteristischen *Fingerabdruck* ergeben.

3. *Unterhaut* = Tela subcutanea, ist eine von der Lederhaut nicht scharf abgegrenzte Bindegewebsschicht mit stellenweise umfangreichen Fetteinlagerungen, dem Unterhautfettgewebe, das die Auspolsterung der Haut übernimmt und als schlechter Wärmeleiter vor Wärmeverlust schützt. In der Unterhaut liegen zahlreiche Blutgefäße, die ihre Ausläufer in immer feineren Verästelungen bis in die Papillen der Lederhaut aufsteigen lassen. Außerdem führt diese Schicht ein dichtes Nervennetz, dessen sympathische und parasympathische Fasern an den Drüsen, Muskeln und Blutgefäßen der Haut endigen. Zudem ist die Unterhaut und Lederhaut dicht von sensiblen Nervenfasern durchsetzt, die nach vielen Verästelungen entweder als freie Nervenendigungen (Schmerzsinn) auslaufen oder Nervenendorgane bilden (*Vater-Pacinische Körperchen, Meissnersche Tastkörperchen* u. a.) Diese Nervenendorgane vermitteln die verschiedenen Hautsinnesempfindungen, wie Druck, Wärme, Kälte, und den Ortssinn. Sie liegen so dicht vermischt nebeneinander in der Haut, daß immer gleichzeitig verschiedene Reizeindrücke zusammen vermittelt werden. So fühlt man zum Beispiel zur gleichen Zeit, ob ein Körper spitz, hart und kalt ist usw. Durch diese Reizaufnahme können als Abwehrmaßnahmen des Körpers Reflexvorgänge eingeleitet werden (s. S. 257).

Die Haare

1. Langhaare:
   a) Kopfhaare (Capilli)
   b) Barthaare (Barbae)
   c) Achselhaare (Hirci)
   d) Schamhaare (Pubes)
2. Kurz- oder Borstenhaare:
   a) Wimperhaare (Cilia)
   b) Augenbrauenhaare (Supercilia)
   c) Nasenhaare (Vibrissae)
   d) Haare des äußeren Gehörganges (Tragi)
3. Wollhaare = Lanugo, das feinste Haar, bekleidet alle Körperteile neben den vorher genannten.

Fußsohle, Hohlhand und Lippenrand bleiben unbehaart.

Jedes Haar besteht aus:

1. dem frei hervorragenden *Haarschaft* (Scapus pili),
2. der schräg in der Haut steckenden *Haarwurzel* (Radix pili), die bis in die Unterhaut reicht, und
3. der *Haarzwiebel* (Bulbus pili), die das verdickte Ende der Haarwurzel bildet.

Der das Haar einschließende Kanal heißt *Haarbalg*, auf dessen Grund sich die konische Haarpapille erhebt. Sie wird von der Haarzwiebel kappenförmig umfaßt und enthält eine Gefäßschlinge, die den Nährboden für das Haar bildet. In den oberen Teil des Haarbalges münden die Haarbalgdrüsen (s. Hautdrüsen), darunter setzt am unteren Haarbalgabschnitt ein glatter Muskel an, Musculus arrector pili, der *Haarmuskel*, der durch seine Verkürzung das Haar aufrichten kann und dabei durch Druck auf die Haarbalgdrüse den Hauttalg ausdrückt (Gänsehaut).

Das einzelne Haar besteht aus 3 Schichten. Zentral liegt das Haarmark, es folgen nach außen die pigmentführende Rindenzone, die die Haarfarbe bestimmt, und als äußere Zone das Oberhäutchen, die Haarcuticula. Beim Grauwerden des Haares nimmt der Pigmentgehalt der Rindenzone ab, und das Haarmark wird lufthaltig. Durchschnittlich beträgt die Lebensdauer eines Kopfhaares 3 Jahre, es wächst täglich etwa 0,5 mm. Beim normalen Haarwechsel fallen etwa 30 Haare täglich aus.

Die Nägel (Ungues)

bedecken die Kuppen der Finger und Zehen als vierseitige, gewölbte Hornplatten, deren proximalen weichen Teil man als *Nagelkörper* (Corpus unguis) bezeichnet. Die Unterlage des Nagels bildet das *Nagelbett*, seitlich und proximal wird es vom Nagelwall bedeckt.

Die Hautdrüsen (Glandulae cutis)

1. *Schweißdrüsen* = Knäueldrüsen finden sich auf der ganzen Haut, besonders an Handteller und Fußsohle. Der Drüsenkörper liegt in der Unterhaut als knäuelförmig aufgerollter Drüsenschlauch, der aufsteigend die Lederhaut durchzieht und nach spiraligem Verlauf in der Oberhaut in der noch mit freiem Auge sichtbaren Schweißpore endet.

Diese Knäueldrüsen sondern den Schweiß ab, der aus Wasser, Harnstoff, flüchtigen Fettsäuren, Salzen u. a. besteht. Durch die Schweißabgabe wird eine Überhitzung des Körpers vermieden. Auch schädliche Stoffwechselprodukte können beim Schwitzen ausgeschieden werden.

2. *Talgdrüsen,* deren Ausführungsgang fast immer mit dem Haarbalg in Verbindung steht; sie finden sich, Fußsohle und Handteller ausgenommen, über die ganze Haut verstreut. Sie geben den Hauttalg ab. Dieser überzieht in einer sehr feinen, fettigen Schicht die ganze Körperoberfläche und gibt zusammen mit der Hornschicht und dem Fettgewebe der Unterhaut einen wirksamen Wärmeschutz. Aus den Talg- und Schweißrückständen bildet sich der „Säuremantel" der Haut, ein wichtiger Schutz gegen Bakterien.

Die Brustdrüsen (Mamma)

Die Brüste sind in der Jugend bei beiden Geschlechtern in gleicher Weise angelegt. Die weibliche Brust entwickelt sich in der Pubertät weiter zu halbkugeligen Vorwölbungen, die beiderseits in Höhe der 3. bis 7. Rippe dem großen Brustmuskel aufliegen. Während einer Schwangerschaft wachsen sie unter Hormoneinfluß an, ihre volle Ausbildung erreichen sie in der Stillzeit (Laktation).

Etwa in der Mitte der Brust liegt die *Brustwarze,* umgeben vom Warzenhof. Beide sind dunkler gefärbt als die umgebende Haut. Auf der Warzenspitze münden die Milchgänge als kleine Poren. Im Warzenhof und in der Brustwarze sind glatte Muskulatur, sensible Nervenendigungen und Talgdrüsen eingelagert.

Der wesentliche Bestandteil der Brust ist der *Drüsenkörper,* der aus 15 bis 20 Milchdrüsen zusammengesetzt ist. Diese liegen radiär zur Brustwarze, umgeben von Fett und Bindegewebe. Jede Milchdrüse besteht aus einzelnen Lappen und Läppchen, die sich weiter aufteilen bis zu den Endabschnitten, den Milchbläschen (Alveolen). Diese Milchbläschen sind mit kubischem Zylinderepithel ausgekleidet, es ist das Milchepithel, das in der Stillzeit die Milch sezerniert, die durch die Milchgänge zur Brustwarze abgeleitet wird.

Kurz vor und noch einige Tage nach der Entbindung wird die Vormilch, das *Kolostrum,* abgesondert. Sie ist eine sehr eiweißreiche, gelbliche, konzentrierte Flüssigkeit von hohem Nährwert und leichter Verdaulichkeit für das Kind in den ersten Lebenstagen. Sie überträgt wichtige Schutzstoffe auf den Säugling. Die eigentliche Muttermilch „schießt ein" ungefähr am 3. Tag nach der Entbindung. Dieses geschieht unter Einfluß eines Hypophysenvorderlappenhormons (Prolaktin). Für die weitere Aufrechterhaltung der Milchsekretion sind der Saugreiz und die regelmäßige und vollständige Entleerung der Milchdrüsen von wesentlicher Bedeutung. Beim Saugakt richtet sich die Brustwarze durch Kontraktion ihrer glatten Muskulatur auf und wird vorgestülpt.

Die anfangs geringe tägliche Milchmenge (etwa 150—200 g am 3. Tag) wird allmählich gesteigert und beträgt am Ende der 1. Woche etwa 400 g. Von da ab ist der tägliche Mindestbedarf des Kindes an Nahrung etwa so groß wie ein Sechstel bis ein Siebtel seines Körpergewichtes; ein gut gedeihender Säugling nimmt etwa ein Fünftel seines Körpergewichtes auf. Diesen Bedürfnissen entsprechend vermehrt sich die Sekretion der Brustdrüsen. Der Energiewert der Muttermilch ist individuell sehr verschieden.

Die Milch ist eine Emulsion von Fettkügelchen im Milchplasma. Sie besteht zum größten Teil aus Wasser (87 %), daneben sind in ihr Eiweiße (Kaseinogen, Albumin, Globulin), Fett, Milchzucker, Salze, Vitamine (Vitamin A, D, B_1, B_2) und Enzyme enthalten.

Kuhmilch		Muttermilch	
Eiweiß	3,5 %	Eiweiß	1,3 %
Fett	3,5 %	Fett	4,5 %
Zucker	4,5 %	Zucker	7,0 %
Salze	0,7 %	Salze	0,3 %

Da die Kuhmilch erheblich mehr Eiweiß und weniger Zucker enthält als die Muttermilch, muß bei Ernährung mit Kuhmilch eine Verdünnung mit Wasser vorgenommen werden, Kohlenhydrate müssen zugesetzt werden.

Weiterführende Literatur

Buddeke, E: Grundriß der Biochemie. De Gruyter, Berlin 1970

Silbernagl, St., A. Despopoulos: Taschenatlas der Physiologie, 2. Aufl. Thieme, Stuttgart 1983

Sachverzeichnis

Z